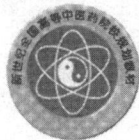

新世纪全国高等中医药院校规划教材

药 物 合 成

（供药学、中药学、制药学、生物制药学等专业用）

主　编　吉卯祉（北京中医药大学）

副主编　陈毅平（广西中医学院）

　　　　张国升（安徽中医学院）

　　　　张惠珍（山东中医药大学）

　　　　赵　骏（天津中医药大学）

　　　　黄家卫（浙江中医药大学）

　　　　邹海舰（云南中医学院）

　　　　彭彩云（湖南中医药大学）

　　　　李合平（河南中医学院）

中国中医药出版社

·北 京·

图书在版编目（CIP）数据

药物合成/吉卯祉主编. —北京：中国中医药出版社，2009.7（2020.9重印）
新世纪全国高等中医药院校规划教材
ISBN 978-7-80231-672-0

Ⅰ．药… Ⅱ．吉… Ⅲ．药物化学—有机合成—中医学院—
教材 Ⅳ．TQ460.31

中国版本图书馆 CIP 数据核字（2009）第 105468 号

中 国 中 医 药 出 版 社 出 版
北京经济技术开发区科创十三街31号院二区8号楼
邮政编码 100176
传真 010 64405750
廊坊市祥丰印刷有限公司印刷
各地新华书店经销

*

开本 850×1168 1/16 印张 24 字数 562 千字
2009 年 7 月第 1 版 2020 年 9 月第 8 次印刷
书 号 ISBN 978-7-80231-672-0

*

定价 69.00 元
网址 www.cptcm.com
如有印装质量问题请与本社出版部调换（010-64405510）
版权专有 侵权必究
社长热线 010 64405720
读者服务部电话 010 64065415 010 84042153
书店网址 csln.net/qksd/

肖培根（中国医学科学院研究员　中国工程院院士）

吴咸中（天津中西医结合医院主任医师　中国工程院院士）

吴勉华（南京中医药大学校长　教授）

张伯礼（天津中医药大学校长　教授　中国工程院院士）

陈可冀（中国中医科学院研究员　中国科学院院士）

陈立典（福建中医学院院长　教授）

范永升（浙江中医药大学校长　教授）

范昕建（成都中医药大学校长　教授）

周　然（山西中医学院院长　教授）

周永学（陕西中医学院院长　教授）

周仲瑛（南京中医药大学　教授）

郑玉玲（河南中医学院院长　教授）

胡之璧（上海中医药大学教授　中国工程院院士）

洪　净（国家中医药管理局人事教育司副司长）

贺兴东（世界中医药学会联合会　副秘书长）

耿　直（新疆医科大学副校长　教授）

徐志伟（广州中医药大学校长　教授）

高思华（北京中医药大学校长　教授）

曹洪欣（中国中医科学院院长　教授）

梁光义（贵阳中医学院院长　教授）

程莘农（中国中医科学院研究员　中国工程院院士）

谢建群（上海中医药大学常务副校长　教授）

路志正（中国中医科学院　研究员）

颜德馨（上海铁路医院　主任医师）

秘　书　长　王　键（安徽中医学院院长　教授）

洪　净（国家中医药管理局人事教育司副司长）

办公室主任　王国辰（中国中医药出版社社长）

办公室副主任　林超岱（中国中医药出版社副社长）

前　　言

　　"新世纪全国高等中医药院校规划教材"是依据国家教育部有关普通高等教育教材建设与改革的文件精神，在国家中医药管理局宏观指导下，由全国中医药高等教育学会、全国高等中医药教材建设研究会组织，全国高等中医药院校学科专家联合编写，中国中医药出版社出版的高等中医药院校本科规划教材。

　　自2001年以来，全国高等中医药教材建设研究会组织编写、出版了一批中药学类专业的中医药行业规划教材，这些教材在全国各高等中医药院校教学中广泛使用，产生了良好的影响。随着学科的发展，目前各院校的中药学院大部分都已改为药学院，所设专业大大增加，这些专业除部分课程与中药专业相同外，还有许多具有专业特色的课程，由于这些课程多采用自编教材或综合性院校编写的教材，所以一直没有统一的教学计划，在教学上难以体现高等中医药教育的特色。基于以上现状，全国高等中医药教材建设研究会在进行充分调研的基础上，应各高等中医药院校一线教师以及教学主管部门的呼吁，于2006年开始了编写全国中医药院校药学类专业规划教材的准备工作。

　　按照国家中医药管理局关于行业规划教材建设的精神，本套教材的编写组织工作采用了"政府指导，学会主办，院校联办，出版社协办"的运作机制。全国高等中医药教材建设研究会于2007年5月在北京召开了"全国高等中医药院校药学类专业教材建设研讨会"，会前共收到23所院校提供的药学类相关专业教学计划，全国高等中医药教材建设研究会秘书处对这些材料进行了分析汇总，并将专业和课程设置情况汇总表提交会议讨论。会上来自20所院校的专家对药学类专业的教学情况进行了交流，并对需编写教材的专业、课程名称进行了讨论。从研讨会专家讨论情况和分析汇总各院校调研情况来看，目前高等中医药院校所开设的药学类专业和专业方向已达12个以上，其中"制药工程专业"、"中药学专业"、"药物制剂专业"、"药学专业"开设的院校达75%以上，其余专业和方向较为分散。上述四个专业除中药学专业已出版规划教材外，制药工程专业、药物制剂专业、药学专业尚无规划教材，故全国高等中医药教材建设研究会决定先期启动这三个专业规划教材的编写工作，并按照各院校申报的专业（除外中药学专业）课程设置情况，汇总后再次征求各院校药学院的意见，根据各院校的反馈意见，除外与中药学专业相同课程、合并上述三个专业的相同课程，初步提出22门课程的教材目录。全国高等中医药教材建设研究会于2007年9月发出"关于申报、推荐全国高等中医药院校药学类专业规划教材主编、副主编、编委的通知"，共有24所院校踊跃参加申报推荐工作。之后全国高等中医药教材建设研究会又组织有关专家对申报情况进行全面分析，最终确定首先编写13门全国高等中医药院校药学类专业规划教材，具体书目为《分子生物学》《工业药剂学》《生物药剂学与药物动力学》《生药学》《天然药物化学》《物理药剂学》《药剂学》《药物分析》《药物合成》《药学文献检索》《药学专业英语》《制药工艺学》《中成药学》。

本套教材在组织编写过程中，严格贯彻国家中医药管理局提出的"精品战略"精神，从教材规划到教材编写、专家论证、编辑加工、出版，都有计划、有步骤地实施，层层把关，步步强化，使"精品意识"、"质量意识"贯彻全过程。每种教材均经历了编写会、审稿会、定稿会的反复论证，不断完善，重在提高内在质量。注意体现素质教育和创新能力、实践能力的培养，为学生知识、能力、素质协调发展创造条件；同时在编写过程中始终强调突出中医药人才的培养目标，在教材中尽量体现中医药特色。

本套教材从开始论证到最后编写工作的完成，始终得到了全国各高等中医药院校各级领导和教学管理部门的高度重视，各校在人力、物力和财力上均给予了大力支持。广大从事药学类专业教学的一线教师在这套教材的编写工作中倾注了大量心血，充分体现了扎实的工作作风和严谨的治学态度。在此一并致以诚挚的谢意！

新世纪全国高等中医药院校规划教材的编写是一项全新的工作，所有参与工作的教师都充分发挥了智慧和能力，通过教材建设工作对教学水平进行总结和提高，并进行了积极的探索。但是，一项创新性的工作难免存在不足之处，希望各位教学人员在使用过程中及时发现问题并提出宝贵意见，以便我们重印或再版时予以修改和提高，使教材质量不断提高，逐步完善，更好地适应新世纪中医药人才培养的需要。

全国中医药高等教育学会
全国高等中医药教材建设研究会
2009 年 7 月

编写说明

《药物合成》课程的教学目的，是要求学生在学习有机化学及相关课程后，能系统地掌握药物制备中所应用的有机合成反应和药物合成设计原理来合成各类药物，以利于培养学生在实际药物合成工作中的观察分析、思维理解和独立解决问题的能力。

根据本学科的发展特点和教学要求，本书分为上、中、下三篇，上篇第一章至第七章讲述药物合成的单元反应，分别介绍了卤化、烃化、酰化、缩合、氧化、还原和重排反应，为后续学习药物的合成打下一定基础；中篇第八章至第二十二章讲述各类药物的合成方法，并介绍近几年来世界各国上市的各类新药，如麻醉药、镇静催眠药、抗癫痫药、抗高血压药、抗高血脂药、抗肿瘤药等约 36 类 100 种，每种药重点介绍了化学结构、中英文名称、利用单元反应组成的合成路线及制备方法，使理论与实践紧密相结合，本篇还介绍了 15 种天然药物的合成方法，以突出中药西制的内容；下篇第二十三章至第二十五章讲述药物合成设计，介绍了合成设计方法学、逆合成法、生物催化合成，为开发各类新药打下坚实的基础。

本书可供全国高等医药院校药学、中药学、制药学、生物制药学等各专业本科生使用，也可供继续教育学院药学、中药学、制药学、生物制药学等各专业学生使用，还可作为自学考试应试人员、广大医药学专业工作者及药物合成爱好者的学习参考书。

本书在编写过程中得到了各位编委和相关人员的大力支持，但限于编者水平和实际经验，本书难免存在缺点和不足之处，恳请使用本教材的广大师生提出宝贵意见，以便再版时修订提高。

编　者
2009 年 6 月

目　录

绪　　论

　　药物合成属于精细有机合成领域的一个重要分支。所谓药物是专指能在生物机体内以有效方式改变某些疾病过程的化合物。药物合成是研究有机合成的最一般的规律，并将其具体地应用于药物合成实践的一门课程。也可以说，药物合成是综合应用各类有机反应及其组合、有机合成新方法与新技术、有机合成设计及策略以获得目标产物的过程。

　　人工设计与合成新药物是现代医药的基石，也是推动医药不断发展的主要动力。尽管现有的药物合成反应非常多，但仍然不能满足各类药物分子合成的奇妙设计需要和更高要求的药物合成。日新月异的新试剂、新反应、新方法和新技术就是为适应药物合成日益增长的需求在近几十年内脱颖而出的。它们的应用使药物合成路线更简洁、更有效、更绿色化。例如，元素有机试剂的不断涌现为药物合成提供了新型的高选择性试剂；过渡金属有机化合物用于药物合成不仅使许多反应转化率和原子利用率更高，而且把化学计量反应转变为效率更高的催化反应；组合化学的应用使药物合成及其先导化合物的筛选更加高效快速；有机电合成和超临界合成技术的应用为药物合成的绿色化提供了可能；光合成、超声波合成、微波合成和等离子体合成等技术促进了药物合成的发展，创造了一系列新的药物合成反应和新的反应通道。可见，有机合成新方法、新技术的不断出现将极大地丰富药物合成化学理论，为合成出具有更大药用价值的新目标化合物提供了可能。

一、医药的起源与药物合成的发展简史

　　药物按其来源，大体可分为两大类：天然药物和化学合成药物。人类最早用于疾病防治的药物都来自天然存在的动植物，源远流长的中草药即是突出的例子。而以化学单体为药物的现代医药则是起源于西欧。现代医药是伴随着化学科学以及化学分析和化学合成技术的发展而产生和成长的。19 世纪 40 年代，科学家发现笑气（N_2O）、乙醚、氯仿等化学物品的麻醉镇痛作用，并开始应用于外科和牙科手术，开化学物品用于医疗之先河。但系统的、有目的性的化学合成与药物筛选乃始于 19 世纪的下半叶。从 19 世纪初到 60 年代，西欧的许多化学家先后从传统的药用植物中分离得到其中的纯有效成分，如那可丁（1803 年）、吗啡（1805 年）、吐根碱（1817 年）、番木鳖碱（1818 年）、可卡因（1855 年）和毒扁豆碱（1867年）等。这些有效成分的化学研究与结构阐明及结构改造（初期主要是简化结构），导致先后发现了一系列可以工业化生产的化学合成药物。例如通过可卡因化学结构的改造，发明了一系列结构简单、易于工业化生产的局部麻醉药，如苯佐卡因、丁卡因等。到 19 世纪末，除了上述合成麻醉药外，还有多种化学合成药物，如解热镇痛药（退热冰、非那西丁、阿司匹林、安替匹林、氨基比林等）、催眠药（水合氯醛、索佛那等）、血管扩张药（硝酸甘油

等），这些药物投入工业化生产并制成适合于临床应用的药物剂型，从而奠定了化学制药工业的基础。

值得一提的是 1901 年德国化学家维尔斯泰特（R. Willstätter）经过卤化、氨解、甲基化、消除等 21 步反应，第一次完成了颠茄酮的合成。尽管总收率仅 0.75%，但这是当时有机合成的一项卓越成就。

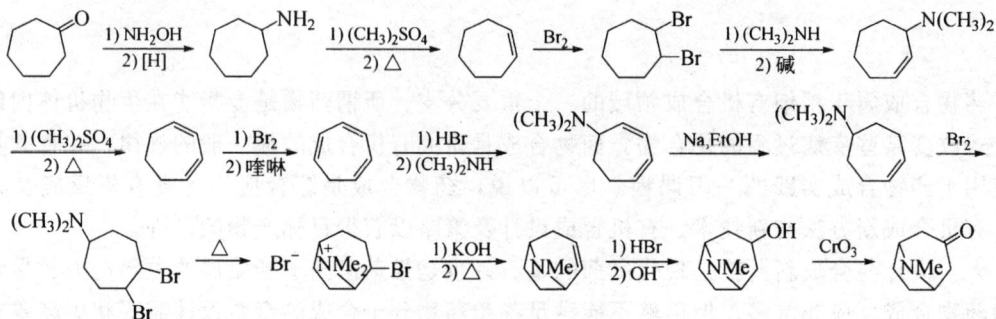

时隔 14 年之后，1917 年英国化学家鲁滨逊（R. Robinson）以 40% 的收率第二次合成了颠茄酮，所不同的是他采用了全新的、简洁的合成方法。这条路线是从生源学角度模拟自然界植物体合成莨菪碱的过程进行的，其合成路线是：

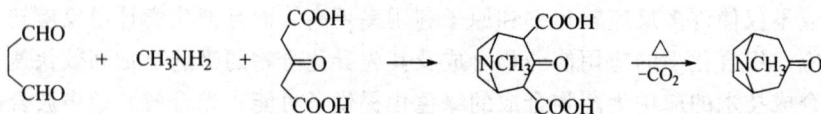

这一合成曾被 Willstätter 称为是"出类拔萃的"合成，它反映了这一时期有机合成突飞猛进的发展。

与此同时，许多具有生物活性的复杂化合物相继被合成。1910 年抗梅毒药有机砷制剂砷凡纳明（俗称"606"）的发明开创了化学治疗的新纪元。人类第一次成功地创造了能专属性地杀灭人体内病原体（这里是梅毒螺旋体）的药物。20 世纪 20～40 年代先后研究创造了几种相当有效的抗疟原虫药物。20 世纪 30 年代一系列磺胺药物的发明和应用是化学治疗药物研究的一个新的里程碑，人类从此有了战胜细菌传染病的强力武器。以往每年夺去数以万计生命的严重细菌感染，如产褥热、流行性脑膜炎、肺炎等终于得到了有效的控制。化学合成药物在第二次世界大战中大显身手，制药工业也由此取得极大效益，逐步发展成为一个以新药研究为基础的产业部门。

第二次世界大战以后，一个世界性药品市场迅速形成并高速发展，为化学制药工业提供了日益扩大的广阔市场，吸引了更多的人才和资金，使化学药物的研究开发得到前所未有的蓬勃发展。在多种相关学科的支持、配合以及广泛应用现代高新技术的条件下，化学合成药物的研究不断向治疗领域纵深发展，相继研究成功一系列的抗结核药、心血管病药、口服降血糖药、抗精神病药、肠胃病药、抗真菌药、各种抗寄生虫病药、抗病毒药、抗肿瘤药、甾体激素和避孕药、非甾体消炎药、免疫调节剂等。许多来源于植物或微生物合成的药物，如青霉素、青蒿素、头孢菌素 C、巴利福霉素 VS 等，也都通过化学修饰制成疗效更好、毒性更低和服用更为方便的半合成药物。合成药已成为人类医疗保健药物的重要组成部分。

　　从第二次世界大战结束到 20 世纪末，引领药物合成方向的有机合成进入了空前发展的辉煌时期。这一时期，很多具有很强生物活性的化合物相继被合成。1929 年，诺贝尔奖获得者 Hans. Fischer 合成了血红素，血红素是含有四个吡咯环的复杂结构化合物，其母体称为卟吩，在表彰这项合成成就时被称之为"伟大的劳动"。这期间，尤其值得一提的是美国化学家 R. B. Woodward（1917～1979 年），他是一位杰出的合成化学家，也是目前为止最杰出的合成化学大师之一，在 27 岁时就完成了奎宁的全合成。他的杰作还有：生物碱，如马钱子碱（1954 年）、麦角新碱（1956 年）、利血平（1956 年）；甾体化合物，如胆甾醇、皮质酮（1951 年），羊毛甾醇（1957 年）以及黄体酮（1971 年）；抗生素，如青霉素、四环素、红霉素；血红素；维生素 B_{12}（1973 年）等。他因此获得 1965 年诺贝尔化学奖。其中维生素 B_{12} 含有 9 个手性碳原子，全合成需要 95 步，按理论计算其可能的异构体数为

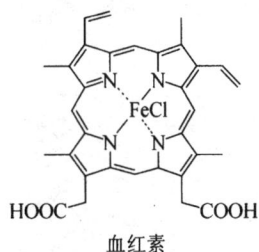

血红素

512。由此不难想象它的合成难度是多么巨大，以至于两个实验室的近百名科学家历经 15 年才完成了它的全合成。维生素 B_{12} 全合成的实现不单是完成了一个高难度分子的合成，更重要的是，在此过程中 Woodward 和量子化学家 R. Hofmann 共同发现了重要的分子轨道对称守恒原理。从第二次世界大战结束到 20 世纪 60 年代末，有机合成大师的一些杰作曾一度被誉为一种艺术而相互传颂。

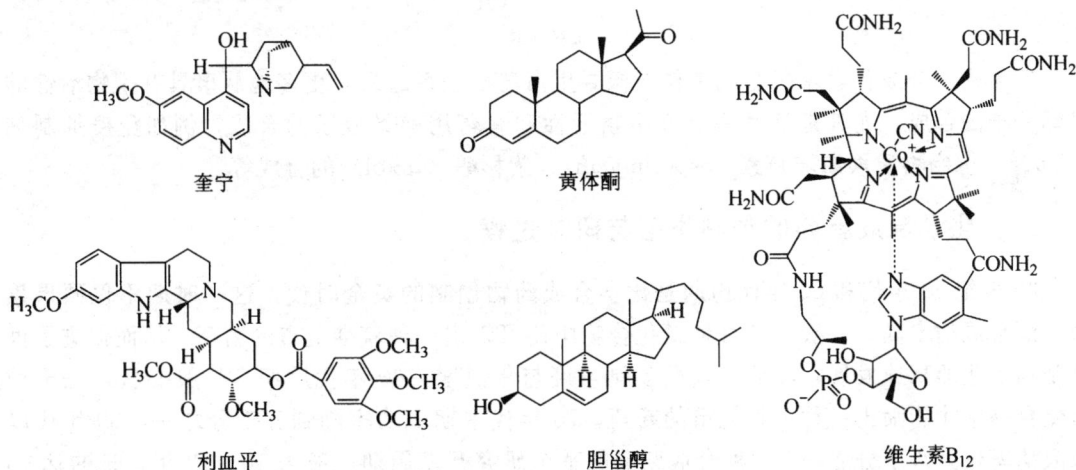

奎宁

黄体酮

维生素 B_{12}

利血平

胆甾醇

　　从 20 世纪 70 年代开始，天然产物的全合成进入全盛期，合成化学家也在这一时期开始总结有机合成的规律和有机合成设计等问题。其中最著名的、影响最大的是 E. J. Corey 提出的逆合成分析。他从合成目标分子出发，根据其结构特征和对合成反应的知识进行逆向逻辑分析，并利用经验和推理艺术设计出巧妙的合成路线。Corey 等人运用这种逆合成分析方法在天然产物的全合成中取得了重大成就，其中包括银杏内酯、大环内酯（如红霉素）、前列腺素类化合物以及白三烯类化合物的合成，Corey 也因此而荣获 1990 年诺贝尔化学奖。如果说 Woodward 一生奋斗的成就将有机合成作为一种艺术展现在世人面前，那么 Corey 则是将有机合成从艺术转变为科学的一个关键人物。

　　时至 20 世纪 90 年代，合成化学家完成的最复杂分子的合成当属 Kishi 小组的海葵毒素（palytoxin）的合成。海葵毒素含有 129 个碳原子、64 个手性中心和 7 个骨架内双键，可能的立体异构体数达 2^{71}（2.36×10^{21}）之多！海葵毒素的合成使我们看到了有机合成迄今所能达到的复杂、精细程度。

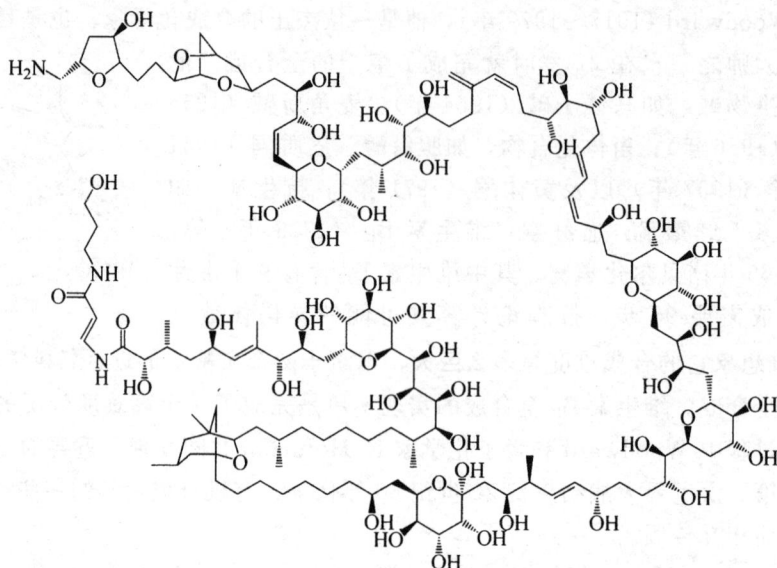

海葵毒素

　　近年来，合成化学家把合成工作与探寻生命奥秘联系起来，更多地从事具有生物活性的目标分子的合成，尤其是那些具有高生物活性和有药用前景分子的合成，例如免疫抑制剂 FK-506、抗癌物质埃斯坡霉素（esperimycin）、紫杉醇（taxol）的合成等。

二、化学合成新药的创制类型与研制过程

　　20 世纪 50 年代和 60 年代初期是化学合成药物创制的黄金时代，这一时期不仅硕果累累，而且成功率高，一般从几百种新化合物中便可筛出一种获准上市的新药，从而促进了世界制药工业的高速发展，此后，新药创制难度与年俱增。60 年代后期，一般要从二三千种新化合物中才能筛出一种可以上市的新药，70 年代中期成功率降到五千分之一，80 年代以来成功率仅为八千分之一。一种合成新药的整个研究开发周期一般为 10～12 年，长的达 15 年。一种口服全身性治疗用药的创制成本：1980 年约为 8200 万美元；1985 年为 1.36 亿美元；1990 年为 2.31 亿美元，1994 年已上升至 5.97 亿美元。新药发现的过程越来越长，创制的难度愈来愈大的主要原因是：① 现在许多国家规定，新药必须比现时常用的同类药物在医疗上有明显的优点，否则不容易获得批准，即使获准上市了，也难以争得满意的市场份额。② 随着医药科学知识广泛和深入的发展，新药研究工作已不再只是在细胞生物化学水平上，而是进入分子生物化学水平，因此与新药有关的许多细胞和亚细胞水平的复杂生化反应过程都需要花费很多时间和精力进行深入研究并加以阐明。

　　新合成药物的创制由于高新知识含量高、投资大、风险大，属于高新技术范畴，受到知

识产权保护。现在世界各主要国家都先后实行保护新化学实体（NCE）的药品专利制度，这是一种全面的专利保护，在专利期内别人无论采用什么技术路线或生产工艺进行仿制都属侵权行为，即使是在该专利基础上改进剂型、创制新剂型或复方制剂也都是不允许的。

世界药品市场上的激烈竞争主要是一些受专利保护的专利名药品的竞争，而且附加值和利润率最高的也就是这些专利名药品。保护新药本身的专利是以新化学实体为基础，但却是以制剂形式进入市场，争占市场份额，以获取巨额利润。这也是国际上一些大型跨国公司巨额利润的主要来源。

国际上，化学合成药物的创制大致有三大类型：

1. 创制新颖的化学结构类型——突破性新药的研究开发　根据医疗需要，在最新医药学理论指导下或根据某些有用的线索，合成大量新化合物，寻找突破性的新化学结构。这种工作难度很大，成功率很低，投资的风险很大，但一旦取得成功，则备受医药界推崇，经济效益也会很好，名利双收，故实力雄厚的大型制药公司莫不以此为主攻方向。而且每一种突破性新药的出世都能使化学药物治疗前进一大步。

2. 创制"me-too"新药——模仿性新药研究开发　由于寻找突破性新药难度大，因此各制药公司在开展突破性新药研究的同时，也采取所谓"me-too"新药政策（模仿，但不是仿制），即在不侵犯别人专利权的情况下，对新出现的、非常成功的突破性新药进行较大的分子改造，寻找作用机制相同或相似，并在治疗上具有某些优点的新化学实体。这种工作取得成功的例子不胜枚举。而且，有不少"me-too"新药从疗效到经济效益还是青出于蓝而胜于蓝。

3. 已知药物的结构改造——延伸性新药研究开发　这是一种很常用而有效的手段，针对已知药物（包括药用植物的有效成分和抗生素等）的缺陷或不足，通过化学修饰，创造专属性更强、疗效更好、安全性更大，或者理化性质得到改善、给药方便、稳定性高，或者生物利用度更高乃至具有定位释放性质的衍生物、类似物或药物前体。这方面已有许许多多成功的例子，各种类型的半合成抗生素便属于这一类。新化学药物从研究至获准上市的整个过程可分为两个性质不同、工作方法各异的发展阶段。

（1）第一阶段是新药研究（或称寻找新药），一般又分两步走：首先是通过新化合物设计、化学合成和药理-动物筛选找出有预期药理活性的新化合物作为先导化合物（lead compound，简称先导物）；然后在此基础上合成一系列的衍生物，从中优选出最佳的新药候选者（drug candidate）。先导化合物的寻找长期以来沿用两种经验法：一种做法是选择某些植物性或动物性活性物质作为先导化合物，或者是根据某些临床上发现的线索（如某一药物的副作用）设计与合成多种类型的化合物，筛选出有满意活性的先导化合物；另一种做法是采用大量的和广泛的普筛方法来寻找先导化合物。20世纪80年代以来美国为寻找抗癌药物就是这样做的。这种做法盲目性大，花费的人力和物力太多，一般研究机构承受不了。先导化合物的结构优化，一般是系统地设计和合成一系列的衍生物，定性地探索其构效关系，找出其药效基团，并从中优选出较为理想的新药候选者。这一工作还可在申请专利时界定保护的范围。

近年来，为了减少新药设计的盲目性和提高命中率，推理的新药设计方法也呼声日高。

人们加强对人体生理生化过程和病因机制的研究，已有不少成功的例子。例如两种亚型肾上腺素激动性受体的发现导致 β-受体阻滞剂抗高血压药的发明；组织胺的发现导致一类 β-受体拮抗剂抗溃疡药（西咪替丁、雷尼替丁等）的发明；血管紧张素转化酶（ACE）的发现导致一系列 ACE 拮抗剂降血压药的发明。又如内分泌物多肽和前列腺素类的发现已引起新药研究者的极大兴趣，导致前列腺素 E 等药物的发明，预料不久还会有一系列的新药出现。推理工作也促使了先导化合物药物构效关系的研究从定性向定量方向发展。近二十多年来，随着物理有机化学和量子生物化学的发展，精密分析测试仪器的出现和电子计算机的广泛应用，药物定量构效关系的研究方法，即通过较少数的化合物，建立一个系列化合物构效关系的数学模型，用以指导新药设计、预测其生物活性，并推论药物作用的机理，已取得一定的进展。应用计算机辅助新药（分子）设计（CAMD）的研究工作近年来也日益受到重视。

新化合物设计、合成与筛选一般由药物化学家、临床医学家、药理学家和生物学家为主合作进行，由情报与化学结构鉴定部门进行协助，一般 1～3 年可找到一个有苗头的新化合物。在新药筛选中，一个专属性很强的药理-动物模型往往是成功的关键。

（2）第二个发展阶段是新药开发，即对上述找到新药候选者按照新药申请的技术要求，进行系统的、深入的安全性和有效性的研究与验证。首先是临床前的试验工作，除了新化合物的化学结构、理化性质、纯度和杂质的研究以及稳定性试验外，要完成一系列的动物试验，如急性、亚急性、慢性毒性试验，体内吸收、分布、排泄试验，全面药理试验，药效学研究，药代动力学研究和特殊毒性（致癌、致畸、致突变等）研究等。然后向新药管理部门申请作为试验性新药（IND），经审查合格和批准以后才能进入临床试验阶段。临床试验分为三期：Ⅰ期是在少数健康志愿者身上试验其安全性；Ⅱ期是在少数志愿病人身上试验其有效性、给药剂量和给药方案；Ⅲ期是对一定数量的志愿病人进行双盲试验，并对该化合物的有效性和安全性进行生物统计学评价。然后向新药管理部门提出新药申请（NDA），经新药审评机构各个领域的专家审查通过后，由管理部门批准上市。一般临床前试验工作时间为 3～5 年；临床试验时间为 3～5 年。新药上市后还要接受上市后监视（PMS，也称Ⅳ期临床），目的是跟踪统计以前未曾发现的药物不良反应，4～6 年后对该新药进行一次再评价。

在新药研发期间，还要进行原料药生产工艺、药品质量和剂型的研究与开发，从小试到中试，并负责提供试验用、特别是临床试验用的药物样品，其目的在于完善原料药的生产工艺、降低生产成本，并提供最佳剂型、完善制剂工艺。

新药开发是大军团立体作战，涉及化学、化工、生物学、实验动物学、药理学、毒理学、组织（生理）学、药剂学、临床医学以及法规、销售学、计划管理等许多专业，工作量大，周期长，并要按照先后次序接力式或交叉进行，因此是一项庞大复杂的系统工程。但由于各国药政管理部门对新药的申请上报资料都有一些指导性方针，要求按照规定的项目提供足以说明各项问题的试验数据，因此，新药开发又是一项多少带有一定规矩和框框的系统工程，而且有些工作属于常规试验工作。所以，只要通过若干次实践，掌握其规律性，把握住重点，做到数据准确、说服力强，便可事半功倍。

应该说明，新药开发的成功率一般只有十分之一至五分之一，这是与新药仿制截然不同的地方。在开发过程中，多数的化合物由于化学合成、专利、稳定性、毒理学、疗效、药物不良反应、价格以及市场上已出现极有优势的竞争产品等各种原因而不得不中途放弃，就是已经进入临床试验阶段的 IND 也有三分之一至二分之一要被淘汰。

三、21 世纪化学合成药物的发展趋势

从 20 世纪初至 80 年代，是化学合成药物飞速发展的时代，在此期间，发现及发明了现在所使用的一些最重要的药物，为人类健康作出了贡献。

从合成药物发展的历史及现今科学技术的进步来展望 21 世纪合成药物发展的趋势，可以从下列几个方面加以评述。

1. 从药用植物中发现新的先导化合物并进行结构修饰、发明新药仍是 21 世纪合成新药研究的重要部分。尤其是由于细胞及分子水平的活性筛选方法的常规化和分离技术的精巧化，有可能从植物中发现极微量的新的化学结构类型。同时，通过现代的筛选模型重新发现 20 世纪已经筛选过的植物化学成分的新用途，也为合成新药研究提供了更多的成功机会。

2. 从天然来源发现新结构类型抗生素已经很困难，微生物对抗生素的耐药性的增加，不合理的使用抗生素，使得一种抗生素的使用寿命愈来愈短。这种情况促使半合成及全合成抗生素在 21 世纪会得到特别发展。

3. 组合化学（combinatorial chemistry）技术应用到获得新化合物分子上，是仿生学的一种发展。它将一些基本小分子装配成不同的组合，从而建立起具有大量化合物的化学分子库，再结合高通量筛选来寻找到一些具有活性的先导化合物。组合化学与高通量筛选相结合，构建了 21 世纪发现新药的高速公路。

4. 有机化合物仍然是 21 世纪合成药物最重要的来源。

5. 20 世纪 60～70 年代，仪器分析（光谱、色谱）学科的逐渐形成，加快了化学合成药物开发的速度，使化学药物质量可控性达到相当完美的程度。进入 21 世纪，一批带有高级计算机仪器的发明必将导致分离、分析手段的不断提高，特别是分析方法进一步的精密化、微量化等将使化学合成药物的质量更加提高，开发速度也会进一步加快。

6. 药理学进一步分支化为分子药理学、生化药理学、免疫药理学、受体药理学等，使化学合成药物的有效药理表现得更加具有特异性。在 21 世纪，化学合成药物会紧密地推动药理学科的发展，药理学的进展又会促进化学合成药物向更加具有专一性的方向发展，使其不但具有更好的药效，毒副作用也会更加减少。

7. 经过半个世纪的积累，利用计算机进行合理药物设计的新药研究和开发，已展现出良好的发展前景。在 21 世纪，酶、受体、蛋白质的三维空间结构将会一个一个地被阐明，针对这些已阐明的"生物靶点"进行合理的药物设计，为开发新的化学合成药物奠定了坚实的基础。

8. 防治心脑血管疾病、癌症、病毒及艾滋病、老年性疾病、免疫及遗传性疾病等的合成药物是 21 世纪需要重点开发的新药。

9. 分子生物学技术的飞速发展、人类基因组学的研究成就，将对临床用药产生重大影响，不仅有助于发现一类新型微量内源性物质（如活性蛋白、细胞因子等药物），也为化学合成药物研究（特别是提供新的作用靶点）奠定了重要的基础。20 世纪新药研究主要集中

在细胞膜上的酶靶和受体靶,以信息的传递和阻断为目的,可以说打的是"细胞膜边缘战";而 21 世纪新药研究的热点则将是作用于细胞内的核靶和多糖靶,主要是细胞内基因的修饰与调控,打的是"细胞核内战"。

10. 进入 21 世纪,化学合成药物仍然是最有效、最常用、最大量及最重要的治疗药物。人类基因组学的研究成就、中药现代化的巨大吸引力为我们带来了美好的前景,引起了包括政府部门、企业家以及媒体的关心与兴趣,将之作为重点科学事业给予支持与鼓励,这是值得赞赏的;但是若因此而形成对化学合成药物的忽视局面,甚至更多的渲染夸大它的毒副作用来贬低化学合成药物的重要性和实用性,这是不全面的。当今世界大制药公司新药研究的主题仍是化学合成药物,而利用人类基因组学及中药现代化的成就开发出可以供临床使用的药物并占有重要地位是一件十分困难的事,需要相当时间的积累。假如用化学方法合成药物是今天该做的事,那么后者可以认为还是明天的事,我们应该在做好今天的事的基础上去做明天该做的事,否则我们与国际水平相比将会有更大的差距。

21 世纪社会的可持续发展及其所涉及的生态、资源、经济等方面的问题已成为国际社会关注的焦点,出于对人类自身的关爱,必然会对药物合成学提出新的更高的要求。近年来绿色合成、洁净技术、环境友好过程已成为药物合成化学追求的目标和方向。21 世纪的药物合成研究不再是盲目地合成更多的新化学实体,而是理性和科学地去设计合成预期的、有专一药理活性的药物。其中,药物合成的有效性、选择性、经济性、环境友好性将是药物的合成设计与研究的重点。

上篇　药物合成单元反应

第一章
卤化反应

卤化反应（halogenation reation）是指在有机物分子中引入卤原子（氟、氯、溴、碘）的反应。有机物分子中引入卤素原子，常使其极性增加、反应活性增强、容易被其他原子或基团取代，从而可作为制备药物或其他衍生物的起始物。如最早用于抗肿瘤的药物氮芥类

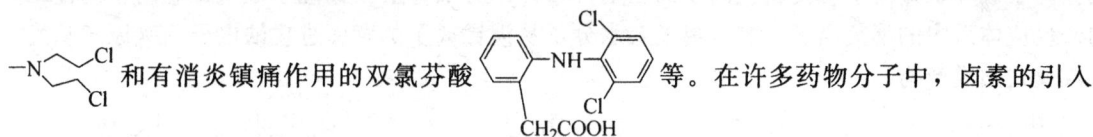

和有消炎镇痛作用的双氯芬酸　等。在许多药物分子中，卤素的引入

对于药物的药理活性、药物动力学特征都有明显的改变。因此卤化反应在药物合成中应用广泛，在药物分子中引入卤素的目的有三：①可制备具有不同生理活性的药物（如引入氟原子），有提高药物活性降低毒性的作用。②在官能团转化中，卤化物是重要的有机合成中间体。③卤原子可作为保护基、阻断基等使反应的选择性得到提高。

按反应类型分类，卤化反应可分为加成反应、取代反应两种。

加成反应是指卤素或卤化氢等与有机分子的不饱和键发生加成生成卤化物的反应。

取代反应是指有机分子中的氢原子或其他基团被卤素原子所取代生成卤化物的反应。包括亲电取代反应（芳烃和羰基 α 位卤代反应）、亲核取代反应（醇羟基、羧羟基等被卤素原子取代反应）、自由基取代反应（饱和烃、苄基和烯丙基位的卤化反应等）。

卤化剂种类很多，最常见的有卤素、卤化氢、次卤酸、卤化磷、卤化亚砜、氯化硫酰等等。

第一节　不饱和烃卤素加成反应

在药物合成中，一方面要满足分子骨架的结构要求，另一方面还需要在相应的骨架位置引入适当的官能团。在不饱和烃分子中引入卤素原子的方法有：

一、卤素对烯烃的加成

直接作为卤化剂的卤素有氯和溴。由于氟太活泼，直接反应放出大量反应热使反应难以

控制，但几年来，具有特殊生物活性的含氟药物发展较快，其引入氟原子的方法常用卤素-卤素取代反应。碘活性太弱，高温时又会引起反应物及产物的聚合和分解，因此较少应用。

氯和溴与烯烃发生亲电加成反应，生成邻二卤化合物。如：

$$\text{环戊烯} + Br_2 \xrightarrow{CCl_4} \text{反式二溴环戊烷}$$

1. 反应机理 卤素与烯烃的反应属于亲电加成，卤素作为亲电试剂加在烯烃的双键上。有人曾做如下实验，将乙烯通入氯化钠水溶液中，没有反应发生，而将乙烯通入溴的氯化钠水溶液中得到如下产物：

$$CH_2=CH_2 + Br_2 \xrightarrow[H_2O]{NaCl} CH_2BrCH_2Br + CH_2BrCH_2Cl + CH_2BrCH_2OH$$

实验说明这类反应是分两步进行的。首先是溴作为亲电试剂被烯烃双键的 π 电子吸引，使溴分子的 σ 键极化生成络合物。Br—Br 键异裂，溴正离子加在一个烯碳上，π 键异裂生成碳正离子，由于溴中具有未共用电子对的 p 轨道可与碳正离子的 p 轨道发生重叠，因此可形成锇离子。环状锇离子可使碳正离子的正电性很好地分散，所以锇离子是个稳定的中间体结构。反应体系中的溴负离子、氯负离子及水分子从溴锇离子的背面进攻缺电子的碳原子从而生成反式加成产物。

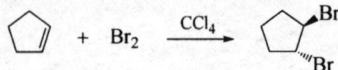

2. 反应的立体化学特征 大量实验证明，溴和氯与烯烃的亲电加成主要是反式加成，而且立体选择性相当高，其产物为外消旋混合物。

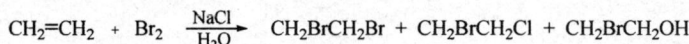

$$(99\%)$$

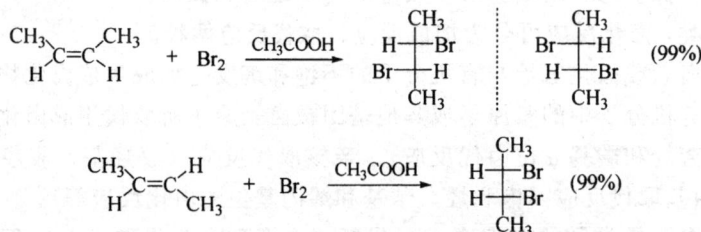

$$(99\%)$$

但随着生成碳正离子稳定性的增加，顺式加成产物也会明显增加。

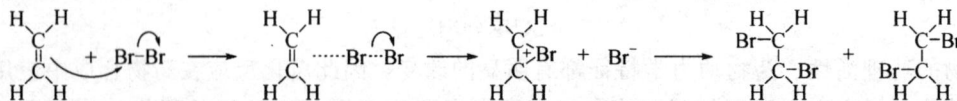

$$(17\%) \qquad (83\%)$$

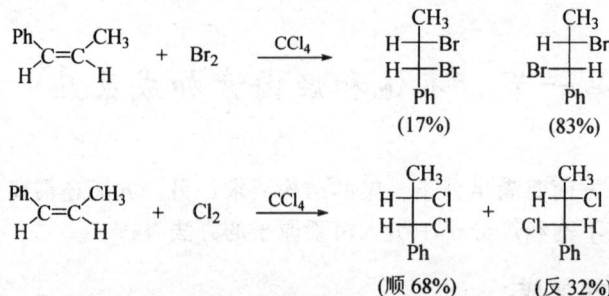

$$(顺 68\%) \qquad (反 32\%)$$

由于氯的极化性比溴小，不易形成环状锇离子，所以顺式加成倾向更为明显。

卤素与烯烃加成时，温度不宜太高，否则生成的邻二卤代物可能脱去卤化氢。还可能发

生取代反应。双键若有季碳取代的烯烃与卤素反应时，不仅能生成反式加成产物，还可能发生重排和消除反应，如：

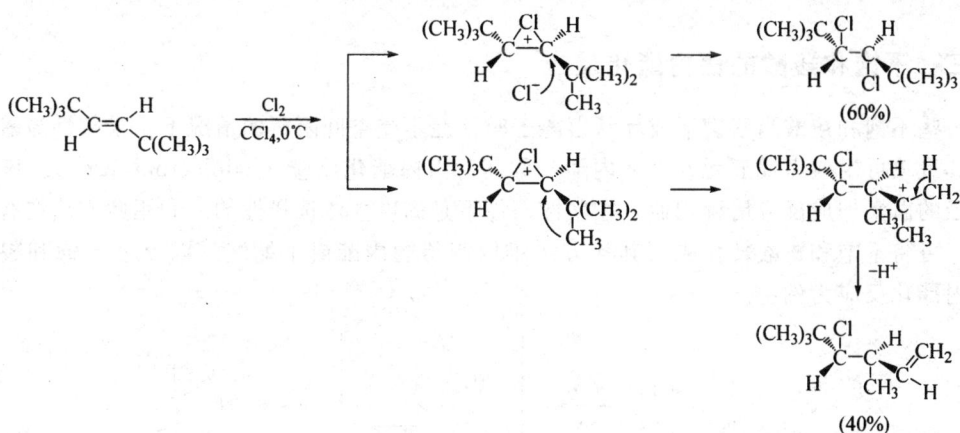

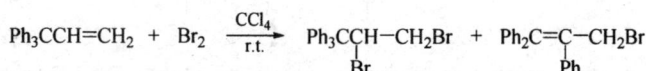

$$Ph_3CCH=CH_2 + Br_2 \xrightarrow[\text{r.t.}]{CCl_4} Ph_3CCH-CH_2Br + Ph_2C=C-CH_2Br$$
$$\qquad\qquad\qquad\qquad\quad\ \ \underset{Br}{|} \qquad\qquad \underset{Ph}{|}$$

烯烃的反应能力与中间体碳正离子的稳定性有关，其活性次序为：

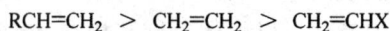

$$RCH=CH_2 > CH_2=CH_2 > CH_2=CHX$$

当双键碳原子有吸电子基团时，反应活性下降，这时若加入少量 Lewis 酸或叔胺进行催化可顺利生成产物，如：

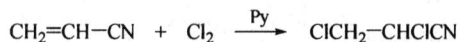

$$CH_2=CH-CN + Cl_2 \xrightarrow{Py} ClCH_2-CHClCN$$

二、卤素与炔烃的加成

炔烃与卤素也可发生亲电加成反应，但是炔烃的亲电加成不如烯烃容易。1mol 的氯或溴与炔烃反应，可得到反式加成为主要产物的邻二卤代烯烃。

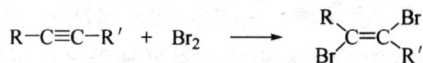

$$R-C\equiv C-R' + Br_2 \longrightarrow \underset{Br}{\overset{R}{|}}C=\underset{R'}{\overset{Br}{|}}C$$

若与 2mol 氯或溴反应时，则生成四卤代烷。

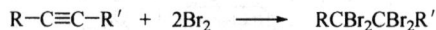

$$R-C\equiv C-R' + 2Br_2 \longrightarrow RCBr_2CBr_2R'$$

如果分子中叁键和双键同时存在，在低温下与 1mol 卤素加成时，卤素先加在双键上，而叁键保持不变。

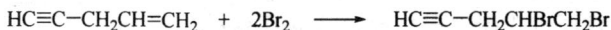

$$HC\equiv C-CH_2CH=CH_2 + 2Br_2 \longrightarrow HC\equiv C-CH_2CHBrCH_2Br$$

这说明在亲电加成反应中，叁键的活泼性比双键小，因为烷基碳正离子 $R-C^+$ 比烯基碳正离子稳定。原因有二：①叁键不易生成锌离子，生成的碳正离子稳定性差。②杂化的叁键碳原子比杂化的双键碳原子电负性大，相应的键不易极化和断裂。所以炔烃的亲电加成活性比烯烃小。

对于炔烃的叁键若在链端，则炔键碳原子上的氢比较活泼，在碱液中与溴元素反应可发生亲电取代,生成 1-溴-1-丁炔。

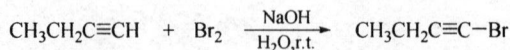

$$CH_3CH_2C\equiv CH \ + \ Br_2 \ \xrightarrow[H_2O,r.t.]{NaOH} \ CH_3CH_2C\equiv C-Br$$

三、不饱和羧酸的卤内酯化反应

一些不饱和羧酸当双键形成环状卤离子时,在不受空间阻碍的情况下,亲核性羧酸负离子向其进攻可生成卤代五元或六元内酯,称其为卤内酯化反应(halolactonization)。该反应与烯烃的卤素加成反应历程相似,在碱性条件下是高度立体选择性的。利用此方法在有机合成上,可将不饱和羧酸转化成用其他方法难以制得的内酯或半缩醛。以 γ,δ-不饱和羧酸制得卤内酯化反应为例:

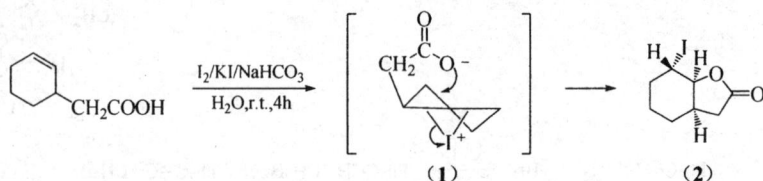

I_2 首先从环己烯双键位阻较小的 α 方向进攻,生成过渡态(1),羧基氧负离子于 β 方向对三元环发生亲核进攻,最后生成内酯(2)。

不饱和羧酸酯也能发生卤内酯化,以甾体不饱和酸在 NBA/HClO$_4$/H$_2$O 作用下发生内酯化,生成产物为例。

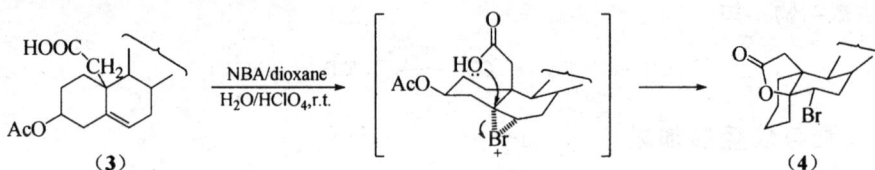

四、不饱和烃与次卤酸(酯)、N-卤代酰胺的反应

1. 次卤酸及其酯为卤化剂   次卤酸(HOX)和次卤酸酯(ROX)既是氧化剂也是卤化剂。当作卤化剂与烯烃发生加成时与卤素相似也遵循马氏定位规则,生成相应的 β-卤代醇。

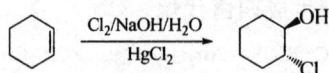

由于次卤酸都是弱酸,同强酸与烯烃反应不一样,而使卤酸分子极化成 $HO^{\delta^-}-X^{\delta^+}$(由于氧的电负性较大的缘故)。在发生反应时,首先卤素进攻 π 键生成卤鎓离子,而后氢氧根负离子从卤鎓离子背面进攻碳原子生成反式 β-卤代醇。

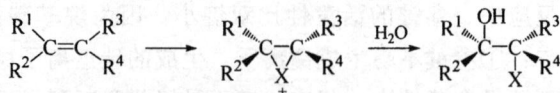

次卤酸酯作为卤化剂,其反应机理同次卤酸,但在不同溶剂与烯烃加成,得到不同的 β-卤代醇衍生物。最常用的次卤酸酯是次卤酸叔丁酯。

$$C_6H_5-CH=CH_2 \ + \ t\text{-}BuOCl \xrightarrow[\substack{HOAc \\ H_2O \\ HOAc \\ CH_3OH}]{} \begin{array}{l} C_6H_5CHClCH_2Cl \\ C_6H_5CH(OAc)CH_2Cl \\ C_6H_5CH(OCH_3)CH_2Cl \end{array}$$

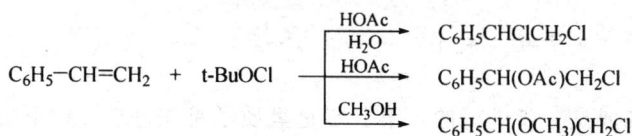

2. N-卤代酰胺为卤化剂 最普遍应用的卤化剂除次卤酸（酯）外还有 N-卤代酰胺，其主要包括 NBS、NCS[N-溴（氯）代丁二酰亚胺] 和 NBA、NCA[N-溴（氯）代乙酰胺]，N-卤代乙酰胺与烯烃在酸催化下，在不同溶剂中反应，生成 β-卤醇或其衍生物。

NBA 和 NBS 在酸介中（醋酸、氢溴酸、高氯酸）与烯烃发生加成，生成 α-溴（氯）代物。

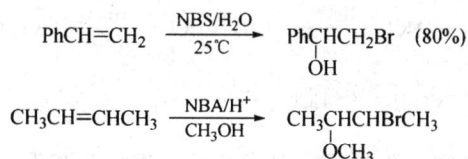

$$PhCH=CH_2 \xrightarrow[25℃]{NBS/H_2O} \underset{\underset{OH}{|}}{PhCH}CH_2Br \quad (80\%)$$

$$CH_3CH=CHCH_3 \xrightarrow[CH_3OH]{NBA/H^+} \underset{\underset{OCH_3}{|}}{CH_3CH}CHBrCH_3$$

该反应的机理是卤正离子由质子化 N-卤代酰胺提供，羟基、烷氧基等负离子由反应溶剂提供。

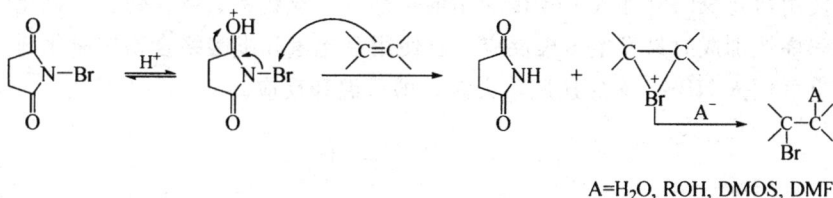

A=H₂O, ROH, DMOS, DMF

NBS 与烯烃在含水 DMSO（二甲亚砜）中反应，生成高收率、高选择性的反式加成产物，此反应称为 Dalton 反应。而在干燥的 DMSO 中反应则发生 β-消除，生成 α-溴代酮。该方法是由烯烃制备溴代酮的较佳方法。其反应机理为：

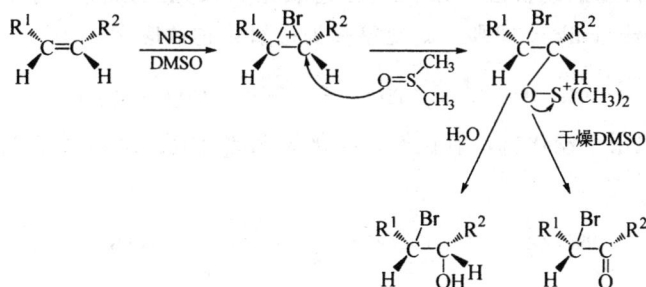

五、卤化氢对不饱和烃的加成反应

1. 卤化氢的亲电加成 卤化氢与烯烃、炔烃的加成可得到卤代烃，不对称烯烃和炔烃与卤化氢加成时，氢加到含氢较多的烯碳上，卤素加到取代基较多的烯碳上。即遵循 Markovnikov 规则。其反应机理如下：

$$\text{C=C} + HX \longrightarrow \overset{+}{\text{C}}-\overset{H}{\text{C}} \xrightarrow{X^-} \overset{\text{C}-\text{C}}{\underset{X\ H}{}}$$

卤化氢的亲电加成是分步进行的，第一步是氢质子首先进攻 π 键形成碳正离子，第二步卤负离子与碳正离子结合生成卤化物。不饱和烃的反应活性为 $RCH=CH_2 > CH_2=CH_2 > CH_2=CHCl$。当连有吸电子基时，与卤化氢的亲电加成方向与 Markovnikov 规则相反，也称之为反马氏加成。如：

$$F_3C-CH=CH_2 + HCl \longrightarrow F_3C-CH_2-CH_2Cl$$

炔烃也能与卤化氢加成，但反应活性比烯烃低，加成方向同样遵守 Markovnikov 规则。

$$CH\equiv C + HCl \xrightarrow{HgCl_2} CH_2=CHCl \xrightarrow[HCl]{HgCl_2} CH_3CHCl_2$$

$$C_2H_5C\equiv CC_2H_5 + HCl \xrightarrow{CH_3COOH} \overset{H}{\underset{C_2H_5}{}}C=C\overset{C_2H_5}{\underset{Cl}{}}$$

炔烃与卤化氢加成的产物主要为反式卤代烯烃，进一步与卤化氢加成，则生成同碳上有两个卤原子的二卤代物。

卤化氢的活泼顺序为：$HI > HBr > HCl$。一般使用卤化氢气体或者中等极性溶剂中进行反应，如果使用氯化氢时常加入 Lewis 酸作催化剂（三氯化铝、氯化锌、三氯化铁等）。

氟化氢和烯烃加成时易发生多聚反应。若使用氟化氢和吡啶络合物作卤化剂，可提高氟化的效果。也可加入 NBS，然后还原除去溴，即可温和反应。

2. 溴化氢的自由基加成反应 溴化氢在过氧化物或光照条件下与不对称烯烃的加成，其加成方向是反 Markovnikov 规则，此现象称为过氧化物效应。

$$CH_3CH=CH_2 + HBr \xrightarrow{过氧化物} CH_3CH_2CH_2Br$$

过氧化物效应只限于溴化氢，氯化氢、碘化氢无此反应。此类反应属于自由基型加成反应。其机理如下：

$$(PhCOO)_2 \xrightarrow{\triangle} PhCOO\cdot \longrightarrow Ph\cdot + CO_2$$

$$Ph\cdot + HBr \longrightarrow Br\cdot + PhH$$

$$CH_3CH=CH_2 + Br\cdot \longrightarrow CH_3\overset{\cdot}{C}HCH_2Br$$

$$CH_3\overset{\cdot}{C}HCH_2Br + HBr \longrightarrow CH_3CH_2CH_2Br + Br\cdot$$

炔烃也能与溴化氢发生过氧化物效应，因此可利用不饱和烃与溴化氢的亲电加成和自由基加成，来得到不同的溴化物。

第二节　烃类的卤代反应

一、脂肪烃的卤代反应

1. 饱和脂肪烃的卤代反应　卤代反应是饱和碳原子上引进取代基的最重要的反应，由于饱和烃上氢原子活性小，因此需要在高温的气相条件下，紫外光照或自由基引发剂作用下才能进行。饱和烃分子上的氢原子活性在无立体效应影响下，其顺序是：叔氢原子＞仲氢原子＞伯氢原子。

卤化试剂除了卤素外，还有磺酰卤、N-卤代仲胺、N-溴代丁二酰亚胺（NBS）、N-氯代丁二酰亚胺（NCS）等。卤素的活性最高但选择性差。

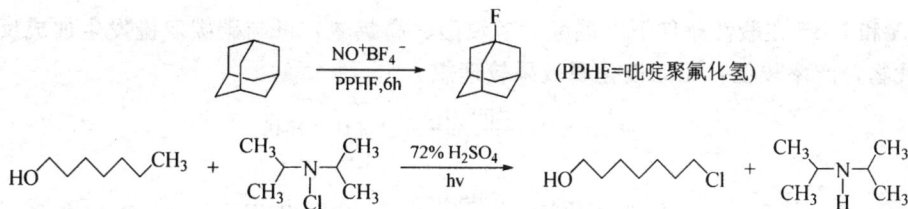

2. 烯丙基和苄基碳原子上卤代反应　由于烯丙基位和苄位氢原子比较活泼，所以在较高温度或自由基引发剂存在下，可与卤素、卤代酰胺、次卤酸酯、硫酰卤、卤化酮等卤代试剂在惰性溶剂中进行卤代反应。

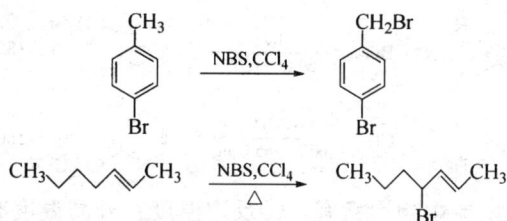

利用 NBS 或 NCS 进行烯丙位或苄位卤代反应时，具有选择性高、副反应少等特点，而且叔碳上的氢选择性不明显。最常用的溶剂为 CCl_4，如果反应物不溶于 CCl_4 时则改用氯仿、苯或石油醚等，如果反应物本身为液体时不用溶剂也可。

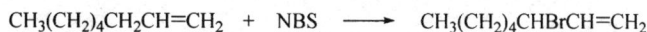

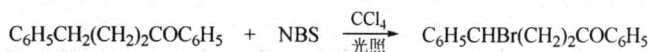

$$CH_3(CH_2)_4CH_2CH=CH_2 \ + \ NBS \longrightarrow CH_3(CH_2)_4CHBrCH=CH_2$$

$$C_6H_5CH_2(CH_2)_2COC_6H_5 \ + \ NBS \xrightarrow[\text{光照}]{CCl_4} C_6H_5CHBr(CH_2)_2COC_6H_5$$

在卤代试剂中，N-卤代酰胺和次卤酸酯效果较好，选择性高，应用广泛，此类反应机理大多属于自由基反应。

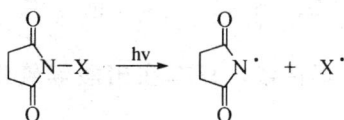

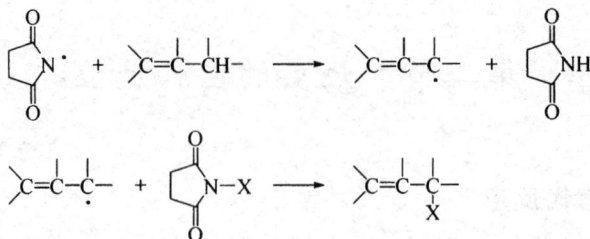

NBS 在自由基引发下首先均裂为自由基，然后夺取烯丙位或苄位上的氢原子，使其发生均裂生成相应的碳自由基，再与 NBS 反应氮卤键均裂，生成烯丙位或苄位卤代产物。碳自由基是引起连锁反应的关键形式，而且它的稳定性直接影响卤代反应的难易及选择性。

使用 NBS 时，若烯键 α 位或 β 位有苯基等芳环时，双键可以发生位移。

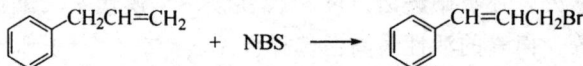

NBA 和 NBS 在酸性条件下（醋酸、氢溴酸、高氯酸）可与碳碳双键发生加成反应，生成 α-溴代物，产率较低，用三溴化磷效果较理想。

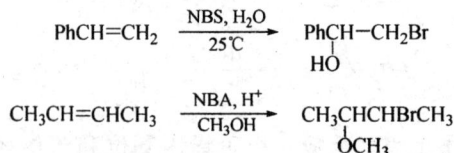

自由基型卤化反应在药物中间体合成中有广泛应用，如抗心律失常药溴苄胺托西酸盐中间体邻溴苄基溴和抗阻胺药氯苯那敏中间体的合成。

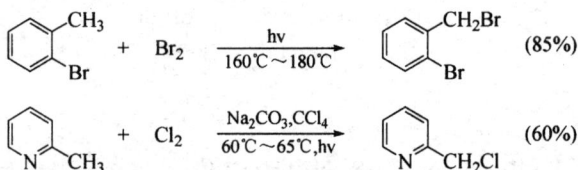

自由基型卤化反应的主要影响因素有：①反应温度：升高温度有利于卤化剂均裂产生自由基。②光的强度和反应物的浓度，对卤化反应速度有影响。③能与自由基发生溶剂化的溶剂可降低自由基的活性，所以一般体系在非极性的惰性溶剂中进行。④金属杂质：当金属铁、锑、锡等存在时苄基可发生亲电取代反应。

二、芳烃的卤代反应

亲电取代反应是芳环上引进取代基的最重要反应，芳环上的氢被卤素原子取代生成卤代物的反应，称之为芳烃的卤代反应。芳烃的卤代反应主要指氯代和溴代。如：

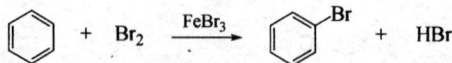

氟太活泼不能直接与芳烃反应，碘太不活泼，只有在硝酸等氧化剂存在下或碘试剂（ICl）才能进行碘化。

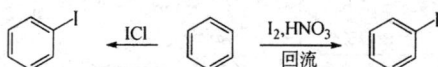

1. 反应机理 反应分两步进行，首先是形成 σ-络合物，亲电试剂溴分子受到芳环 π 电子的吸引形成 π-络合物，π-络合物异构化为四电子五中心的离域碳正离子，即 σ-络合物，这是决定反应速率的一步关键反应。第二步 σ-络合物失去质子，恢复苯环的芳香共轭体系，整个过程相当于加成-消除过程。

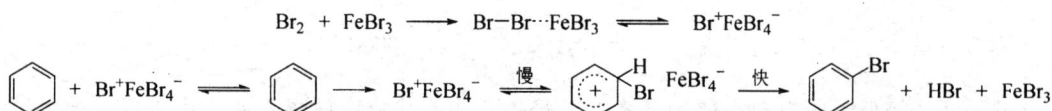

2. 主要影响因素 芳香烃的卤化反应，经常加入 Lewis 酸作催化剂，如 $AlCl_3$、$FeCl_3$、$FeBr_3$、$SnCl_4$、$ZnCl_2$ 等。当芳香环上连有取代基时，卤素原子的引入位置要受到取代基的电子效应、空间位阻及定位规则的影响，卤化剂的性质和应用条件同样也影响着卤素原子的位置和异构体的比例。例如：

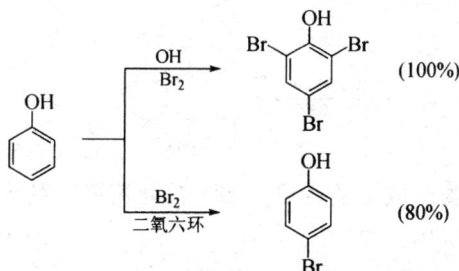

当芳环连有斥电子基团时，使芳环致活，容易进行卤代反应，甚至发生多卤代反应，其产物以邻、对位为主；当芳环上连有吸电子基团时，使芳环致钝，不容易发生亲电取代，在适合条件下发生亲电取代，以间位产物为主。卤素原子连在芳环上，使芳环致钝，但属于邻、对位定位基。

温度对反应有一定影响：

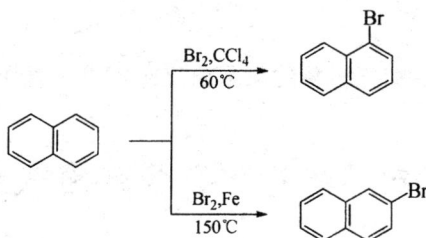

α 位产物为动力学产物反应速度快，但产物不稳定，β 位产物为热力学产物，反应能垒高，在较高温度下生成稳定的产物。

芳香杂环的卤代反应，对于超 π 电子体系的五元杂环吡咯、呋喃和噻吩等易发生卤代反应，取代位置主要在 2 位，2 位被占则取代 3 位。

$$\text{（结构式）} \xrightarrow[\text{r.t.,黑暗}]{\text{Br}_2,\text{HOAc}} \text{（结构式）} + \text{（结构式）}$$

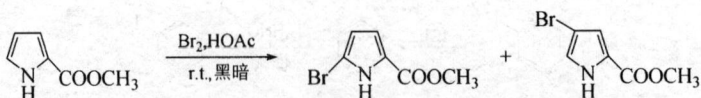

对于缺 π 电子的六元杂环吡啶，其卤代反应相当于硝基苯的卤代反应。由于吡啶卤化有卤化氢生成，能与吡啶环上的氮原子结合，使环上的电子云密度进一步降低，亲电取代就更难进行。如果溴化时加入氧化剂三氧化硫等，并同时除去生成的溴化氢，可使收率明显提高。

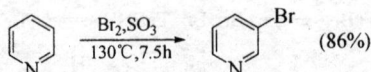

$$\text{（吡啶）} \xrightarrow[\text{130℃,7.5h}]{\text{Br}_2,\text{SO}_3} \text{（3-溴吡啶）} \quad (86\%)$$

碘的活性较低，所以单独使用碘素对芳烃进行碘取代反应效果不好。由于反应中生成的碘化氢具有还原性可使碘代产物可逆转化为原料芳烃。只有不断除去碘化氢才能使反应顺利进行，最常用的方法是加入氧化剂来除去碘化氢，例如：过氧化氢、硝酸、碘酸等，也可加入碱性物质中和碘化氢，如氨、氢氧化钠、碳酸钠等。

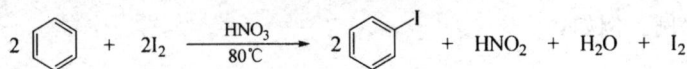

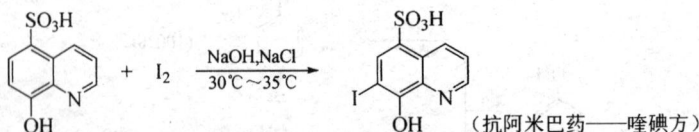

$$2\,\text{（苯）} + 2\text{I}_2 \xrightarrow[\text{80℃}]{\text{HNO}_3} 2\,\text{（碘苯）} + \text{HNO}_2 + \text{H}_2\text{O} + \text{I}_2$$

$$\text{（结构式）} + \text{I}_2 \xrightarrow[\text{30℃～35℃}]{\text{NaOH,NaCl}} \text{（结构式）} \quad \text{（抗阿米巴药——喹碘方）}$$

3. 芳环卤代反应在药物合成上的应用　如：镇吐药甲氧氯普胺中间体的合成。

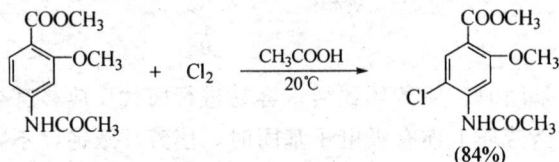

$$\text{（结构式）} + \text{Cl}_2 \xrightarrow[\text{20℃}]{\text{CH}_3\text{COOH}} \text{（结构式）} \quad (84\%)$$

又如：抗代谢类肿瘤药物 5-氟尿嘧啶的一条合成路线。

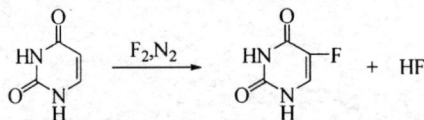

$$\text{（尿嘧啶）} \xrightarrow{\text{F}_2,\text{N}_2} \text{（5-氟尿嘧啶）} + \text{HF}$$

氮气是用来稀释氟，尿嘧啶与稀释的氟平稳反应生成 5-氟尿嘧啶。

第三节　羰基化合物的卤代反应

一、醛和酮的 α-卤代反应

羰基中的 α-氢原子在多数情况下容易被卤素原子取代，在酸、碱催化下，此类反应属于亲电反应。因为在酸碱作用下，可促进烯醇式的形成，与烯烃亲电加成相似。常用的卤化剂包括卤素、N-卤代酰胺、次卤酸酯等，常常以氯仿、乙醚、四氯化碳等作为溶剂。

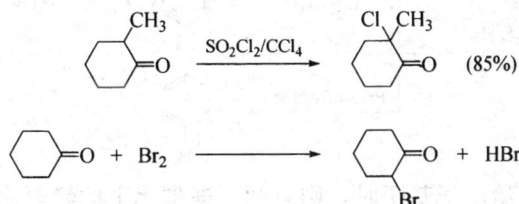

$$\text{（2-甲基环己酮）} \xrightarrow{SO_2Cl_2/CCl_4} \text{（2-氯-2-甲基环己酮）} \quad (85\%)$$

$$\text{（环己酮）} + Br_2 \longrightarrow \text{（2-溴环己酮）} + HBr$$

1. 反应机理

（1）碱催化：碱首先夺取一个 α-氢原子生成碳负离子，然后异构为烯醇式负离子，后者与卤素分子迅速发生亲电加成反应，生成 α-卤代产物。

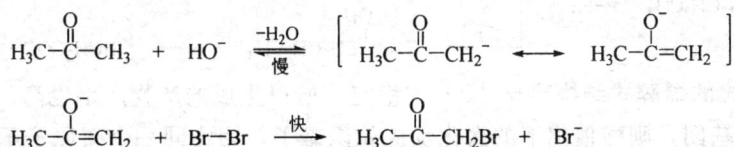

$$H_3C\text{-}\overset{O}{\underset{}{C}}\text{-}CH_3 + HO^- \underset{慢}{\overset{-H_2O}{\rightleftharpoons}} \left[H_3C\text{-}\overset{O}{\underset{}{C}}\text{-}CH_2^- \longleftrightarrow H_3C\text{-}\overset{O^-}{\underset{}{C}}=CH_2 \right]$$

$$H_3C\text{-}\overset{O^-}{\underset{}{C}}=CH_2 + Br\text{-}Br \xrightarrow{快} H_3C\text{-}\overset{O}{\underset{}{C}}\text{-}CH_2Br + Br^-$$

（2）酸催化：羰基在酸介中首先质子化，后异构为烯醇式，卤素作为亲电试剂和烯醇双键发生亲电加成生成卤代产物。

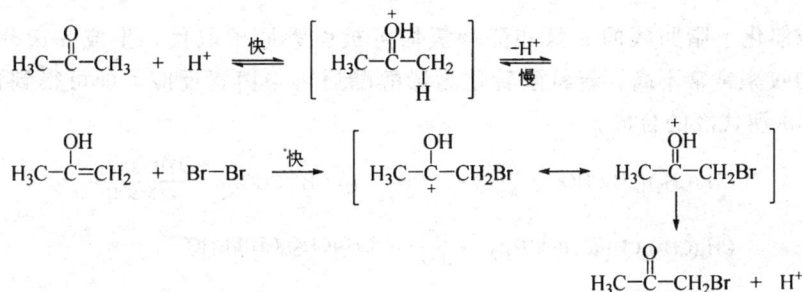

$$H_3C\text{-}\overset{O}{\underset{}{C}}\text{-}CH_3 + H^+ \underset{}{\overset{快}{\rightleftharpoons}} \left[H_3C\text{-}\overset{\overset{+}{O}H}{\underset{H}{C}}\text{-}CH_2 \right] \underset{慢}{\overset{-H^+}{\rightleftharpoons}}$$

$$H_3C\text{-}\overset{OH}{\underset{}{C}}=CH_2 + Br\text{-}Br \xrightarrow{快} \left[H_3C\text{-}\overset{OH}{\underset{+}{C}}\text{-}CH_2Br \longleftrightarrow H_3C\text{-}\overset{\overset{+}{O}H}{\underset{}{C}}\text{-}CH_2Br \right]$$

$$\longrightarrow H_3C\text{-}\overset{O}{\underset{}{C}}\text{-}CH_2Br + H^+$$

2. 主要影响因素 碱催化时，α-碳上有斥电子基团时，则使 α-氢原子的活性降低不利于质子失去；当有吸电子基团时，α-氢原子的活性增加，易于失去质子，加快 α-卤代反应进程，而且同碳上容易发生多元取代。例如：

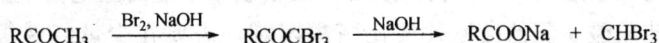

$$RCOCH_3 \xrightarrow{Br_2, NaOH} RCOCBr_3 \xrightarrow{NaOH} RCOONa + CHBr_3$$

由于生成的产物有卤仿，所以此类型的反应称为卤仿反应。如果卤素是碘，则生成的碘仿为黄色结晶，此法常用来鉴别甲基酮结构类有机物，称之为碘仿反应。

对于无 α-氢原子的芳香醛来说，卤素则直接取代醛基碳原子的氢生成相应的芳香酰卤。

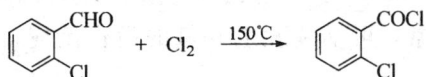

$$\text{（邻氯苯甲醛）} + Cl_2 \xrightarrow{150℃} \text{（邻氯苯甲酰氯）}$$

酸催化时，使用的催化剂有质子酸和 Lewis 酸。反应开始时烯醇化速度较慢，随着反应的进行，卤化氢的浓度逐渐增大，则烯醇化的速度也加快，反应也相应加速。光照也起到催化效果。如苯乙酮的溴化是以三氯化铝作催化剂，适量时生成溴代苯乙酮，而过量时则生成间溴苯乙酮。

$$CH_3COCH_3 \xrightarrow[\text{Et}_2\text{O},0\text{℃}]{\text{Br}_2,\text{AlCl}_3} \text{COCH}_2\text{Br} \quad (88\%\sim96\%)$$

$$\xrightarrow[85\text{℃}]{\text{Br}_2,\text{AlCl}_3(\text{过量})} \quad (70\%\sim75\%)$$

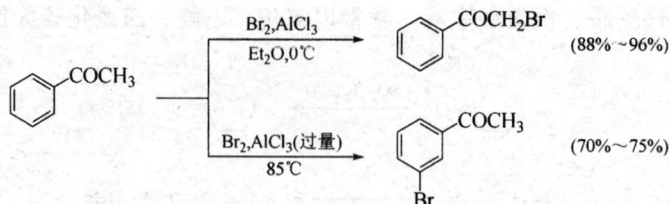

若羰基的一个 α 位有给电子基团时，则有利于酸催化下的烯醇化并提高了烯醇结构的稳定性，卤素主要取代在 α-碳上的氢。例如：

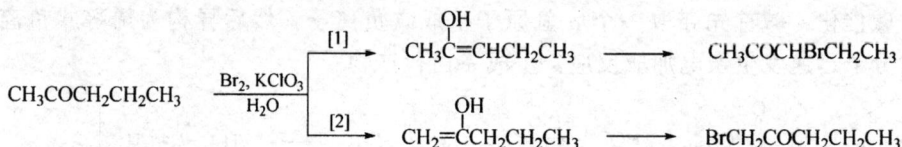

$$CH_3COCH_2CH_2CH_3 \xrightarrow[\text{H}_2\text{O}]{\text{Br}_2,\text{KClO}_3}$$

$$[1] \rightarrow CH_3\overset{OH}{\overset{|}{C}}=CHCH_2CH_3 \longrightarrow CH_3COCHBrCH_2CH_3$$

$$[2] \rightarrow CH_2=\overset{OH}{\overset{|}{C}}CH_2CH_2CH_3 \longrightarrow BrCH_2COCH_2CH_3$$

由于［1］式的烯醇式结构要比［2］式稳定，所以生成的产物产率也高。若羰基的一个 α-碳上有吸电子基团，则酸催化下的卤化反应就困难了，因为同一个碳原子不容易引入两个卤原子。例如：

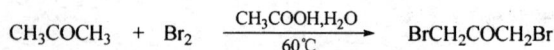

$$CH_3COCH_3 + Br_2 \xrightarrow[60\text{℃}]{CH_3COOH,\text{H}_2\text{O}} BrCH_2COCH_2Br$$

在酸或碱催化下脂肪醛的 α-氢和醛基氢均可被卤素原子取代，生成 α-卤代醛和酰卤，但醛 α-卤代的收率常常不高，若将醛转化为烯醇酯后再与卤素反应，即可得到预期的 α-卤代醛。例如：α-溴代醛的合成。

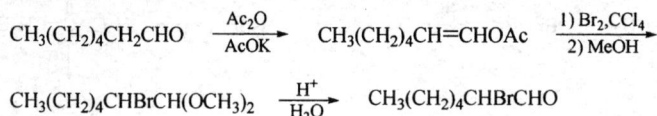

$$CH_3(CH_2)_4CH_2CHO \xrightarrow[\text{AcOK}]{\text{Ac}_2\text{O}} CH_3(CH_2)_4CH=CHOAc \xrightarrow[\text{2) MeOH}]{\text{1) Br}_2,\text{CCl}_4}$$

$$CH_3(CH_2)_4CHBrCH(OCH_3)_2 \xrightarrow[\text{H}_2\text{O}]{\text{H}^+} CH_3(CH_2)_4CHBrCHO$$

二、羧酸衍生物的 α-卤代反应

羧酸分子中的 α-碳原子上的氢原子与醛酮中的 α-碳原子上的氢原子相似比较活泼，但由于羧基中的羟基与羰基形成 p-π 共轭体系后，羧基碳原子上的正电性下降，而使 α-氢原子的活泼性降低。因此羧酸 α-氢的卤取代要比醛酮困难，需要在少量红磷等催化下，卤素方可取代羧酸的 α-氢原子生成一元或多元取代的卤代酸，此反应称为 Hell-Volhard-Zelinsky 反应。

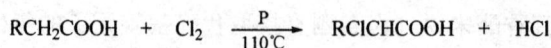

$$RCH_2COOH + Cl_2 \xrightarrow[110\text{℃}]{P} RClCHCOOH + HCl$$

若仍有 α-氢和过量的卤素，可继续发生 α-氢的卤代反应，直至所有 α-氢都被卤原子取代。

反应机理如下：

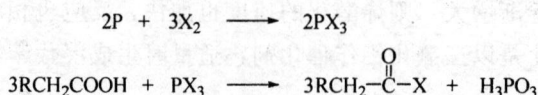

$$2P + 3X_2 \longrightarrow 2PX_3$$

$$3RCH_2COOH + PX_3 \longrightarrow 3RCH_2-\overset{O}{\overset{\|}{C}}-X + H_3PO_3$$

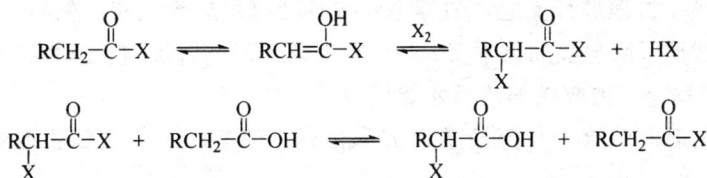

磷的作用是先和卤素生成三卤化磷，三卤化磷再与羧酸发生亲核取代生成酰卤，因为酰卤的 α-氢比羧酸的 α-氢活泼，因此酰卤比羧酸更易烯醇化，烯醇化的酰卤容易和卤素发生加成转化成卤代酰卤，最后与羧酸发生交换反应形成卤代酸和酰卤，酰卤又可持续发生卤代反应使反应继续下去。

酰氯、酸酐、腈、丙二酸及其衍生物的 α-氢活泼，可直接与各种卤化剂进行 α-卤代反应。

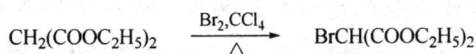

至于 α-氟取代相对比较困难，但在强碱 NaH 作用下与 N-氟代对甲苯磺酸酰仲胺类化合物反应可生成 α-氟代苯基丙二酸酯。

例如：

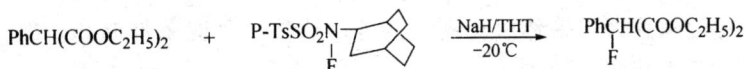

饱和脂肪酸酯在强碱作用下与卤素反应生成 α-卤代酸酯。

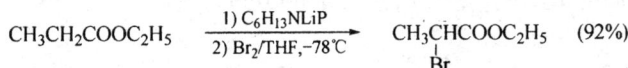

第四节 醇、酚和醚的卤代反应

一、醇的卤代反应

醇羟基的卤代反应是制备卤代烃的重要方法，其卤化剂有氢卤酸、卤化磷等，反应按 S_N1 或 S_N2 机理进行，最简单的是利用 HX 取代醇的羟基生成卤代烃和水的反应。醇和氢卤酸的性质对反应速率、产率等都有影响；醇的活性为：苄醇、烯丙醇＞叔醇＞仲醇＞伯醇。氢卤酸的活性：HI＞HBr＞HCl。该反应原料易得，但副反应较多，主要按 S_N1 机理进行反应。

反应机理：

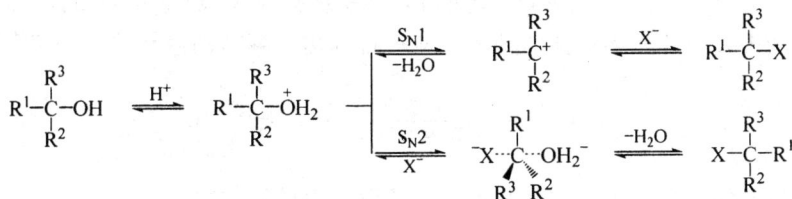

叔醇主要按 S_N1 机理进行反应，伯醇主要按 S_N2 机理进行反应，仲醇介于二者之间。

常用 Lucas 试剂（浓盐酸加无水 $ZnCl_2$）作为氯化剂进行反应，叔醇立即反应，仲醇在 5 分钟内即可完成反应，伯醇在加热后才能反应。

氯化锌是催化剂，锌原子与醇羟基形成配位键，使醇中的 C—O 键变弱，羟基容易被取代。

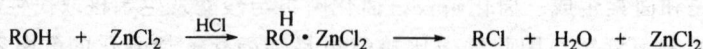

$$ROH + ZnCl_2 \xrightarrow{HCl} RO \cdot ZnCl_2 \longrightarrow RCl + H_2O + ZnCl_2$$

有时用通入氯化氢气体来代替浓 HCl，使醇生成氯化物。

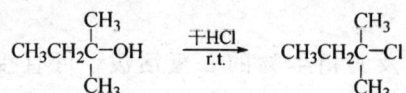

$$CH_3CH_2\underset{CH_3}{\overset{CH_3}{C}}OH \xrightarrow[r.t.]{+HCl} CH_3CH_2\underset{CH_3}{\overset{CH_3}{C}}Cl$$

氢卤酸与醇发生取代反应可发生重排、异构化、脱水成烯等副反应，如果烯丙基醇的 α 位上有苯基、苯乙烯基、乙烯基等基团时，由于这些基团能与烯丙基形成共轭体系，所以几乎完全生成重排产物。例如：

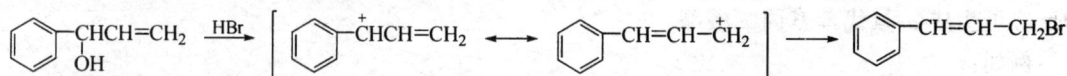

$$\underset{OH}{C_6H_5CHCH=CH_2} \xrightarrow{HBr} [\overset{+}{C_6H_5CHCH=CH_2} \longleftrightarrow C_6H_5CH=CH\overset{+}{CH_2}] \longrightarrow C_6H_5CH=CH-CH_2Br$$

醇经常用卤化亚砜和卤化磷作卤化剂，具有活性强、反应条件温和、副反应少等特点。主要按 S_N2 机理进行反应：

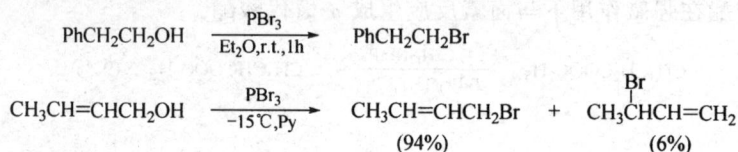

$$PhCH_2CH_2OH \xrightarrow[Et_2O,r.t.,1h]{PBr_3} PhCH_2CH_2Br$$

$$CH_3CH=CHCH_2OH \xrightarrow[-15℃,Py]{PBr_3} \underset{(94\%)}{CH_3CH=CHCH_2Br} + \underset{(6\%)}{CH_3\overset{Br}{CH}CH=CH_2}$$

醇与三卤化磷反应机理如下：

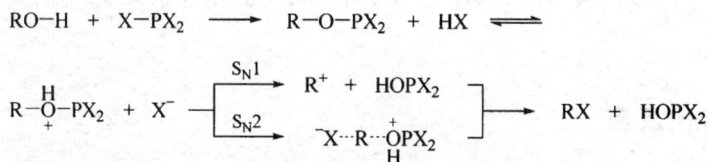

$$RO{-}H + X{-}PX_2 \longrightarrow R{-}O{-}PX_2 + HX \rightleftharpoons$$

$$R{-}\overset{H}{\underset{+}{O}}{-}PX_2 + X^- \begin{bmatrix} \xrightarrow{S_N1} R^+ + HOPX_2 \\ \xrightarrow{S_N2} \overset{-}{X}\cdots R\cdots \overset{..}{O}PX_2 \\ \underset{H}{} \end{bmatrix} \longrightarrow RX + HOPX_2$$

醇与三卤化磷首先生成二卤代亚磷酸酯和卤化氢，前者立即质子化，然后卤负离子则按两条途径取代亚磷酰氧基生成卤代烃。叔醇按 S_N1 机理反应，伯醇、仲醇按 S_N2 机理进行反应。由于氯负离子的亲核性弱，不容易与卤代亚磷酸酯作用，所以三氯化磷与醇反应，尤其是伯醇，氯代反应产率较低，用三溴化磷效果较理想。

五氯化磷与 DMF 作用，生成卤代亚胺盐，其盐被称为 Vilsmeier-Haak 试剂，在二氧六环或乙腈等溶剂中，与有光学活性的仲醇反应可得到构型翻转的氯代烃，而且收率较高。

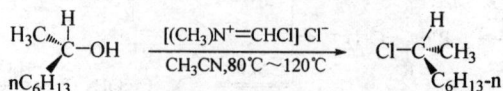

$$\underset{nC_6H_{13}}{H_3C\overset{H}{\underset{|}{C}}{-}OH} \xrightarrow[CH_3CN,80℃\sim120℃]{[(CH_3)N^+=CHCl]\ Cl^-} Cl{-}\overset{H}{\underset{C_6H_{13}\text{-}n}{C}}CH_3$$

醇还经常与亚硫酰氯反应，醇羟基被氯原子取代生成氯化物。

$$ROH + SOCl_2 \longrightarrow RCl + SO_2 + HCl$$

亚硫酰氯也叫氯化亚砜是常用的卤化剂，反应中生成的氯化氢和二氧化硫均为气体，能逸出反应体系，因此得到的产品纯度较高。

该反应的特点是当醇羟基连在手性碳上时，用乙醚或二氧六环作溶剂所得氯化物构型与原手性碳构型相同；若用吡啶作溶剂时得到的氯化物构型发生翻转；若亚硫酰氯自身作溶剂时，生成外消旋体。

反应机理为：

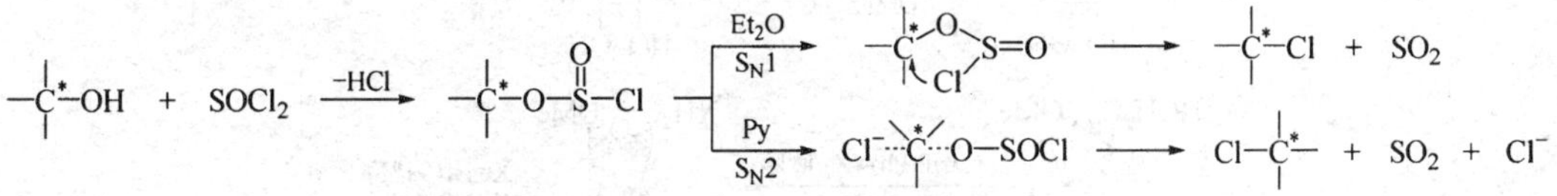

以乙醚或二氧六环为溶剂生成的氯化物构型保持不变的原因，有人认为是氧上的未共用电子对与氯化亚硫酸酯的中心碳原子生成弱键而增大空间位阻，从而促使氯进行分子内亲核取代。而用吡啶作溶剂时，吡啶在反应中成盐，然后解离出氯负离子，氯负离子从氯化亚硫酸酯基的背面进攻生成构型翻转的产物。

亚硫酰氯容易水解，所以应在无水条件下使用，也可以用苯、甲苯、二氯甲烷作为亚硫酰氯与醇反应的溶剂。

醇进行卤取代反应时，也常用到有机磷卤化物，有机磷卤化物主要是指三苯磷卤化物（Ph_3PX_2、$Ph_3P^+CH_3X^-$）和亚磷酸三苯酯卤化物［$(PhO)_3PX_2$、$(PhO)_3P^+RX^-$］，其反应特点是反应活性大，反应条件温和。由于反应中产生很少的卤化氢，所以不容易引发由卤化氢引起的副反应。

反应机理为：

$$PPh_3 + X_2 \longrightarrow Ph_3PX_2$$

$$Ph_3PX_2 + ROH \longrightarrow ROP^+PhX^- + HX$$

$$\xrightarrow{X^-} RX + Ph_3P{=}O$$

$$(PhO)_3P + RX \longrightarrow (PhO)_2P^+{-}RX^-$$

$$(PhO)_2P^+{-}RX^- + R'OH \longrightarrow (PhO)_2P^+(OR'){-}R + PhOH$$

$$\xrightarrow{-X} R'X + (PhO)_2P(R){=}O$$

其反应机理均为试剂和醇反应生成醇烷氧基取代的三苯磷加成物或相应的亚磷酸酯，然后卤素负离子进行 S_N2 反应生成卤化物，其构型发生了翻转。

此类反应以 DMF 或 HMPTA 作为溶剂进行卤代反应，可在较温和的条件下将光学活性的仲醇转化为构型翻转的卤代烃，也适用于某些在酸介中不稳定的化合物进行卤化。

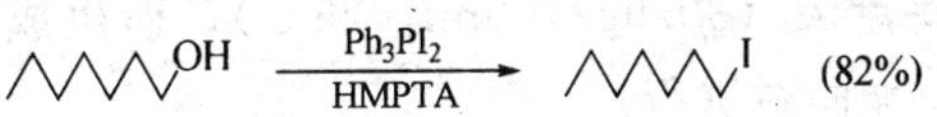

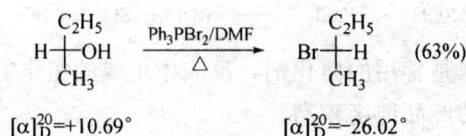

$$\text{H}\underset{\text{CH}_3}{\overset{\text{C}_2\text{H}_5}{-}}\text{OH} \xrightarrow[\triangle]{\text{Ph}_3\text{PBr}_2/\text{DMF}} \text{Br}\underset{\text{CH}_3}{\overset{\text{C}_2\text{H}_5}{-}}\text{H} \quad (63\%)$$

$$[\alpha]_D^{20}=+10.69° \qquad\qquad [\alpha]_D^{20}=-26.02°$$

利用 ClP(Ph)$_2$/I$_2$ 或 Br$_2$/咪唑（imidazole）体系对核苷化合物中伯羟基进行选择卤取代。

$$\xrightarrow[\text{DMF}/25℃]{(\text{Ph})_3\text{P}^+\text{-CH}_3\text{I}^-} \quad (65\%)$$

$$\xrightarrow[\text{r.t.}]{\text{ClP(Ph)}_2/\text{X}_2/\text{咪唑}} \quad \begin{array}{l}\text{X}=\text{Br}(91\%)\\ \text{X}=\text{I}(98\%)\end{array}$$

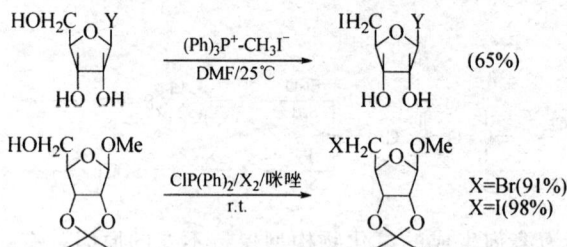

三苯磷和六氯代丙酮（HCA）复合物和 Ph$_3$P/CCl$_4$ 相似，反应更温和，反应速度快，且能将光学活性的烯丙醇在温和条件下转化成构型翻转的烯丙氯化物，且不发生异构、重排副反应，特别适宜于用其他方法易引起重排的烯丙醇。

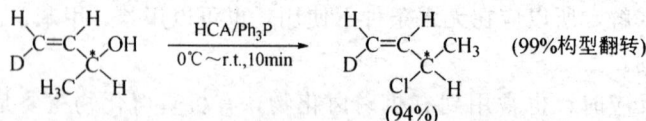

$$\xrightarrow[0℃\sim\text{r.t.,10min}]{\text{HCA}/\text{Ph}_3\text{P}} \quad (99\%构型翻转)$$
$$(94\%)$$

另外三苯磷或亚磷酸酯和 N-卤代酰胺组成的复合卤化剂特别适宜对酸不稳定的醇或甾体醇的取代反应，也可用于缺 π 体系的羟基取代反应。

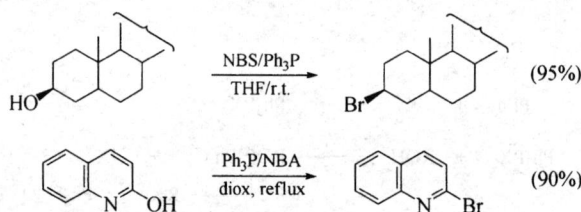

$$\xrightarrow[\text{THF}/\text{r.t.}]{\text{NBS}/\text{Ph}_3\text{P}} \quad (95\%)$$

$$\xrightarrow[\text{diox, reflux}]{\text{Ph}_3\text{P}/\text{NBA}} \quad (90\%)$$

无水氟化钾中的氟可取代分子中的氯、溴原子生成氟化物。例如抗癌药 5-氟尿嘧啶中间体氟乙酸乙酯的合成。

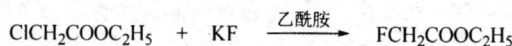

$$\text{ClCH}_2\text{COOC}_2\text{H}_5 + \text{KF} \xrightarrow{\text{乙酰胺}} \text{FCH}_2\text{COOC}_2\text{H}_5$$

对于氟原子的交换还可用氟化锑、氟化氢、氟化银等，氟化锑能选择性的取代同一碳原子上的多个卤原子，所以常用于三氟甲基化合物的制备。例如：

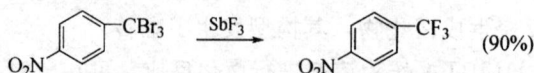

$$\text{O}_2\text{N}-\overset{\text{CBr}_3}{\bigcirc} \xrightarrow{\text{SbF}_3} \text{O}_2\text{N}-\overset{\text{CF}_3}{\bigcirc} \quad (90\%)$$

由于碘化氢具有还原性，可使碘化烃还原为烷烃，因此碘代物常用卤原子交换法来制备；因碘化钠在丙酮中溶解度大（39.9g/100ml，25℃），而生成的氯化钠、溴化钠在丙酮中溶解度很小，从而使反应能向右进行。

$$ClCH_2CH_2OH + NaI \xrightarrow{CH_3COCH_3} ICH_2CH_2OH + NaCl$$

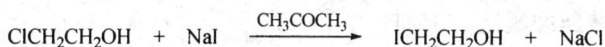

此类反应称为 Finkelstein 卤素交换反应。

采用甲磺酸/碘化钠为反应试剂进行碘取代反应，对于烯丙位、苄位羟基反应速度远远大于其他位置的羟基，从而达到选择性的目的。

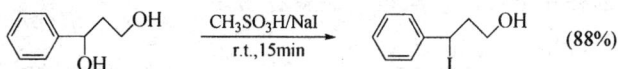

（88%）

二、酚的卤代反应

由于酚羟基的活性比醇羟基小，因此在醇的卤化反应中应用的卤代试剂氢卤酸、卤化亚砜都不能取代酚羟基。必须采用五卤化磷或与氧卤化磷，在较剧烈的条件下才能进行反应，对缺 π 电子体系的杂环上羟基，其卤代反应相对比较容易。

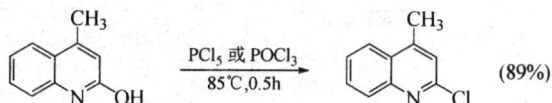

（89%）

因五卤化磷受热易分解成三卤化磷和卤素，反应温度越高，离解度越大，其取代能力随之降低，而且还可产生烯烃卤素加成或芳环卤代等副产物，所以采用五卤化磷时反应温度不宜过高。

有机磷卤化物与酚反应较为温和，可取代活性较小的酚羟基，因其试剂的沸点较高，故可在较高温度和不加压条件下进行卤代反应。

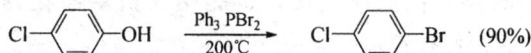

$$Cl-\langle\ \rangle-OH \xrightarrow[200℃]{Ph_3PBr_2} Cl-\langle\ \rangle-Br \quad (90\%)$$

三、醚的卤代反应

醚在氢卤酸（HI、HBr）作用下，生成一分子卤代烃和一分子醇，这是最常用的切断醚键的反应。

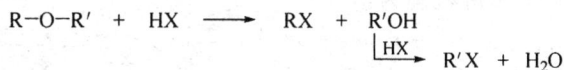

$$R-O-R' + HX \longrightarrow RX + R'OH$$
$$\xrightarrow{HX} R'X + H_2O$$

当二烷基醚与氢卤酸反应时，是按 S_N2 反应机理进行反应生成一分子卤代烃和一分子醇，若在过量氢卤酸存在下，生成的醇羟基被卤素原子取代生成第二个分子的卤代烃。

芳烃混醚与氢卤酸反应，生成酚和一分子卤代烃。例如雌激素类药物己烷雌酚的制备。

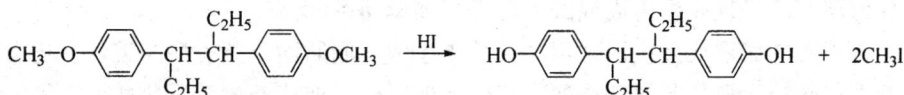

利用测定生成的碘甲烷的量，可以推算出分子中的甲氧基的数目。氢卤酸中氢碘酸酸性强，容易使醚键断开，但价格较高，所以有时采用氢碘酸和氢溴酸或盐的混合酸来断裂醚键。

环醚也可被氢卤酸断裂醚链，例如：

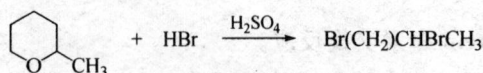

$$\text{（四氢吡喃-2-CH}_3\text{）} + \text{HBr} \xrightarrow{\text{H}_2\text{SO}_4} \text{Br(CH}_2\text{)CHBrCH}_3$$

其产物 1,5-二溴己烷是抗疟药的氨喹的中间体。

若在相转移催化剂存在下反应，醚键断裂更容易。

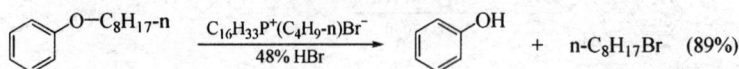

$$\text{（苯氧基-C}_8\text{H}_{17}\text{-n）} \xrightarrow[\text{48\% HBr}]{\text{C}_{16}\text{H}_{33}\text{P}^+\text{(C}_4\text{H}_9\text{-n)Br}^-} \text{（苯酚）OH} + \text{n-C}_8\text{H}_{17}\text{Br} \quad (89\%)$$

其他方法也可用来断裂醚键。例如：

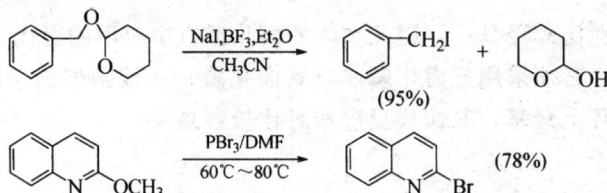

$$\xrightarrow[\text{CH}_3\text{CN}]{\text{NaI,BF}_3\text{,Et}_2\text{O}} \text{PhCH}_2\text{I} + \text{（四氢吡喃-2-OH）} \quad (95\%)$$

$$\xrightarrow[\text{60℃～80℃}]{\text{PBr}_3\text{/DMF}} \text{（喹啉-2-Br）} \quad (78\%)$$

第五节　羧酸的卤代反应

一、羧羟基的卤代反应——酰卤的制备

羧酸的羟基与醇羟基的卤取代反应相似，也能用无机磷卤化物和硫卤化物（如 PX_3、PX_5、POX_3 和 SOX_2）来进行取代反应。

$$\text{R}-\overset{\text{O}}{\overset{\|}{\text{C}}}-\text{OH} \xrightarrow{\text{PX}_3/\text{PX}_5/\text{SOCl}_2} \text{R}-\overset{\text{O}}{\overset{\|}{\text{C}}}-\text{X}$$

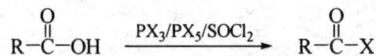

此方法常用来制备酰卤。反应机理为羧酸羟基首先形成活性的卤代磷酸酯过渡态，然后酯中的酰基被卤素负离子亲核进攻生成酰卤。

以亚硫酰氯作为试剂的反应机理为：

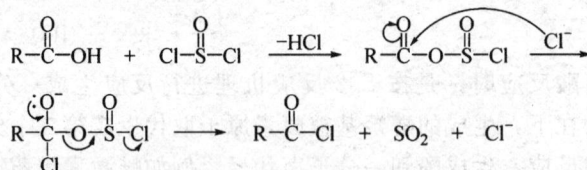

$$\text{R}-\overset{\text{O}}{\overset{\|}{\text{C}}}-\text{OH} + \text{Cl}-\overset{\text{O}}{\overset{\|}{\text{S}}}-\text{Cl} \xrightarrow{-\text{HCl}} \text{R}-\overset{\text{O}}{\overset{\|}{\text{C}}}-\text{O}-\overset{\text{O}}{\overset{\|}{\text{S}}}-\text{Cl} \quad \text{Cl}^-$$

$$\text{R}-\overset{\text{O}}{\underset{\text{Cl}}{\overset{\|}{\text{C}}}}-\overset{\text{O}^-}{\overset{\text{S}}{}}\text{Cl} \longrightarrow \text{R}-\overset{\text{O}}{\overset{\|}{\text{C}}}-\text{Cl} + \text{SO}_2 + \text{Cl}^-$$

也有认为该反应机理是先生成混酐，再进行加成-消除反应。

不同结构羧酸的卤取代反应活性不同，其顺序为：脂肪酸＞芳香酸＞芳环上连有斥电子取代基的芳香羧酸＞无取代基的芳香酸＞芳环上连吸电子取代基的芳香羧酸。

五氯化磷的取代能力最强，与羧酸的取代反应比较激烈可以将活性的脂肪酸，芳香酸转化成酰氯，尤其适用与带有吸电子基的芳酸或多元酸反应，反应后生成的氧氯化磷可分馏除去。所以在制备酰氯时要求其沸点要与生成的 $POCl_3$ 的沸点相差较大以便使其分离。

$$O_2N\text{—}C_6H_4\text{—}COOH \xrightarrow[\triangle,0.5h]{PCl_5} O_2N\text{—}C_6H_4\text{—}COCl \quad (96\%)$$

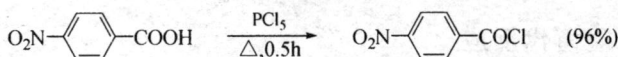

三氯（溴）化磷的活性小于五氯化磷，一般更适用于脂肪酸的取代反应。

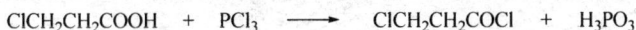

$$ClCH_2CH_2COOH + PCl_3 \longrightarrow ClCH_2CH_2COCl + H_3PO_3$$

氧氯化磷与羧酸的反应能力较弱，主要与活性大的羧酸盐反应方可生成酰氯。

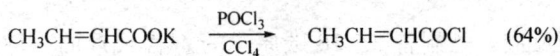

$$CH_3CH=CHCOOK \xrightarrow[CCl_4]{POCl_3} CH_3CH=CHCOCl \quad (64\%)$$

亚硫酰氯与羧酸反应，羧酸中的羟基可被氯取代生成酰氯。

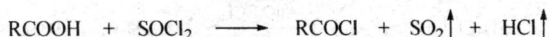

$$RCOOH + SOCl_2 \longrightarrow RCOCl + SO_2\uparrow + HCl\uparrow$$

如果羧酸分子中有其他羟基，应需要保护，而分子中的双键、烷氧基、羰基、酯基等不受影响。此操作比较简单，将羧酸和氯化亚铜一起加热至检验无 SO_2 和 HCl 气体放出为止，然后蒸去溶剂或重结晶。苯、石油醚、二硫化碳等可代替 $SOCl_2$ 本身作为溶剂。有时加入少量吡啶、DMF、$ZnCl_2$ 等催化剂可提高反应速率。

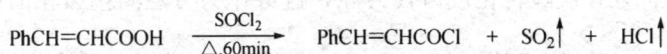

$$PhCH=CHCOOH \xrightarrow[\triangle,60min]{SOCl_2} PhCH=CHCOCl + SO_2\uparrow + HCl\uparrow$$

二元羧酸与亚硫酰氯反应很慢，是由于二元酸分子内氢键形成螯形环状结构，如改用五氯化磷则螯环被打开，反应能顺利进行。其反应机理如下：

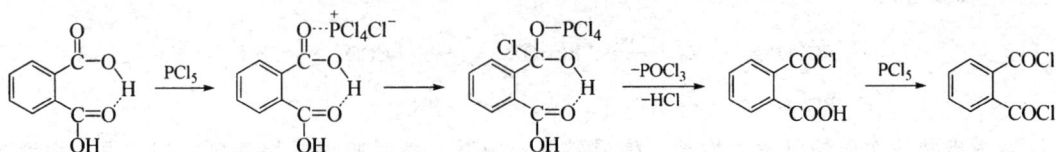

至于分子中具有对酸敏感的官能团或者在酸介中易发生构型变化的羧酸，不适宜无机酸酰氯作为卤化剂，此时需用中性草酰氯与羧酸或其盐进行卤代反应。

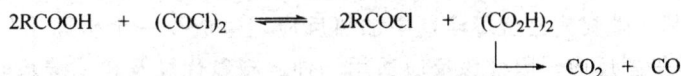

$$2RCOOH + (COCl)_2 \rightleftharpoons 2RCOCl + (CO_2H)_2$$
$$\longrightarrow CO_2 + CO$$

这是一个平衡反应，可通过草酸结晶析出，使平衡向右移动。

草酰氯由无水草酸和 PCl_3 反应制得。

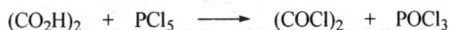

$$(CO_2H)_2 + PCl_5 \longrightarrow (COCl)_2 + POCl_3$$

若分子中有易变化的不饱和双键、高度张力的桥环等存在的酸要转化为酰氯，一般选用草酰氯可在温和条件下转化而不影响双键和分子构型。如：

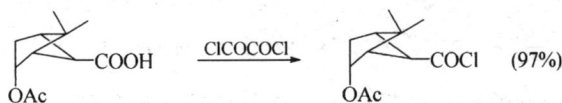

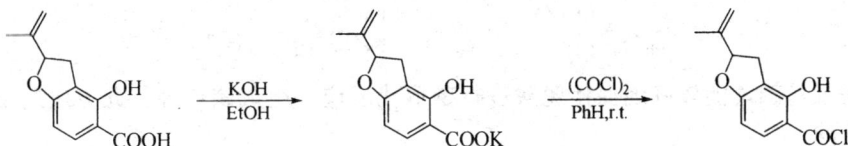

二、羧酸的脱羧卤代反应

羧酸银盐与溴或碘反应时脱去二氧化碳，生成少一个碳原子的卤代烃，该反应称为 Hunsdriecke 反应。

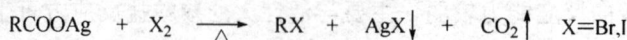

$$RCOOAg + X_2 \xrightarrow{\triangle} RX + AgX\downarrow + CO_2\uparrow \quad X=Br,I$$

该反应为自由基型反应，是制备 2～18 碳原子的 ω-卤代烃的一种方便方法。

也可用氧化汞代替银盐，一般用羧酸与过量氧化汞和卤素直接反应即可。

$$C_{16}H_{33}COOH + Br_2 \xrightarrow{AgO,CCl_4} C_{16}H_{33}Br \quad (93\%)$$

$$Cl-\square-COOH \xrightarrow[CCl_4]{Br_2,HgO} Cl-\square-Br$$

$$MeO_2C(CH_2)_4CO_2H \xrightarrow[r.t.]{AgNO_3/KOH} MeO_2C(CH_2)_4CO_2Ag \xrightarrow[\triangle]{Br_2/CCl_4} MeO_2C(CH_2)_4Br$$

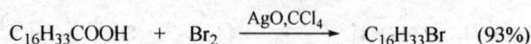

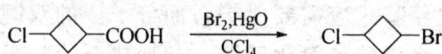

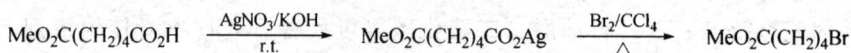

此类反应也可将芳香羧酸转化成卤代芳烃，这可作为芳烃间接卤化的补充方法。

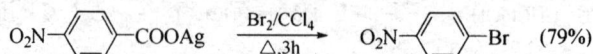

$$O_2N-\bigcirc-COOAg \xrightarrow[\triangle,3h]{Br_2/CCl_4} O_2N-\bigcirc-Br \quad (79\%)$$

上述反应必须在无水条件下进行，否则影响收率，甚至使反应失败。

反应机理为：

$$RCOOAg + X_2 \xrightarrow{-AgI} RCOOX \longrightarrow RCOO^{\cdot} + X^{\cdot}$$

$$RCOO^{\cdot} \longrightarrow R^{\cdot} + X^{\cdot} \longrightarrow RX$$

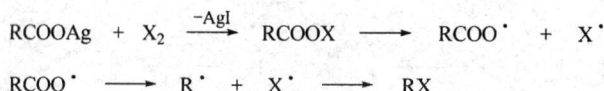

第一步酰基次卤酸酐发生均裂，生成酰氧自由基，然后脱羧成烷基自由基，再与卤素自由基结合生成卤代烃。

Kochi 的改良方法对 Hunsdriecker 反应方法进行改良，是用羧酸和金属卤化物（氯化锂），四醋酸铅在苯、吡啶或乙醚等溶剂中加热反应，生成少一个碳原子的氯代烃。由于反应过程中没有重排等副反应，因此该反应适用于仲、叔氯代烃及 β-季碳基取代的氯代烃的制备。

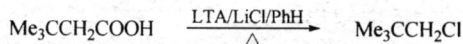

$$Me_3CCH_2COOH \xrightarrow[\triangle]{LTA/LiCl/PhH} Me_3CCH_2Cl$$

羧酸用碘素、四醋酸铅（LTA）在四氯化碳中进行光照反应，也能促使脱羧卤取代，生成相应的碘代烃，即 Barton 改良方法。Barton 反应是在惰性溶剂中由羧酸制备伯、仲碘化物的一种较好方法。

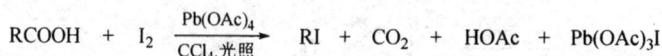

$$RCOOH + I_2 \xrightarrow{Pb(OAc)_4}_{CCl_4,光照} RI + CO_2 + HOAc + Pb(OAc)_3I$$

此反应的立体选择性不高，光学活性羧酸的反应可生成外消旋的碘代烷。

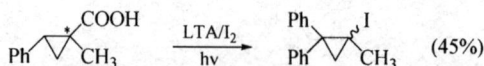

$$Ph-\overset{COOH}{\underset{CH_3}{\triangle}} \xrightarrow[hv]{LTA/I_2} \overset{Ph}{\underset{Ph}{\triangle}}\overset{I}{\underset{CH_3}{}} \quad (45\%)$$

双乙酰氧基碘苯能较好地促使脱羧进行碘取代反应，生成碘代烃。此方法适用于脂肪羧酸和芳香羧酸。

$$\underset{\text{COOH}}{} \xrightarrow[\text{CCl}_4, 4h]{\text{PhI(OAc)}_2} \underset{\text{I}}{} \quad (85\%)$$

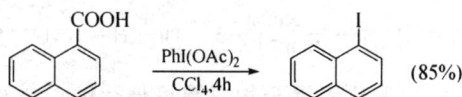

芳香丙炔酸可用 N-卤代丁二酰亚胺在四丁胺三氟乙酸盐（tetrabutylammonium trifluoroacetate，TBATFA）的催化下，进行脱羧卤取代生成卤代烃，该方法条件温和、收率高。

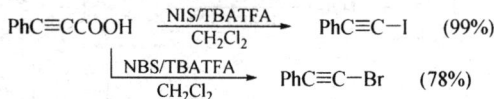

$$PhC\equiv CCOOH \xrightarrow[\text{CH}_2\text{Cl}_2]{\text{NIS/TBATFA}} PhC\equiv C-I \quad (99\%)$$
$$\xrightarrow[\text{CH}_2\text{Cl}_2]{\text{NBS/TBATFA}} PhC\equiv C-Br \quad (78\%)$$

反应机理为：

$$Ph-C\equiv C-COOH + Bu_2NOCOCF_3 \rightleftharpoons PhC\equiv CCOO^-BuN^+ + CF_3COOH$$
$$\downarrow NBS$$

$$BuN^+ + CO_2 + PhC\equiv C-Br \longleftarrow \underset{Br}{Ph\overset{+}{C}=C}\overset{COO^-Bu_4N^+}{}$$

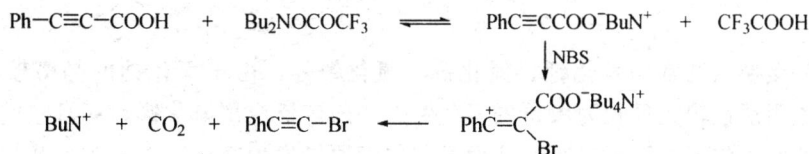

第六节　其他官能团化合物的卤代反应

一、卤化物的卤素交换反应

Finkelstein 卤素交换反应是指有机卤化物与无机卤化物之间进行的卤原子交换反应，合成上常常利用该反应来制备一些难以直接卤化得到的碘代烃和氟代烃。

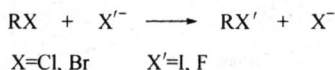

$$RX + X'^- \longrightarrow RX' + X^-$$
$$X=Cl, Br \qquad X'=I, F$$

卤素交换反应大多数属于 S_N2 机理，无机卤化物中卤素负离子作为亲核试剂，有机卤化物被交换的卤素原子作为离去基团，所以卤素负离子的亲核能力越大，其交换反应越容易。由于溶剂的溶剂化程度对卤素离子的亲核能力有很大影响，如在质子溶剂中 I^- 的亲核能力最大，F^- 的亲核能力最小，而在非质子溶剂中 F^- 变成一个很强的亲核试剂。因此在选择卤素交换反应的溶剂时，要考虑使无机卤化物试剂在溶液中的溶解度尽可能的大，而反应生成的无机卤化物的溶解度尽可能的很小甚至不溶，这样可使卤素-卤素交换反应更加完全，反应产物易分离。

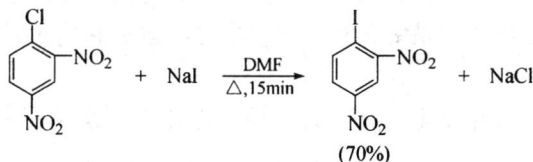

$$\underset{\text{NO}_2}{\overset{\text{Cl}}{\underset{\text{NO}_2}{}}} + NaI \xrightarrow[\triangle, 15min]{\text{DMF}} \underset{\text{NO}_2}{\overset{\text{I}}{\underset{\text{NO}_2}{}}} + NaCl$$
$$(70\%)$$

常用的溶剂有丙酮、丁酮、DMF 等非质子极性溶剂。Lewis 酸能使卤代烃的亲电活性增强，因此加入 Lewis 酸可是反应收率明显提高，而且还避免了一些卤代烃在制备中易发生重排或双键异构化。

$$\text{Ph}-\text{CH}=\text{CH}-\text{Br} \xrightarrow[\text{HMPT,120℃}]{\text{KI/CuI}} \text{Ph}-\text{CH}=\text{CH}-\text{I} \quad (85\%)$$

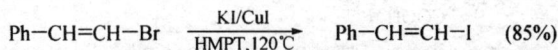

实验发现锌粉与含结晶水的溴化镍混合物或镍可催化溴、氯和碘的交换反应，利用此反应可制备用其他方法难得到的碘代烃。

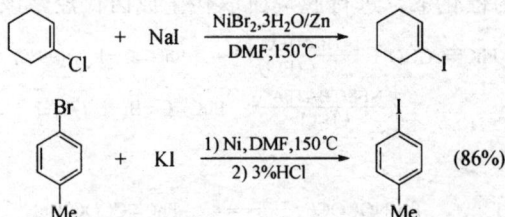

氟原子的交换试剂常用氟化锂、氟化锑、氟化银等，由于氟化钠的晶格较高且活性较小，所以常使用活性较大且较为廉价的氟化钾。一般广泛应用氟化锑，而且它们均能有选择性地与同一碳原子的多卤原子进行交换而不与单卤原子发生交换。人们利用此特点常将脂肪链或芳环的三卤甲基有效地转化成三氟甲基。

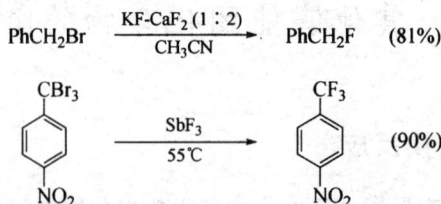

$$\text{PhCH}_2\text{Br} \xrightarrow[\text{CH}_3\text{CN}]{\text{KF-CaF}_2 (1:2)} \text{PhCH}_2\text{F} \quad (81\%)$$

利用离子交换树脂（Amberlyst-A26）卤代烃可和不同卤素负离子在正己烷或四氢呋喃中加热进行交换，可制得所需的卤代烃。

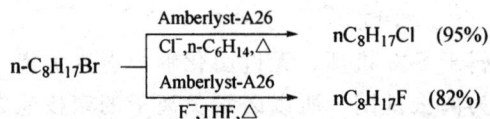

$$\text{n-C}_8\text{H}_{17}\text{Br} \begin{array}{c} \xrightarrow[\text{Cl}^-,\text{n-C}_6\text{H}_{14},\triangle]{\text{Amberlyst-A26}} \text{nC}_8\text{H}_{17}\text{Cl} \quad (95\%) \\ \xrightarrow[\text{F}^-,\text{THF},\triangle]{\text{Amberlyst-A26}} \text{nC}_8\text{H}_{17}\text{F} \quad (82\%) \end{array}$$

在卤素交换反应中经常出现的副反应是消除反应，尤其在叔卤代烃的卤交换反应中常因易形成稳定的碳正离子而易于消除而使产率降低。

二、磺酸酯的卤代反应

由于醇羟基直接卤取代可产生副反应，因此先将醇与磺酰氯反应转化为磺酸酯，然后与亲核性卤化剂反应生成卤代烃。磺酰化和卤代反应均在较温和的条件下进行，比一般的卤素交换反应效果好。

磺酸酯的卤代反应常用的卤化剂有：卤化钠、卤化锂、卤化锑等；反应溶剂有：丙酮、DMF、醇等溶剂。

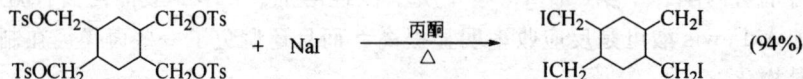

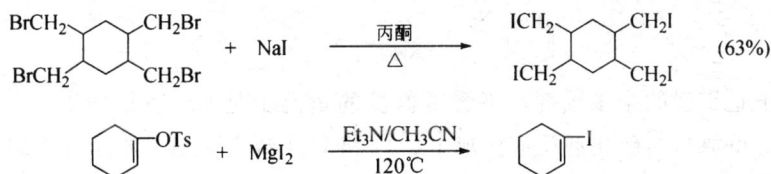

三、芳香重氮盐化合物的卤代反应

利用芳香重氮化合物的卤代反应可将卤素原子引入到直接用卤代反应难以引入的芳烃位置上。

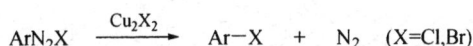

$$ArN_2X \xrightarrow{Cu_2X_2} Ar-X + N_2 \quad (X=Cl,Br)$$

在氯化亚铜、溴化亚铜及相应氢卤酸存在下，重氮盐可被卤素原子取代生成卤代芳烃，这类反应称为 Sandmeyer 反应。

Sandmeyer 反应公认为自由基型反应，重氮盐首先与亚铜盐生成络合物，然后经电子转移生成芳香自由基，再与卤化铜作用生成卤代芳烃。

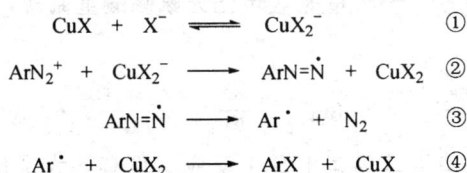

$$CuX + X^- \rightleftharpoons CuX_2^- \qquad ①$$
$$ArN_2^+ + CuX_2^- \longrightarrow ArN=\dot{N} + CuX_2 \qquad ②$$
$$ArN=\dot{N} \longrightarrow Ar^\cdot + N_2 \qquad ③$$
$$Ar^\cdot + CuX_2 \longrightarrow ArX + CuX \qquad ④$$

上述各步反应中，②式为决速步骤。当芳环上连有吸电子基团时，反应速度加快。

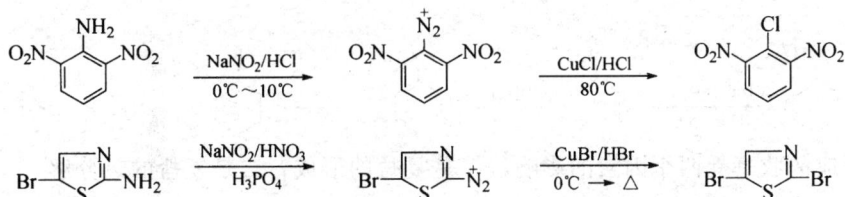

催化剂卤化亚铜的用量一般是重氮盐的 $10\%\sim20\%$，除用亚铜盐外还可用铜粉作为催化剂。用铜粉催化将重氮基转化为氯或溴原子的反应称为 Catterman 反应。

该反应被认为是自由基反应机理，是重氮盐先被铜离子还原成芳基自由基，然后再从反应中生成的 CuX_2 中摄取卤素，生成卤代芳烃，同时 CuX_2 还原成 CuX 再参与自由基反应，发挥催化剂作用。

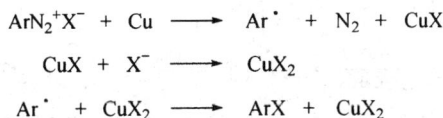

$$ArN_2^+X^- + Cu \longrightarrow Ar^\cdot + N_2 + CuX$$
$$CuX + X^- \longrightarrow CuX_2$$
$$Ar^\cdot + CuX_2 \longrightarrow ArX + CuX_2$$

对于芳香重氮盐的碘取代反应不必加铜盐，只需将芳香重氮盐和碘化钾或碘直接加热反应即得碘代芳烃。

$$\text{PhN}_2^+ \xrightarrow{\quad I_2 \quad}{DMSO} \text{PhI} \quad (90\%)$$

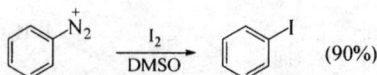

碘负离子是很强的亲核试剂，不管重氮盐的负离子是 Cl^- 还是 HSO_4^-、碘负离子总是能取代它们。重氮盐与碘化钾反应生成 I_2，I^- 和 I_2 生成 I_3^-，I_3^- 才是真正的进攻试剂。

$$\text{Ar}-\overset{+}{N}\equiv N \xrightarrow{-N_2} \text{Ar}^+ \xrightarrow{I^-} \text{Ar}-I + I_2 \xrightarrow{I^-} I_3^-$$

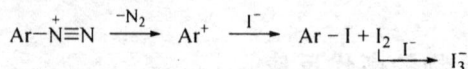

反应中有碘升华现象，反应中也有自由基型反应发生。

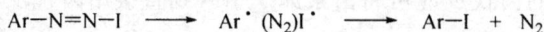

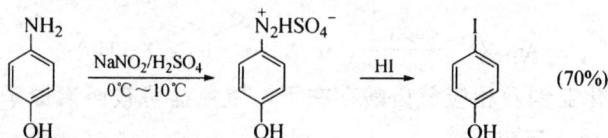

$$\text{Ar}-N=N-I \longrightarrow \text{Ar}^\cdot (N_2)I^\cdot \longrightarrow \text{Ar}-I + N_2$$

$$\text{对-氨基苯酚} \xrightarrow[\quad 0℃\sim10℃ \quad]{NaNO_2/H_2SO_4} \xrightarrow{HI} \text{对-碘苯酚} \quad (70\%)$$

此反应的主要副反应是生成偶氮苯或联苯类化合物，这说明反应中存在着自由基。

当采用 Sandmeyer 反应制备氟代芳烃时，由于氟负离子活性很小，且在水中形成很强的氢键，因此不能取代重氮基，若将重氮盐转化为氟硼酸重氮盐，再将其复盐加热分解即得到氟代芳烃。

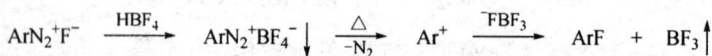

$$\text{ArN}_2^+F^- \xrightarrow{HBF_4} \text{ArN}_2^+BF_4^- \downarrow \xrightarrow[-N_2]{\triangle} \text{Ar}^+ \xrightarrow{FBF_3^-} \text{ArF} + BF_3\uparrow$$

氟硼酸重氮盐的热分解有人认为属于 S_N1 反应（也有认为是自由基反应），生成芳基碳正离子，与亲核试剂 BF_4^- 作用，生成氟代芳烃和三氟化硼。此类反应称为 Schiemann 反应。

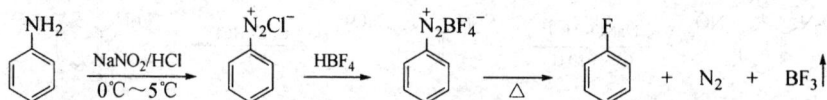

$$\text{苯胺} \xrightarrow[\quad 0℃\sim5℃ \quad]{NaNO_2/HCl} \text{苯基} N_2^+Cl^- \xrightarrow{HBF_4} \text{苯基} N_2^+BF_4^- \xrightarrow{\triangle} \text{氟苯} + N_2 + BF_3\uparrow$$

此类反应的收率受两个因素的影响，一是复盐的形成，二是复盐的热分解。

当芳环上连有极性较大的基团（如羟基、羧基等），其形成的复盐水溶性大收率较低。氟硼酸盐加热分解时，必须在无水条件下进行，否则会生成酚类和树脂状物。当芳环上无取代基或有给电子基时，复盐热分解收率较高，反之较低。复盐热分解时，常常加入氟化锂或铜盐。

氟硼酸重氮盐的制备方法一般有两种：一种方法是在重氮盐中加入氟硼酸或氟硼酸盐，另一种方法是直接在氟硼酸中进行重氮化反应。如：

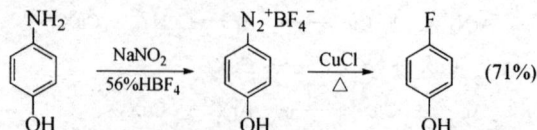

$$\text{对-氨基苯酚} \xrightarrow[\quad 56\%HBF_4 \quad]{NaNO_2} \text{对-重氮苯酚盐} \xrightarrow[\triangle]{CuCl} \text{对-氟苯酚} \quad (71\%)$$

第二章

烃 化 反 应

烃化反应（hydrocarbylation reaction）是指有机分子中的氢原子被烃基取代的反应。被取代的氢原子来自于碳、氮、氧、硫、磷、硅等原子。烃基可以是烷基、烯基、炔基、芳基，也可以是其他带有各种取代基的烃基（如羟甲基、氰乙基、羧甲基等）。

在有机合成中，最常见的烃化反应是羟基上的氧原子、氨基上的氮原子、活泼亚甲基碳原子以及芳环碳原子的烃化反应，被烃化物主要有醇、酚、胺、β-二羰基化合物和芳香烃类化合物。芳环上的烃化反应多属亲电取代反应，其他被烃化物的烃化反应一般都属于亲核取代反应。

烃化剂的种类很多，最常用的烃化剂是卤代烃和硫酸酯类。此外，醇、环醚、烯烃、甲醛、甲酸、重氮甲烷等也有应用。烃化反应在药物及其中间体的合成中有着十分广泛的用途，本章将重点讨论发生在氧、氮、碳原子上的烃化反应。

第一节　氧原子上的烃化反应

一、醇的 O-烃化

醇分子氧原子上的氢原子被烃基取代的反应称为醇的 O-烃化，氧的烃化反应得到醚。常用的烃化试剂有卤代烃、芳基磺酸酯、环氧乙烷等。

1. 卤代烃为烃化剂　在碱性（钠、氢氧化钠、氢氧化钾）条件下，醇与卤代烃反应生成醚，该反应称为 Williamson 反应，这是制备混合醚的常用方法。

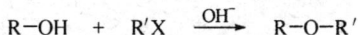

$$R-OH + R'X \xrightarrow{OH^-} R-O-R'$$

该反应为亲核取代反应（S_N）。根据烃基的结构，可按 S_N1 或 S_N2 反应机理进行。

S_N2 反应机理：

$$RO^- + R'-\overset{\delta^+}{CH_2}\overset{\delta^-}{X} \longrightarrow \left[RO\cdots\overset{\overset{R'}{|}}{\underset{\underset{H}{|}}{C}}\cdots X \right] \longrightarrow RO-CH_2-R' + X^-$$

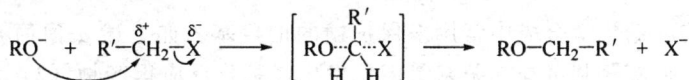

烷氧负离子进攻 α-碳原子形成 C—O 键的过程与 C—X 键断裂同步进行，S_N2 反应的速率与两种反应物的浓度乘积成正比：

$$V = k[RO^-][R'CH_2X]$$

S_N1 反应机理：

$$R'-X \xrightarrow{\text{慢}} R'^{+} + X^{-} \qquad \qquad ①$$

$$R'^{+} + R-OH \xrightarrow{\text{快}} R'-\overset{+}{\underset{H}{O}}-R \xrightarrow{-H^{+}} R-O-R' \qquad ②$$

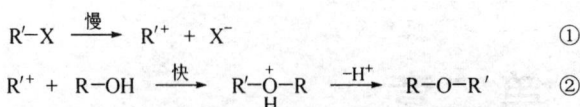

该反应可分两步进行。第一步发生 C—X 键断裂生成碳正离子 R'^{+}，第二步碳正离子与醇反应生成醚。第一步反应较慢，第二步较快。整个反应速率决定于第一步的慢反应，只与 $R'-X$ 浓度有关：

$$V = k\,[R'X]$$

卤代烷的结构对反应选择 S_N1 或 S_N2 有重要影响。一般情况下，卤甲烷、伯卤烷按 S_N2 机理进行反应，叔卤烷按 S_N1 机理进行，仲卤烷可按 S_N2、也可按 S_N1 机理进行，视条件而定。

烃基结构对反应机理影响主要通过电子效应和立体效应实现。叔卤烃易形成较为稳定的叔碳正离子，所以 S_N1 反应活性大，卤甲烷和伯卤烃不易形成碳正离子（不稳定），其 S_N1 活性很小，同时其 α-碳原子空间立体效应较弱，易受亲核试剂进攻，所以 S_N2 活性较大。

苄卤和烯丙卤进行 S_N1 或 S_N2 反应都有利，原因是它们按 S_N1 机理生成的中间体碳正离子或按 S_N2 机理生成的过渡态都具有稳定的结构，所以无论 S_N1 或 S_N2 都有很高的反应活性。不同卤素对反应活性有影响，当烷基相同时，其活性顺序：$R—I > R—Br > R—Cl$。由于碘代烷活性很大，当用其他卤代烷进行烃基化反应时，可加入碘化钾催化，其催化原理是使卤代烃中卤素被碘取代成碘代烃，使烃化反应顺利进行。

亲核试剂对反应活性也有影响，强亲核试剂对 S_N2 反应非常有利，因此卤甲烷和伯卤烷对醇羟基氧的烃基化通常在强碱下进行。但强碱对于易按 S_N1 机理反应的叔卤烷影响不大，却可引起它发生消除反应生成烯烃。由于 Williamson 反应是在强碱条件下进行，因此一般不能用叔卤代烃作烷基化试剂。要合成叔烷基混合醚时，可用叔醇与相应的卤代烷进行反应：

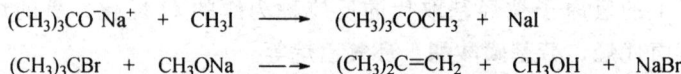

$$(CH_3)_3CO^-Na^+ + CH_3I \longrightarrow (CH_3)_3COCH_3 + NaI$$

$$(CH_3)_3CBr + CH_3ONa \longrightarrow (CH_3)_2C{=}CH_2 + CH_3OH + NaBr$$

但三苯基氯甲烷虽为叔卤烃，本身不能发生消除反应，可在弱碱条件下与伯醇按 S_N1 机理发生反应。

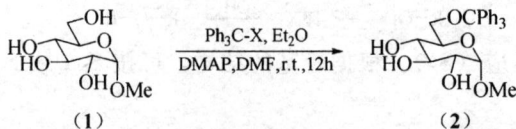

（1）　　　　　　　　　　　　　　　　（2）

三苯基氯甲烷在糖化学合成中常用来保护糖的伯羟基。如上述 α-葡萄糖甲苷（1）有四个羟基，其中 6 位伯醇羟基可与三苯基氯甲烷发生烃基化反应得产物（2）。

芳香卤代烃用作烃化剂有一定的条件限制，芳卤烃由于卤原子上的未共用电子对与芳环形成 p-π 共轭体系不够活泼，一般不易与醇发生烃基化反应。但当芳环上卤原子的邻对位有强吸电子基时，卤原子活性增大，能与醇羟基顺利进行亲核取代反应而得到烃化产物。

例如非那西丁中间体对硝基苯乙醚可由对硝基氯苯在氢氧化钠乙醇溶液中反应得到：

$$\text{Cl-C}_6\text{H}_4\text{-NO}_2 \xrightarrow[\text{EtOH/NaOH}]{} \text{EtO-C}_6\text{H}_4\text{-NO}_2 \quad (93\%)$$

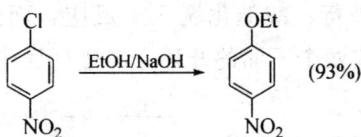

嘧啶、吡啶、哒嗪、喹啉等杂环 N 原子类似于硝基，具有吸电子性，其邻位或对位连有卤原子时可增强卤原子活性，这些含卤杂环衍生物在碱性条件下与醇发生烃化反应。例如抗菌药磺胺甲氧嗪（**3**）的合成中采用了此类烃化反应：

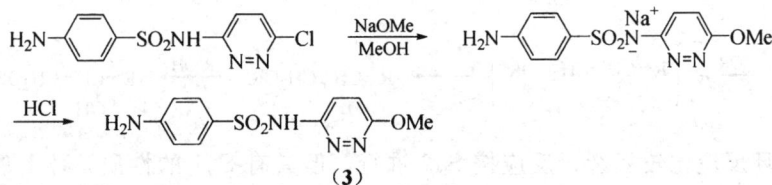

质子性溶剂有利于卤代烃的解离，但能使 RO^- 发生溶剂化作用，降低 RO^- 的亲核性。非质子性溶剂则具有增强 RO^- 亲核性的作用，有利于反应的发生。故在 Williamson 反应中常使用极性非质子性溶剂作为反应介质，如 DMSO、DMF、HMPTA，也可用芳烃（如苯、甲苯）。有时反应溶剂可用参加反应的醇，或将醇盐悬浮于醚类（如乙醚、THF、乙二醇二甲醚等）中进行反应。

2. 芳基磺酸酯为烃化剂 芳基磺酸酯在药物合成中作为烃化剂被广泛应用，主要有对甲苯磺酸酯（TsOR）和苯磺酸酯，而 TsOR 应用更广。甲苯磺酸酯可由甲苯磺酰氯与相应的醇反应来制备。例如：

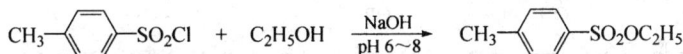

$$\text{CH}_3\text{-C}_6\text{H}_4\text{-SO}_2\text{Cl} + \text{C}_2\text{H}_5\text{OH} \xrightarrow[\text{pH } 6\sim8]{\text{NaOH}} \text{CH}_3\text{-C}_6\text{H}_4\text{-SO}_2\text{OC}_2\text{H}_5$$

TsOR 分子中的 C—O 键易于断裂，与烷氧负离子反应，离去 TsO^- 生成醚：

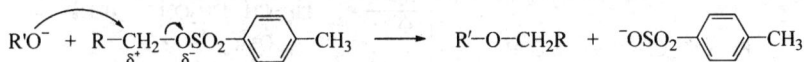

由于 TsO^- 是很好的离去基团，成醚反应很容易进行。TsOR 在药物合成中，常用于引入分子量较大的烃基。例如鲨肝醇（**4**）合成：

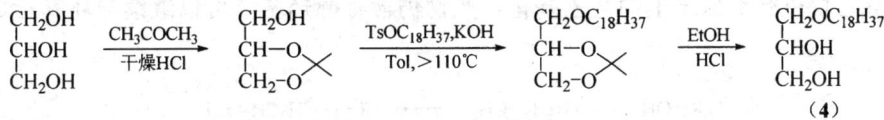

鲨肝醇是甘油的 1 位羟基的 O-烃化产物。为了避免其他羟基反应，先用丙酮将两个邻位羟基变成缩酮形式加以保护，等到另一个未保护的伯醇进行 O-烃化后，再用酸水解脱去保护基，得鲨肝醇。

3. 环氧乙烷为烃化剂 环氧乙烷为三元环醚，结构类似于环丙烷，环的张力很大。但由于氧原子的存在，环氧乙烷比环丙烷更不稳定，极易开环，性质非常活泼。环氧乙烷可以作为烃化剂与醇反应，在氧原子上引入羟乙基，也称为羟乙基化反应：

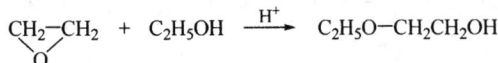

$$\text{CH}_2\text{-CH}_2\text{O} + \text{C}_2\text{H}_5\text{OH} \xrightarrow{\text{H}^+} \text{C}_2\text{H}_5\text{O-CH}_2\text{CH}_2\text{OH}$$

酸或碱都可以催化该反应进行，酸催化属 S_N1 反应，而碱催化属 S_N2 反应。不对称的取代环氧乙烷用酸或碱催化，按两个不同的开环方向进行反应，生成两种不同的产物。

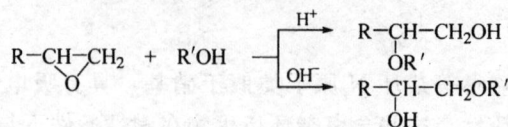

$$R-\overset{\displaystyle \quad}{\underset{\displaystyle O}{CH-CH_2}} + R'OH \xrightarrow[\overset{}{OH^-}]{H^+} \begin{array}{l} R-\underset{\displaystyle OR'}{CH}-CH_2OH \\ \\ R-\underset{\displaystyle OH}{CH}-CH_2OR' \end{array}$$

在碱催化下反应按 S_N2 机理进行。由于空间位阻，$R'O^-$ 一般进攻氧环中取代较少的碳原子：

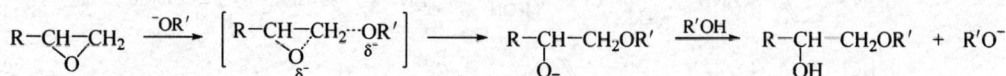

$$R-\overset{\displaystyle \quad}{\underset{\displaystyle O}{CH-CH_2}} \xrightarrow{^-OR'} \left[R-\overset{\displaystyle \quad}{\underset{\displaystyle O_{\delta^-}}{CH\cdots CH_2\cdots OR'}} \right] \longrightarrow R-\underset{\displaystyle O^-}{CH}-CH_2OR' \xrightarrow{R'OH} R-\underset{\displaystyle OH}{CH}-CH_2OR' + R'O^-$$

酸催化开环反应比较复杂，反应按 S_N2 进行，但具有 S_N1 的性质，环上氧原子质子化增大了氧原子对 C—O 键电子的吸引力，使环上碳原子带有较大的正电荷，环上两个 C—O 键中，连有较多取代基的 C—O 更易断裂，这样使该碳原子带有更多的正电荷，亲核试剂易进攻这个碳原子发生 S_N2 反应，但产物具有 S_N1 的特征。

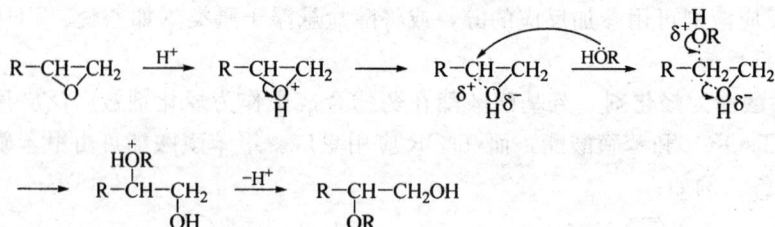

$$R-\overset{}{\underset{O}{CH-CH_2}} \xrightarrow{H^+} R-\overset{}{\underset{\overset{+}{O}H}{CH-CH_2}} \longrightarrow R-\underset{\overset{+}{O}H_{\delta}}{\overset{\delta^+}{CH}-CH_2} \xrightarrow{H\overset{..}{O}R} R-\underset{\overset{+}{O}H_{\delta}}{CH_2-CH_2}$$

$$\xrightarrow{H\overset{..}{O}R} R-\underset{OH}{CH}-CH_2 \xrightarrow{-H^+} R-\underset{OR}{CH}-CH_2OH$$

例如，苯基环氧乙烷与甲醇反应，酸、碱条件下生成的主要产物不同：

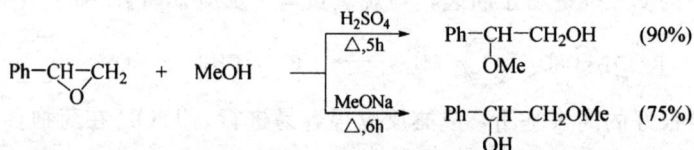

$$Ph-\overset{}{\underset{O}{CH-CH_2}} + MeOH \begin{array}{l} \xrightarrow[\triangle,5h]{H_2SO_4} Ph-\underset{OMe}{CH}-CH_2OH \quad (90\%) \\ \\ \xrightarrow[\triangle,6h]{MeONa} Ph-\underset{OH}{CH}-CH_2OMe \quad (75\%) \end{array}$$

用环氧乙烷进行氧原子上的羟乙基化，产物仍含有醇羟基，可以继续与环氧乙烷反应生成聚醚。

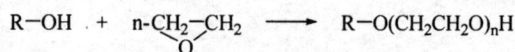

$$R-OH + n-\overset{}{\underset{O}{CH_2-CH_2}} \longrightarrow R-O(CH_2CH_2O)_nH$$

因此，如果要合成烷氧基乙醇，使用的醇必须大大过量，以免发生聚合。

4. 烯烃为烃化剂　烯烃对醇的 O-烃化得到醚，一般情况下，烯烃与醇不易发生反应，只有烯烃 C＝C 上连有吸电子基（如羰基、氰基、羧基等）时，才较易发生烃化反应。例如，在碱性催化下，醇与丙烯腈发生加成反应：

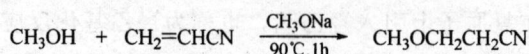

$$CH_3OH + CH_2=CHCN \xrightarrow[90℃,1h]{CH_3ONa} CH_3OCH_2CH_2CN$$

反应机理：

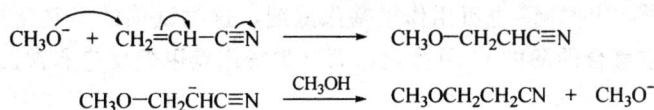

$$CH_3O^- + CH_2=CH-C≡N \longrightarrow CH_3O-CH_2CHC≡N$$

$$CH_3O-CH_2-\bar{C}HC≡N \xrightarrow{CH_3OH} CH_3OCH_2CH_2CN + CH_3O^-$$

二、酚的 O-烃化

酚羟基也可进行 O-烃化生成酚醚。由于酚的酸性比醇强，所以碱性条件下很容易与卤代烃反应，生成高收率的酚醚。

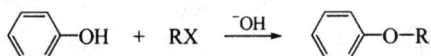

$$\text{(苯酚)OH} + RX \xrightarrow{^-OH} \text{(苯酚)O-R}$$

常用的碱有氢氧化钠（钾）、碳酸钠（钾），反应介质可用水、醇类、丙酮、DMF、DMSO、苯、甲苯等溶剂。

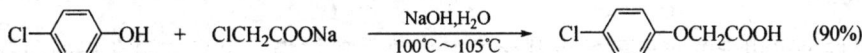

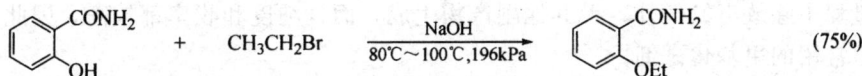

$$Cl-\text{(苯)}-OH + ClCH_2COONa \xrightarrow[100℃\sim105℃]{NaOH,H_2O} Cl-\text{(苯)}-OCH_2COOH \quad (90\%)$$

$$\text{(苯)}\begin{matrix}CONH_2\\OH\end{matrix} + CH_3CH_2Br \xrightarrow[80℃\sim100℃,196kPa]{NaOH} \text{(苯)}\begin{matrix}CONH_2\\OEt\end{matrix} \quad (75\%)$$

例如盐酸丁氧普鲁卡因中间体（5）和愈创甘油醚原料药（6）的合成即利用这类反应：

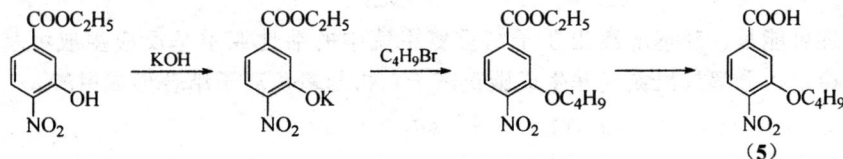

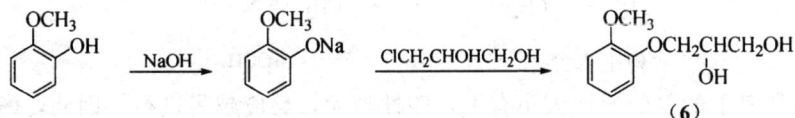

$$\text{(苯)}\begin{matrix}OCH_3\\OH\end{matrix} \xrightarrow{NaOH} \text{(苯)}\begin{matrix}OCH_3\\ONa\end{matrix} \xrightarrow{ClCH_2CHOHCH_2OH} \text{(苯)}\begin{matrix}OCH_3\\OCH_2CHCH_2OH\\\quad\ \ OH\end{matrix}$$

（6）

苄基卤化物、烯丙基卤化物活性较大，只要在较弱的碱碳酸钾催化下与酚反应即得苄醚或烯丙醚。

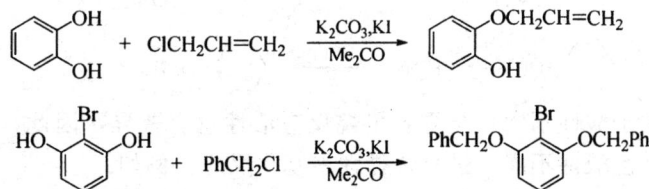

$$\text{(苯)}\begin{matrix}OH\\OH\end{matrix} + ClCH_2CH=CH_2 \xrightarrow[Me_2CO]{K_2CO_3,KI} \text{(苯)}\begin{matrix}OCH_2CH=CH_2\\OH\end{matrix}$$

$$HO-\text{(苯)}\begin{matrix}Br\\OH\end{matrix} + PhCH_2Cl \xrightarrow[Me_2CO]{K_2CO_3,KI} PhCH_2O-\text{(苯)}\begin{matrix}Br\\OCH_2Ph\end{matrix}$$

碘甲烷和硫酸二甲酯是常用的甲基化试剂，在药物生成中，用于制备酚甲醚。由于碘甲烷价格昂贵，多选用价格便宜的硫酸二甲酯，例如，磺胺类抗菌增效剂甲氧苄啶的中间体 3,4,5-三甲氧基苯甲酸（7）的合成即用相应化合物的酚羟基与硫酸二甲酯甲基化反应得到：

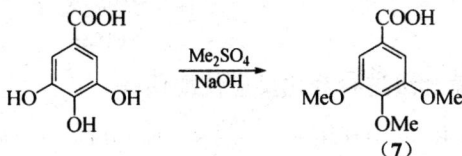

$$HO-\text{(苯)}\begin{matrix}COOH\\OH\\OH\end{matrix} \xrightarrow[NaOH]{Me_2SO_4} MeO-\text{(苯)}\begin{matrix}COOH\\OMe\\OMe\end{matrix}$$

（7）

除硫酸二甲酯外，TsOMe 也可用作甲基化试剂，这类试剂的甲基化反应活性大于碘甲烷，可用于有位阻或螯合的酚的 O-甲基化，而这类酚用碘甲烷反应非常困难。

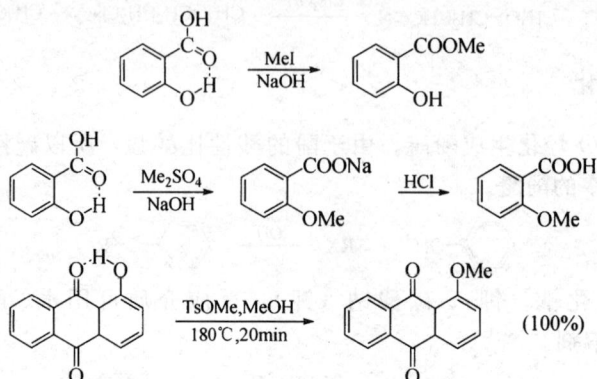

重氮甲烷也可用于酚氧原子的甲基化，但反应一般较慢，可用三氟化硼或氟硼酸催化。由于反应过程中除放出氮气外，无其他副产物生成，而且纯度和收率都较高，因此重氮甲烷也是实验室常用的甲基化试剂。

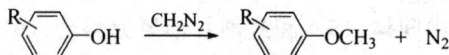

反应机理可能是，羟基解离出质子与重氮甲烷中的活性亚甲基反应生成甲基重氮正离子，后者不稳定，分解放出氮气并生成碳正离子，再与氧负离子结合形成甲醚。

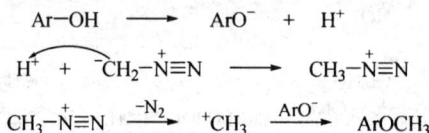

反应活性与羟基上的氢的酸性大小有关，酸性越大，反应越易进行。因此，酚反应活性比羧酸弱，但比醇要强，醇不易被重氮甲烷甲基化，需在催化剂催化下方可反应。

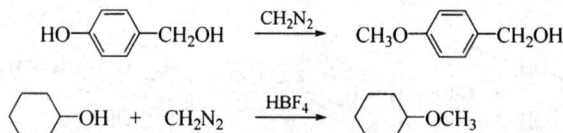

不同酚羟基，由于酸性不同，与重氮甲烷反应活性也有差异，因此，对于多元酚、醇，可利用不同位置酚羟基酸性不同，进行选择性甲基化反应。例如：

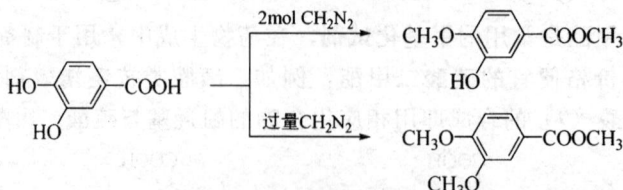

酚也可与醇通过 DCC 缩合法进行烃化反应使酚偶联。

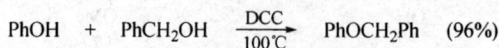

$$PhOH \ + \ PhCH_2OH \ \xrightarrow[100℃]{DCC} \ PhOCH_2Ph \quad (96\%)$$

三、醇、酚羟基的保护

在复杂化合物和多官能团化合物的合成中，当某个官能团与试剂进行反应时，为了避免其他官能团也发生反应，就要让这些不希望发生反应的官能团"保护"起来，保护的方法就是让官能团生成其衍生物，达到目的后，再脱去"保护"释放出官能团，这就是官能团的保护。

被选用的保护基应当符合"能上能下"的原理，也就是既能与被保护的官能团顺利发生反应，又能在达到目的后方便地脱除。否则不是"保护"，而是"占领"。理想的保护基必须符合如下原则：

（1）引入保护基的试剂容易得到，价格便宜。

（2）保护和脱除保护的反应条件温和，不引起其他反应，且产物易于分离。

（3）官能团被保护后，在脱除保护之前较为稳定，不会参与其他反应。

（4）保护基不会引入新的手性中心。

在复杂的天然产物及药物合成中，经常会遇到官能团的保护问题。常用的保护基团有硅烷类、烷基类、缩醛类、酯类和酰胺类等保护基团。被保护的官能团有羟基、氨基、羰基、羧基和巯基等。本节只讨论烷基类保护基对醇酚羟基的保护问题。

1. 甲醚类保护基 醇与甲基化试剂形成的甲基醚非常稳定，一般的酸碱和氧化剂都难以脱除甲基，所以用得较少。然而，酚甲基醚的水解条件非常温和，它不但容易制备，而且对一般试剂的稳定性也较高，因此，甲基醚常可用来保护酚羟基。

质子酸和 Lewis 酸常用来水解酚甲醚，比如 48% HBr-AcOH 回流，酚甲醚类分子中的甲基可以被有效脱除。

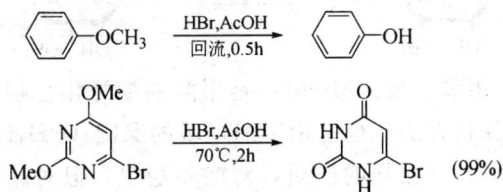

工业生产中，盐酸吡啶在 200℃～210℃ 熔融状态下可以脱除 4-甲氧基苯丁酸分子中的甲基。

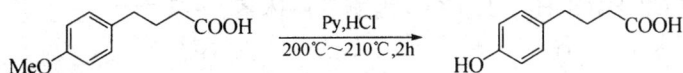

三溴化硼的脱甲基作用较强，反应较缓和，可以在室温或低于室温下进行，副反应较少，因此应用比较多。如：

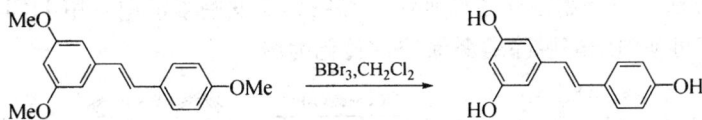

2. 苄醚保护基 苄基醚的稳定性与甲基醚类似，对于多数酸和碱都非常稳定。苄基广泛用于保护糖环及氨基酸中的醇羟基，形成反应物的苄基溴或苄基氯便宜易得。脱除保护的

条件具有专一性，Pd/C-H$_2$ 氢解是它特征性脱除保护反应。苄基酚醚具有类似的性质，所以苄基也常被用于保护酚羟基。

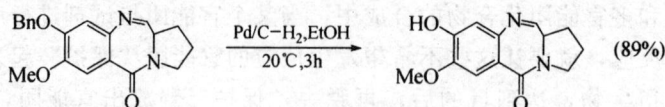

3. 三苯甲醚保护基　在糖化学、核苷和核酸化学领域，三苯甲基（Tr）经常被用来保护伯羟基，尤其是对于多羟基化合物，在伯、仲羟基之间选择性地保护伯羟基是非常有效的。如前述 α-D-吡喃葡萄糖甲苷的 6 位伯羟基经三苯甲基化得（**2**）。其他糖类的伯羟基也可用三苯甲基保护。

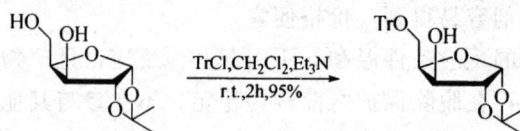

三苯甲醚对碱及其他亲核试剂是稳定的，但在酸性介质中不稳定，容易水解，质子酸和 Lewis 酸都能催化三苯甲醚的水解。如：

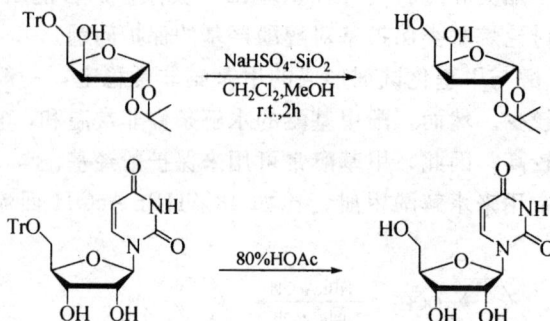

4. 甲氧甲醚保护基　甲氧甲醚（MOM）是甲醛的缩醛化合物（CH$_3$OCH$_2$OR），形成缩醛是醛类化合物常用的保护方法，也常用于酚羟基的保护（CH$_3$OCH$_2$OAr）。这种保护的方法所形成的化合物与缩醛具有相同的性质，对酸不稳定，但对碱、格氏试剂、氢化铝锂、催化氢化等反应条件都很稳定。形成保护的方法是用氯甲基甲醚（ClCH$_2$OCH$_3$，MOMCl）与酚类化合物在碱性条件下反应生成相应的甲氧基甲基酚醚，常用相转移催化剂促使反应的进行，也可以使用 ClCH$_2$OCH$_3$、K$_2$CO$_3$- 丙酮反应体系。

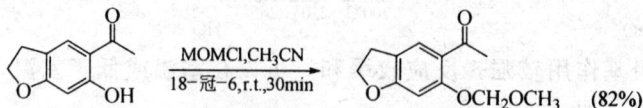

脱除保护的方法一般是用酸性条件水解。如在四氢呋喃溶液中，用 HCl-MeOH 或 HCl-MeCOOEt 溶液都可使酚缩醛脱除缩醛保护，转化为酚。

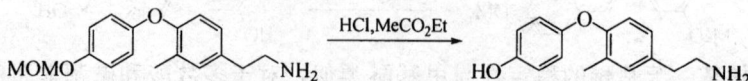

5. 四氢吡喃醚保护基　在酸催化下，2,3-二氢吡喃与醇加成生成四氢吡喃醚（THP）。

这是最常用的醇羟基保护方法之一，反应条件温和，操作简单，伯、仲、叔醇羟基都能用 THP 保护，但酚羟基用得较少。

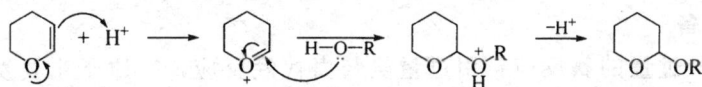

质子酸使烯醇醚的氧原子质子化，形成氧鎓离子，氧鎓离子有强亲电性，容易被醇分子中的氧原子进攻。常用的酸包括盐酸和对甲苯磺酸（p-TsOH）。但对于保护 3°—OH 和含有对酸敏感的官能团（如环氧）时，不能用这些酸，可以使用较弱的酸，如甲基苯磺酸吡啶盐（PPTS）、硫酸三甲基硅酯和三氯氧磷等。

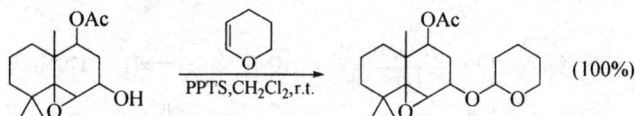

四氢吡喃醚类是混合缩醛，因此对强碱、有机金属试剂（有机锂、格氏试剂等）、氢化铝锂以及烃基化试剂、酰基化试剂是稳定的，但能在较缓和的条件下进行酸化水解（如 HOAc-H$_2$O，TsOH-MeOH，PPTS-MeOH 等）。

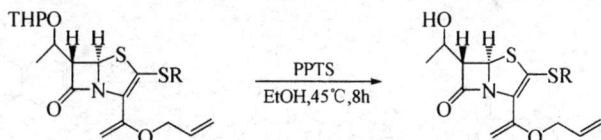

第二节 氮原子上的烃化反应

氨和胺分子中的氮原子都具有碱性，它们的亲核性较强，比醇和酚羟基氧更容易发生烃化反应。氨上烃化反应是合成有机胺的主要方法。

一、氨及脂肪胺的 N-烃化

氨与卤代烃的反应又称氨基化反应。氨的三个氢原子都可被烃基取代，生成伯、仲、叔胺及季铵盐的混合物。反应机理属于亲核取代。

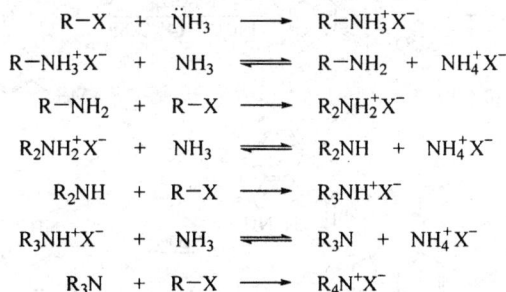

$$R-X + \ddot{N}H_3 \longrightarrow R-NH_3^+X^-$$

$$R-NH_3^+X^- + NH_3 \rightleftharpoons R-NH_2 + NH_4^+X^-$$

$$R-NH_2 + R-X \longrightarrow R_2NH_2^+X^-$$

$$R_2NH_2^+X^- + NH_3 \rightleftharpoons R_2NH + NH_4^+X^-$$

$$R_2NH + R-X \longrightarrow R_3NH^+X^-$$

$$R_3NH^+X^- + NH_3 \rightleftharpoons R_3N + NH_4^+X^-$$

$$R_3N + R-X \longrightarrow R_4N^+X^-$$

反应虽得到混合物，但各产物的比例受烃化剂的结构、原料配比、反应溶剂等诸多因素的影响。如氨过量，伯胺的产量就高，氨不足，则仲胺、叔胺的产率会增加；直链伯卤烃与氨反应，生成伯、仲、叔胺的混合物，而仲卤烃与氨反应，叔胺的比例甚低。

1. 伯胺的制备

（1）卤代烃与过量的氨反应：用过量氨与卤代烃反应，N 原子主要发生单烃基化得伯胺。

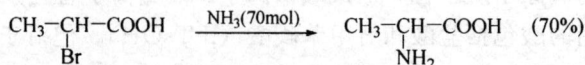

烃化反应中如果加入氯化铵、硝酸铵或醋酸铵等盐类，因增加铵离子，使氨浓度增高，有利于反应进行。

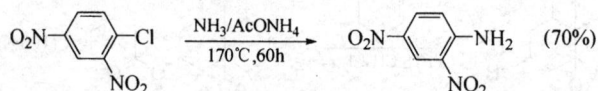

（2）Gabriel 合成法：邻苯二甲酰亚胺氮原子上的氢具有酸性，与碱反应生成盐，利用氮负离子的强亲核性，再与卤代烃作用，生成 N-烃基邻苯二甲酰亚胺，后者用水解或肼解生成高纯度的伯胺。此反应称为 Gabriel 反应。

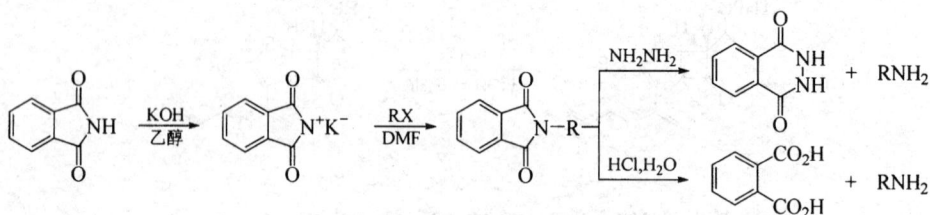

该反应酸性水解需要较强烈的条件，有时反应温度高达 180℃～200℃。肼解法条件温和，特别适合于对强酸、强碱和高温比较敏感的化合物制备伯胺。例如抗疟药伯氨喹（**8**）合成即用 Gabriel 反应。

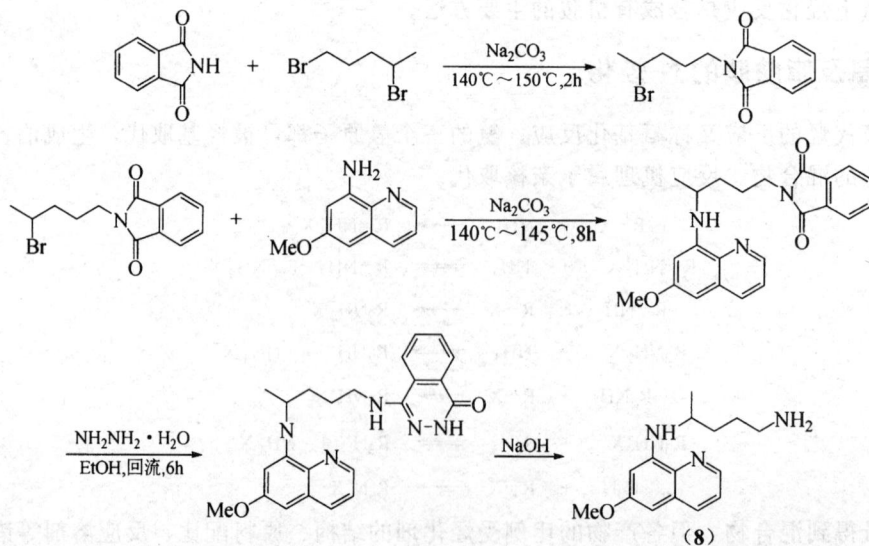

（8）

（3）Délépine 反应：卤代烃与环六亚甲基四胺（乌洛托品）反应，生成季铵盐，此季铵盐水解得到伯胺，该反应称为 Délépine 反应。

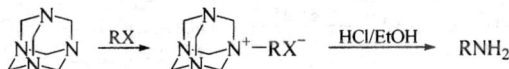

氯霉素中间体（9）合成应用了此反应。

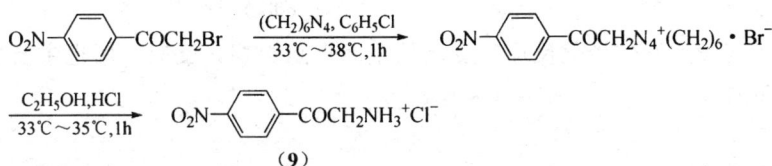

（4）还原烃化反应：醛或酮在还原剂存在下，与氨或胺反应，在氮原子上引入烃基的反应称为还原烃化反应。

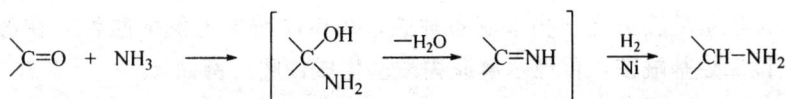

生成的伯胺可继续与醛或酮还原烃化，最后得到是伯、仲、叔胺的混合物，但没有季铵盐的生成。

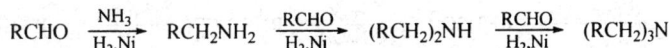

$$RCHO \xrightarrow[H_2,Ni]{NH_3} RCH_2NH_2 \xrightarrow[H_2,Ni]{RCHO} (RCH_2)_2NH \xrightarrow[H_2,Ni]{RCHO} (RCH_2)_3N$$

低级脂肪醛（含碳数<4）与氨反应产物是混合物，5 个碳以上脂肪醛与过量氨反应主要得伯胺（收率＞60％），得仲胺很少。

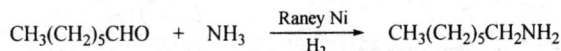

$$CH_3(CH_2)_5CHO \ + \ NH_3 \xrightarrow[H_2]{Raney \ Ni} CH_3(CH_2)_5CH_2NH_2$$

苯甲醛与等摩尔氨在此条件下还原烃化主要得伯胺，过量苯甲醛则主要形成仲胺。

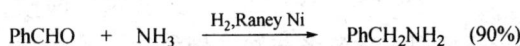

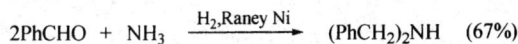

$$PhCHO \ + \ NH_3 \xrightarrow{H_2,Raney \ Ni} PhCH_2NH_2 \ (90\%)$$

$$2PhCHO \ + \ NH_3 \xrightarrow{H_2,Raney \ Ni} (PhCH_2)_2NH \ (67\%)$$

脂肪酮与氨还原烃化也可以生成伯胺，但产物受空间位阻影响较大。

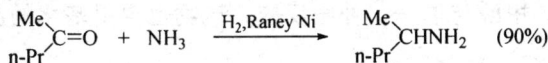

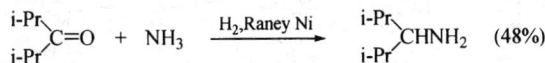

芳香酮用上述方法还原烃化产率较低，可采用 Leuckart 反应。

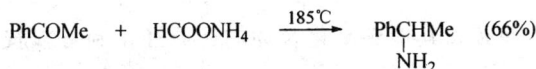

反应中用的甲酸铵一方面提高氨的浓度，同时作为还原剂。

$$HCOONH_4 \xrightarrow{\triangle} NH_3 \ + \ HCOOH$$

2. 仲胺的制备 伯胺与卤代烃反应主要生成仲胺和叔胺的混合物。伯胺和卤烃的结构对混合物组分产生比例有很大影响，如用仲卤烷与伯胺反应，由于立体位阻，主要生成仲胺，生成叔胺较少。

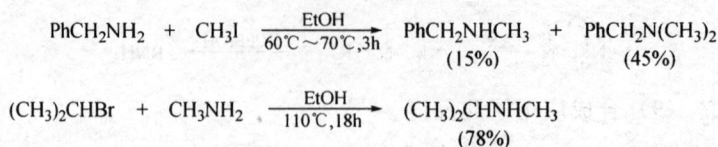

$$PhCH_2NH_2 + CH_3I \xrightarrow[60℃\sim70℃,3h]{EtOH} PhCH_2NHCH_3 + PhCH_2N(CH_3)_2$$
$$(15\%) \qquad (45\%)$$

$$(CH_3)_2CHBr + CH_3NH_2 \xrightarrow[110℃,18h]{EtOH} (CH_3)_2CHNHCH_3$$
$$(78\%)$$

杂环卤代烃与胺类发生烃化反应，受环的空间位阻影响，反应一般也主要生成仲胺，不易进一步生成叔胺。

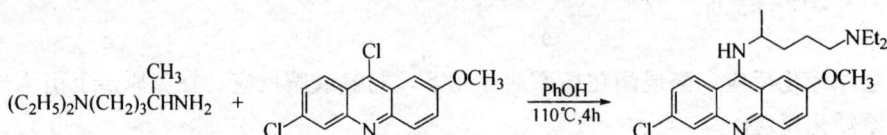

也可用 N 位烃基酰胺类化合物来制备仲胺，利用酰胺氮上氢的酸性，在碱性条件下与卤烃作用得 N 位二烃基酰胺，再经水解脱去酰基生成仲胺。例如：

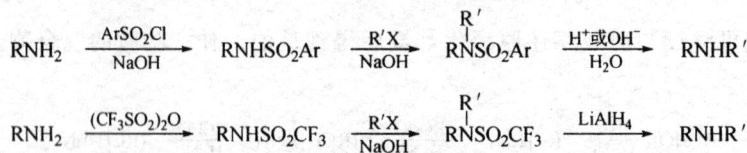

$$RNH_2 \xrightarrow[NaOH]{ArSO_2Cl} RNHSO_2Ar \xrightarrow[NaOH]{R'X} \overset{R'}{RNSO_2Ar} \xrightarrow[H_2O]{H^+或OH^-} RNHR'$$

$$RNH_2 \xrightarrow{(CF_3SO_2)_2O} RNHSO_2CF_3 \xrightarrow[NaOH]{R'X} \overset{R'}{RNSO_2CF_3} \xrightarrow{LiAlH_4} RNHR'$$

3. 叔胺的制备　仲胺或其锂盐与卤代烃反应得叔胺。

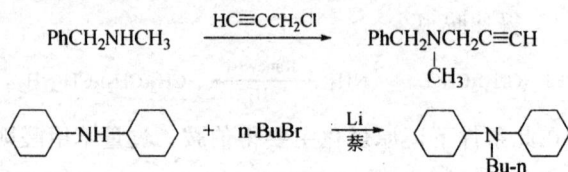

$$PhCH_2NHCH_3 \xrightarrow{HC\equiv CCH_2Cl} PhCH_2\underset{CH_3}{N}CH_2C\equiv CH$$

仲胺也可以与甲醛进行还原甲基化制备叔胺。例如：

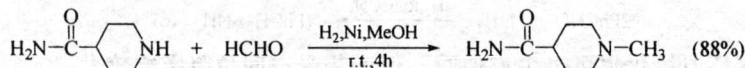

在过量甲酸存在下，甲醛与伯胺、仲胺反应，产物也得甲基化的叔胺。

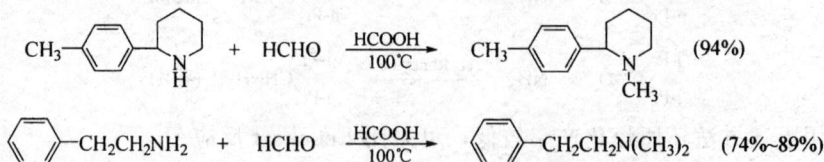

由于空间位阻影响，仲胺和其他羰基化合物的还原烃化制备叔胺比较困难，特别是与酮的反应更不易进行。

β-羟基叔胺类化合物可用仲胺与环氧乙烷及其衍生物反应获得，但环氧乙烷的用量必须严格控制，否则过量的环氧乙烷有可能与醇羟基作用产生 N-聚乙二醇。

氮原子的羟乙基化反应在药物合成中应用较多。例如甲硝唑（**10**）和萘哌地尔（**11**）的合成即采用了此类反应。

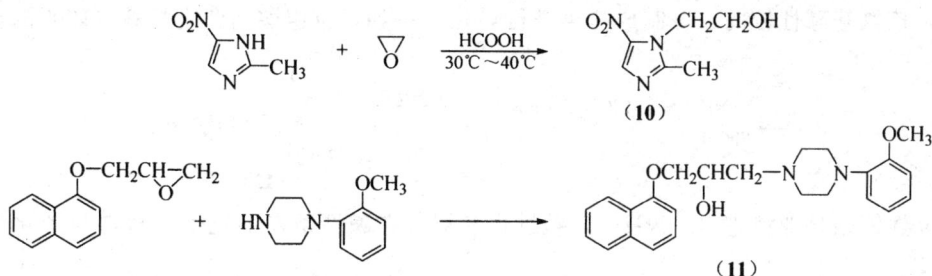

$$O_2N\text{-咪唑环-}CH_3 + \text{环氧乙烷} \xrightarrow[30℃\sim40℃]{HCOOH} O_2N\text{-咪唑环-}CH_2CH_2OH, CH_3$$

（10）

$$\text{萘}O\text{-}CH_2CHOCH_2 + HN\text{哌嗪}\text{-}OCH_3 \longrightarrow \text{萘}OCH_2CHCH_2\text{-}N\text{哌嗪}N\text{-}OCH_3, OH$$

（11）

二、芳香胺及杂环胺的 N-烃化

1. N-烷基及 N,N-双烷基芳香胺的制备 苯胺与卤代烃、硫酸二甲酯、苯磺酸酯反应得叔胺。

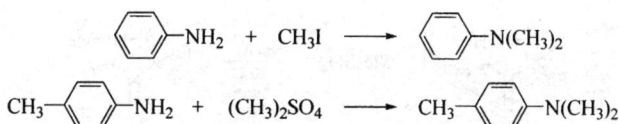

$$\text{苯}\text{-}NH_2 + CH_3I \longrightarrow \text{苯}\text{-}N(CH_3)_2$$

$$CH_3\text{-苯-}NH_2 + (CH_3)_2SO_4 \longrightarrow CH_3\text{-苯-}N(CH_3)_2$$

产物通常混有仲胺，通过对仲胺磺酰化，再加稀酸将不被酰化的叔胺提出。芳胺与脂肪伯醇也可发生 N-烃基化反应，生成 N-单烃基或双烃基的芳胺。

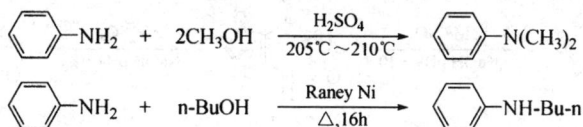

$$\text{苯}\text{-}NH_2 + 2CH_3OH \xrightarrow[205℃\sim210℃]{H_2SO_4} \text{苯}\text{-}N(CH_3)_2$$

$$\text{苯}\text{-}NH_2 + n\text{-}BuOH \xrightarrow[\triangle,16h]{Raney\ Ni} \text{苯}\text{-}NH\text{-}Bu\text{-}n$$

与脂肪胺的还原烃化反应一样，芳香伯、仲胺与羰基化合物缩合生成席夫碱（Schiff's base），再用 Raney 镍或催化氢化得仲胺或叔胺。

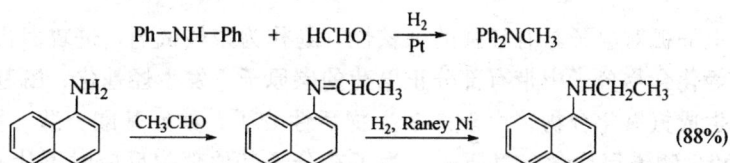

$$Ph\text{-}NH\text{-}Ph + HCHO \xrightarrow[Pt]{H_2} Ph_2NCH_3$$

$$\text{萘}NH_2 \xrightarrow{CH_3CHO} \text{萘}N=CHCH_3 \xrightarrow{H_2,\ Raney\ Ni} \text{萘}NHCH_2CH_3 \quad (88\%)$$

另外，芳基酰胺 N-烃化水解也可作为 N-烃基芳胺的制备方法。

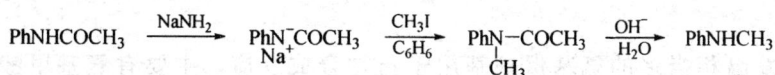

$$PhNHCOCH_3 \xrightarrow{NaNH_2} PhN^-COCH_3\ Na^+ \xrightarrow[C_6H_6]{CH_3I} PhN\text{-}COCH_3, CH_3 \xrightarrow[H_2O]{OH^-} PhNHCH_3$$

2. 芳胺 N-芳烃化 卤代芳烃一般不易与芳香胺发生烃基化反应。但在酮催化下，可发生 Ullmann 反应，生成二芳基胺。

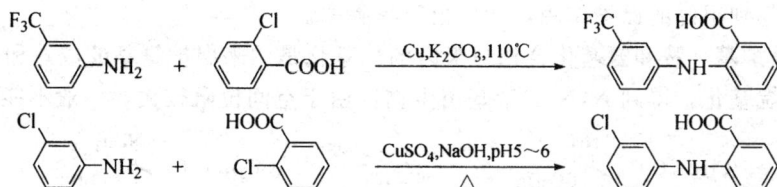

$$F_3C\text{-苯-}NH_2 + \text{苯}(Cl)\text{-}COOH \xrightarrow{Cu,K_2CO_3,110℃} F_3C\text{-苯-}NH\text{-苯-}HOOC$$

$$Cl\text{-苯-}NH_2 + HOOC\text{-苯-}Cl \xrightarrow[\triangle]{CuSO_4,NaOH,pH5\sim6} Cl\text{-苯-}NH\text{-苯-}HOOC$$

3. 杂环胺的 N-烃化　六元含氮杂环中的氮原子具有吸电子作用，当其邻位或对位连有氨基时，该氨基碱性较弱，可制成盐再进行烃化。例如，抗组胺药曲吡那敏（**12**）的合成。

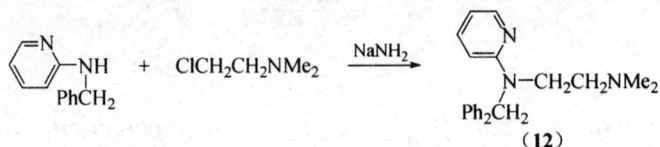

（**12**）

五元含氮杂环亚氨基（—NH—）碱性也较弱，在碱性条件下先生成盐再与烃化剂进行烃化反应。

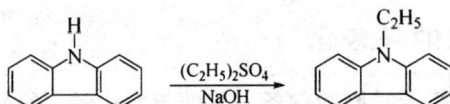

如果含氮杂环上有几个氮原子，可根据氮原子的碱性不同进行选择性烃化。

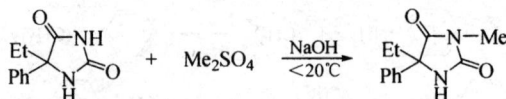

黄嘌呤分子中含有三个可被烃化的氮原子，在不同碱性条件下，用硫酸二甲酯烃化，可生成不同的产物，咖啡因（**13**）或可可碱（**14**）。

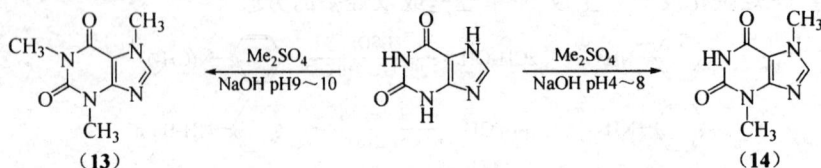

（**13**）　　　　　　　　　　　　　　　　　　　　（**14**）

三、氨基的保护

氨基氮原子上的孤对电子具有较强的亲核性，易作为亲核试剂，进攻卤代烃、羰基化合物、羧酸衍生物等化合物分子中带有部分正电荷的碳原子，发生烃基化、酰基化等反应，同时也容易被氧化生成氮氧化合物。由于许多生物活性分子，如氨基酸、肽、糖肽、氨基糖、β-内酰胺、核苷和生物碱等均含有氮原子，为了在分子其他部位反应时不让氨基发生反应，通常需要用易于脱去的基团对氨基进行保护，因此氨基的保护在有机合成中占有相当重要的位置。

目前已开发出相当多的氨基保护基用于药物合成反应，主要有氨基甲酸酯类保护法（R′R″NCO$_2$R）、酰胺类保护法、N-烷基胺类保护法。本节只讨论与烃化有关的 N-烷基胺类保护法，用烷基保护氨基主要是用苄基或三苯甲基，这些基团特别是三苯甲基的空间位阻作用对氨基可以起到很好的保护作用，并且很容易除去。

1. 苄基保护基　胺和氨基化合物与苄卤的烷基化是用来保护氨基的成熟和有效的方法。伯胺可以两次烷基化，得到 N,N-二苄基衍生物，由于空间位阻较大，一般不能形成季铵。

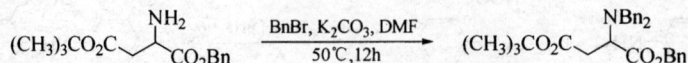

胺的 N-单苄基衍生物（单烷基化）可通过还原烷基化得到，这种方法广泛用于苄基和对甲氧苄基保护基的引入。

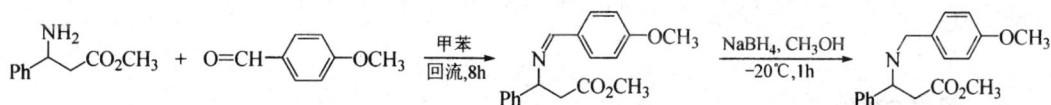

苄胺衍生物脱除苄基的方法用催化氢解，但比苄醚活性小，一般需要较大的催化剂量，有时要使用更高的氢压和温度。

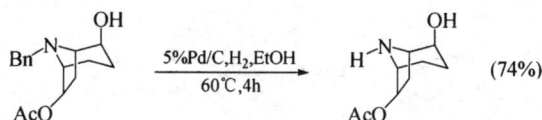

2. 三苯甲基保护基 三苯甲基（trityl，Tr）因具较大的空间位阻，作为胺的保护基团非常有效。三苯甲基衍生物对酸敏感，而对碱则稳定。制备方法较为简单，用三苯甲基溴或氯在碱性（如三乙胺）存在下于非质子性溶剂（如三氯甲烷）中与胺进行 N-烷基化反应制备，这是氨基引入三苯甲基最常用的方法。

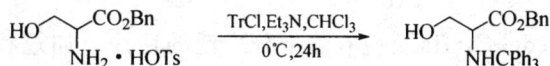

三苯甲基与苄基的不同在于，它可以在温和的酸性条件下被脱除。

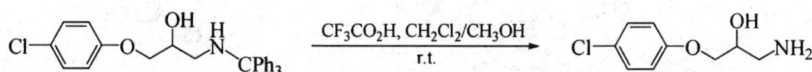

在肽的合成和青霉素的合成中用三苯甲基保护 α-氨基酸是很有价值的。由于其体积大，不仅可保护氨基，还对氨基的 α 位基团有一定的保护作用。

3. 二苯亚甲基保护基 酮或醛与一级胺反应生成亚胺（席夫碱）。由芳香醛、酮和脂肪酮形成的席夫碱是稳定的，但脂肪醛与胺形成的席夫碱，因可以发生羟醛缩合反应而不适合用作保护基。在强碱条件下，亚胺是稳定的，但在酸性水溶液中容易水解。

胺与二苯基二氯甲烷反应生成相应的 N-二苯基亚甲基胺，反应条件温和，是引入该类保护基的常用方法。二苯亚甲基保护基的脱除方法也较方便，用 80% HOAc，在室温下短时间可有效脱除保护基。

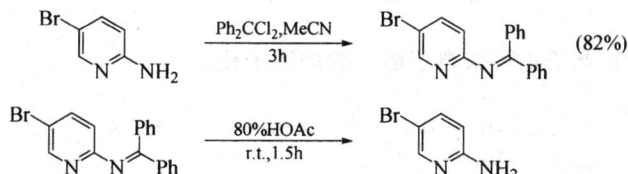

第三节　碳原子上的烃化反应

一、芳烃的烃化

在三氯化铝、三氯化铁等 Lewis 酸催化下，卤代烃与芳香族化合物反应，烃基取代芳环上的氢原子，生成烃基芳烃，该反应称为 Friedel-Crafts 烃基化反应。引入的烃基有烷基、环烷基、芳烷基等。

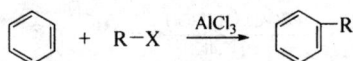

$$\langle \bigcirc \rangle + R-X \xrightarrow{AlCl_3} \langle \bigcirc \rangle-R$$

烃基化试剂除卤代烃外，也可用醇、烯、醚等。催化剂主要为 Lewis 酸和质子酸，如三氯化铝、三氯化铁、三氟化硼、氯化锌、四氯化钛、氟氢酸、硫酸、五氧化二磷等。

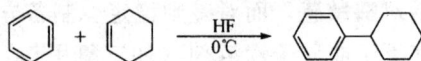

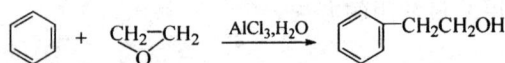

$$\langle \bigcirc \rangle + \langle \bigcirc \rangle \xrightarrow[0℃]{HF} \langle \bigcirc \rangle-\langle \bigcirc \rangle$$

$$\langle \bigcirc \rangle + CH_2\!-\!CH_2\,(O) \xrightarrow{AlCl_3,H_2O} \langle \bigcirc \rangle-CH_2CH_2OH$$

在药物合成中，Friedel-Crafts 反应有着十分广泛的用途，如冠状动脉扩张药派克昔林中间体二苯甲酮（**15**）和普尼拉明中间体二苯丙酸（**16**）就是采用以下两个 F-C 反应获得。

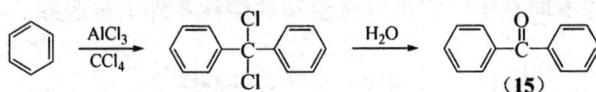

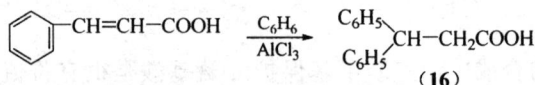

$$\langle \bigcirc \rangle \xrightarrow[CCl_4]{AlCl_3} \langle \bigcirc \rangle\!-\!\underset{Cl}{\overset{Cl}{C}}\!-\!\langle \bigcirc \rangle \xrightarrow{H_2O} \langle \bigcirc \rangle\!-\!\underset{O}{C}\!-\!\langle \bigcirc \rangle \quad (\mathbf{15})$$

$$\langle \bigcirc \rangle\!-\!CH\!=\!CH\!-\!COOH \xrightarrow[AlCl_3]{C_6H_6} \underset{C_6H_5}{\overset{C_6H_5}{C}}H\!-\!CH_2COOH \quad (\mathbf{16})$$

镇痛药四氢帕马丁中间体 3,4-二甲氧基苯丙腈（**17**）的合成也利用了此类反应。

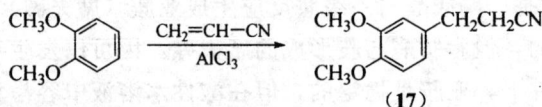

$$\underset{CH_3O}{\overset{CH_3O}{\langle \bigcirc \rangle}} \xrightarrow[AlCl_3]{CH_2=CH-CN} \underset{CH_3O}{\overset{CH_3O}{\langle \bigcirc \rangle}}\!-\!CH_2CH_2CN \quad (\mathbf{17})$$

1. 反应机理　Friedel-Crafts 烃基化反应是碳正离子对芳香环的亲电取代反应。

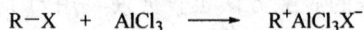

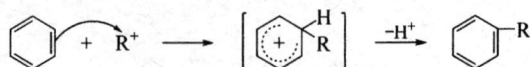

$$R-X + AlCl_3 \longrightarrow R^+AlCl_3X^-$$

$$\langle \bigcirc \rangle + R^+ \longrightarrow \left[\langle \overset{+}{\bigcirc} \rangle\overset{H}{\underset{R}{}} \right] \xrightarrow{-H^+} \langle \bigcirc \rangle-R$$

除卤代烃外，碳正离子也可来自于醇及烯的质子化。

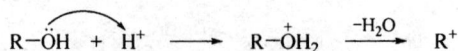

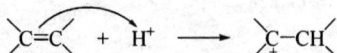

$$R-\ddot{O}H + H^+ \longrightarrow R-\overset{+}{O}H_2 \xrightarrow{-H_2O} R^+$$

$$\underset{\diagup}{\overset{\diagdown}{C}}=\underset{\diagdown}{\overset{\diagup}{C}} + H^+ \longrightarrow \underset{\diagup}{\overset{\diagdown}{C}}-\overset{\diagup}{C}H$$

2. 影响因素

(1) 烃化剂的结构：烃化剂 RX 的活性既与 R 结构有关，又与 X 的性质有关。R 为叔烃基或苄基时最易反应，R 为仲烃基时次之，R 为伯烃基时反应较慢。例如下列卤代烃作为 F-C 反应烃化剂的反应活性次序为：

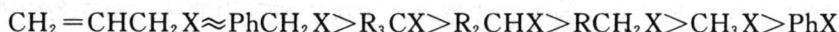

$$CH_2=CHCH_2X \approx PhCH_2X > R_3CX > R_2CHX > RCH_2X > CH_3X > PhX$$

卤代烃中，卤原子不同，烃化活性不同，如 $AlCl_3$ 催化卤代正丁烷或叔丁烷与苯的烷基化反应，其活性次序为 $RF > RCl > RBr > RI$，正好与一般的活性次序相反。

F-C 反应中，最常用的烃化剂为卤代烃、醇、烯，它们均可用 $AlCl_3$ 催化与苯环发生烃化反应。如：

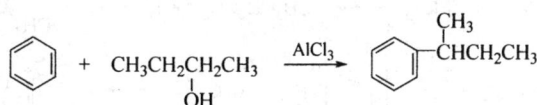

卤代烃、烯只需催化量 $AlCl_3$ 即可与苯环反应，而醇需用较大量 $AlCl_3$，因醇能与之发生反应。

$$C_2H_5OH + AlCl_3 \longrightarrow C_2H_5Cl + AlOCl + HCl$$

(2) 芳烃结构：芳环上存在斥电子基时，反应较易进行。烃基作为斥电子基，连在芳环上时，有利于得到多烃基取代的芳香化合物，但考虑到空间位阻影响，不同结构烃基在芳烃上可取代的数目是不同的。例如，苯环上可以引入六乙基或六正丙基，但只能有四异丙基苯和二叔丁基取代。

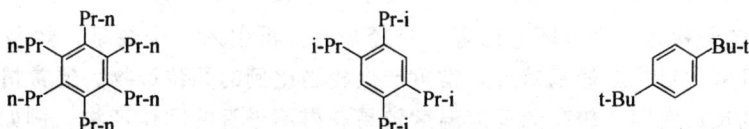

吸电子基连在芳环上，F-C 烃基化难以进行。例如硝基苯、苯甲腈不能发生烃基化反应。但芳环上同时有强斥电子基，反应可以正常进行。

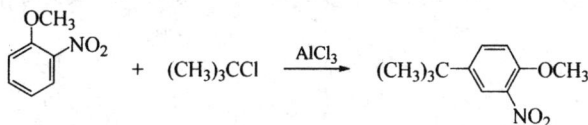

由于—OH、—OR、—NH$_2$ 基团中氧或氮原子上含有未共用电子对，可以与 Lewis 酸络合，既降低催化剂活性，也降低了它们对苯环的反应活性，所以含有—OH、—OR、—NH$_2$ 等基团的芳烃 F-C 反应有时比苯更不容易进行。苯胺的烃化尤其如此。

(3) 催化剂：作用是促进 R—X 断裂，生成碳正离子 R^+，后者对芳环进行亲电进攻。常用的催化剂为 Lewis 酸和质子酸。Lewis 酸的催化活性大于质子酸。以下所列 Lewis 酸的催化活性来源于乙酰氯和甲苯的反应：

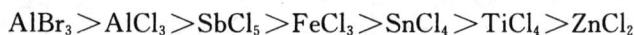

$$AlBr_3 > AlCl_3 > SbCl_5 > FeCl_3 > SnCl_4 > TiCl_4 > ZnCl_2$$

质子酸的催化活性：$HF > H_2SO_4 > P_2O_5 > H_3PO_4$

在 Lewis 酸中，无水 $AlCl_3$ 最为常用，不仅催化活性高，价格也便宜，是以卤代烃作催化剂时常用的催化剂。但它不太适用于酸和芳香胺等的烃化反应，也不宜用于催化多 π 电子的芳环化合物（如呋喃、噻吩等）的烃基化，这类芳杂环在 $AlCl_3$ 作用下，常发生开环分解，即使在温和条件下也如此。另外，芳环上的苄基醚、烯丙基醚等基团在 $AlCl_3$ 存在下，常发生脱烃基的副反应。

3. 烃基的异构化　F-C 反应的中间步骤将产生碳正离子中间体，由于稳定性原因，碳正离子常发生重排，产生烃基异构化的产物。例如：

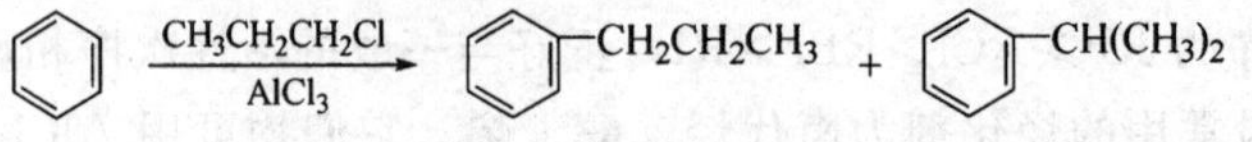

反应机理：

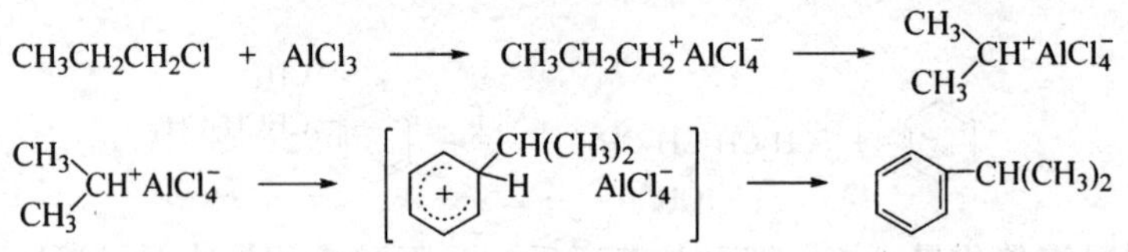

温度对烃基异构化有重要影响。如在 $AlCl_3$ 催化下，氯代正丙烷与苯反应，不同温度得到两种产物的主次情况不同。

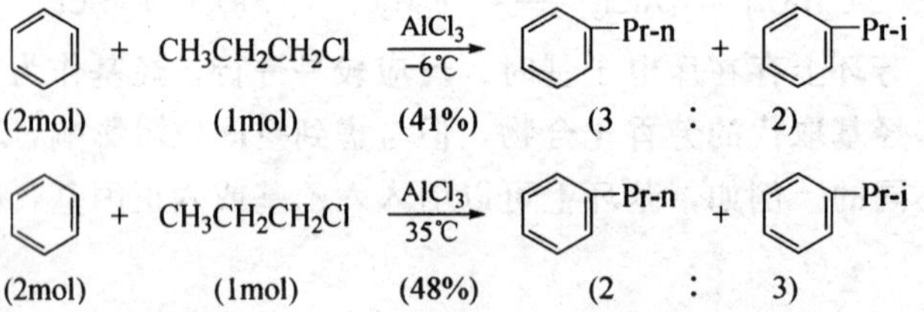

4. 芳环上的异构化　当芳环上已有一个烃基时，再引入一个烃基，烃基引入的位置比较复杂。除得到邻、对位二烃基苯外，常可产生相当比例的间位产物。通常情况下，较强的催化剂、较长的反应时间和较高的反应温度较易获得不正常的间位产物。例如：

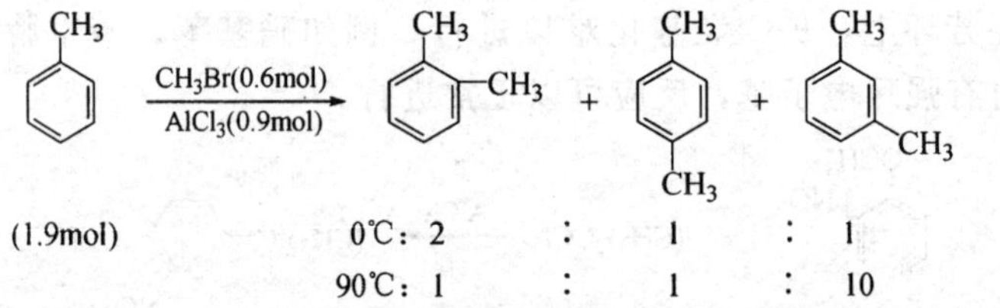

苯环的三烃基化也有类似情况，较低温度生成 1,2,4-三烃基苯，较高温度得到 1,3,5-三烃基苯。前一产物在高温和 $AlCl_3$ 存在下，易重排得到后一产物。

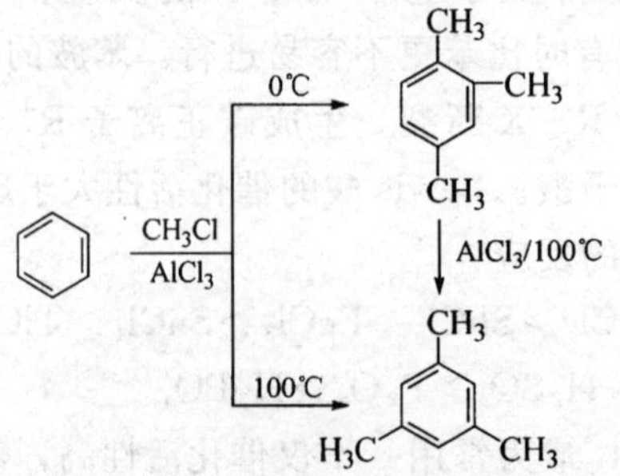

二、羰基化合物 α 位 C-烃化

1. β-二羰基化化合物活性亚甲基 C-烃化 β-二羰基化合物如 β-二酮、β-酮酸酯、丙二酸酯等亚甲基受到二个吸电子羰基影响具有较强的酸性，称为活性亚甲基。

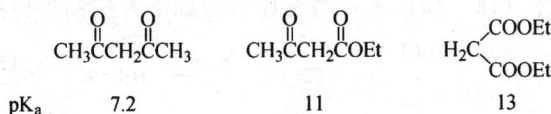

$$CH_3\overset{O}{\underset{}{C}}CH_2\overset{O}{\underset{}{C}}CH_3 \qquad CH_3\overset{O}{\underset{}{C}}CH_2\overset{O}{\underset{}{C}}OEt \qquad H_2C\overset{COOEt}{\underset{COOEt}{}}$$

pK$_a$ 7.2   11   13

这些亚甲基在强碱作用下，易生成烯醇型负离子，与卤代烃发生 C-烃化反应：

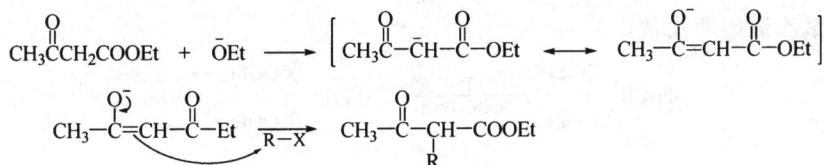

$$CH_3\overset{O}{\underset{}{C}}CH_2COOEt + \bar{O}Et \longrightarrow \left[CH_3\overset{O}{\underset{}{C}}-\bar{C}H-\overset{O}{\underset{}{C}}-OEt \longleftrightarrow CH_3-\overset{O^-}{\underset{}{C}}=CH-\overset{O}{\underset{}{C}}-OEt \right]$$

$$CH_3-\overset{O^-}{\underset{}{C}}=CH-\overset{O}{\underset{}{C}}-Et \xrightarrow{R-X} CH_3-\overset{O}{\underset{}{C}}-\underset{R}{\overset{}{C}}H-COOEt$$

例如：

$$CH_3\overset{O}{\underset{}{C}}CH_2COOEt + BrCH_2CH=CH_2 \xrightarrow{NaOEt} CH_3-\overset{O}{\underset{}{C}}-\overset{CH_2CH=CH_2}{\underset{}{C}}H-COOEt$$

$$CH_2(COOEt)_2 + PhCH_2Cl \xrightarrow{NaOEt} PhCH_2CH(COOEt)_2$$

$$(CH_3CO)_2CH_2 + CH_3I \xrightarrow{K_2CO_3} CH_3COCHCOCH_3 \\ \qquad\qquad\qquad\qquad\qquad \underset{CH_3}{|}$$

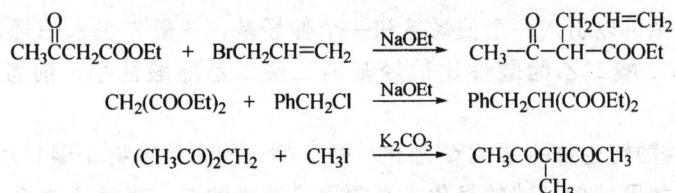

常见的含活性亚甲基的化合物除上述三种外，还有丙二腈、氰乙酸酯、苄腈等。亚甲基上所连基团吸电子越强，亚甲基活性越强。一些常见的吸电子基团的吸电子强弱次序为：

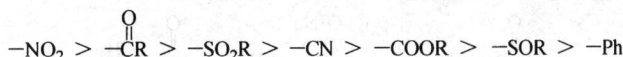

$$-NO_2 > -\overset{O}{\underset{}{C}}R > -SO_2R > -CN > -COOR > -SOR > -Ph$$

以上反应可用于合成酮或羧酸衍生物：

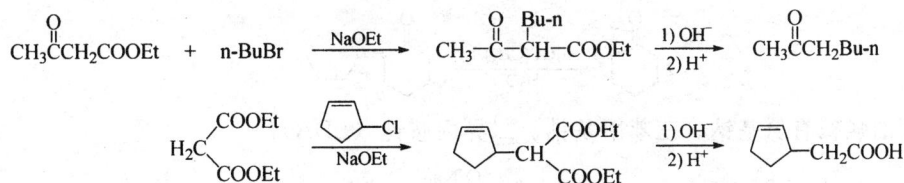

$$CH_3\overset{O}{\underset{}{C}}CH_2COOEt + n\text{-}BuBr \xrightarrow{NaOEt} CH_3-\overset{O}{\underset{}{C}}-\overset{Bu\text{-}n}{\underset{}{C}}H-COOEt \xrightarrow[2)H^+]{1)OH^-} CH_3\overset{O}{\underset{}{C}}CH_2Bu\text{-}n$$

$$H_2C\overset{COOEt}{\underset{COOEt}{}} \xrightarrow[NaOEt]{\text{(cyclopentenyl-Cl)}} \text{(cyclopentenyl)}-CH\overset{COOEt}{\underset{COOEt}{}} \xrightarrow[2)H^+]{1)OH^-} \text{(cyclopentenyl)}-CH_2COOH$$

活性亚甲基最适合用的烃化剂是伯卤烃和磺酸伯醇酯，某些仲或叔卤代烃在碱性条件下，通常发生消除反应：

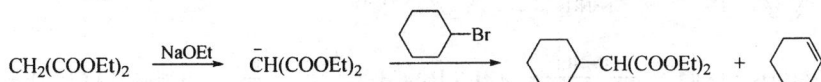

$$CH_2(COOEt)_2 \xrightarrow{NaOEt} \bar{C}H(COOEt)_2 \xrightarrow{\text{(cyclohexyl-Br)}} \text{(cyclohexyl)}-CH(COOEt)_2 + \text{(cyclohexene)}$$

根据活性亚甲基化合物上氢原子的酸性不同可选用不同的碱，常用的碱是醇钠。不同碱的强弱顺序：

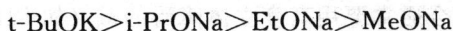

$$\text{t-BuOK} > \text{i-PrONa} > \text{EtONa} > \text{MeONa}$$

活性亚甲基上有两个活泼氢原子，足够量的碱可使其发生双取代：

$$\underset{\text{COOEt}}{\overset{\text{COOEt}}{H_2C}} \xrightarrow[\text{2molNaOEt}]{\text{BrCH}_2\text{CH}_2\text{CH}_2\text{Br}} \square \overset{\text{COOEt}}{\underset{\text{COOEt}}{}}$$

$$\text{—CH}_2\text{—CN} + \text{Br(CH}_2)_4\text{Br} \xrightarrow[\triangle]{\text{NaOH}} \overset{\text{Ph}}{\underset{\text{CN}}{}}$$

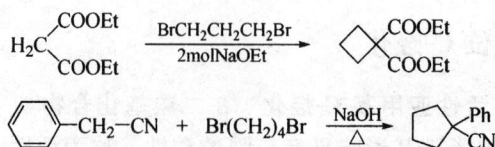

镇痛药哌替啶中间体（**18**）即以苯乙腈为原料按如下方式制备得到：

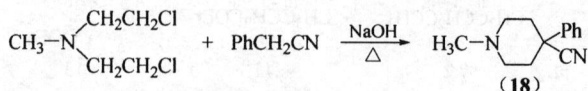

$$CH_3-N \underset{CH_2CH_2Cl}{\overset{CH_2CH_2Cl}{}} + \text{PhCH}_2\text{CN} \xrightarrow[\triangle]{\text{NaOH}} H_3C-N\underset{\text{CN}}{\overset{\text{Ph}}{\bigcirc}}$$
（**18**）

由于空间位阻影响，丙二酸二乙酯亚甲基一般不适合二个仲烃基引入，所得收率极低，一般可利用氰乙酸酯来代替。

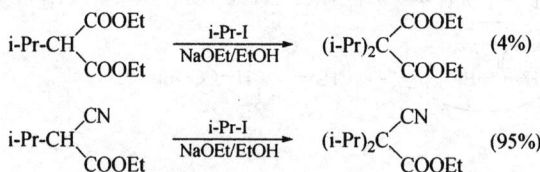

$$i\text{-Pr-CH}\underset{\text{COOEt}}{\overset{\text{COOEt}}{}} \xrightarrow[\text{NaOEt/EtOH}]{i\text{-Pr-I}} (i\text{-Pr})_2\text{C}\underset{\text{COOEt}}{\overset{\text{COOEt}}{}} \quad (4\%)$$

$$i\text{-Pr-CH}\underset{\text{COOEt}}{\overset{\text{CN}}{}} \xrightarrow[\text{NaOEt/EtOH}]{i\text{-Pr-I}} (i\text{-Pr})_2\text{C}\underset{\text{COOEt}}{\overset{\text{CN}}{}} \quad (95\%)$$

但丙二酸二乙酯可以引入一个伯烃基和一个仲烃基，一般先引入伯烃基再引入仲烃基。这是由于仲烃基丙二酸二乙酯酸性比伯烃基丙二酸二乙酯酸性小，前者较难生成烯醇负离子。

2. 醛、酮、羧酸衍生物的 α 位 C-烃化　醛、酮、羧酸衍生物 α-碳只连有一个吸电子的基团，酸性较弱，如果进行 α-碳的烃化，必须用足够强的碱，将反应物全部变成碳负离子。如果碱不够强，只将反应物部分地变成负离子就会发生羟醛缩合反应，不能达到烃基化的目的。例如：

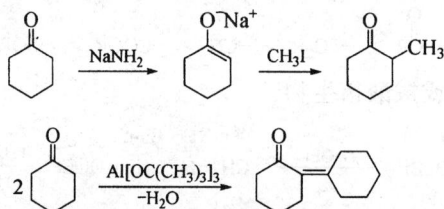

$$\overset{O}{\bigcirc} \xrightarrow{\text{NaNH}_2} \overset{O^-\text{Na}^+}{\bigcirc} \xrightarrow{\text{CH}_3\text{I}} \overset{O}{\bigcirc}\text{CH}_3$$

$$2\overset{O}{\bigcirc} \xrightarrow[-H_2O]{\text{Al[OC(CH}_3)_3]_3} \overset{O}{\bigcirc}=\bigcirc$$

常用的强碱有氨基钠、三苯甲基钠、二异丙胺锂（LDA）：

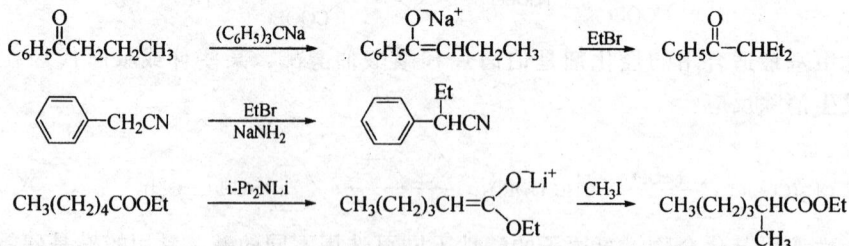

$$C_6H_5CCH_2CH_2CH_3 \xrightarrow{(C_6H_5)_3CNa} C_6H_5\overset{O^-\text{Na}^+}{C}=\text{CHCH}_2\text{CH}_3 \xrightarrow{\text{EtBr}} C_6H_5\overset{O}{C}\text{—CHEt}_2$$

$$\bigcirc\text{—CH}_2\text{CN} \xrightarrow[\text{NaNH}_2]{\text{EtBr}} \bigcirc\text{—}\overset{\text{Et}}{\underset{}{CH}}\text{CN}$$

$$CH_3(CH_2)_4COOEt \xrightarrow{i\text{-Pr}_2\text{NLi}} CH_3(CH_2)_3\text{CH}=\overset{O^-\text{Li}^+}{\underset{\text{OEt}}{C}} \xrightarrow{\text{CH}_3\text{I}} CH_3(CH_2)_3\underset{\text{CH}_3}{CH}\text{COOEt}$$

酯在碱性条件下，不仅促进酯缩合反应的发生，也可以参与羰基的加成反应，为避免以上两个副反应的发生，酯缩合通常要用高度立体障碍的碱（如 LDA）。

醛在碱性条件下易发生羟醛缩合。为避免自身缩合，可使其先形成烯胺，再在强碱作用下进行烃化，将在后面内容中讨论。

不对称酮的两个 α-碳原子上都有氢原子时，用强碱处理时，可以得到不同的烯醇负离子，它们产生的比例取决于受热力学控制还是动力学控制。例如 2-甲基环戊酮受热力学控制和动力学控制产生烯醇负离子比例：

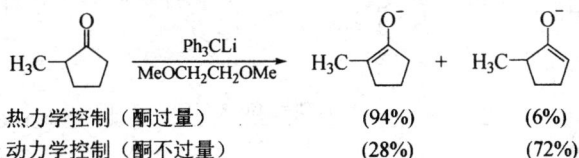

$$ \text{H}_3\text{C} \xrightarrow[\text{MeOCH}_2\text{CH}_2\text{OMe}]{\text{Ph}_3\text{CLi}} \text{H}_3\text{C} \quad + \quad \text{H}_3\text{C} $$

热力学控制（酮过量）　　　　　（94%）　　　　（6%）
动力学控制（酮不过量）　　　　（28%）　　　　（72%）

通过对一系列酮的研究，可以总结出下列的规则：受热力学控制的反应，主要产物是取代更多的烯醇负离子，因为双键的稳定性是和双键碳原子上取代的基团数目有关系，取代越多越稳定；受动力学控制的反应，主产物是取代最少的烯醇负离子，这是由于进攻两个不同氢原子受到的空间位阻不同，取代基越多，空间位阻越大。

3. 烯胺的 α-烃化　烯胺是相应的烯醇或烯醇醚的含氮类似物，其构造式如下：

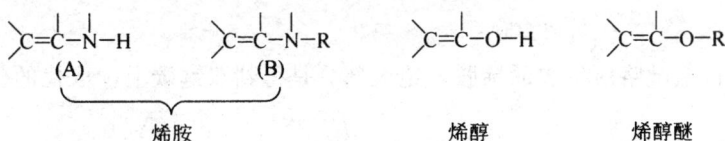

$$ \underset{\text{(A)}}{\text{C}=\text{C}-\text{N}-\text{H}} \qquad \underset{\text{(B)}}{\text{C}=\text{C}-\text{N}-\text{R}} \qquad \text{C}=\text{C}-\text{O}-\text{H} \qquad \text{C}=\text{C}-\text{O}-\text{R} $$

烯胺　　　　　　　　　　烯醇　　　　　烯醇醚

烯胺（A）结构与烯醇类似，不稳定，易重排变为亚胺结构，烯胺（B）类似烯醇醚，较为稳定。

$$ \text{C}=\text{C}-\underset{\text{H}}{\text{N}}-\text{H} \rightleftharpoons -\text{C}-\text{C}=\text{N} \qquad \text{C}=\text{C}-\text{O}-\text{H} \rightleftharpoons -\underset{\text{H}}{\text{C}}-\text{C}=\text{O} $$

烯胺通常是用含 α-氢的酮和仲胺在酸催化下脱水缩合得到：

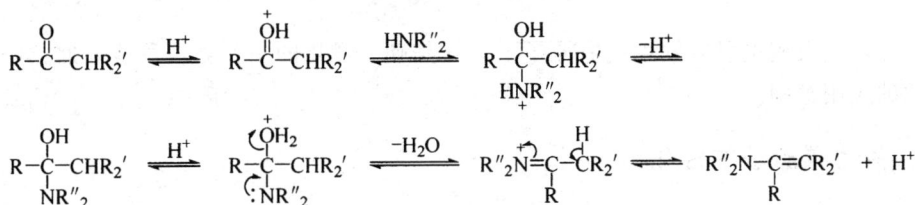

$$ \text{R}-\underset{\text{O}}{\overset{\text{O}}{\text{C}}}-\text{CHR}_2' \overset{\text{H}^+}{\rightleftharpoons} \text{R}-\underset{\text{OH}}{\overset{+\text{OH}}{\text{C}}}-\text{CHR}_2' \overset{\text{HNR}''_2}{\rightleftharpoons} \text{R}-\underset{\text{HNR}''_2}{\overset{\text{OH}}{\text{C}}}-\text{CHR}_2' \overset{-\text{H}^+}{\rightleftharpoons} $$

$$ \text{R}-\underset{\text{NR}''_2}{\overset{\text{OH}}{\text{C}}}-\text{CHR}_2' \overset{\text{H}^+}{\rightleftharpoons} \text{R}-\underset{:\text{NR}''_2}{\overset{+\text{OH}_2}{\text{C}}}-\text{CHR}_2' \overset{-\text{H}_2\text{O}}{\rightleftharpoons} \text{R}''_2\overset{+}{\text{N}}=\underset{\text{R}}{\overset{\text{H}}{\text{C}}}-\text{C}\text{R}_2' \rightleftharpoons \text{R}''_2\text{N}-\underset{\text{R}}{\text{C}}=\text{CR}_2' + \text{H}^+ $$

要使反应完全，需要将水从反应体系中及时分离出去，通常用苯带水的恒沸蒸馏法。

烯胺在酸性环境中不稳定，在烯酸作用下水解成原来的酮和仲胺：

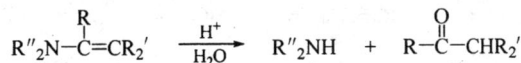

$$ \text{R}''_2\text{N}-\underset{\text{R}}{\text{C}}=\text{CR}_2' \xrightarrow[\text{H}_2\text{O}]{\text{H}^+} \text{R}''_2\text{NH} + \text{R}-\underset{\text{O}}{\overset{\text{O}}{\text{C}}}-\text{CHR}_2' $$

烯胺的 α,β 位 C=C 双键与氮原子发生 p-π 共轭，N 原子上孤对电子的供电子作用使 β-碳具有较强负电性，因而有较强的亲核性，与卤代烃发生烃化反应。

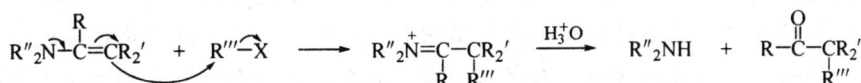

$$ \text{R}''_2\text{N}-\underset{\text{R}}{\text{C}}=\text{CR}_2' + \text{R}'''-\text{X} \longrightarrow \text{R}''_2\overset{+}{\text{N}}=\underset{\text{R}}{\text{C}}-\underset{\text{R}'''}{\text{CR}_2'} \xrightarrow{\text{H}_3^+\text{O}} \text{R}''_2\text{NH} + \text{R}-\underset{\text{O}}{\overset{\text{O}}{\text{C}}}-\underset{\text{R}'''}{\text{CR}_2'} $$

酮与仲胺反应生成烯胺，利用烯胺 β-碳原子的亲核性，引入烃基，再将烯胺水解，可得

到 β-烃基取代的酮，避免了酮直接烃基化，导致羟醛缩合及多烃基化等副反应的发生。
例如：

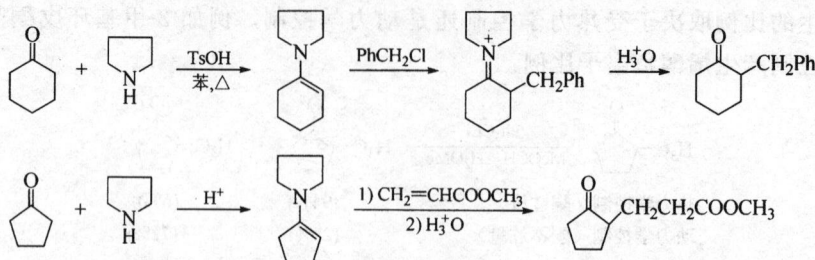

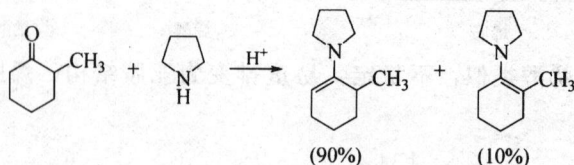

制备烯胺常用的仲胺是六氢吡啶、四氢吡咯和吗啉等，它们与羰基化合物反应活性
如下：

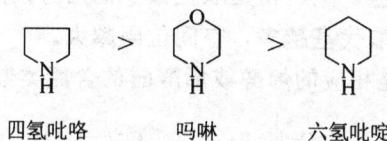

不对称酮和四氢吡咯所生成的烯胺，绝大部分是得到双键碳上少取代的化合物。例如：

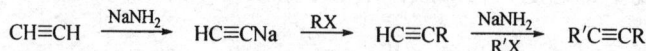

双键碳原子多取代产物不占优势是因为空间位阻限制了它的生成，要在含取代基和吡咯
环的两个碳形成双键，该取代基和吡咯环由于与双键处于共平面，产生较大的排斥作用，很
不稳定。

烯胺烃基化反应也可以发生在氮原子上，这是碳上烃化的主要竞争反应，此竞争反应限
制了烃化的应用范围。

三、其他碳原子的烃化

1. 炔烃的烃化 端基炔碳原子上的氢称为炔氢，具有弱酸性，可与强碱如氨基钠反应
生成炔钠，后者与卤代烃反应生成新的炔烃。

$$CH\equiv CH \xrightarrow{NaNH_2} HC\equiv CNa \xrightarrow{RX} HC\equiv CR \xrightarrow[R'X]{NaNH_2} R'C\equiv CR$$

由于炔负离子是强碱，一般只有 β 位没有侧链的伯卤烃（RCH_2CH_2X）才有较好的得
率，仲、叔卤烃以及 β 位有侧链的伯卤烃易发生消除反应，不能用于合成。

卤代烃活性随卤素与烃基不同而表现出较大差异，对卤素而言，$RI > RBr > RCl > RF$，
溴代烃用来烃化炔离子，结果最好。碘代烃虽然活性最大，但由于反应是在**液氨**中进行，其
副反应氨解产物较多，结果不理想。对烃基而言，芳香卤代烃不能与炔钠反应生成，脂肪卤
代烃活性则随烃基体积增大而减少，卤甲烷活性最大。

硫酸二烷基酯可替代相应的卤烷，用于丙炔和 1-丁炔的合成。对甲苯磺酸酯也可与乙炔钠在液氨中反应，进行乙炔的烃化反应。

炔烃与格氏试剂或有机锂化合物反应得到相应的炔基卤化镁和炔化锂。

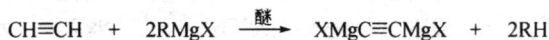

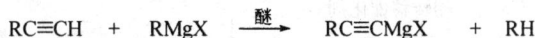

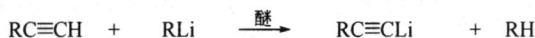

$$CH{\equiv}CH \ + \ 2RMgX \ \xrightarrow{\text{醚}} \ XMgC{\equiv}CMgX \ + \ 2RH$$

$$RC{\equiv}CH \ + \ RMgX \ \xrightarrow{\text{醚}} \ RC{\equiv}CMgX \ + \ RH$$

$$RC{\equiv}CH \ + \ RLi \ \xrightarrow{\text{醚}} \ RC{\equiv}CLi \ + \ RH$$

这些金属炔化物再与伯卤烃反应，生成取代的乙炔：

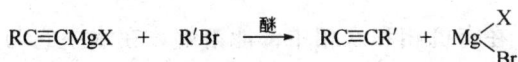

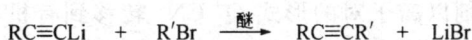

$$RC{\equiv}CMgX \ + \ R'Br \ \xrightarrow{\text{醚}} \ RC{\equiv}CR' \ + \ Mg{\Big\langle}{\substack{X \\ Br}}$$

$$RC{\equiv}CLi \ + \ R'Br \ \xrightarrow{\text{醚}} \ RC{\equiv}CR' \ + \ LiBr$$

2. 烯丙位、苄位 C-烃化 烯丙位、苄位碳原子上的氢能被强碱夺取，形成烯丙位或苄位碳负离子，这些负离子存在 p-π 共轭结构而较为稳定，可与卤代烃等烃化剂反应生成烯丙位或苄位烃基化产物：

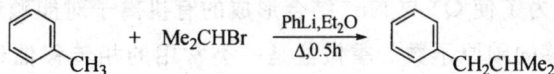

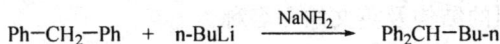

$$Ph-CH_2-Ph \ + \ n\text{-}BuLi \ \xrightarrow{NaNH_2} \ Ph_2CH-Bu\text{-}n$$

四、相转移烃化反应

相转移催化是一种 20 世纪 70 年代发展起来的新兴的有机合成方法，这种方法原理简单，但实验效果和应用价值非常高，许多使用传统方法难以实现或不可能发生的反应，采用此方法能顺利进行，而且反应条件温和，操作简便，所用时间短，反应选择性高，副反应少，并可避免使用价格昂贵的试剂或溶剂，无论在实验室或工业上都具有很广泛的用途。

所谓相转移催化，是指一种催化剂能加速反应或者能使分别处于互不相溶的两种溶剂（液-液两相体系，或固-液两相体系）中的物质发生反应时，催化剂把一个反应物从一相转移到含有另一个反应物的相中，使参加反应的两个化合物在同相中相遇而发生反应。相转移催化下的烃化反应，在实际的有机合成中有着重要意义。

1. 相转移催化原理 一个固体化合物或者它的水溶液与另一个溶于非极性溶剂的物质混在一起，二者很难发生反应，如 1-氯辛烷与氰化钠水溶液两相混合，即使长达数天搅拌并加热，几乎得不到产物壬腈。要使它们发生反应，传统的方法就是选用一种能让两个反应物都溶解的溶剂如 DMSO、DMF 或 HMPT，但这些溶剂存在价格昂贵、不易回收和后处理麻烦等缺点，同时一旦混有水，反应即不易进行，应用受到了很大限制。应用相转移催化可以解决这些问题。我们以下列反应实例介绍相转移催化的原理。

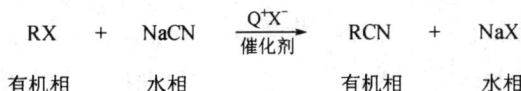

$$\begin{array}{ccccccc} RX & + & NaCN & \xrightarrow[\text{催化剂}]{Q^+X^-} & RCN & + & NaX \\ \text{有机相} & & \text{水相} & & \text{有机相} & & \text{水相} \end{array}$$

在上述两相体系中，加入少量相转移催化剂（Q^+X^-），它可以穿梭于两相之间的界面，开始时，把水相中的反应实体 CN^- 转移到有机相中，使它与底物 RX 反应，并把反应中产生的另一种负离子 X^- 带入到水相中，然后再把水相中的 CN^- 带入到有机相中，同时又带回负离子 X^-，催化剂不断重复地来回转送负离子，自身并没有被消耗。反应过程如下：

$$Na^+CN^- \; + \; Q^+X^- \; \rightleftharpoons \; Q^+CN^- \; + \; Na^+X^- \qquad \text{水相}$$

反应物　　　相转移催化剂　　　　　　　　　　　　　　　　界面

$$RCN \; + \; Q^+X^- \; \rightleftharpoons \; Q^+CN^- \; + \; RX \qquad \text{有机相}$$

产物　　　　　　　　　　反应物

相转移催化剂 Q^+X^- 在有机相和水相中都能溶解，在水中它与 NaCN 交换负离子，而后带有负离子 CN^- 的催化剂以离子对的形式 Q^+CN^- 转移到有机相中，即亲脂性催化剂正离子 Q^+ 把亲水性的负离子 CN^- 带入到有机相中，进入有机相中的 CN^- 溶剂化程度极小，亲核性很强，能迅速和底物 RX 反应生成产物 RCN。随后，Q^+ 带着 X^- 返回水相中，如此不断循环穿梭于界面而转送负离子。在一个由相转移催化剂 Q^+X^- 催化下的卤代烃与亲核试剂 Nu^- 反应体系中，为了使 Q^+ 与 Nu^- 结合形成的有机离子对能顺利进入有机相与 RX 反应，必须使 Q^+ 中有足够的碳原子数。季铵盐是一类常用的相转移催化剂。表 2-1 列出了一些常用季铵盐相转移催化剂的结构及英文缩写名称。

表 2-1　　　　　　　　　常用季铵盐相转移催化及其英文缩写名

催 化 剂	英文缩写名	催 化 剂	英文缩写名
$(CH_3)_4NBr$	TMAB	$C_6H_{13}N(C_2H_5)_3Br$	HTEAB
$(C_3H_7)_4NBr$	TPAB	$C_8H_{17}N(C_2H_5)_3Br$	OTEAB
$(C_4H_9)_4NBr$	TBAB	$C_{10}H_{21}N(C_2H_5)_3Br$	DTEAB
$(C_4H_9)_4NI$	TBAI	$C_{12}H_{25}N(C_2H_5)_3Br$	LTEAB
$(C_4H_9)_4NCl$	TBAC	$C_{16}H_{33}N(C_2H_5)_3Br$	CTEAB
$(C_2H_5)_3C_6H_5CH_2NCl$	TEBAC	$C_{16}H_{33}N(CH_3)_3Br$	CTMAB
$(C_2H_5)_3C_6H_5CH_2NBr$	TEBAB	$(C_{18}H_{17})_3NCH_3Cl$	TOMAC
$(C_4H_9)_4NHSO_4$	TBAHS		

除季铵盐外，季鏻盐、季砷盐也可作为相转移催化剂。

另一类相转移催化剂为冠醚。冠醚的重要性质之一是络合金属离子，相转移催化剂反应正是利用了这个特性。冠醚中氧原子与碱金属离子络合，形成的有机正离子可溶于非极性的有机溶剂中，并将金属离子连带的负离子一并转移到有机物中，与卤代烃底物发生反应。

$$n\text{-}C_8H_{17}Cl \; + \; KCN \; \xrightarrow{\text{18-冠-6}} \; n\text{-}C_8H_{17}CN \; + \; KCl$$

有机相　　水相　　　　　　　　有机相　　水相

常用的冠醚有 18-冠-6，二环己基 18-冠-6。

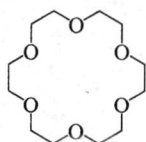

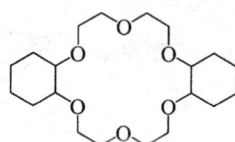

18-冠-6　　　　　　　　　二环己基18-冠-6

冠醚由于价格比季铵盐等其他催化剂昂贵，并且毒性较大，因而应用受到限制。

2. 氧、氮、碳原子的烃化应用实例

（1）氧原子的烃化：正丁醇在碱性条件下与氯苄作用生成苄基丁基醚，相转移催化剂使用与否，收率大不相同。

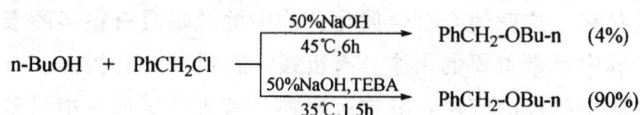

以下两个反应都需在碱性（NaOH）条件下进行，加入相转移催化剂可以促进反应的进行，收率较高。

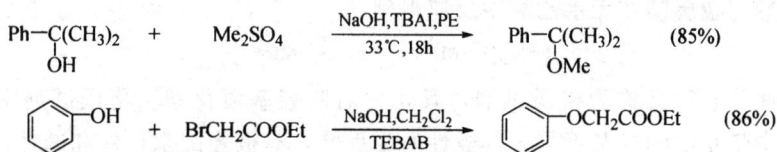

解热镇痛药邻乙氧基苯甲酰胺中间体邻乙氧基苯甲酸乙酯（**19**）的合成，即采用相转移催化剂进行。

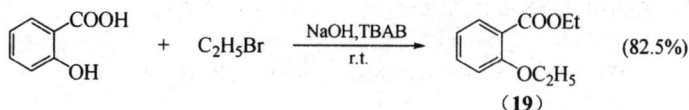

（2）N 原子的烃化：相转移催化 N-烃基化应借助于氮上的"酸性"，应用较多的是杂环 N-烃基化和酰胺 N-烃基化。

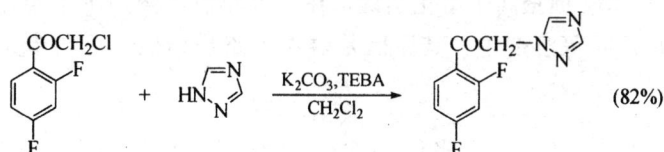

（3）C 原子的烃化：C-烃基化是相转移催化反应中研究的最多的反应之一。具活性亚甲基的化合物，在相转移催化剂存在下很容易进行烃基化反应。

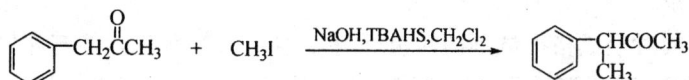

非甾体抗炎药氟比洛芬中间体 2-苯基丙腈（**20**）和抗癫痫药物丙戊酸钠（**21**）的合成采用了相转移催化的 C-烃化反应。

$$\text{PhCH}_2\text{CN} + (\text{CH}_3)_2\text{SO}_4 \xrightarrow[\text{TBAB}]{50\%\text{NaOH}} \text{PhCH(CH}_3)\text{CN}$$

（20）

$$\text{（二聚丙二酸酯）} + \text{n-C}_3\text{H}_7\text{Br} \xrightarrow[\text{TBAB}]{\text{K}_2\text{CO}_3} \text{（n-Pr 取代产物）} \xrightarrow{\text{NaOH}} \text{n-Pr}_2\text{CHCOONa}$$

（21）

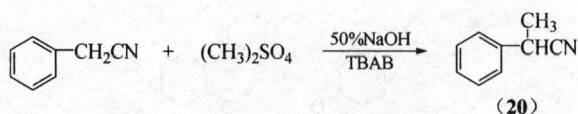

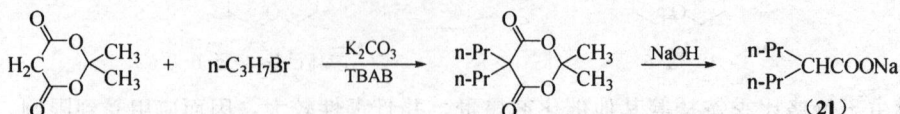

五、有机金属化合物在 C-烃化中的应用

有机金属化合物是指金属与碳直接相连的一类化合物。这类化合物碳金属键中的碳原子是以带负电荷的形式存在，这就使有机金属化合物中的烃基具有很强的亲核性和碱性。有机金属化合物在有机合成中有极重要的用途。有机镁、有机锂、有机硅、有机锌、有机铜、有机硼等试剂在有机合成中已广泛应用，其中有机锂、有机镁试剂应用最多，在碳烃化反应中占有重要地位。

1. 有机镁化合物　　有机镁化合物是法国化学家格利雅（Grignard）于 1901 年首先发现的。它由卤代烃与金属镁在无水乙醚中反应得到：

$$R-X + Mg \longrightarrow R-Mg-X$$

上述有机镁化合物又称为格氏试剂，其化学名叫烃基卤化镁。格氏试剂中的烃基带负电。与卤代烃中带正电的烃基不同，其极性发生反转，有极强的亲核性和碱性，性质相当活泼，它可与羰基发生亲核加成，在有机合成中得到广泛应用。

格氏试剂不太稳定，易被空气中的氧氧化，也可被含活性氢化合物分解。因此，在制取或使用格氏试剂时，操作上应尽可能小心。

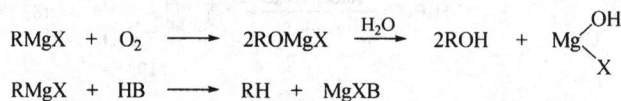

$$RMgX + O_2 \longrightarrow 2ROMgX \xrightarrow{H_2O} 2ROH + Mg\begin{matrix}OH\\X\end{matrix}$$

$$RMgX + HB \longrightarrow RH + MgXB$$

（HB：H_2O、HOR、H_2NR、RCOOH、RC≡CH 等）

格氏试剂中的 C—Mg 键是离子型化学键，在烃等非极性溶剂中不溶，但可很好地溶于乙醚、四氢呋喃（THF）等溶剂中，其原因是醚作为路易斯碱，可与带正电的镁络合，使有机镁稳定性增强。

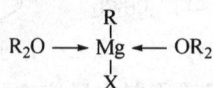

$$R_2O \longrightarrow \underset{X}{\overset{R}{Mg}} \longleftarrow OR_2$$

格氏试剂中的镁也可与胺中的 N 原子络合，因此，在含有叔胺（如三乙胺）的芳烃中，格氏试剂也可以溶解。

烃基和卤素不同对形成格氏试剂的活泼性有影响。一般而言，烃基相同时，反应活性：$RI>RBr>RCl>RF$，碘代烷过于活泼，容易发生副反应，一般产率不好，而且由于价格昂贵，除碘甲烷外，一般较少使用，溴化物活性中等应用最广；由于碘代烷活性较大，在制备格氏试剂，常加入少许碘甲烷作催化剂，使镁表面活化，有利于镁与其他相对惰性的卤代烃反应，也可直接用碘作催化剂。卤素相同烃基不同时，形成格氏试剂的活性：RX＞ArX；叔卤烃＞仲卤烃＞伯卤烃。叔卤烃、苄卤烃、烯丙卤型活性较大，可用氯代物形成格氏试剂；卤乙烯型、卤苯型活性较差，其氯代物不易与镁反应，一般要用碘化物。

含活泼氢的化合物可与格氏试剂发生烃基互换，生成另一个格氏试剂。

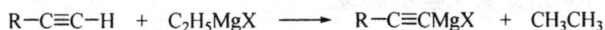

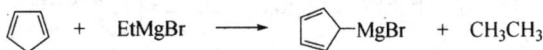

$$R-C\equiv C-H + C_2H_5MgX \longrightarrow R-C\equiv CMgX + CH_3CH_3$$

格氏试剂在 C-烃化反应中的主要应用之一是与活泼卤代烃发生偶联反应，生成链增长的烃。

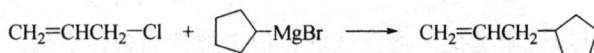

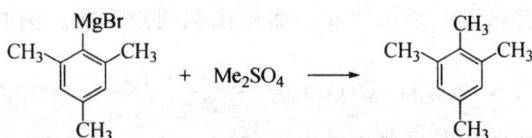

格氏试剂另一个重要用途是与醛酮化合物加成反应生成醇。

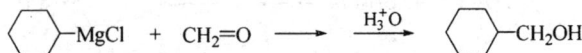

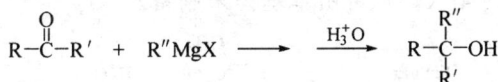

格氏试剂在药物中间体的合成中有较多应用，如抗抑郁药多塞平中间体（**22**）制备应用了格氏试剂的合成方法。

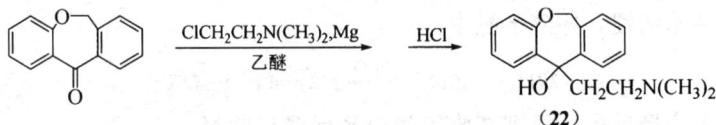

2. 有机锂试剂 卤代烃与金属锂在醚中或其他惰性溶剂中于较低温度下便可发生反应生成有机锂化合物。

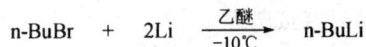

$$n\text{-BuBr} + 2Li \xrightarrow[-10℃]{\text{乙醚}} n\text{-BuLi}$$

烃基锂的化学活性高于烃基卤化镁。烃基碳负离子非常容易被氧化，也易与 H_2O、醇等活性氢结合，与空气中 CO_2 反应，所以在制备有机锂时应在惰性气体保护下进行，所用试剂如乙醚、苯、环己烷等必须绝对干燥。

卤代烷与锂反应活性次序为：RI＞RBr＞RCl＞RF，氟代烷反应活性很小，而碘代烷活性太大，很容易与生成的 RLi 反应生成偶联产物。

$$2R-I + 2Li \longrightarrow R-R + 2LiI$$

芳基锂可由相应的卤代烃与锂反应得到，也可与丁基锂反应制取。

$$\text{C}_6\text{H}_5\text{Cl} \;+\; 2\text{Li} \xrightarrow{\text{醚}} \text{C}_6\text{H}_5\text{Li} \;+\; \text{LiCl}$$

$$\text{C}_6\text{H}_5\text{Br} \xrightarrow{\text{n-BuLi}} \text{C}_6\text{H}_5\text{Li} \;+\; \text{n-C}_4\text{H}_{10}$$

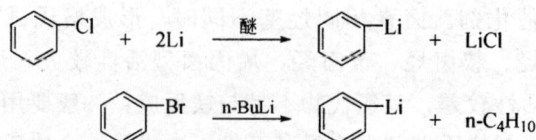

有机锂化合物也可采用锂氢交换法制备。

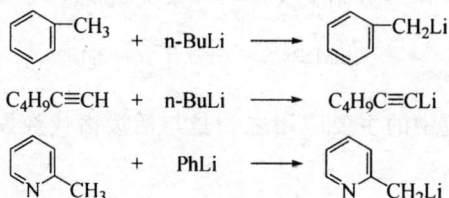

$$\text{C}_6\text{H}_5\text{CH}_3 \;+\; \text{n-BuLi} \longrightarrow \text{C}_6\text{H}_5\text{CH}_2\text{Li}$$

$$\text{C}_4\text{H}_9\text{C}{\equiv}\text{CH} \;+\; \text{n-BuLi} \longrightarrow \text{C}_4\text{H}_9\text{C}{\equiv}\text{CLi}$$

$$\text{2-CH}_3\text{-C}_5\text{H}_4\text{N} \;+\; \text{PhLi} \longrightarrow \text{2-LiCH}_2\text{-C}_5\text{H}_4\text{N}$$

有机锂化合物的反应性质类似于格氏试剂，但亲核性和碱性更强。大体积的烃基锂可与空间位阻很大的羰基化合物发生亲核加成，而格氏试剂则不能。例如：

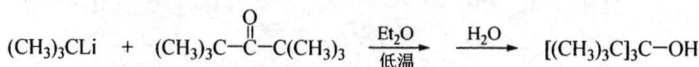

$$(\text{CH}_3)_3\text{CLi} \;+\; (\text{CH}_3)_3\text{C}{-}\overset{\text{O}}{\overset{\|}{\text{C}}}{-}\text{C}(\text{CH}_3)_3 \xrightarrow[\text{低温}]{\text{Et}_2\text{O}} \xrightarrow{\text{H}_2\text{O}} [(\text{CH}_3)_3\text{C}]_3\text{C}{-}\text{OH}$$

烃基锂甚至可与羧酸锂盐在低温下反应生成酮。

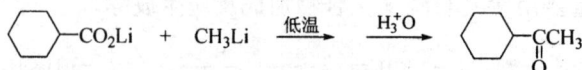

$$\text{C}_6\text{H}_{11}\text{-CO}_2\text{Li} \;+\; \text{CH}_3\text{Li} \xrightarrow[\ ]{\text{低温}} \xrightarrow{\text{H}_3^+\text{O}} \text{C}_6\text{H}_{11}\text{-COCH}_3$$

镇痛药阿法罗定的中间体（**23**）可由苯基锂来制备。

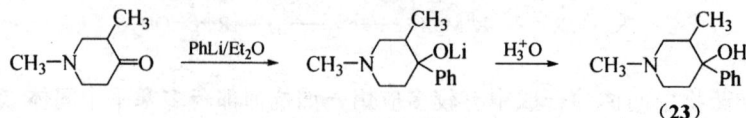

$$\text{（23）}$$

3. 有机铜化合物　烃基锂与卤化亚铜在乙醚或四氢呋喃溶液中，于低温，氩气保护下反应，可生成二烃基铜锂，并溶于醚中。

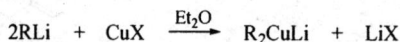

$$2\text{RLi} \;+\; \text{CuX} \xrightarrow{\text{Et}_2\text{O}} \text{R}_2\text{CuLi} \;+\; \text{LiX}$$

烃基铜锂与卤代烃反应，得到高收率的交叉偶联产物烃。

$$\text{R}_2\text{CuLi} \;+\; \text{R}'\text{X} \longrightarrow \text{R}{-}\text{R}' \;+\; \text{RCu} \;+\; \text{LiX}$$

$\text{R}'\text{X}$ 中的烃基 R' 可以是伯烃基，也可以是乙烯基、芳基、烯丙基和苄基。R_2CuLi 中的 R 也可以是伯烷基、乙烯基、烯丙基或芳基。

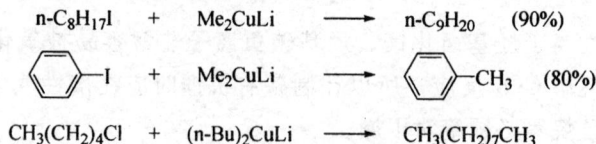

$$\text{n-C}_8\text{H}_{17}\text{I} \;+\; \text{Me}_2\text{CuLi} \longrightarrow \text{n-C}_9\text{H}_{20} \quad (90\%)$$

$$\text{C}_6\text{H}_5\text{I} \;+\; \text{Me}_2\text{CuLi} \longrightarrow \text{C}_6\text{H}_5\text{CH}_3 \quad (80\%)$$

$$\text{CH}_3(\text{CH}_2)_4\text{Cl} \;+\; (\text{n-Bu})_2\text{CuLi} \longrightarrow \text{CH}_3(\text{CH}_2)_7\text{CH}_3$$

烃基铜锂烃化反应的特点是适合与卤烃发生偶联，与羰基、羧基、酯基化合物不反应。因此，与 α-卤代铜作用可在 α 位发生偶联烃化而不影响酮基。

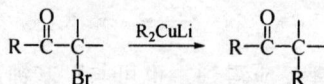

$$\underset{\underset{\text{Br}}{|}}{\text{R}{-}\overset{\overset{\text{O}}{\|}}{\text{C}}{-}\overset{|}{\text{C}}{-}} \xrightarrow{\text{R}_2\text{CuLi}} \underset{\underset{\text{R}}{|}}{\text{R}{-}\overset{\overset{\text{O}}{\|}}{\text{C}}{-}\overset{|}{\text{C}}{-}}$$

芳香卤代烃的烃化偶联可直接用铜催化制得：

$$2ArX \xrightarrow[\triangle]{Cu} Ar{-}Ar$$

该反应称为 Ullmann 反应，主要应用于合成联芳基类化合物。

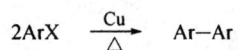

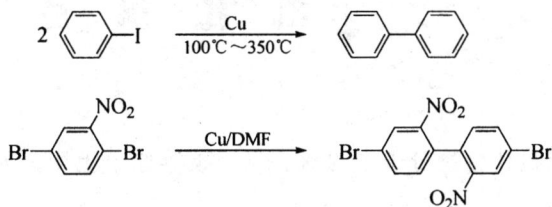

第三章

酰化反应

1. 酰化反应　在有机化合物分子中的氧、氮、碳等原子上引入脂肪族或芳香族酰基的反应称为酰化反应。

酰基是指含氧的无机酸或有机酸分子中除去羟基后所剩余的基团。常见酰基有：

硫酸：H_2SO_4　　　　　　　　磺酰基：$—SO_2OH$

乙酸：CH_3COOH　　　　　　　乙酰基：$—COCH_3$

苯甲酸：C_6H_5COOH　　　　　　苯甲酰基：$—COC_6H_5$

苯磺酸：$C_6H_5SO_3H$　　　　　　苯磺酰基：$—SO_2C_6H_5$

2. 酰化反应的分类

（1）根据接收酰基的原子不同分为氧酰化、氮酰化、碳酰化等。

氧酰化是将酰基引入氧原子上制取酯类化合物的反应，如：用乙酸酐与苄醇反应制备乙酸苄酯。

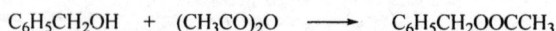

$$C_6H_5CH_2OH \ + \ (CH_3CO)_2O \ \longrightarrow \ C_6H_5CH_2OOCCH_3$$

氮酰化是将酰基引入氮上制取酰胺类化合物的反应，如：用乙酸酐与甘氨酸反应制备 N-乙酰甘氨酸。

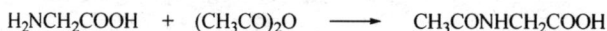

$$H_2NCH_2COOH \ + \ (CH_3CO)_2O \ \longrightarrow \ CH_3CONHCH_2COOH$$

碳酰化是在芳环上引入酰基制取芳酮和芳醛的反应，如：在三氯化铝催化下，乙酰苯胺与氯乙酰氯反应制备 N-乙酰基对氯乙酰苯胺。

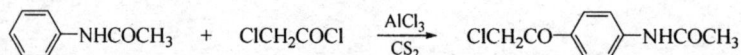

（2）根据所引入酰基的不同可分为磺酰化、碳酰化等，碳酰化又可分为甲酰化、乙酰化、苯甲酰化等。如：磺酰化反应，对甲基苯磺酰氯与碳酸铵反应制备对甲基苯磺酰胺。

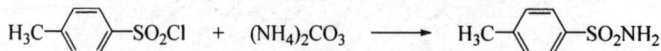

（3）根据酰基引入方式的不同可分为直接酰化和间接酰化。如：乙腈与间苯二酚反应，在苯环上引入酰基属于间接酰化法。

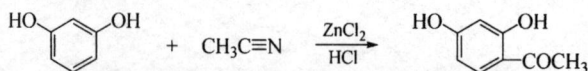

3. 酰化反应的应用　酰化反应广泛应用于药物中间体的合成、药物结构的修饰和药物合成中醇羟基、酚羟基及氨基的保护。

第一节 氧原子的酰化反应

氧原子上的酰化反应分为醇与酚氧的酰化，是在醇羟基或酚羟基的氧上引入酰基生成酯的反应。因此，又称为酯化反应。根据引入酰基方式不同可分为直接酰化和间接酰化法。如醇与羧酸、酸酐等反应可直接在羟基氧原子上引入酰基为直接酰化法；醇与烯酮、炔等反应间接引入酰基为间接酰化法。

氧原子上的酰化反应在合成医药、香料、农药等方面应用广泛。如低级和中级饱和一元羧酸酯是香精油的成分，可用作香料。氧原子上的酰化反应也是保护羟基的重要方法。

常用于氧原子上酰化反应的试剂有酰氯、酸酐、羧酸、羧酸酯、烯酮等。酯化反应的活性、反应难易程度取决于醇羟基或酚羟基的亲核能力、空间位阻和酰化试剂的活性。

一、醇羟基氧的酰化

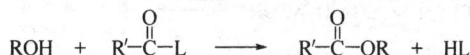

$$ROH + R'\overset{\overset{\displaystyle O}{\|}}{C}-L \longrightarrow R'\overset{\overset{\displaystyle O}{\|}}{C}-OR + HL$$

式中 ROH 为醇，R'COL 为酰化剂。常用于醇的酰化剂有：酰氯、酸酐、羧酸、羧酸酯、烯酮等。

（一）酰氯酰化

酰氯是很活泼的酰化试剂，反应能力强，性质不稳定，很容易与醇反应成酯，反应速率快，反应温度低，为不可逆反应。

$$RCOCl + R'OH \longrightarrow RCOOR' + HCl$$

酰氯常用于羧酸或酸酐难酰化的醇，特别适用于一些空间位阻较大的醇，如叔醇的酰化。肉桂酸叔丁酯制备由叔丁醇与肉桂酰氯反应生成。

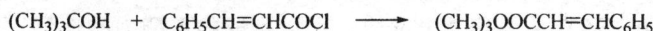

$$(CH_3)_3COH + C_6H_5CH=CHCOCl \longrightarrow (CH_3)_3OOCCH=CHC_6H_5$$

也常用于对热不稳定醇的酯化反应。

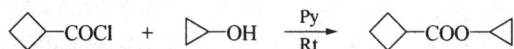

影响酰氯酰化反应的因素主要有反应物的结构、催化剂和溶剂等。

1. 反应物的结构 不同结构的酰氯其酰化活性不同，乙酰氯最活泼，反应活性最大。脂肪族酰氯的活性一般比芳香族酰氯大，这是由于苯环上的 π 电子使酰氯中羰基碳原子上的正电性减弱，反应活性降低。脂肪族酰氯 α-碳上有吸电子基时，酰氯的反应活性增强。如：2-溴丙酰氯与乙醇反应制备 2-溴丙酸乙酯。

$$CH_3CHBrCOCl + C_2H_5OH \longrightarrow CH_3CHBrCOOC_2H_5$$

但随着烃基碳原子数的增大，酰氯的反应活性降低。

醇的结构也影响与酰氯的反应，亲核性强的醇，一般在碱或酸性条件下即可反应。难酯化的醇则需要在强的 Lewis 酸（如三氯化铝）催化下反应。

2. 催化剂和溶剂 由于酰氯酰化反应过程中产生氯化氢，不仅对设备有腐蚀作用，而且容易与活泼醇发生取代、消除和异构化等副反应。所以在反应过程中，常加入碱性试剂以中和生成的氯化氢。为了防止酰氯的分解，一般都采用分批加碱或降低反应温度的方法。常用的碱类有碳酸钠、乙酸钠、三乙胺、吡啶、N,N-二甲基苯胺等无机或有机弱碱。

溶剂对酰氯的酯化也有影响，活泼的酰氯在水中易水解，因此不能选水作为溶剂，需要用非水溶剂如苯或二氯甲烷等。

吡啶在反应过程中不仅有催化作用，还可以作为溶剂替代碱性水溶液，以中和反应生成的氯化氢，因此，吡啶对酰氯的酯化反应有很好的促进作用。反应过程中吡啶与酰氯生成中间活性络合物。

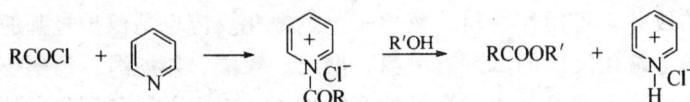

$$RCOCl \ + \ \underset{N}{\bigcirc} \ \longrightarrow \ \underset{COR}{\overset{+}{N}} Cl^- \ \xrightarrow{R'OH} \ RCOOR' \ + \ \underset{\underset{H}{N}}{\overset{+}{\bigcirc}} Cl^-$$

制备位阻大的酯时，采用酰氯和吡啶的方法，加入 AgCN 反应效果较好。

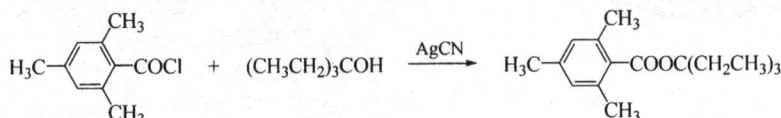

$$H_3C-\underset{CH_3}{\overset{CH_3}{\bigcirc}}-COCl \ + \ (CH_3CH_2)_3COH \ \xrightarrow{AgCN} \ H_3C-\underset{CH_3}{\overset{CH_3}{\bigcirc}}-COOC(CH_2CH_3)_3$$

（二）酸酐酰化

酸酐与醇的酰化反应为不可逆反应，酸酐是很强的酰化剂，适用于空间位阻较大的叔醇、多元醇和高级不饱和脂肪醇的酰化。如：

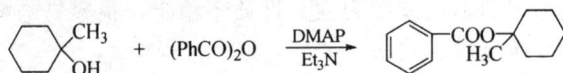

$$\underset{OH}{\overset{CH_3}{\bigcirc}} \ + \ (PhCO)_2O \ \xrightarrow[Et_3N]{DMAP} \ \bigcirc-COO\overset{CH_3}{\underset{H_3C}{\bigcirc}}$$

影响酸酐酰化的主要因素有：酸酐的结构、醇的结构、催化剂和反应条件等。

1. 酸酐的结构 常用的一元酸酐有乙酸酐、丙酸酐，二元酸酐有邻苯二甲酸酐、顺丁烯二酸酐等。二元酸酐与醇的反应是分步进行的，首先是一个羧基生成单酯，反应为不可逆反应，无水产生。由于还有一个羧基未反应，所以生成的单酯为酸性酯。第二步由单酯继续反应形成双酯。如：

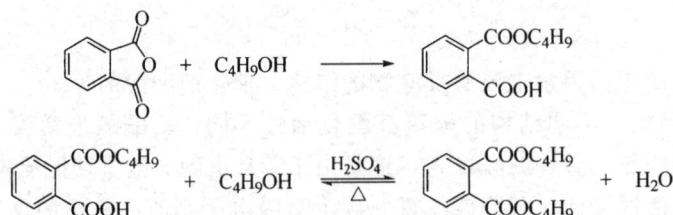

$$\underset{O}{\overset{O}{\bigcirc}} \ + \ C_4H_9OH \ \longrightarrow \ \underset{COOH}{\overset{COOC_4H_9}{\bigcirc}}$$

$$\underset{COOH}{\overset{COOC_4H_9}{\bigcirc}} \ + \ C_4H_9OH \ \underset{\triangle}{\overset{H_2SO_4}{\rightleftharpoons}} \ \underset{COOC_4H_9}{\overset{COOC_4H_9}{\bigcirc}} \ + \ H_2O$$

当酯化的两个醇不同时，一般先用碳数多的较高级的醇与酸酐反应生成单酯，再与碳数少的较低级醇在酸催化下生成双酯。

羧酸与一些酸酐组成的混合酸酐具有易制备，活性强的优点，进行酰化反应比单一酸酐更容易，在药物合成中广泛应用。常用的混合酸酐有羧酸-三氟乙酐混合酸酐、羧酸-磺酸混合酸酐、羧酸-多取代苯甲酸混合酸酐等。

(1) 羧酸-三氟乙酐混合酸酐

①羧酸-三氟乙酐混合酸酐的制备：

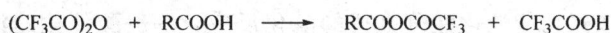

$$(CF_3CO)_2O + RCOOH \longrightarrow RCOOCOCF_3 + CF_3COOH$$

②羧酸-三氟乙酐混合酸酐酰化反应过程：

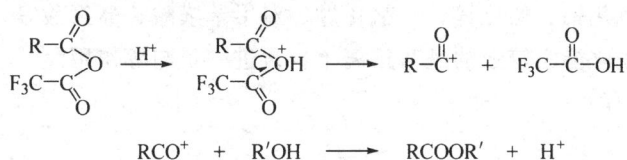

$$RCO^+ + R'OH \longrightarrow RCOOR' + H^+$$

对于立体位阻较大羧酸的酯化，要将其制成酸酐较困难，反应条件高。可采用羧酸-三氟乙酐混合法，将其与三氟乙酐作用形成混合酸酐后，再加入醇进行酰化反应，即可得到羧酸酯。如：

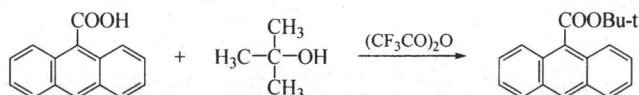

对于位阻较小的羧酸，可先与醇混合后再加入三氟乙酐。反应中由于三氟乙酐本身也能进行酰化，所以醇的用量要多一些，以减少副反应。如：

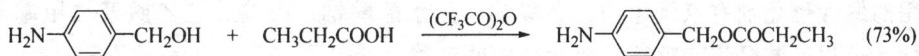

(2) 羧酸-磺酸混合酸酐：羧酸与磺酰氯作用形成羧酸-磺酸混合酸酐。

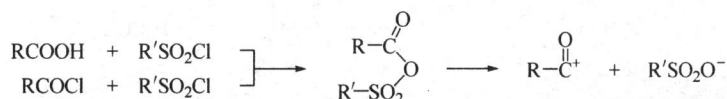

混合酸酐生成后有的分离出来使用，有的则是在生成后直接进行反应。后者中间产物不用分离出来，两步反应在同种溶剂作用下进行，操作简便。羧酸-磺酸混合酸酐酰化活性较高，可用于空间位阻大的醇的酯化。

(3) 混合酸酐：羧酸与 2,4,6-三氯苯甲酰氯形成羧酸-多取代苯甲酸混合酸酐。

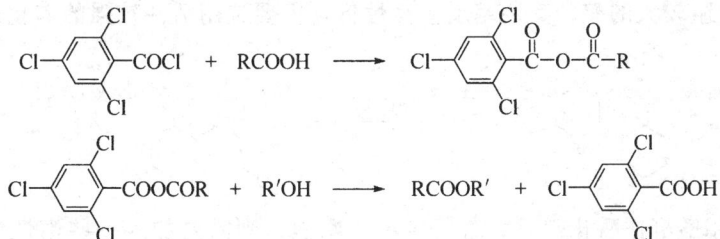

羧酸-多取代苯甲酸混合酸酐不仅能活化羧基，同时由于多取代氯苯的位阻较大，减少了分子中羟基被三氯苯甲酰酰化副反应的发生。在合成大环内酯时，常采用该法将羧酸与含有多个吸电子基取代的苯甲酰氯作用，先形成混合酸酐，再发生分子内酰化，环合生成内酯。

2. 醇的结构　酸酐酰化反应中醇的结构对反应影响较大，其影响规律与羧酸直接酯化法类似，即：伯醇酰化速率最快，仲醇次之，叔醇最难酰化，反应活性：伯醇＞仲醇＞叔醇。叔醇由于空间位阻较大，用羧酸难酰化，但使用酸酐酰化剂，可以制备相应的酯。

3. 催化剂 酸或碱均能催化酸酐进行的酰化反应，一般酸催化的活性大于碱催化。在具体选择催化剂时，要考虑醇羟基的亲核活性、空间位阻的大小及反应条件等因素。常用的催化剂有硫酸、三氯化铝、氯化锌、三氟化硼、对甲苯磺酸、高氯酸等，强酸催化作用是质子首先与酸酐生成酰化能力较强的酰基正离子，再进一步与醇作用。

H^+ 酸的催化过程：

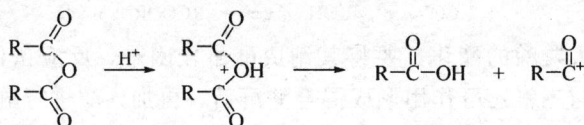

Lewis 酸的催化过程：

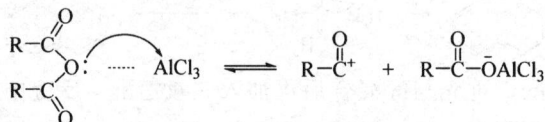

常用的碱性催化剂有氢氧化钠、碳酸钠、无水醋酸钠、吡啶、三乙胺及二甲基苯胺等。吡啶的催化过程是酸酐先与吡啶形成活性中间产物：

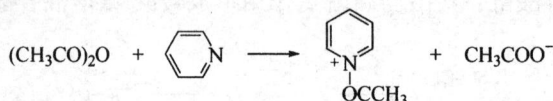

活性中间物再与醇反应生成酯。

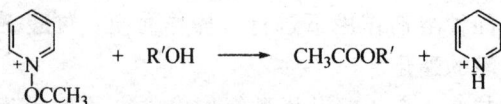

对于空间位阻较大的醇，其羟基反应活性低，需要选用活性较强的催化剂。如：

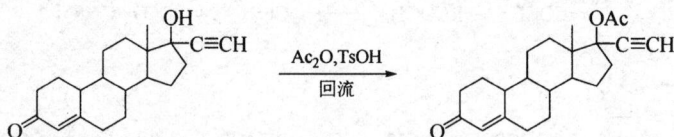

4. 溶剂 用酸酐作酰化剂时，若反应过于剧烈，则需要加入一些惰性溶剂，如苯、甲苯、硝基苯、石油醚等用于控制反应。如果反应进行平稳，可不用溶剂，或用与酸酐对应的羧酸为溶剂。由于酸酐遇水分解，使酰化活性大大降低，生成的酯也会因水的存在而发生分解反应，所以应严格控制反应体系中的水分。

酸酐作为酰化试剂，由于其反应活性高，因此常用于反应困难、位阻大的醇羟基的酰化。如用酸酐进行酰化合成镇痛药阿法罗定（安那度尔）。

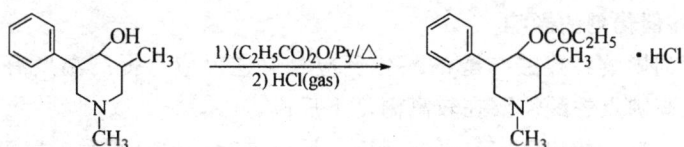

（三）羧酸酰化法

羧酸与醇在催化剂作用下生成酯的反应为直接酯化反应。反应如下：

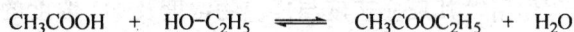

$$CH_3COOH + HO-C_2H_5 \rightleftharpoons CH_3COOC_2H_5 + H_2O$$

此反应是可逆反应，同样条件下生成的酯水解为醇和羧酸。用于酯化反应的羧酸可以为脂肪族或芳香族。由于反应中的羧酸和醇都是容易得到的有机原料，所以羧酸酰化法是合成酯的重要方法，通过该反应可以合成各种酯。

反应过程：

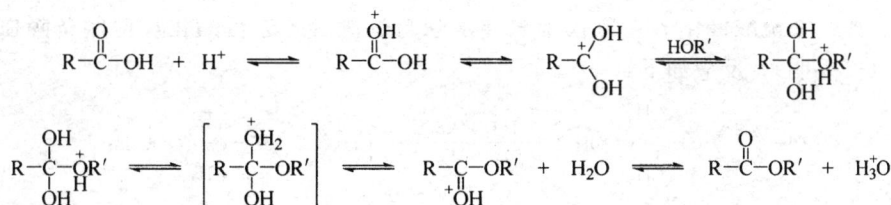

一般酯化反应是在酸催化下通过双分子反应历程进行的。影响酯化反应的因素主要有反应物的结构、反应条件（温度、催化剂）等。

1. 反应物结构的影响 羧酸和醇的结构对酯化反应有较大影响，主要体现在电子效应和立体效应上。

（1）羧酸的结构：对于羧酸（RCOOH），其羰基碳原子的亲电性越强、位阻越小，反应越容易进行。甲酸及其他直链脂肪族羧酸酯化反应速率均较大，含侧链的羧酸由于侧链会阻碍醇对羧酸碳原子的进攻，酯化速率小，且羧酸侧链越多则空间位阻越大，酯化反应越难进行。羧酸酯化反应的强弱顺序：甲酸（直链脂肪族羧酸）＞侧链的羧酸（侧链越多，反应就越困难）＞芳香族羧酸。

（2）醇的结构：伯醇酰化速率最快，仲醇次之，叔醇最难酰化，甲醇是伯醇中酰化最快的醇。烯丙醇、苄醇虽为伯醇，但由于其氧原子上的未共用电子对与双键或苯环形成 p-π 共轭，使得氧原子的亲核能力减弱，反应活性降低，而且由于其羟基容易消除形成稳定的碳正离子，表现出与叔醇相类似的性质，因此，酯化速度较饱和醇慢。醇酯化反应的强弱顺序：伯醇＞仲醇＞叔醇＞苄醇和烯丙醇＞酚。

叔醇由于空间位阻较大，而且反应中其羟基容易与质子作用脱水发生消除反应，产生烯烃副产物。因此，叔醇与羧酸直接酯化难，且产率低，实用价值不大。叔醇的酯化需要选择酰化能力更强的酸酐或酰氯作为酰化剂。如：

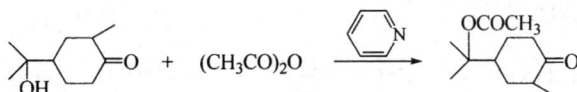

2. 反应温度和催化剂的影响

（1）反应温度的影响：羧酸与醇的酯化反应是可逆反应，提高温度有利于提高反应速度。高沸点的醇和高沸点的酸需要在较高温度下反应。

（2）催化剂的影响：酯化反应是可逆反应，反应进行一段时间后，反应物与产物间达到动态平衡，这时生成的产物浓度不再增加，反应达到平衡点。在合成中，为了加快反应速度，缩短反应时间，除加热回流提高反应温度外，常加入催化剂促使反应尽快达到平衡。酸对酯化反应有很好的催化作用，其反应速度与反应物浓度及 H^+ 浓度的乘积成正比。羧酸酰化法常用的催化剂有硫酸、氯化氢、磷酸、氟化硼以及阳离子交换树脂等。如：苯甲酸在浓硫酸的催化下与正丁醇反应制备苯甲酸正丁酯。

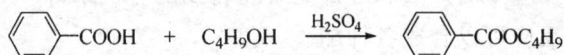

$$\text{C}_6\text{H}_5\text{—COOH} + \text{C}_4\text{H}_9\text{OH} \xrightarrow{\text{H}_2\text{SO}_4} \text{C}_6\text{H}_5\text{—COOC}_4\text{H}_9$$

质子酸催化剂中浓硫酸由于价格低，具有较好的催化活性和吸水性，因此应用最广泛，使用最多。如：在硫酸催化下 4-氯代苯氧异丁酸与过量乙醇进行酯化反应制备降血脂药物氯贝丁酯（安妥明），反应如下：

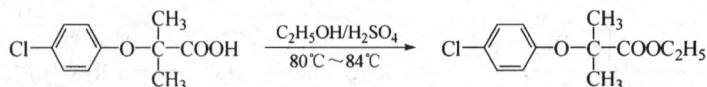

$$\text{Cl—C}_6\text{H}_4\text{—O—C(CH}_3)_2\text{—COOH} \xrightarrow[80℃\sim84℃]{\text{C}_2\text{H}_5\text{OH/H}_2\text{SO}_4} \text{Cl—C}_6\text{H}_4\text{—O—C(CH}_3)_2\text{—COOC}_2\text{H}_5$$

使用浓硫酸时，反应温度不能过高，一般不宜超过 160℃，以免发生脱水和磺化等副反应。质子酸催化的优点是简单，但也可能引起副反应，如脱水、异构化、聚合等。

对于一些使用无机酸可能会影响醇分子中的化学键或官能团的情况，可采用苯磺酸、对甲苯磺酸等有机酸为催化剂。如：

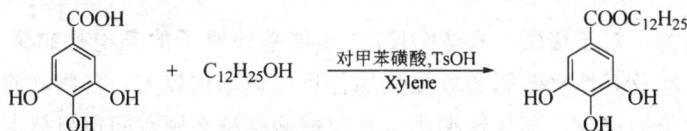

$$\text{(HO)}_2\text{C}_6\text{H}_2\text{(OH)—COOH} + \text{C}_{12}\text{H}_{25}\text{OH} \xrightarrow[\text{Xylene}]{\text{对甲苯磺酸,TsOH}} \text{(HO)}_2\text{C}_6\text{H}_2\text{(OH)—COOC}_{12}\text{H}_{25}$$

使用 Lewis 酸作为催化剂，产品的纯度、产率均较高，并可避免分解或重排等副反应，但反应温度要求较高。常用的 Lewis 酸催化剂有 BF_3、$AlCl_3$、$ZnCl_2$ 及硅胶等。如：BF_3 用于催化含有不饱和双键的酸。

$$\text{C}_6\text{H}_5\text{—CH=CH—COOH} + \text{CH}_3\text{OH} \xrightarrow{\text{BF}_3/\text{Et}_2\text{O}} \text{C}_6\text{H}_5\text{—CH=CH—COOCH}_3$$

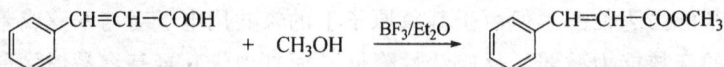

由于强酸型离子交换树脂能离解出 H^+，所以可作为酯化反应的催化剂。采用离子交换树脂为催化剂的优点主要有：反应速度快，条件温和，选择性好，收率高；产物后处理简单，无需中和及水洗；树脂可再生循环使用，并可连续化生产；对设备无腐蚀，废水排放少等。如乙酸甲酯的制备，在离子交换树脂及硫酸钙干燥剂存在下，反应仅 10 分钟，收率即可达 94%。而同样配比条件下，如果用对甲苯磺酸催化反应需要 14 小时，收率只达到 82%。

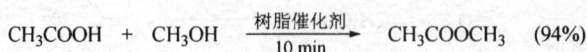

$$\text{CH}_3\text{COOH} + \text{CH}_3\text{OH} \xrightarrow[\text{10 min}]{\text{树脂催化剂}} \text{CH}_3\text{COOCH}_3 \quad (94\%)$$

3. 提高产率的方法 酯化反应是一可逆平衡反应，为了提高产物的收率，常采取增大反应物（醇或酸）的配比，一般以过量的醇进行反应，同时不断将反应生成的酯或水从反应系统中除去。

脱水可采用以下几种方法：脱水剂脱水（如浓硫酸、无水氯化钙、无水硫酸铜、无水硫酸铝等），蒸馏除水，共沸脱水（用苯、甲苯等添加剂与水形成具有较低共沸点的二元或三元共沸混合物）等。对于低沸点、易挥发的酯，可直接从反应混合物中蒸馏出来，如甲酸甲酯、乙酸甲酯等，蒸出的粗酯是酯与水或醇的恒沸物，通过再精制得到纯品。

对于中等挥发的酯，可直接加热与反应生成的水一起蒸馏出来，蒸出的粗酯有时是酯、水及醇的混合物。如：雌性激素雌二醇戊酸酯的合成。

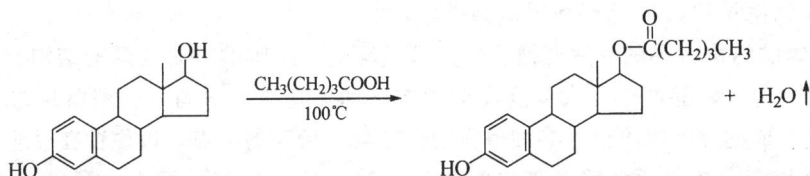

对于不易挥发的酯，可直接从反应混合物中蒸馏出反应生成的水，或利用共沸脱水法，加入恒沸剂，提高水的蒸出量。如：盐酸哌替啶（镇痛药）的合成。

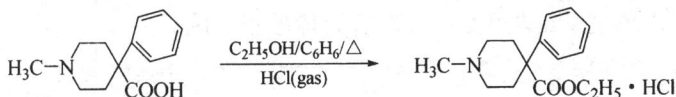

（四）羧酸酯酰化法

羧酸酯可与醇、羧酸或酯分子中的烷氧基或酰基进行交换反应，由一种酯转化成另一种新酯。这是一种利用反应的可逆性合成酯的重要方法，可以用一种容易得到的酯制备较难获取的酯。酯的交换有三种类型：

酯的醇解法——酯分子中的伯醇基被另一沸点较高的伯醇基或仲醇基替代。

$$RCOOR' + R''OH \rightleftharpoons RCOOR'' + R'OH$$

该法常用甲醇酯或乙醇酯与高级醇进行醇酯交换反应。如：

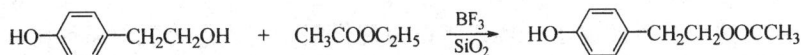

酯的酸解法——酯与另一分子羧酸进行的交换反应合成新酯。

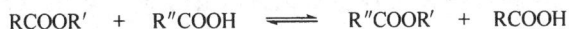

$$RCOOR' + R''COOH \rightleftharpoons R''COOR' + RCOOH$$

该法常用于合成二元羧酸单酯和羧酸乙烯酯。如：

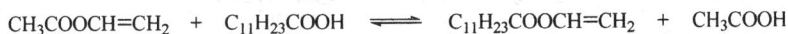

$$CH_3COOCH=CH_2 + C_{11}H_{23}COOH \rightleftharpoons C_{11}H_{23}COOCH=CH_2 + CH_3COOH$$

酯与酯的交换法——两种酯的交换反应。

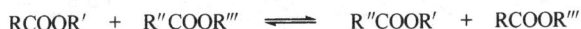

$$RCOOR' + R''COOR''' \rightleftharpoons R''COOR' + RCOOR'''$$

上述三种酯交换反应都是通过反应的可逆性进行的，其中第一种酯交换方式应用最广，反应常用质子酸或醇钠进行催化。其反应机理如下：

$$R{-}\overset{\displaystyle O}{\overset{\|}{C}}{-}OR' + H^+ \rightleftharpoons R{-}\overset{\displaystyle O}{\overset{\|}{\underset{H}{C}}}{-}\overset{+}{O}R' \xrightarrow{R''OH} \left[R{-}\overset{O^-}{\underset{HOR''}{\overset{|}{\underset{|}{C}}}}\overset{+}{\underset{H}{O}}R' \right] \xrightarrow{-R'OH}$$

$$R{-}\overset{\displaystyle O}{\overset{\|}{\underset{H}{C}}}{-}\overset{+}{O}R'' \rightleftharpoons R{-}\overset{\displaystyle O}{\overset{\|}{C}}{-}OR'' + H^+$$

$$R{-}\overset{\displaystyle O}{\overset{\|}{C}}{-}OR' \xrightleftharpoons{R''OH} \left[R{-}\overset{O^-}{\underset{OR''}{\overset{|}{\underset{|}{C}}}}OR' \right] \xrightleftharpoons{-R'OH} R{-}\overset{\displaystyle O}{\overset{\|}{C}}{-}OR''$$

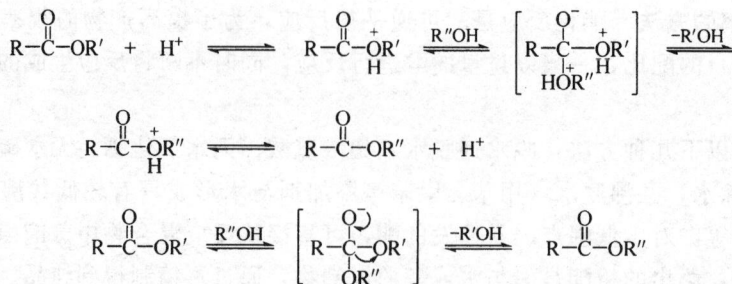

酯的醇解法与用羧酸进行直接酯化相比较，其反应条件温和，适用于一些反应活性较小直接进行酰化困难的羧酸，溶解度较小或结构复杂的醇等也可采用此法。影响酯酰化的主要因素有：反应物的结构、催化剂和反应条件等。

1. 反应物的结构 酯的醇解交换反应是可逆反应，反应的难易与醇的结构有关，通常情况下伯醇最易反应，仲醇次之。为使反应向生成新酯的正方向进行，一般常用过量的反应物醇，并将反应生成的醇不断蒸出。参加反应的醇应具有较高的沸点，以便留在反应体系中。

在反应过程中存在着两个烷氧基之间亲核力的竞争，生成的醇 R'OH 沸点低易于蒸馏除去，有利于反应平衡向正方向移动，反应物醇若沸点高不易蒸出，留在反应系统中有利于酰化反应的进行，即以沸点较高的醇交换出酯分子中沸点较低的醇。如：在对苯二酚、对甲苯磺酸作用下，正丁醇与丙烯酸甲酯反应制备丙烯酸正丁酯。

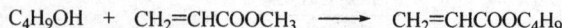

$$C_4H_9OH + CH_2{=}CHCOOCH_3 \longrightarrow CH_2{=}CHCOOC_4H_9$$

2. 催化剂 酯醇解反应催化剂的选择，取决于醇的性质。酸或碱均可以用于酯醇解反应的催化。常用的酸催化剂有硫酸、对甲苯磺酸等，碱性催化剂常用醇钠或其他的醇盐。当参加反应的醇为叔醇或含有碱性基团的醇时，则选用醇钠作为催化剂。如局部麻醉药丁卡因的合成。

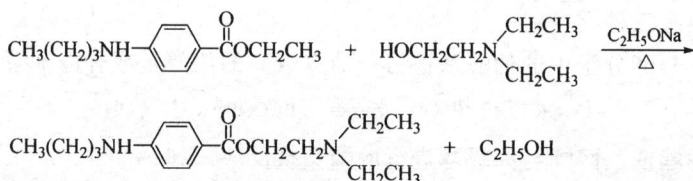

$$CH_3(CH_2)_3NH{-}\underset{}{\overset{}{\bigcirc}}{-}\overset{\displaystyle O}{\overset{\|}{C}}OCH_2CH_3 + HOCH_2CH_2N\overset{\displaystyle CH_2CH_3}{\underset{CH_2CH_3}{\big\langle}} \xrightarrow[\triangle]{C_2H_5ONa}$$

$$CH_3(CH_2)_3NH{-}\underset{}{\overset{}{\bigcirc}}{-}\overset{\displaystyle O}{\overset{\|}{C}}OCH_2CH_2N\overset{\displaystyle CH_2CH_3}{\underset{CH_2CH_3}{\big\langle}} + C_2H_5OH$$

醇解反应还可选用强碱性离子交换树脂作为催化剂，其优点为反应条件温和，反应后的处理过程简化，适合于许多对酸不稳定的酯的合成。

3. 反应条件 水的存在容易使反应生成的酯发生水解，影响反应的正常进行，因此，酯交换反应需要在无水条件下进行。同时要防止将其他醇生成的酯类产品在乙醇中进行重结晶，或将其他酸生成的酯类产品在乙酸中进行重结晶或其他反应。

如抗胆碱药溴美喷酯（宁胃适）的制备。

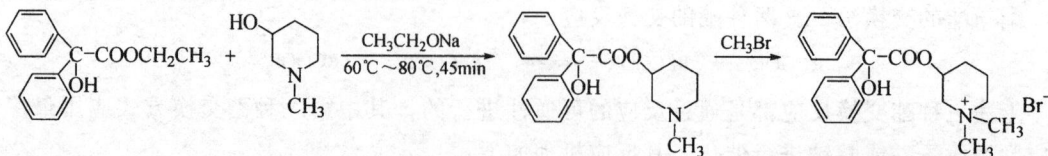

为了增加酯的酰化能力，扩大其应用范围，近年来开发了许多酰化能力较强的活性羧酸酯为酰化剂。在合成复杂的化合物如大环内酯、肽等天然化合物时，较多使用活性大的羧酸酯为酰化剂。常用的活性羧酸酯有羧酸吡啶酯、羧酸硫醇酯、羧酸三硝基苯酯等。

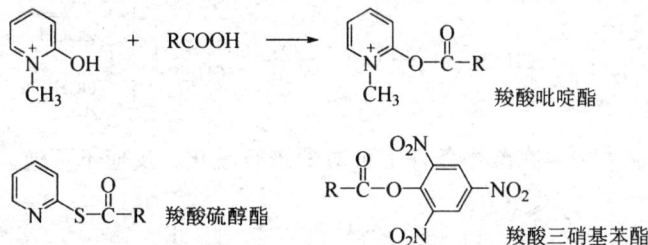

羧酸吡啶酯

羧酸硫醇酯　　羧酸三硝基苯酯

（五）乙烯酮酰化法

乙烯酮是一个优良的乙酰化试剂，也常应用于药物合成中。乙烯酮为气体，有剧毒，能溶于乙醚和丙酮。化学性质活泼，能与含活泼氢的化合物反应，在分子中引入乙酰基。

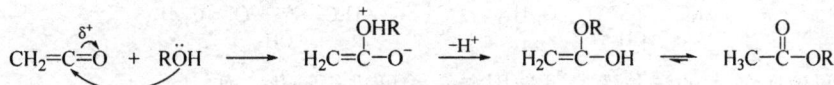

乙烯酮作为酰化试剂的优点是反应迅速，产物单纯，收率较高。不足之处是容易聚合，沸点低（−56℃），制备条件要求高，一般在实验室里制取困难。乙酸高温脱水得到乙烯酮。

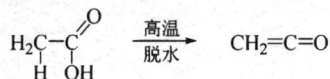

乙烯酮与醇很快反应制得乙酸酯：

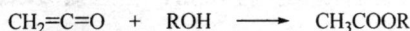

$$CH_2=C=O + ROH \longrightarrow CH_3COOR$$

反应可用酸或碱催化，常用的酸性催化剂有硫酸、对甲苯磺酸；较好的碱性催化剂是叔丁醇钾。乙烯酮能与某些难酰化的叔醇反应制备相应的乙酸酯，收率较好。

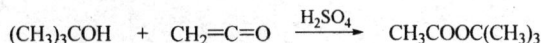

$$(CH_3)_3COH + CH_2=C=O \xrightarrow{H_2SO_4} CH_3COOC(CH_3)_3$$

二、酚羟基氧的酰化

酚羟基氧酰化反应的活性与酚的结构和酰化试剂的活性有关。

（一）酚的结构

酚类化合物中由于苯环的影响，酚羟基中氧的酰化反应活性较醇羟基明显降低，原因为酚羟基中氧的孤对电子与苯环上的π电子形成p-π共轭，从而降低了酚羟基中氧的亲核能力，使得酰化反应比醇困难，需要选用强的酰化试剂。如：

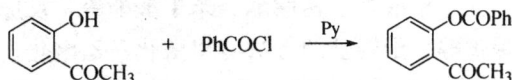

（二）酰化试剂

酚的酰化反应比醇困难，不易与羧酸进行反应，需要选用强的酰化试剂。常用于酚酰化的试剂有酰氯、酸酐和羧酸。

1. 酰氯　反应活性强，适合于酚羟基的酰化，反应一般在碱性催化剂下进行。如：

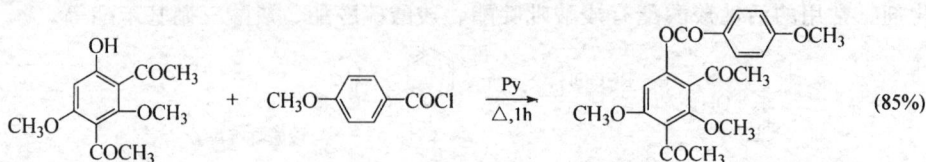

2. 酸酐　酰化能力强，在酸性条件下可对酚进行酰化，反应不可逆。如：

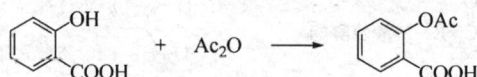

对于空间位阻较大的酚，酸酐也能进行酰化。如：

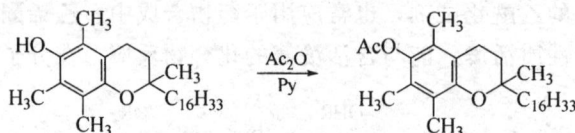

对于空间位阻较大的酸与酚，可选用混合酸酐进行酰化。如：

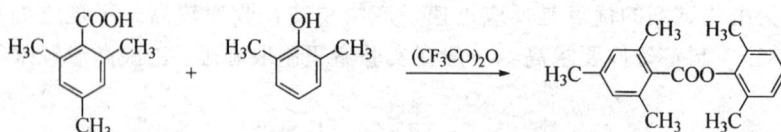

立体位阻较大的羧酸

3. 羧酸　作为酰化剂与酚进行酰化反应，如：在三氯氧磷的作用下，水杨酸与对氯苯酚反应制备水杨酸对氯苯酯。

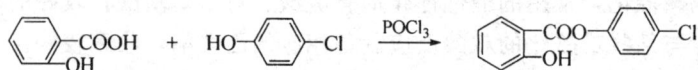

三、醇、酚羟基的保护

在药物合成中由于羟基容易发生氧化、消除、取代等反应，因此，必须对羟基进行保护。根据醇、酚结构的不同，选用不同试剂进行反应，使醇、酚羟基分别成醚、成酯、缩醛、缩酮等，在一定条件下再脱去保护恢复原有的醇、酚羟基，从而达到保护羟基的目的。以下介绍通过酰化反应使醇、酚羟基成酯进行保护的方法。

醇、酚羟基的保护有多种方法，酰化反应除应用于药物合成，在有机合成化学中还是保护醇羟基和酚羟基的方法之一，保护过程即是利用羧酸、酸酐、酰氯等酰化剂将醇羟基或酚羟基转化成相应的羧酸酯，如：甲酸酯、乙酸酯、苯甲酸酯等，反应完成后再脱去保护恢复原有的醇、酚羟基。常用保护醇、酚羟基的方法有甲酰化、乙酰化、α-卤代乙酰化等。

1. 甲酰化法　甲酰化的优点是易于形成，并可在乙酸酯或苯甲酸酯等存在下选择性脱去。其制备方法主要是用甲酸或甲酸与乙酸形成的混合酐以及 DMF 与苯甲酰氯的加合物等进行酰化。如：

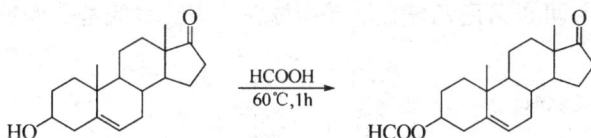

甲酸酯的稳定性不高，一般在弱碱或稀氨溶液的作用下分解，脱去保护基。

2. 乙酰化法 该方法应用广泛，使用乙酸酐、乙酰氯、乙酸乙酯或乙酸五氟苯酯等试剂进行酰化。在应用乙酐或乙酰氯时，可用吡啶、DMAP、TMEDA 以及三氟化硼的乙醚复合物来催化，用 DMAP 催化可用于大部分醇包括位阻较大的叔醇的酰化；用三氟化硼的乙醚复合物催化可在醇羟基、酚羟基共存时选择性酰化醇羟基。用乙酸乙烯酯在三氧化铝或二氧化硅作用下，可对伯醇羟基进行选择性酰化，而分子中的仲醇羟基没有影响。如：

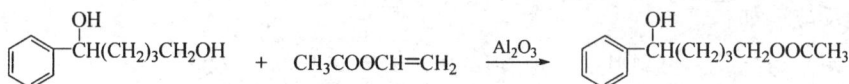

乙酸酯的稳定性大，分解脱保护基的条件较高，可用 50％氨-甲醇溶液进行氨解，但时间过长，结构中的苯甲酰基也会脱去。用碳酸钾甲醇水溶液可将仲醇及烯丙醇上的乙酰基脱去，收率可达 100％。用试剂 Bu₃SnOMe 在二氯乙烷中或三氟化硼-乙醚在 95％乙腈中可选择性脱去葡萄糖差向异构体羟基上的乙酰基，若苯甲酰基和乙酰基共存，则采用 DBU 或甲氧基镁可选择性脱去乙酰基。

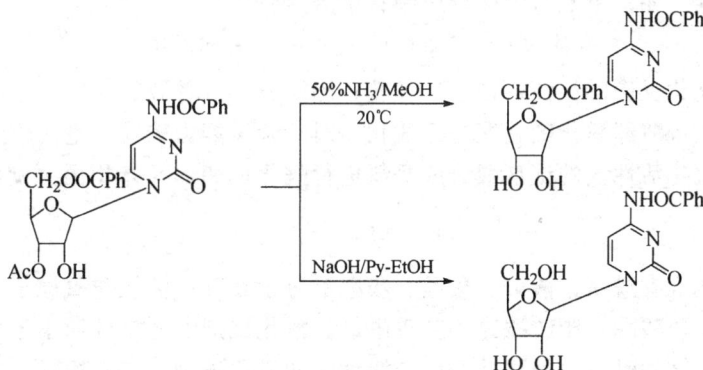

3. α-卤代乙酰化法 由酸酐、酰氯与具有羟基的化合物进行反应可制备 α-卤代羧酸酯衍生物。α-卤代乙酰化常用于合成核苷或前列腺素的保护。其脱除一般在碱性条件下或在胺类化合物中进行，该保护基由于卤素的引入使羰基碳原子的亲核性增强而易于水解，故可利用这一性质进行选择性脱除。如在乙酸酯、苯甲酸酯同时存在下，可用硫脲选择性"助脱"氯乙酰基。

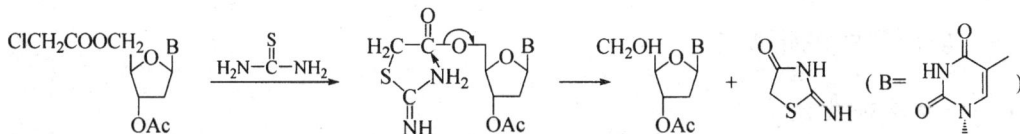

4. 苯甲酰化法 用苯甲酸或苯甲酰氯与羟基作用引入苯甲酰基，可用于糖类和核苷醇羟基的保护。保护基的脱去一般在氢氧化钠碱性催化下进行。

5. 酚羟基的保护 可以采用乙酰氯、苯甲酰基、9-芴甲酰基等保护方法。

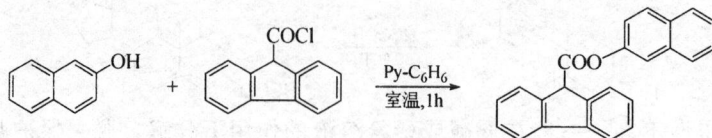

第二节 氮原子的酰化反应

酰化试剂与脂肪胺或芳香胺作用,在氨基氮原子上引入酰基生成酰胺衍生物的反应称为氮原子酰化反应。如:

$$RCOOH + R'-NH_2 \rightleftharpoons RCONHR' + H_2O$$

氨基中氮原子上的未共用电子对具有较强的亲核能力,能进攻酰化试剂中的酰基碳原子生成酰胺,反应一般按 S_N2 历程进行。氮原子酰化反应的难易与胺的结构和酰化剂有关,氨基氮原子上电子云密度越高、空间位阻越小,则亲核能力越强,越容易酰化。芳香胺类化合物由于氨基氮原子与芳环存在 p-π 共轭,降低了氮原子的亲核性,所以,较脂肪胺难酰化,若芳环上有给电子基,则其碱性增加,反应活性增强;若芳环上含吸电子基,则碱性减弱,反应活性降低。如:甲酸与苯胺反应制备甲酰苯胺。

$$C_6H_5NH_2 + HCOOH \longrightarrow C_6H_5NHCHO$$

胺类化合物酰化反应的活性:伯胺>仲胺;脂肪胺>芳香胺。一般无空间位阻容易酰化的胺,选用羧酸或羧酸酯酰化剂就能进行酰化。对于亲核能力较弱,空间位阻大不易酰化的胺,则需要选用酰化活性大的试剂酸酐或酰氯进行酰化。如:N-苯甲酰哌啶的制备。

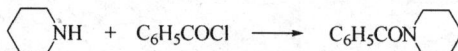

常用的酰化试剂有酰氯、酸酐、羧酸、羧酸酯等,其反应活性与氧原子的酰化一致:酰氯>酸酐>羧酸>羧酸酯;脂肪酰氯>芳香酰氯。酰化试剂的烃基碳原子数增加试剂反应活性降低,若引入长链的酰基,需要选择反应活性大的酰化试剂。二乙烯酮、光气等也用于氮原子酰化反应。

氮原子酰化反应可以用于合成化合物,即通过引入酰基改变化合物的性能,此为永久性酰化。另一个目的则是用于保护性酰化,即将氨基进行酰化形成酰胺,使其亲核性减弱,即使在一些剧烈条件下也难与其他试剂反应,实现分子中其他部位进行反应时氨基保持不变,等反应完成后再通过分解反应恢复氨基,从而达到保护氨基的目的。

一、氮原子的酰化反应

(一)酰氯酰化法

酰氯为强酰化剂,容易与胺类化合物进行酰化反应,反应剧烈,是不可逆放热反应。

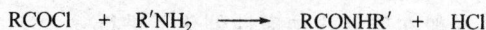

$$RCOCl + R'NH_2 \longrightarrow RCONHR' + HCl$$

反应一般在常温、低温下进行，多用于空间位阻较大以及加热易分解胺的酰化。

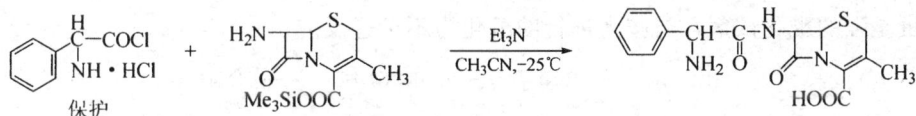

影响酰氯氮原子酰化反应的因素主要有酰氯的结构和反应条件。

1. 酰氯的结构　常用的酰氯有脂肪酸酰氯、芳香酸酰氯及芳磺酰氯等。长碳链高级脂肪酸酰氯由于其亲水性差，容易分解，反应活性较弱，故酰化应在无水有机溶剂如氯仿、苯、乙醚、二氯乙烷及吡啶中进行。吡啶既可做溶剂，又可中和反应中生成的氯化氢，对反应有促进作用。低碳数脂肪酸酰氯反应活性大，如乙酰氯等酰化反应速度快，反应可在水中进行。

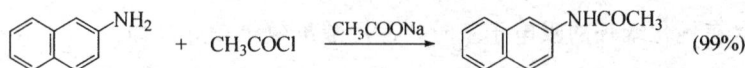

取代乙酰氯（如氯代乙酰氯）是一种活性很强的酰化剂，由于乙酰氯分子甲基碳上的氢被氯取代，使酰基碳原子的亲电性增强，可对空间位阻大的胺进行酰化。如：局部麻醉药盐酸利多卡因的中间体 2,6-二甲基苯胺，虽然氨基的空间位阻较大，但在醋酸钠的存在下，用氯代乙酰氯在低温下即可进行酰化。

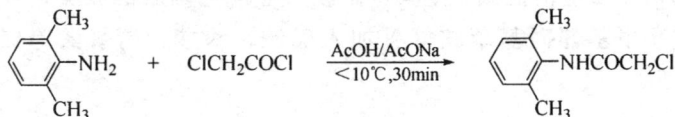

芳香酸酰氯及芳磺酰氯的反应活性较脂肪酸酰氯低，但不易发生水解反应，在强碱性水液中直接滴加即可进行酰化反应。如：苯酰氨基乙酸的制备。

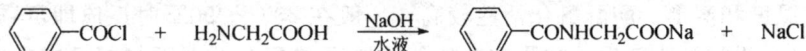

2. 反应条件　酰氯进行酰化反应中有氯化氢生成，为防止氯化氢与胺反应成铵盐，常加入碱性试剂以中和。中和反应生成的氯化氢可使用过量的胺反应。加入吡啶、三乙胺以及强碱性季铵类化合物等有机碱；或加入氢氧化钠、碳酸钠、醋酸钠等无机碱。常用的溶剂为氯仿、乙酸、二氯乙烷、四氯化碳、苯、甲苯和吡啶等。为获得好的收率，选用溶剂需要根据所用的酰化试剂而定。有机碱吡啶既可作溶剂，又能中和氯化氢，还可与酰氯形成配合物而增强酰化能力，起到催化反应作用。

乙酰氯等低级的脂肪酰氯反应速度快，反应在水中进行。为了减少酰氯发生水解反应，常在滴加酰氯的同时，不断滴加氢氧化钠溶液、碳酸钠溶液或加入固体碳酸钠，控制水介质的 pH 值在 7~8 左右。芳酰氯的活性比低级的脂肪酰氯稍差，但不易水解，可以在强碱性水液中进行酰化。该反应中由于反应物有内酰胺存在，温度升高容易分解，在低温下使用酰氯即可进行酰化。例如：

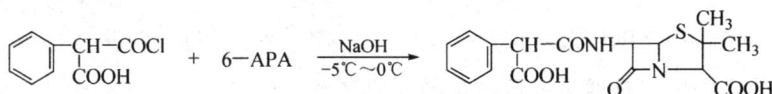

（二）酸酐酰化法

酸酐是强的酰化试剂，与胺类进行的酰化为不可逆反应。

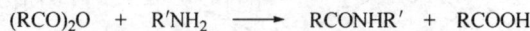

$$(RCO)_2O \; + \; R'NH_2 \longrightarrow RCONHR' \; + \; RCOOH$$

影响酸酐酰化的因素有反应物结构、催化剂、反应温度等。

1. 反应物结构　酸酐反应活性强，可用于各种结构胺的酰化。对于酰化困难的芳香胺或空间位阻大的胺，可用酸酐酰化法。

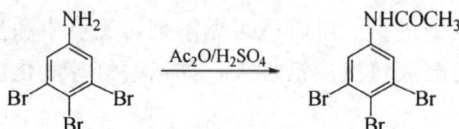

当芳胺上含有钝化苯环的吸电子基时，使用酸酐效果较好。如：

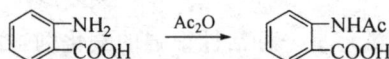

常用的酸酐为乙酸酐，一般酸酐用量不需过多，高于理论量的 $5\%\sim10\%$ 即可。

2. 催化剂　用酸酐为酰化试剂时，由于反应过程中有酸生成，所以可自动催化，一般不用加催化剂。但对于反应活性低、空间位阻较大等酰化困难的胺类化合物，如：二苯胺、2,4-二硝基苯胺、N-甲基邻硝基苯胺等可加入硫酸、磷酸、高氯酸等催化剂以加快反应速度。

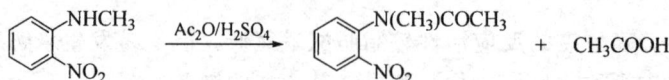

3. 反应温度和溶剂　酸酐酰化活性较高，一般在 $20℃\sim90℃$ 时反应即可顺利完成。高温且酸酐过量，伯胺可能产生二酰化物。如邻苯二甲酸酐在低温下与氨反应生成单酰化物，高温则得双酰化物，是制备二酰亚胺类化合物的方法。

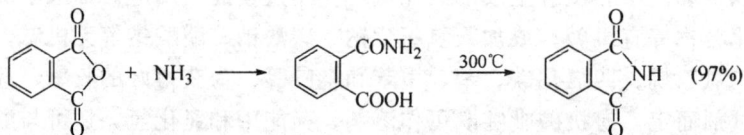

被酰化的胺类和酰化产物熔点不太高时，乙酰化反应不需另加溶剂。如果被酰化的胺和酰化产物熔点较高，则需另加苯、甲苯、二甲苯或氯仿等非水溶性惰性有机溶剂。若被酰化的胺和酰化产物易溶于水，而乙酰化的速度比乙酸酐水解的速度快，则乙酰化反应可以在水介质中进行。如：

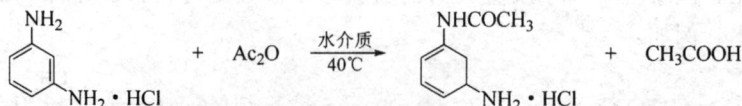

氨苄西林的中间体即是通过酸酐酰化的反应制备。

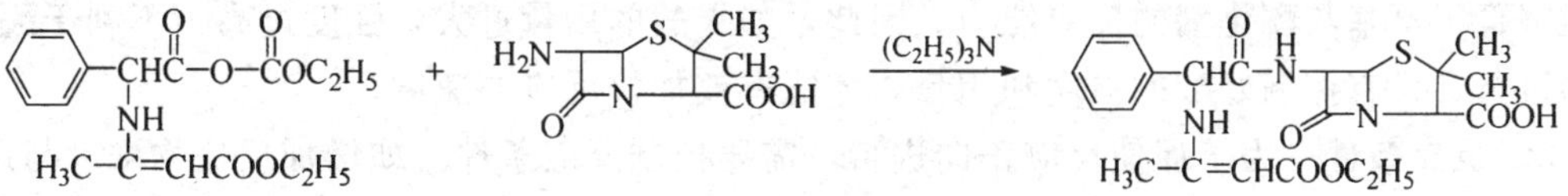

（三）羧酸酰化法

羧酸作为酰化试剂是制备酰胺类化合物的重要方法。羧酸可以酰化脂肪胺、芳香胺、伯胺或仲胺。反应的过程是胺分子中的氮原子作为亲核试剂进攻酰化试剂中的羰基碳原子，形成一个四面体的中间过渡态，然后脱去水得到酰胺。

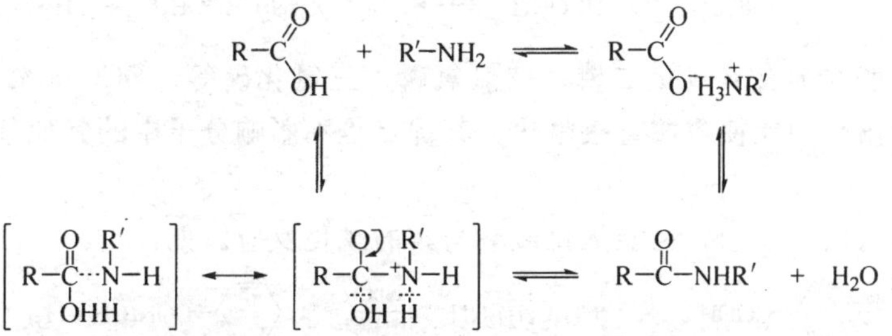

反应中生成的水能使酰胺水解，所以胺类酰化也是可逆反应。与其他可逆反应相似，为了加快反应促使平衡向生成物的方向移动，需要加入过量羧酸和催化剂，并不断蒸出反应生成的水。

酰基是吸电子基，它的引入使酰胺分子中氮原子的亲核性降低，很难再与酰化试剂继续反应生成 N,N-二取代酰化物。影响羧酸与胺反应的主要因素有胺的结构、催化剂和反应条件等。

1. 胺的结构 碱性较强的胺类适用于羧酸酰化，酰化反应的难易与胺的亲核能力及空间位阻有关。氨基氮原子上的电子云密度愈大，空间位阻愈小，反应活性愈强。胺类反应的活性大小：伯胺＞仲胺；脂肪胺＞芳香胺。芳环上有给电子基的芳香胺＞环上有吸电子基团的芳香胺。如：解热镇痛药对乙酰氨基苯酚（扑热息痛）的合成。

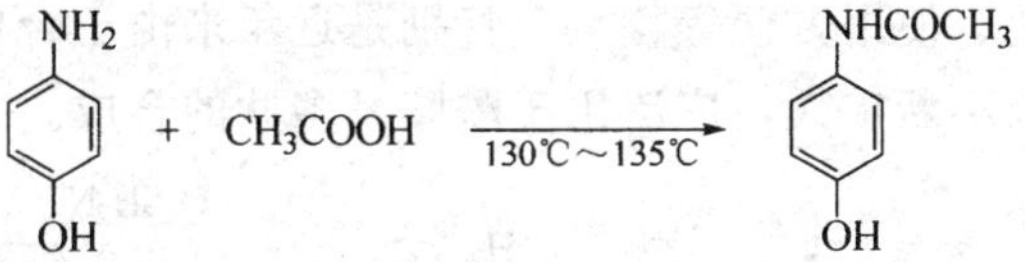

由于对氨基苯酚中酚羟基的存在使氨基的反应活性增强，同时氨基的亲核活性大于酚羟基，所以在乙酸酰化剂的作用下，就能使氨基酰化，而酚羟基不反应。

2. 催化剂的影响 质子酸或 Lewis 酸均能作为催化剂加快酰化反应的速度，质子酸催化首先与羧酸形成碳正离子中间体，再与氨基结合，最后脱去水和质子形成酰胺。

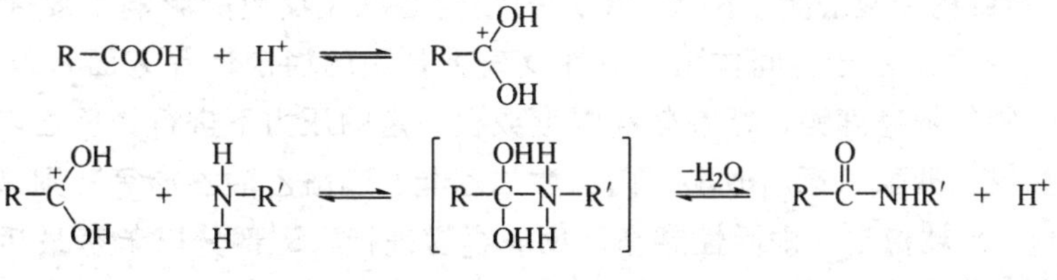

选择酸作为催化剂时，要注意控制酸的强度和用量，因为酸也能与氨基结合形成铵盐，

从而降低了氨基与酰化剂的反应能力。因此，如果酸的用量过大，强度过高，不利于酰化反应的进行，只有控制好酸的强度和用量，才能有效加快反应的速度。

3. 反应条件　为了促使反应正向进行，需要控制反应条件，如增加反应物浓度与用量，一般加入过量的羧酸，同时除去反应生成的水等。脱水方法主要有共沸脱水、化学脱水、高温脱水等。对于高沸点难挥发的羧酸和胺类，一般可采用在高温下脱水。对于热敏性的酸或胺，可在反应物中加入惰性溶剂甲苯或二甲苯进行共沸蒸馏，该方法主要用于甲酸与芳胺的反应。如：

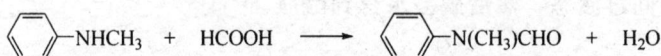

$$\text{C}_6\text{H}_5\text{-NHCH}_3 + \text{HCOOH} \longrightarrow \text{C}_6\text{H}_5\text{-N(CH}_3\text{)CHO} + \text{H}_2\text{O}$$

常用的化学脱水剂有五氧化二磷、三氯氧磷、三氯化磷等。DCC 是较好的脱水剂，在氨基酸或肽键的酰化中能使羧酸直接酰化，其优点是不影响分子中的其他基团，反应条件温和，产率高。

五氯化铌具有吸水作用，也能催化羧酸与胺的酰化反应。如：

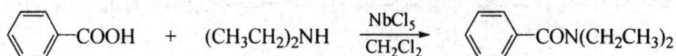

$$\text{C}_6\text{H}_5\text{-COOH} + (\text{CH}_3\text{CH}_2)_2\text{NH} \xrightarrow[\text{CH}_2\text{Cl}_2]{\text{NbCl}_5} \text{C}_6\text{H}_5\text{-CON(CH}_2\text{CH}_3)_2$$

（四）羧酸酯酰化法

羧酸酯作为酰化剂进行胺类化合物的酰化，实际是酯的氨解反应。反应过程为：

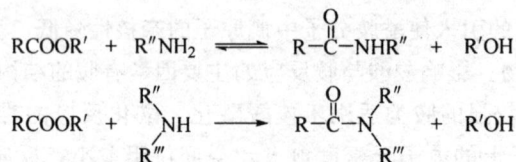

$$\text{RCOOR}' + \text{R}''\text{NH}_2 \rightleftharpoons \text{R}-\overset{\text{O}}{\overset{\|}{\text{C}}}-\text{NHR}'' + \text{R}'\text{OH}$$

$$\text{RCOOR}' + \overset{\text{R}''}{\underset{\text{R}'''}{\text{NH}}} \longrightarrow \text{R}-\overset{\text{O}}{\overset{\|}{\text{C}}}-\text{N}\overset{\text{R}'}{\underset{\text{R}'''}{}} + \text{R}'\text{OH}$$

伯胺酰化产物为 N-取代的酰胺，仲胺得到产物为 N,N-二取代的酰胺。

羧酸酯是较弱的 N-酰化试剂，反应活性不如酰氯、酸酐、羧酸等。但羧酸酯具有容易制备、反应中与胺不成盐、使用方便等特点，特别是近年来由于合成了许多活性羧酸酯，使酯类酰化试剂的应用范围不断扩大，广泛用于酰胺及多肽的合成。

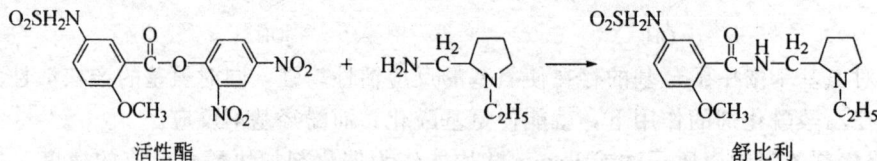

影响羧酸酯酰化的因素主要有反应物的结构和催化剂。

1. 羧酸酯的结构　羧酸酯（RCOOR'）的结构对酰化反应的影响主要来自羧酸部分 R 基团和 R'，反应活性取决于空间位阻、电性及离去基团的稳定性等方面。若羧酸部分 R 基团空间位阻大，则氨解速度慢，须在较高温度或在一定的压力下进行。反之，R 位阻小且有吸电子基时（如氯乙酸酯、氰乙酸酯、丙二酸二乙酯、乙酰乙酸乙酯等）则易氨解。酯基中离去基团（R'O—）越稳定，则活性越高，反应容易进行，R'部分以苯基最活泼，当芳环上含有吸电子取代基时，活性更高，而羧酸叔丁醇酯则难反应。

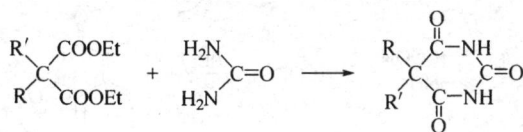

这是制备巴比妥类的通用方法。

2. 胺类结构　羧酸酯的酰化反应速度与胺的碱性强弱以及空间位阻有关。若胺中的R'能增加氨基的碱性、空间位阻较小，则酰化反应速度加快。芳胺由于碱性弱，须加入少量金属钠或醇钠，使芳胺转化为共轭碱而增强亲核能力。如：

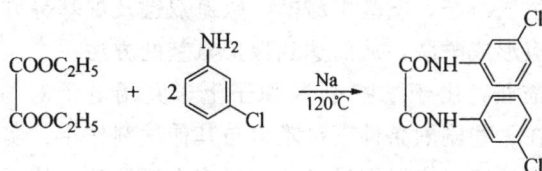

3. 催化剂　由于羧酸酯的酰化活性较弱，普通酯直接与胺反应时常用碱作为催化剂脱掉质子，以增加胺的亲核性。常用的催化剂有醇钠、金属钠、氢化锂铝等强碱性物质，过量的反应物胺也可以起催化作用。同时羧酸酯的酰化需在较高的温度下进行。为防止酯或酰胺的水解反应，防止催化剂分解，需控制反应体系中的水分。如：用水杨酸乙酯在高温下与苯胺进行酰化反应，制备抗真菌药水杨酰苯胺。

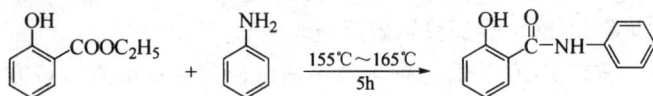

（五）乙烯酮、光气酰化

1. 乙烯酮酰化　乙烯酮也是优良酰化剂，不但能与醇羟基酰化，也能与胺进行酰化反应，而且其反应速度较与羟基作用快，当羟基与氨基共存时，可以选择性酰化氨基。如：

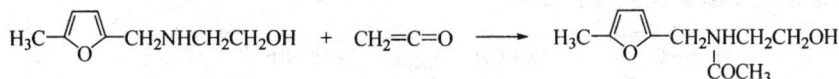

乙烯酮是由乙酸高温裂解生成。

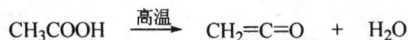

$$CH_3COOH \xrightarrow{\text{高温}} CH_2=C=O + H_2O$$

乙烯酮很容易形成二聚物二乙烯酮。二乙烯酮与氨或胺反应可制备乙酰乙酰胺。如：乙酰乙酰甲胺的制备。

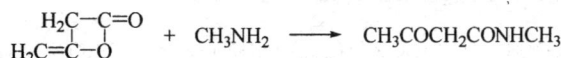

二乙烯酮与芳胺反应可制备乙酰乙酰芳胺。如：

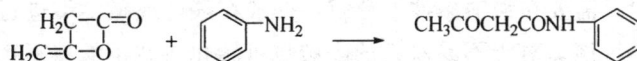

2. 光气酰化　光气常温常压下为气体，有剧毒。光气属于酰氯类酰化剂，可视为碳酸的二酰氯。光气也能进行氮原子酰化反应。如：靛红酰酐的制备。

$$\text{（o-COOH, NH}_2\text{-苯）} + COCl_2 \xrightarrow{HCl} \text{（苯并噁嗪二酮）}$$

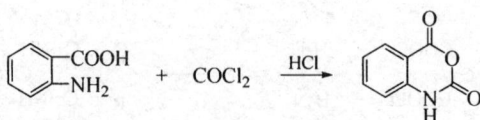

二、氨基的保护

胺类化合物中氨基是一个活性大、不稳定的基团，容易被氧化或发生缩合等反应，因此，药物合成中常常需要选用易于脱去的基团对氨基进行保护。

在药物合成中常用生成酰胺、氨基甲酸酯、碳氮双键及烷基等方法来保护氨基，以下主要介绍氨基进行酰化反应形成酰胺，从而达到保护氨基的方法。

氨基进行酰化形成酰胺，由于酰胺中 N 原子上未共用电子对与羰基碳形成 p-π 共轭，使其亲核性减弱，即使在一些剧烈条件下也难再与其他试剂作用，实现分子中其他部位进行反应时氨基保持不变，等反应完成后再通过分解反应恢复氨基，从而达到保护氨基的目的。

常用酰化保护氨基的方法是引入甲酰基、乙酰基、苯甲酰基和氯取代乙酰基等。引入酰基的脱除一般是在碱或酸的催化下进行水解，水解条件取决于酰基的性质，在同一条件下不同酰基水解反应稳定性为：苯酰基＞苯磺酰基＞乙酰基＞甲酰基；氯取代乙酰基水解反应稳定性为：乙酰基＞氯乙酰基＞二氯乙酰基＞三氯乙酰基。

碱性水解常用 NaOH 水溶液，难溶于水的芳胺可使用 NaOH 醇-水溶液，酸性水解常用稀 HCl 水液，加入少量 H_2SO_4 能加快水解反应。

1. 甲酰化反应　胺以 DCC 为脱水剂可与甲酸反应制备甲酰胺。该方法可用于氨基的保护，产率较高。如：α-氨基酸叔丁酯中氨基的保护。

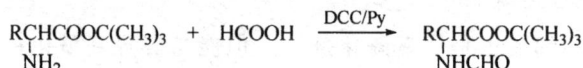

$$\underset{NH_2}{RCHCOOC(CH_3)_3} + HCOOH \xrightarrow{DCC/Py} \underset{NHCHO}{RCHCOOC(CH_3)_3}$$

芳香胺也常用甲酰化反应保护氨基。

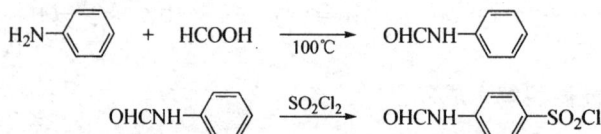

$$H_2N\text{—（苯）} + HCOOH \xrightarrow{100℃} OHCNH\text{—（苯）}$$

$$OHCNH\text{—（苯）} \xrightarrow{SO_2Cl_2} OHCNH\text{—（苯）}\text{—}SO_2Cl$$

甲酰基的脱去方法有很多，酸、碱或氧化、还原法均可顺利去除酰基。

2. 乙酰化反应　乙酐、乙酰氯活性高常与胺进行酰化反应保护氨基，但它们的选择性不大。乙酸对硝基苯酯可用于选择性乙酰化反应，如：

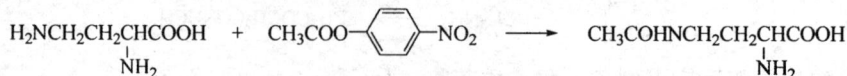

$$\underset{NH_2}{H_2NCH_2CH_2CHCOOH} + CH_3COO\text{—（苯）}\text{—}NO_2 \longrightarrow \underset{NH_2}{CH_3COHNCH_2CH_2CHCOOH}$$

乙酰胺比较稳定，需要在强的条件下分解，一般在酸性或碱性下进行，芳香酰胺中酰基的脱去可用强的 Lewis 酸。对于不易脱去的酰胺也可转化成叔丁氧羰基衍生物后再分解。

3. 苯甲酰化反应　胺可与苯甲酰氯、苯甲酰腈和苯甲酸对硝基苯酯等作用形成苯甲酰胺保护氨基。

$$\text{（）}-\text{COCl} \quad + \quad RR'NH \quad \longrightarrow \quad \text{（）}-\text{CONRR'}$$

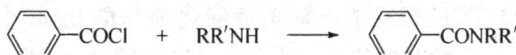

脱苯甲酰基可在酸、碱条件下进行。

第三节 碳原子的酰化反应

碳原子的酰化是在碳原子上引入酰基生成酮或醛的反应。醛、酮常常是合成药物的起始原料或中间体，在药物合成中应用广泛。利用羰基的亲核加成和 α-氢的活性，醛、酮还可以进行缩合、卤化、还原、氧化等反应生成新的产物。

根据碳原子的不同，碳的酰化反应可分为芳环碳的酰化、饱和碳的酰化、不饱和碳的酰化等。

根据酰基引入方式不同又分为直接酰化法和间接酰化法。直接酰化法是酰化试剂与芳环作用直接引入酰基的反应。如：

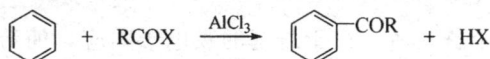

$$\text{（）} \quad + \quad RCOX \quad \xrightarrow{\text{AlCl}_3} \quad \text{（）}-\text{COR} \quad + \quad HX$$

间接酰化法是间接引入酰基的反应，通过一些亲电试剂与苯环进行亲电取代形成中间产物，再在一定条件下进行水解或重排引入酰基，形成芳醛或芳酮。如：

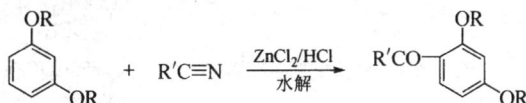

$$\text{OR—（）—OR} \quad + \quad R'C\equiv N \quad \xrightarrow[\text{水解}]{\text{ZnCl}_2/\text{HCl}} \quad R'CO\text{—（）—}OR, OR$$

碳原子酰化常用的酰化剂有酰卤、酸酐、羧酸等。

一、芳烃碳的酰化

芳烃经碳酰化制备芳酮和芳醛的反应属于亲电取代反应，该反应一般需要加入三氯化铝或其他 Lewis 酸（或质子酸）等催化剂，以增强酰化试剂的亲电能力，提高反应速率。反应通式为：

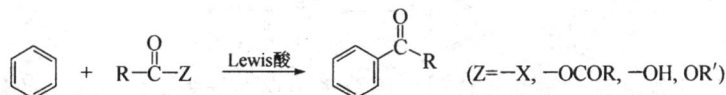

$$\text{（）} \quad + \quad R-\overset{O}{\underset{\parallel}{C}}-Z \quad \xrightarrow{\text{Lewis酸}} \quad \text{（）}-\overset{O}{\underset{\parallel}{C}}-R \quad (Z=-X, -OCOR, -OH, OR')$$

芳烃碳的酰化主要方法有：Friedel-Crafts 酰化反应、Hoesch 反应、苯环上碳的甲基化反应等。

（一）Friedel-Crafts 酰化反应

在三氯化铝或其他 Lewis 酸（或质子酸）催化下，酰化剂与芳烃发生亲电取代，生成芳酮的反应，称为 Friedel-Crafts 酰化反应，也称傅-克反应。常用的酰化剂有酰卤、酸酐、羧酸、羧酸酯等。如：酸酐作为酰化剂。

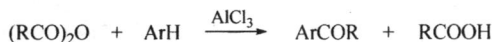

$$(RCO)_2O \quad + \quad ArH \quad \xrightarrow{\text{AlCl}_3} \quad ArCOR \quad + \quad RCOOH$$

Friedel-Crafts 酰化反应的过程复杂，首先是催化剂与酰化试剂作用，生成活性中间体酰基碳正离子，酰基碳正离子再进攻芳环上电子云密度较大的位置，取代该位置上的氢，生成芳酮。反应机理为：

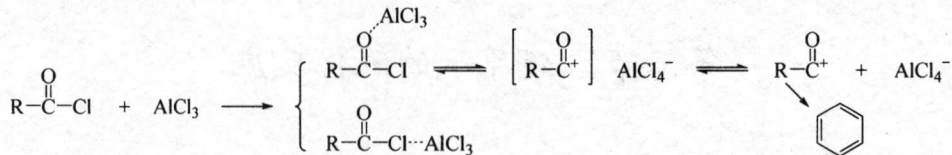

反应生成的酮与 AlCl₃ 可以形成络合物，从而使 AlCl₃ 失去催化作用，所以反应中 AlCl₃ 应过量使用。

影响 Friedel-Crafts 酰化反应的主要因素有：酰化试剂和芳环的结构、催化剂和溶剂等。

1. 酰化剂结构的影响 常用酰化剂的反应活性为：酰卤＞酸酐＞羧酸。

酰卤的反应活性强，是常用的酰化剂，酰氯又是酰卤中常用的。如：

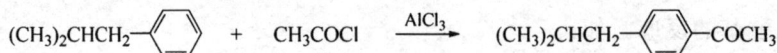

一般在芳环上引入一个酰基后，由于酰基的吸电子效应，使芳环上的电子云密度降低，再引入第二个酰基则困难，但如果引入酰基的邻位有活化苯环的基团时，则能再引入第二个酰基。如：

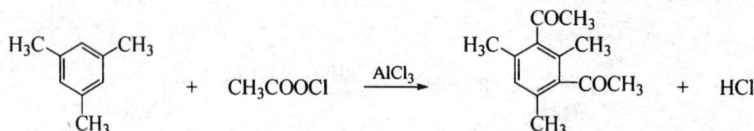

脂肪族酰氯中烃基结构对反应的影响较大，如果酰基的 α 位是空间位阻较大的叔碳原子时，在 AlCl₃ 的作用下容易脱羰基形成叔碳正离子，酰化反应主要得到烃化产物。如：

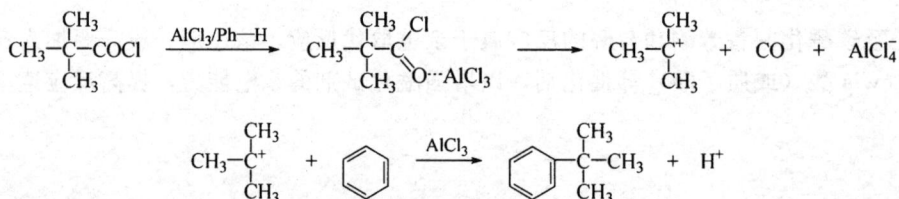

当芳烃与 α,β-不饱和脂肪酰氯反应时，因分子中存在烯键，在 AlCl₃ 的催化下也能发生烃化反应，在酰化后分子内进一步发生烃化反应而环合。如对甲氧基甲苯与 α,β-不饱和丁烯酰氯在过量 AlCl₃ 存在下加热可得下列混合物。

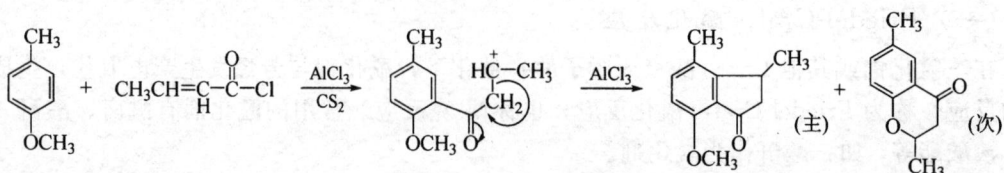

(AlCl₃有脱去—OCH₃中小分子—CH₃的能力)

酸酐是较强的碳酰化试剂，一元酸酐常用乙酸酐，反应在 Lewis 酸（如三氯化铝）催化下进行。如：

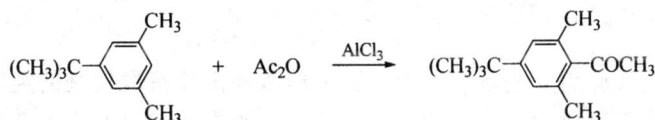

$$(CH_3)_3C\text{—}\boxed{}\text{(}CH_3\text{)}_2 + Ac_2O \xrightarrow{AlCl_3} (CH_3)_3C\text{—}\boxed{}\text{—}COCH_3$$

常用于碳酰化的二元酸酐有：丁二酸酐、顺丁烯二酸酐、邻苯二甲酸酐及其衍生物。当芳烃与二元酸酐反应时，首先生成芳酰脂肪酸，在一定条件下芳酰脂肪酸可进一步发生环合反应得到芳酮的衍生物。如：

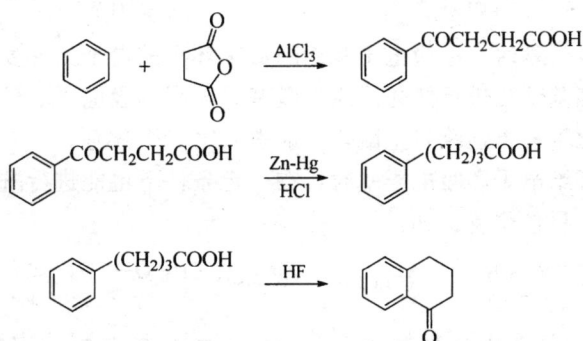

$$\boxed{} + \boxed{} \xrightarrow{AlCl_3} \boxed{}\text{—}COCH_2CH_2COOH$$

$$\boxed{}\text{—}COCH_2CH_2COOH \xrightarrow[HCl]{Zn\text{-}Hg} \boxed{}\text{—}(CH_2)_3COOH$$

$$\boxed{}\text{—}(CH_2)_3COOH \xrightarrow{HF} \boxed{}$$

羧酸酰化能力比较弱，但当芳环上含有给电子基如羟基、甲氧基等活化苯环的基团时，芳环反应活性增大，可以直接用羧酸进行酰化。如：

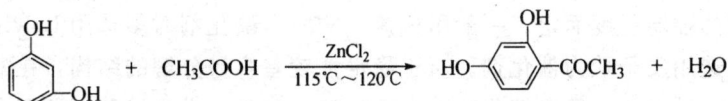

$$\boxed{} + CH_3COOH \xrightarrow[115℃\sim120℃]{ZnCl_2} HO\text{—}\boxed{}\text{—}COCH_3 + H_2O$$

当酰化剂羧酸分子的烃基中有芳基取代，而且芳基取代的位置在 3、4 或末位上，可以进行分子内酰化得芳环酮，反应难易与形成环的大小有关，一般反应活性是：六元环＞五元环＞七元环。如：

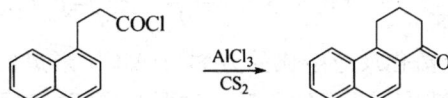

$$\boxed{}\text{—}CH_2COCl \xrightarrow[CS_2]{AlCl_3} \boxed{}$$

这是制备稠环化合物的重要方法。

2. 芳环结构的影响　Friedel-Crafts 酰化反应属于亲电取代反应，芳环上的取代基对亲电取代反应有较大影响。芳环上含有给电子基时，因给电子基能增大苯环上的电子云密度，活化苯环，使酰化反应容易进行。如：

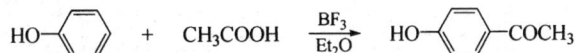

$$HO\text{—}\boxed{} + CH_3COOH \xrightarrow[Et_2O]{BF_3} HO\text{—}\boxed{}\text{—}COCH_3$$

氨基虽然具有较强活化芳环作用，但由于未保护的氨基容易与酰化试剂发生 N-酰化反应，也容易与催化剂如 AlCl$_3$ 络合，使催化剂的反应活性降低，因此在 C-酰化以前氨基应该先进行保护。

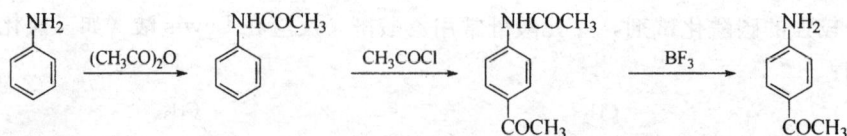

芳环碳原子酰化反应引入酰基的位置，要考虑芳环上原有取代基的类型和空间位阻。当含有给电子基芳环进行酰化时，引入的酰基主要进入给电子基的对位，若对位被占，则进入邻位。如：

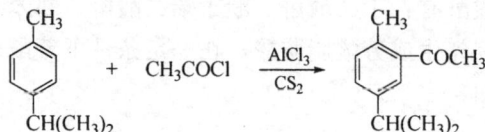

当芳环上含有吸电子基时，因吸电子基能降低苯环上的电子云密度，钝化苯环，使碳酰化反应难以进行，如硝基苯难进行酰化反应。酰基是较强的吸电子取代基，当芳环上引入一个酰基后，芳环被钝化不易再继续发生酰化反应引入第二个酰基。

当芳环上同时含有给电子和吸电子基时，在一定条件下也能进行酰化反应，引入的酰基进入符合两类取代基的最佳位置，如：

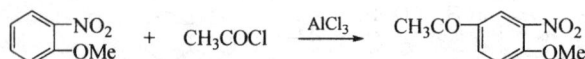

3. 催化剂的影响 使用催化剂能增强 Friedel-Crafts 酰化反应中酰基碳原子的亲电能力，提高反应速率。碳酰化反应中常用的催化剂有 Lewis 酸（$AlCl_3$、BF_3、$ZnCl_2$ 等）和质子酸（HF、H_2SO_4 等），Lewis 酸的催化活性一般大于质子酸。选择催化剂要根据具体反应的条件和催化剂的强弱程度而定。一般用酰氯、酸酐为酰化剂时多选用 Lewis 酸，以羧酸为酰化试剂时则多选用质子酸为催化剂。对于稳定性较差容易分解的结构，在酰化时应选用催化活性较小的 BF_3 或 $SnCl_4$ 等弱催化剂。由于呋喃、噻吩、吡咯等芳杂环在温和条件下也容易被无水 $AlCl_3$ 分解，因此不能选择无水 $AlCl_3$ 作为催化剂。如：抗生素头孢噻吩中间体的合成。

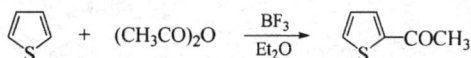

4. 溶剂的影响 由于碳酰化反应生成的芳酮与 $AlCl_3$ 形成的络合物大都是黏稠的液体或固体，如果反应物都不是液体，为了酰化反应的顺利进行，需要在反应中加入溶剂。常用的溶剂有二硫化碳、硝基苯、石油醚、四氯乙烷、二氯乙烷等，硝基苯极性较大，能溶解 $AlCl_3$ 形成复合物，使反应均相进行，应用广泛。当反应物中有一种组分为液态，也常常加入过量的该组分兼作溶剂。如：

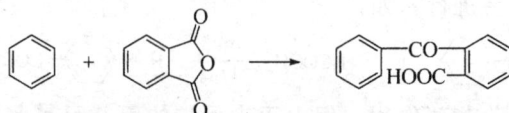

该反应中加入了过量的苯作为溶剂。

溶剂对碳酰化反应的收率和酰基进入的位置均有影响。如萘与邻苯二甲酸酐进行酰化时，用苯作溶剂总收率可达 87%～91%，但使用硝基苯作溶剂时则下降到 28%。

选择碳酰化反应溶剂时应考虑催化剂的影响，如二氯乙烷等氯代烃在高温与 AlCl$_3$ 的作用下，可能进行芳环上的取代反应。

（二）Hoesch 反应

Hoesch 反应是以腈为酰化试剂，在无水氯化锌、三氯化铝等催化下，与含烃基或烷氧基的芳烃进行反应，经水解制备含羟基或烷氧基芳香酮的反应。Hoesch 反应可看成是 Friedel-Crafts 酰基化反应的特殊形式。该反应间接在芳环上引入酰基，属于碳的间接酰化法，是合成酚或酚醚类芳酮的一个重要方法。

Hoesch 反应过程是腈化物首先与氯化氢结合，在无水氯化锌的催化下，形成活性中间体碳正离子，碳正离子进攻苯环发生亲电取代，经 σ-络合物转化为酮亚胺，再经水解得芳酮。

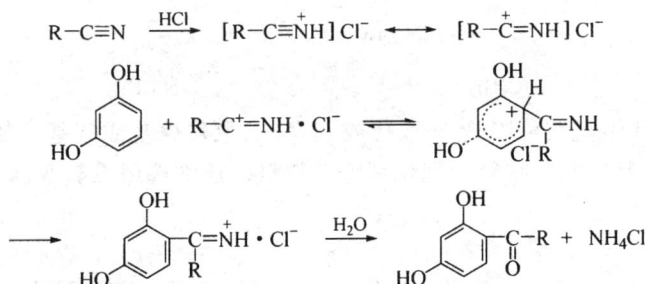

Hoesch 反应一般用无水氯化锌、三氯化铝、三氯化铁等作为催化剂。溶剂可用无水乙醚、冰醋酸、氯仿-乙醚、丙酮、氯苯等，无水乙醚最好，反应一般在低温下进行。

Hoesch 反应适用于由间苯二酚、间苯三酚、酚醚及某些杂环（如吡咯）等，制备相应的酰化产物。如：

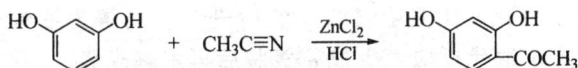

腈化物（RCN）中的 R 可以是芳基、烷基、卤代烃基，其中以卤代烃基腈活性最强，可用于烷基苯、卤苯等活性低的芳环的酰化。芳腈的反应活性低于脂肪腈。

（三）芳环上碳的甲基化反应

在苯环上引入甲酰基的方法很多，以下主要介绍 Gattermann 反应、Vilsmeier 反应及 Reimer-Tiemann 反应。

1. Gattermann 反应　是以无水氰化氢为酰化试剂，在 AlCl$_3$ 或 ZnCl$_2$/HCl 催化下，与含烃基或烷氧基的芳烃进行反应，制备含羟基或烷氧基芳香醛的反应。如：

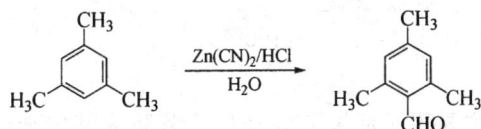

由于酰化后引入甲酰基，所以也称为碳的甲酰化反应。

Gattermann 反应与 Hoesch 反应相似，反应过程先生成亚氨基甲酰氯，再与芳烃作用后水解得到芳醛。反应中常用无水氰化锌和氯化氢作用生成无水氰化氢和氯化氢进行反应。如：

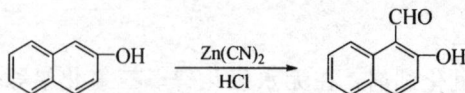

$$\text{（2-萘酚）} \xrightarrow[\text{HCl}]{\text{Zn(CN)}_2} \text{（1-甲酰基-2-萘酚）}$$

杂环也能进行 Gattermann 反应。如：

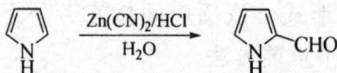

$$\text{（吡咯）} \xrightarrow[\text{H}_2\text{O}]{\text{Zn(CN)}_2/\text{HCl}} \text{（2-吡咯甲醛）}$$

2. Vilsmeier 反应　是以 N-取代甲酰胺为酰化试剂，在三氯氧磷催化剂作用下，在芳环（或芳杂环）上引入甲酰基的反应。也属于碳的甲酰化反应。如：

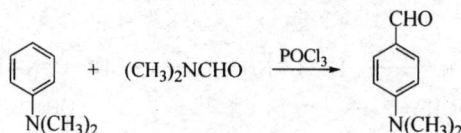

$$\text{（N,N-二甲基苯胺）} + (\text{CH}_3)_2\text{NCHO} \xrightarrow{\text{POCl}_3} \text{（对二甲氨基苯甲醛）}$$

酰化试剂 N-取代甲酰胺可以是 N-取代或 N,N-二取代烷基或芳基，如：N,N-二甲基甲酰胺（DMF）、N-甲基甲酰苯胺等。催化剂除三氯氧磷还常选用二氯亚砜、氯化锌等。反应机理为：

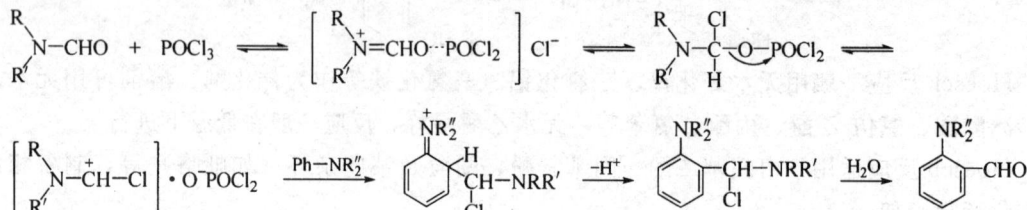

$$\begin{array}{c} \text{R} \\ \text{N-CHO} + \text{POCl}_3 \\ \text{R'} \end{array} \rightleftharpoons \left[\begin{array}{c} \text{R} \\ \text{N}=\text{CHO}\cdots\text{POCl}_2 \\ \text{R'} \end{array}\right] \text{Cl}^- \rightleftharpoons \begin{array}{c} \text{R} \\ \text{N-C-O-POCl}_2 \\ \text{R'} \quad \text{Cl} \end{array} \rightleftharpoons$$

$$\left[\begin{array}{c} \text{R} \\ \text{N}^+=\text{CH-Cl} \\ \text{R'} \end{array}\right]\cdot\text{O}^-\text{POCl}_2 \xrightarrow{\text{Ph-NR}_2''} \text{（中间体）} \xrightarrow{-\text{H}^+} \text{（中间体）} \xrightarrow{\text{H}_2\text{O}} \text{（邻氨基苯甲醛）}$$

N-取代甲酰胺先与氧氯化磷生成配合物，然后进一步离解为活性中间体碳正离子，该碳正离子进攻芳环发生亲电取代反应，生成 α-氯胺后再水解成醛。

Vilsmeier 反应适用于 N,N-二烷基芳胺、酚类、酚醚、多环芳烃、噻吩和吲哚等碳的甲酰化，因这些芳环或杂环上电子云密度较高，反应活性大。如：

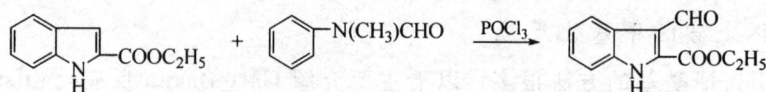

$$\text{（吲哚-2-甲酸乙酯）} + \text{（N-甲基甲酰苯胺）} \xrightarrow{\text{POCl}_3} \text{（3-甲酰基吲哚-2-甲酸乙酯）}$$

3. Reimer-Tiemann 反应　是将苯酚与过量的氯仿在强碱水溶液中加热生成芳醛的反应。该反应操作简单，原材料也容易制备。如：

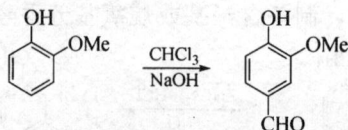

$$\text{（邻甲氧基苯酚）} \xrightarrow[\text{NaOH}]{\text{CHCl}_3} \text{（对羟基间甲氧基苯甲醛）}$$

Reimer-Tiemann 反应主要用于活泼芳烃如酚、芳胺或某些杂环化合物的甲酰化，反应过程是在碱的催化下先与氯仿生成二氯卡宾，再对芳环进行亲电反应得到二氯甲基，水解生成芳醛。

二、活性亚甲基化合物的碳酰化

具有活泼亚甲基的化合物，如乙酰乙酸乙酯、丙二酸酯、丙二腈、氰乙酸酯等，由于分子中亚甲基上连有吸电子基，使得亚甲基上的氢有一定的酸性，在强碱作用下，反应活性较大，可以在亚甲基的碳原子上引入酰基，经分解得到 β-二酮、β-酮酸酯等化合物。如：

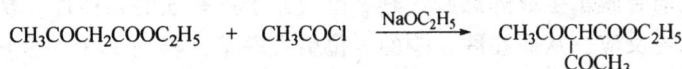

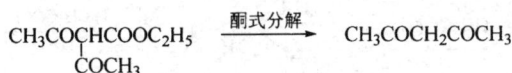

$$CH_3COCH_2COOC_2H_5 \quad + \quad CH_3COCl \quad \xrightarrow{NaOC_2H_5} \quad CH_3COCHCOOC_2H_5 \atop COCH_3$$

$$CH_3COCHCOOC_2H_5 \atop COCH_3 \quad \xrightarrow{酮式分解} \quad CH_3COCH_2COCH_3$$

反应机理如下：

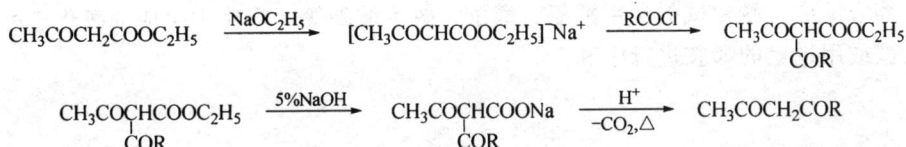

$$CH_3COCH_2COOC_2H_5 \quad \xrightarrow{NaOC_2H_5} \quad [CH_3COCHCOOC_2H_5]^- Na^+ \quad \xrightarrow{RCOCl} \quad CH_3COCHCOOC_2H_5 \atop COR$$

$$CH_3COCHCOOC_2H_5 \atop COR \quad \xrightarrow{5\%NaOH} \quad CH_3COCHCOONa \atop COR \quad \xrightarrow[-CO_2,\triangle]{H^+} \quad CH_3COCH_2COR$$

反应常用强碱 NaOR、NaOH、NaNH$_2$ 等作催化剂，酰化试剂常用酰氯与酸酐，羧酸、酰基咪唑等也有应用。反应中为避免酰化剂被溶剂所分解，常用乙醚、四氢呋喃、DMF、DMSO 等惰性溶剂。

丙二酸酯酰化可以制备 β-酮酸或酯，如：

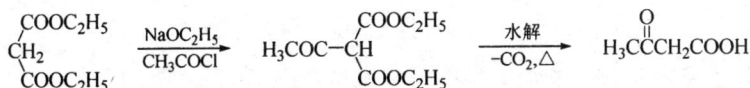

$$CH_2{COOC_2H_5 \atop COOC_2H_5} \quad \xrightarrow{NaOC_2H_5 \atop CH_3COCl} \quad H_3COC{-}CH{COOC_2H_5 \atop COOC_2H_5} \quad \xrightarrow[-CO_2,\triangle]{水解} \quad H_3CCCH_2COOH$$

三、烯烃的酰化反应

烯烃在三氯化铝催化下与酰氯发生酰化反应，从而在碳原子上引入酰基，该反应可视为脂肪族碳原子的 Friedel-Crafts 反应。

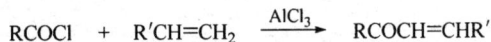

$$RCOCl \quad + \quad R'CH{=}CH_2 \quad \xrightarrow{AlCl_3} \quad RCOCH{=}CHR'$$

反应机理是先进行亲电加成，后消除。酰基优先进攻氢原子较多的碳原子，加成的方向符合马氏规则。

不饱和脂环烃也能进行酰化反应，如：

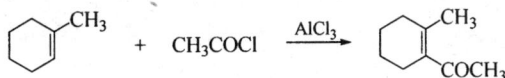

酸酐、羧酸在一定条件下也能进行反应。催化剂的选择需要考虑酰化试剂和反应类型，羧酸作为酰化试剂时使用氟化氢、硫酸等催化剂。酰溴也可用作酰化试剂。如：

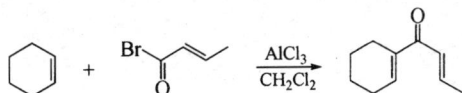

炔烃在三氯化铝催化下与酰氯发生反应，生成 C-酰化产物。如：

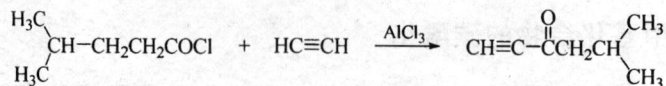

$$\begin{array}{c} H_3C \\ CH-CH_2CH_2COCl \\ H_3C \end{array} + HC\equiv CH \xrightarrow{AlCl_3} CH=C-CCH_2CH\begin{array}{c} CH_3 \\ \\ CH_3 \end{array}$$

四、烯胺的碳酰化

醛或酮与仲胺缩合脱水生成的烯胺，其 β 位碳原子具有强的亲核性，易与卤代烃、酰卤等发生烃化、酰化等反应。从而在醛、酮的 α 位引入酰基，得到 1,3-二羰基化合物。如：

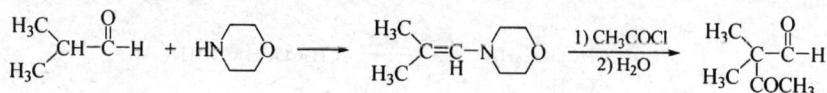

$$\begin{array}{c} H_3C \\ CH-C-H \\ H_3C \quad \parallel O \end{array} + HN \underset{}{\bigcirc} O \longrightarrow \begin{array}{c} H_3C \\ C=C-N\bigcirc O \\ H_3C \end{array} \xrightarrow[2)\ H_2O]{1)\ CH_3COCl} \begin{array}{c} H_3C \\ C-C-H \\ H_3C\ \underset{COCH_3}{} \quad \parallel O \end{array}$$

该反应的特点是副反应少，收率高，反应不需要加其他催化剂，能避免碱催化下发生的醛或酮的缩合反应。酰化试剂常用酰氯、酸酐、氯甲酸酯等。反应中生成的氯化氢可用等摩尔的三乙胺或用过量的烯胺进行中和。

第四章

缩 合 反 应

缩合反应（condensation reaction）是一类非常重要的反应，被广泛应用于药物及其中间体的合成中。缩合反应的涵义很广泛，凡是两个或两个以上的分子（或在同一个分子内）通过反应生成一个新的分子同时失去一个小分子（如水、醇、氨、盐）的反应，都可称为缩合反应。缩合反应是药物合成中形成分子骨架的重要反应，很多类型的化合物通过缩合反应可以形成碳链骨架不同程度增长或改变的新化合物。就形成的化学键而言，通过缩合反应可以形成碳-碳键和碳-杂键，本章重点讲述具有活性氢原子的化合物与羰基化合物（包括醛、酮和酯类）之间形成碳-碳键的缩合反应。

第一节 α-羟烷基、卤烷基、氨烷基化反应

一、α-羟烷基化反应

含有 α-活性氢的醛或酮，在酸或碱的催化下发生自身缩合，或与另一分子的醛或酮发生缩合，生成 β-羟基醛（酮）的反应，称为 α-羟烷基化反应（aldol condensation），又称为羟醛缩合反应；或进一步脱水生成 α,β-不饱和醛（酮）的反应。

催化剂对该反应的影响比较大。用作催化剂的碱可以是弱碱（如 Na_3PO_4、NaAc、Na_2CO_3、K_2CO_3、$NaHCO_3$ 等），也可以是强碱（如 NaOH、NaOEt、NaH、$NaNH_2$ 等）。NaH、$NaNH_2$ 等强碱一般用于活性差、位阻较大的羰基化合物之间的缩合（如酮-酮缩合），且在非质子性溶剂中进行。碱的用量与浓度对产物对质量和收率均有影响。浓度太低，反应速度慢；浓度太高或用量太多，易引起副反应。用作催化剂的酸常有 HCl、H_2SO_4、BF_3、对甲苯磺酸以及阳离子树脂等，但不及碱催化应用广泛。

（一）羟醛缩合

1. A-A 型羟醛缩合（自身缩合） 两分子相同的醛或酮在碱的催化下，相互缩合生成 β-羟基醛（酮），或进一步脱水生成 α,β-不饱和醛（酮），称为 A-A 型羟醛缩合，又称为醛酮的自身缩合。

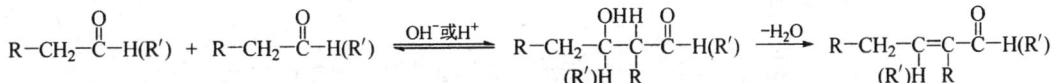

$$R-CH_2-\overset{\overset{\displaystyle O}{\|}}{C}-H(R') \;+\; R-CH_2-\overset{\overset{\displaystyle O}{\|}}{C}-H(R') \;\underset{}{\overset{OH^- \text{或} H^+}{\rightleftharpoons}}\; R-CH_2-\underset{(R')H}{\overset{OH}{\underset{\displaystyle R}{C}}}-\underset{}{\overset{H}{C}}-\overset{\overset{\displaystyle O}{\|}}{C}-H(R') \;\overset{-H_2O}{\longrightarrow}\; R-CH_2-\underset{(R')H}{C}=\underset{R}{C}-\overset{\overset{\displaystyle O}{\|}}{C}-H(R')$$

在缩合反应中，一般催化剂的碱性较强且反应温度较高时有利于脱水缩合。例如，正丁

醛在不同温度下的自身缩合。

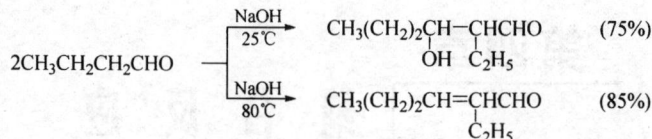

$$2CH_3CH_2CH_2CHO \xrightarrow[\substack{NaOH \\ 25℃}]{} CH_3(CH_2)_2CH-CHCHO \quad (75\%)$$
$$\underset{OH}{} \quad \underset{C_2H_5}{}$$
$$\xrightarrow[\substack{NaOH \\ 80℃}]{} CH_3(CH_2)_2CH=CCHO \quad (85\%)$$
$$\underset{C_2H_5}{}$$

醛、酮的自身缩合可以得到比原料醛酮碳原子数目增加 1 倍的产物，属于一种倍增升级反应。在药物合成中，利用羟醛缩合和催化氢化反应可以合成许多重要的中间体，例如，以乙醛为原料，配合催化氢化反应，经过两次倍增升级的 A-A 缩合可以得到八个碳的 2-乙基己醇。

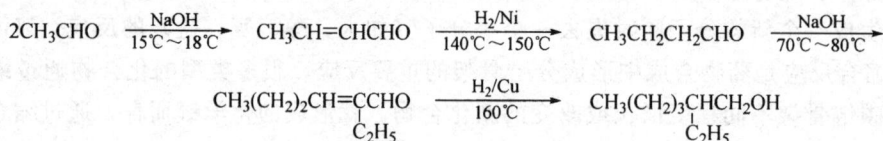

$$2CH_3CHO \xrightarrow[15℃\sim18℃]{NaOH} CH_3CH=CHCHO \xrightarrow[140℃\sim150℃]{H_2/Ni} CH_3CH_2CH_2CHO \xrightarrow[70℃\sim80℃]{NaOH}$$

$$CH_3(CH_2)_2CH=CCHO \xrightarrow[160℃]{H_2/Cu} CH_3(CH_2)_3CHCH_2OH$$
$$\underset{C_2H_5}{} \qquad\qquad \underset{C_2H_5}{}$$

在 aldol 缩合中，酮的活性低于醛，加成过程中与产物的空间位阻较大，其自身的缩合反应速度较慢，平衡偏向左边，如丙酮的自身缩合反应在达到平衡时，加成产物的浓度仅为丙酮的 0.01%。因此为了打破平衡，在实验室中可以利用 Soxhlet 抽提器方法，将氢氧化钡放在抽提器内，丙酮反复回流并与催化剂接触而发生反应，产物由于沸点高而留在下面的烧瓶中，使得反应平衡右移，收率得以提高。

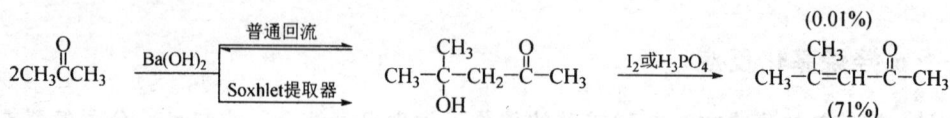

$$2CH_3CCH_3 \xrightarrow[\text{Soxhlet提取器}]{\substack{\text{普通回流} \\ Ba(OH)_2}} \underset{OH}{\overset{CH_3}{CH_3-C-CH_2-C-CH_3}} \xrightarrow{I_2或H_3PO_4} \underset{(71\%)}{\overset{(0.01\%)}{\underset{}{CH_3-C=CH-C-CH_3}}}$$

位阻较小的脂环酮的活性比脂肪酮稍大，对称酮的缩合产物较单一。

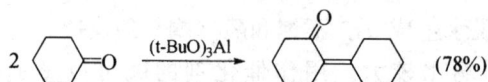

$$2 \quad \bigcirc\!=\!O \xrightarrow{(t\text{-BuO})_3Al} \quad (78\%)$$

若是不对称酮，无论是酸或碱催化，反应主要发生在酮基 α 位上取代基较少的碳原子上，得 β-羟基酮或其脱水产物。

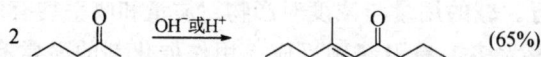

$$2 \quad \xrightarrow{OH^-或H^+} \quad (65\%)$$

2. A-B 型羟醛缩合 两分子不同的醛或酮，若其中之一具有 α-活性氢，在碱或酸的催化下，它们交互缩合也可以生成 β-羟基醛（酮），或进一步脱水生成 α,β-不饱和醛（酮），此类缩合称为 A-B 型羟醛缩合，又称为交叉羟醛缩合。若两分子不同的醛或酮均含有 α-活性氢，往往生成复杂的混合物，因而应用价值不大。若两分子不同的醛或酮分子之一不具有 α-活性氢，则交叉缩合的产物较单一，具有应用价值。如：异戊醛与丙酮的缩合，主要产物是解痉药新握克丁的中间体。

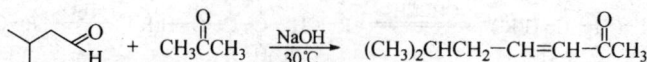

$$\xrightarrow{} + CH_3CCH_3 \xrightarrow[30℃]{NaOH} (CH_3)_2CHCH_2-CH=CH-CCH_3$$

下面主要介绍几个常见的交叉羟醛缩合反应：

（1）Claisen-Schimidt 缩合：无 α-活性氢的芳醛与含有 α-活性氢的醛、酮在碱或酸的催化下脱水缩合成 α,β-不饱和醛（酮）的反应称为的 Claisen-Schimidt 缩合反应。

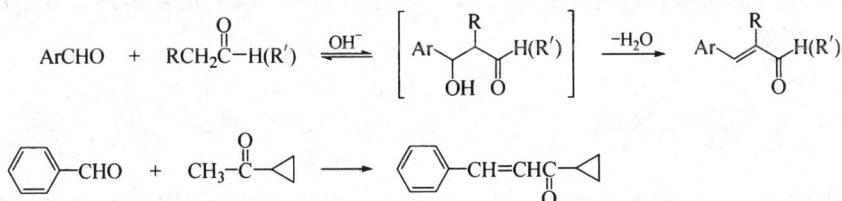

$$ArCHO \quad + \quad RCH_2\overset{O}{\overset{\|}{C}}-H(R') \quad \underset{}{\overset{OH^-}{\rightleftharpoons}} \quad \left[\begin{array}{c} R \\ Ar\underset{OH}{\overset{}{C}}\overset{O}{\underset{\|}{C}}-H(R') \end{array} \right] \quad \overset{-H_2O}{\longrightarrow} \quad \begin{array}{c} R \\ Ar\overset{}{=}\overset{O}{\underset{\|}{C}}-H(R') \end{array}$$

反应先形成的中间产物 β-羟基羰基化合物极易脱水生成与芳基 π-π 共轭的 α,β-不饱和醛（酮）。因此，通过 Claisen-Schimidt 缩合反应可以直接得到 β-芳基丙烯醛（酮）类化合物。产物的构型一般均为 E-构型。例如：

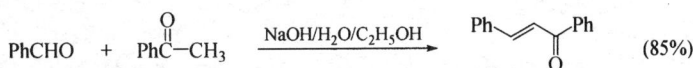

$$PhCHO \quad + \quad Ph\overset{O}{\overset{\|}{C}}-CH_3 \quad \overset{NaOH/H_2O/C_2H_5OH}{\longrightarrow} \quad Ph\diagup\diagdown Ph \quad (85\%)$$

若芳香醛与不对称酮缩合，而不对称酮中仅一个 α 位有活性氢原子，则产品单纯，不论碱或酸催化均得同一产品。如：

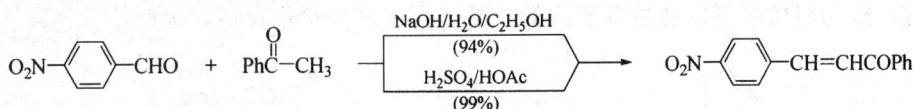

$$O_2N-\bigcirc-CHO \quad + \quad Ph\overset{O}{\overset{\|}{C}}-CH_3 \quad \overset{\underset{(94\%)}{NaOH/H_2O/C_2H_5OH}}{\underset{\underset{(99\%)}{H_2SO_4/HOAc}}{\Longrightarrow}} \quad O_2N-\bigcirc-CH=CHCOPh$$

若两个 α 位均有活性氢原子，则可能得到两种不同产品。当苯甲醛与甲基脂肪酮（CH_3COCH_2R）缩合时，以碱催化，一般得甲基位上得缩合产物，若用酸催化，则得亚甲基位上缩合产物，例如：

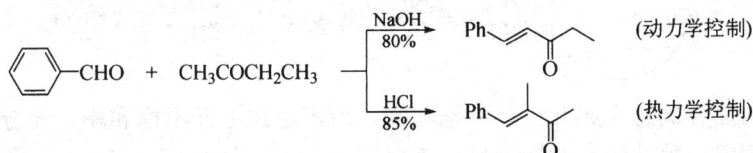

$$\bigcirc-CHO \quad + \quad CH_3COCH_2CH_3 \quad \overset{\underset{80\%}{NaOH}}{\underset{\underset{85\%}{HCl}}{\Longrightarrow}} \quad \begin{array}{l} Ph\diagup\diagdown\overset{O}{\underset{\|}{}} \quad （动力学控制）\\[1em] Ph\diagup\diagdown\overset{O}{\underset{\|}{}} \quad （热力学控制）\end{array}$$

（2）羟甲基化反应——Tollens 缩合：甲醛不含 α-氢，它不能自身缩合，但在碱 [$Ca(OH)_2$、K_2CO_3、$NaHCO_3$、R_3N 等] 的催化下，甲醛分子中的羰基却可与含 α-氢的醛、酮进行交叉羟醛缩合，在醛、酮的 α-碳原子上引入羟甲基，其产物是 β-羟基醛、酮或其脱水物 α,β-不饱和醛、酮。此反应称为 Tollens 缩合（羟甲基化反应）。

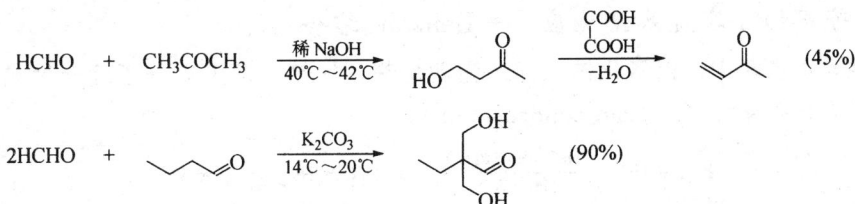

$$HCHO \quad + \quad CH_3COCH_3 \quad \overset{\underset{40℃\sim42℃}{稀NaOH}}{\longrightarrow} \quad HO\diagdown\diagup\overset{O}{\underset{\|}{}} \quad \overset{\underset{-H_2O}{COOH\ COOH}}{\longrightarrow} \quad \diagup\overset{O}{\underset{\|}{}} \quad (45\%)$$

$$2HCHO \quad + \quad \diagup\diagdown\diagup\overset{O}{} \quad \overset{\underset{14℃\sim20℃}{K_2CO_3}}{\longrightarrow} \quad \begin{array}{c} OH \\ \diagup\diagdown\overset{}{\underset{OH}{}}\overset{O}{} \end{array} \quad (90\%)$$

由于甲醛与不含 α-氢的醛在强碱中能发生 Cannizzaro 反应，因此甲醛的羟甲基化反应和交叉 Cannizzaro 反应往往能同时发生，最后产物为多羟基化合物。例如：

$$CH_3CHO \xrightarrow[15℃\sim16℃]{3HCHO/25\%Ca(OH)_2} (HOCH_2)_3CCHO \xrightarrow[55℃\sim60℃]{HCHO/Ca(OH)_2} (HOCH_2)_4C$$

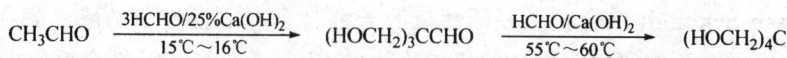

（3）分子内羟醛缩合：具有 α-氢的 1,4-、1,5-及 1,6-二羰基化合物具备分子内成环缩合的结构条件。例如：

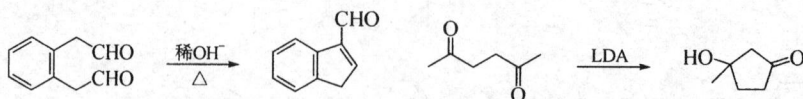

α-碳上取代程度不同的不对称的二羰基化合物，可能以两种不同的方式成环缩合，不论是酸或碱催化，反应主要发生在取代基较少的 α-碳上。例如：

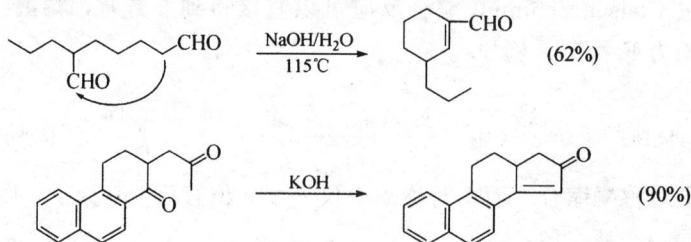

(62%)

(90%)

芳香二醛与脂肪酮可以通过分子间的交叉缩合生成环状化合物。例如：

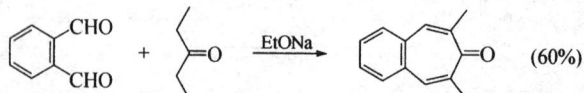

(60%)

在高度稀释的条件下，二元醛酮发生分子内的缩合反应可以制备大环化合物。

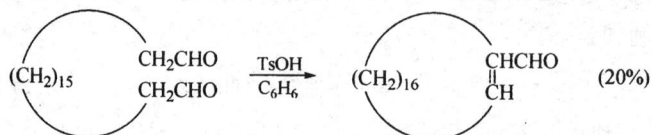

(20%)

酮醛分子内缩合优先生成五元环不饱和醛，而不生成七元不饱和酮，充分说明张力及环大小的影响比酮醛中羰基的相对活性更为重要。

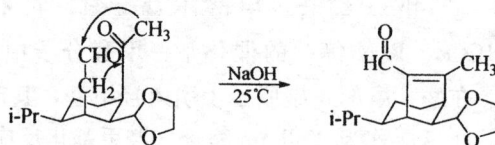

（二）芳醛的 α-羟烷基化反应——Benzoin 缩合

芳醛在含水乙醇中，以氰化钠（钾）为催化剂，加热后发生双分子缩合生成 α-羟基酮的反应称为安息香缩合（benzoin condensation）。

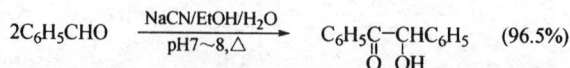

$$2C_6H_5CHO \xrightarrow[pH7\sim8,\triangle]{NaCN/EtOH/H_2O} \underset{\underset{O}{\|}\;\;\underset{OH}{|}}{C_6H_5C-CHC_6H_5} \quad (96.5\%)$$

反应过程首先是氰离子对羰基加成，进而发生分子内质子转移，形成苯甲酰负离子（PhC⁻＝O）的等价体（benzoyl anion equivalent），该碳负离子与另一分子苯甲醛的羰基进行加成，继而消除氰负离子，得到 α-羟基酮。

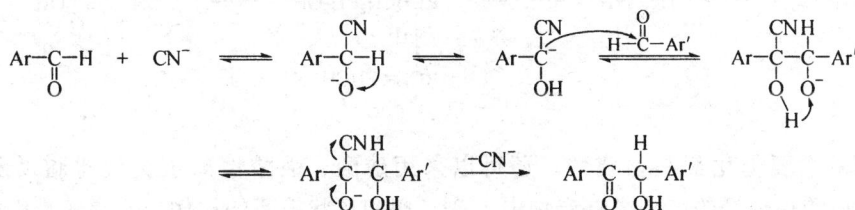

碳负离子的形成是安息香缩合的关键步骤，环上具有吸电子基团的芳香醛，羰基的电正性较大，有利于氰离子的加成，也有利于碳负离子的形成和稳定，易发生对称的安息香缩合；环上具有烷基、烷氧基、羟基、氨基等斥电子基团的芳香醛则难以发生对称的安息香缩合，但可与羰基活性较大的苯甲醛及其他具有吸电子基团的芳香醛发生交叉的安息香缩合，生成不对称的 α-羟基酮。其中具有斥电子基团的芳香醛作为受体接受碳负离子的亲核进攻，选择性地转化为醇。例如：

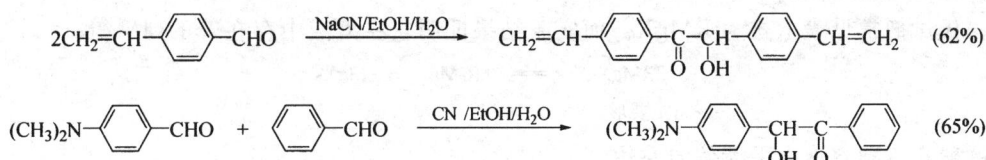

安息香缩合的催化剂除氰化钠（钾），也可以采用某些氰化相转移催化剂，如将少量氰化四丁基铵在室温下加入 50％的甲醇水溶液中，即能实现苯甲醛的安息香缩合。为实现对环境友好的安息香缩合，目前已有非氰化物催化剂投入使用，如用维生素 B_1（硫胺素）催化安息香缩合反应可得良好收率；N-烷基噻吩锡盐也可作为安息香缩合的催化剂。例如：

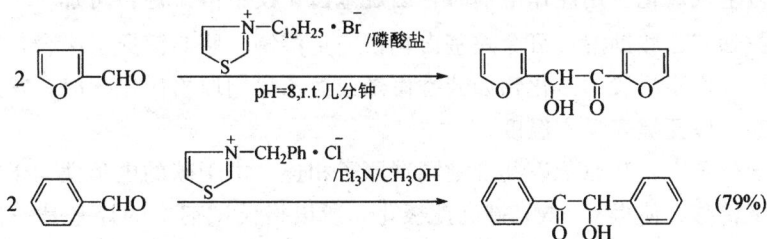

（三）不饱和烃羟烷基化反应——Prins 反应

烯烃与甲醛（或其他醛）在酸存在下发生加成反应得到 1,3-二醇或其环状缩醛 1,3-二氧六环及 α-烯醇的反应，称为 Prins 反应。

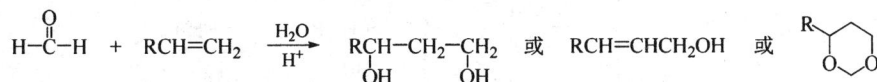

反应机理是：甲醛在酸催化下质子化形成碳正离子，然后与烯烃进行亲电加成，加成产物脱氢得到 α-烯醇。因为反应的条件不同，α-烯醇或再与水反应得到 1,3-二醇；后者可以继续与另一分子的甲醛缩醛化得到 1,3-二氧六环型产物。

$$H-\overset{\overset{O}{\|}}{C}-H \xrightarrow{H^+} H-\overset{\overset{+}{C}}{\underset{OH}{\|}}-H \xrightarrow{RCH=CH_2} R\overset{+}{C}HCH_2CH_2OH \xrightarrow{H_2O} \overset{RCH-CH_2-CH_2}{\underset{OH\qquad\quad OH}{|}}$$

该反应的主要催化剂是稀硫酸，还可以采用磷酸、强酸性离子交换树脂以及 $ZnCl_2$、BF_3 等路易斯酸；烯烃的结构影响产物中 1,3-二醇和环状缩醛的比例：乙烯较难以发生该反应，取代烯烃的反应比较容易。RCH=CHR 类型的烯烃反应后主要生成 1,3-二醇，但收率较低；$R_2C=CH_2$、$RCH=CH_2$ 类型的烯烃反应后主要生成环状缩醛，收率也相对较高。

（四）有机金属化合物的 α-羟烷基化反应

1. Grignard 反应　有机镁化合物也称格氏试剂，它是 1912 年获得诺贝尔化学奖的 Grignard 在 1901 年发现的，是有机合成中最重要的有机金属试剂之一，也是最为人们所熟悉、最常用的有机金属化合物。

格氏试剂常见表示式为 RMgX。而实验结果证明它在溶液中存在着下列平衡：

$$2RMgX \rightleftharpoons R_2Mg + MgX_2$$
（主要形式）

一般在乙醚溶液中平衡偏向左边。

格氏反应常以醚类（如乙醚）、四氢呋喃等为溶剂，此外也可用烃作溶剂。格氏试剂以醚为溶剂的优点是因为在醚中有很大的溶解度。这是由于醚分子和镁分子之间形成 Lewis 酸-碱络合物。X-射线研究表明，即使是结晶状态的苯基溴化镁仍保留着配位的醚分子。另外以醚作溶剂，易挥发的醚蒸气在试剂上形成保护层还可以保护试剂不被空气氧化。用烃作溶剂时，因烷基卤化镁不溶于烃，可加入等摩尔的叔胺如三乙胺助溶，可令烷基卤化镁完全溶解。胺与镁原子络合，产生溶解效应与醚的作用一样。由不活泼的卤化物如芳香卤烃或卤乙烯制取格氏试剂时，常采用高沸点的四氢呋喃作溶剂，以便提高反应温度。

在格氏试剂分子中，镁原子以共价键同碳原子相连，由于碳的电负性大于镁，因此成键电子对向碳原子转移，使得 C—Mg 键高度极化，所以格氏试剂中的烃基是一种活性很高的亲核试剂，能够发生加成、取代、偶合等烃基化反应。

格氏试剂与甲醛、醛和酮加成后再水解可分别得到伯、仲、叔醇：

$$\left.\begin{array}{l} H-\overset{\overset{O}{\|}}{C}-H \\ R-\overset{\overset{O}{\|}}{C}-H \\ R-\overset{\overset{O}{\|}}{C}-R \end{array}\right\} \xrightarrow[\text{2) }H_3O^+]{\text{1) }R'MgX} \left\{\begin{array}{ll} R'-CH_2-OH & \text{（伯醇）} \\ R'-\overset{\overset{OH}{|}}{C}H-R & \text{（仲醇）} \\ R'-\overset{\overset{OH}{|}}{\underset{R}{C}}-R & \text{（叔醇）} \end{array}\right.$$

这是药物合成中制备醇类化合物的一个非常有用的方法，已应用于许多药物中间体的合成中。如抗抑郁药多塞平（doxepin）和抗胆碱药格隆溴铵（gycopyrronium bromide，胃长宁）中间体的制备：

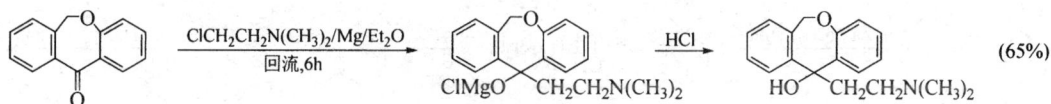

尽管格氏试剂和羰基加成是一个普遍应用的反应，但它受结构因素影响很大。例如，格氏试剂与位阻较大的酮不易发生正常的加成反应，而主要发生了酮的还原。如二异丙基酮与异丙基溴化镁反应主要生成还原产物醇。

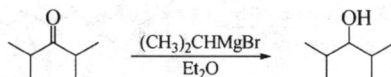

若在过氯酸锂存在下，位阻酮与格氏试剂的加成产率显著提高。例如，丙基溴化镁与二异丙基酮在过氯酸锂存在下，加成产率由 36％提高至 70％。

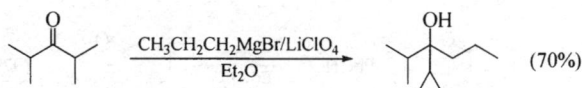

2. Reformatsky 反应 有机锌化合物的反应活性较格氏试剂和有机锂试剂低，有机锌试剂最有用的一个反应是 Reformatsky 反应，它是用 α-卤代酸酯在金属锌粉的作用下与醛或酮反应，生成 β-羟基酸酯，或脱水生成 α,β-不饱和羧酸酯。

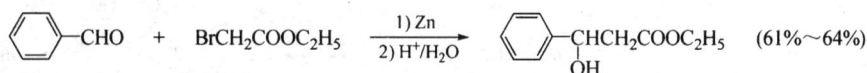

该反应中生成的有机锌化合物 $Br-Zn^+-{}^-CH_2CO_2Et$ 与格氏试剂相似，不同之处是羰基可使 α-碳的负电荷离域。

该反应需要无水操作条件，一般在非质子性有机溶剂中进行，常用的有机溶剂有乙醚、四氢呋喃、苯、二甲氧基甲（乙）烷、二甲亚砜等。锌粉须活化，常用 20％盐酸处理，再用丙酮、乙醚洗涤，真空干燥而得。

反应中的 α-卤代酸酯以 α-溴代酸酯最为常用。一般来讲，醛的活性比酮大，脂肪醛的活性比芳香醛大，但是脂肪醛容易发生自身缩合等副反应。酮能够顺利地进行 Reformatsky 反应，而空间位阻较大的酮所生成的 β-羟基酸酯易脱水生成 α,β-不饱和羧酸酯，或者在碱的作用下发生逆向的醇醛缩合。

该反应可使醛、酮的羰基碳上增加两个碳原子，除了用于合成 β-羟基酸酯、α,β-不饱和酸酯，还可以用作醛、酮类化合物碳链增长的一种方法。

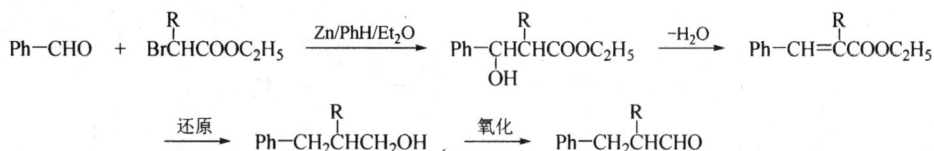

在维生素 A 的工业化生产路线中有两步反应采用了 Reformatsky 反应：

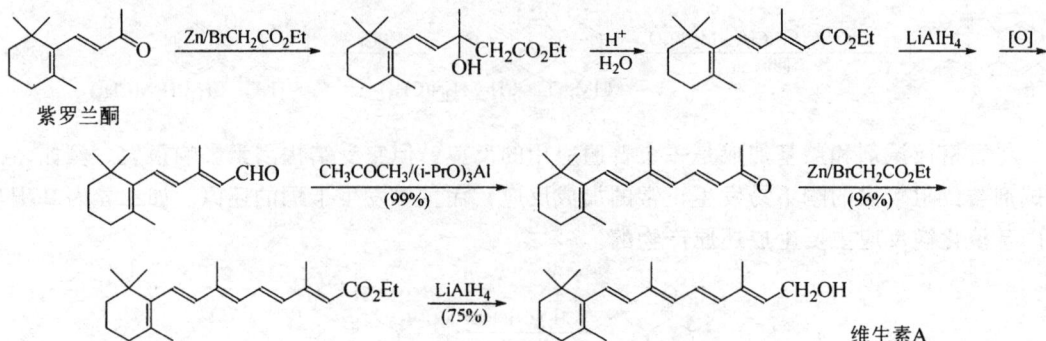

紫罗兰酮

维生素A

在锌的存在下，α-溴代酮也可发生类似的 Reformatsky 型加成反应：

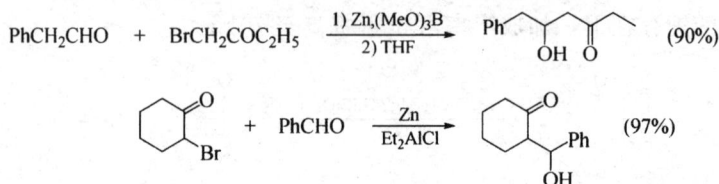

$$PhCH_2CHO \quad + \quad BrCH_2COC_2H_5 \xrightarrow[\text{2) THF}]{\text{1) Zn}_x(\text{MeO})_3\text{B}} \quad \underset{\underset{OH}{|}}{Ph} \quad (90\%)$$

近年来，Reformatsky 型反应得到较大的发展，除了醛、酮外，酰氯、腈类、烯胺等均可与 α-卤代酸酯缩合分别生成 β-酮酸酯、内酰胺等。

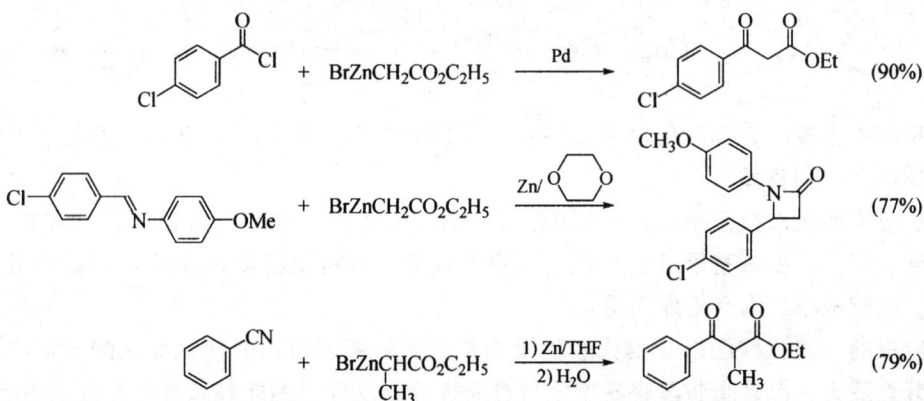

二、α-卤烷基化反应——Blanc 反应

芳烃及其衍生物在甲醛、氯化氢及无水氯化锌（或 AlCl₃、SnCl₄）或质子酸（硫酸、磷酸、醋酸）等缩合剂存在下，在芳环上可以引入氯甲基，该反应称为 Blanc 氯甲基化反应。

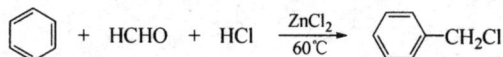

氯甲基化为亲电取代反应：

$$CH_2=O + H^+ \rightleftharpoons [CH_2=\overset{+}{O}H \longleftrightarrow \overset{+}{C}H_2-OH]$$

$$Ar-H + \overset{+}{C}H_2-OH \longrightarrow Ar-CH_2OH + H^+$$

$$Ar-CH_2OH + HCl \rightleftharpoons Ar-CH_2Cl + H_2O$$

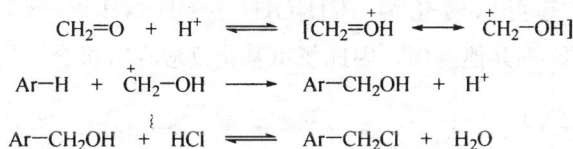

芳环上氯甲基化的难易与芳环上的取代基有关，若芳环上存在斥电子基团（如烷基、烷氧基），则有利于反应进行，甚至可以在环上发生多元取代；而吸电子基团（如硝基、羧基、卤素等），则不利于反应进行，像间-二硝基苯、对-硝基氯苯均不能发生环上的氯甲基化反应。例如：

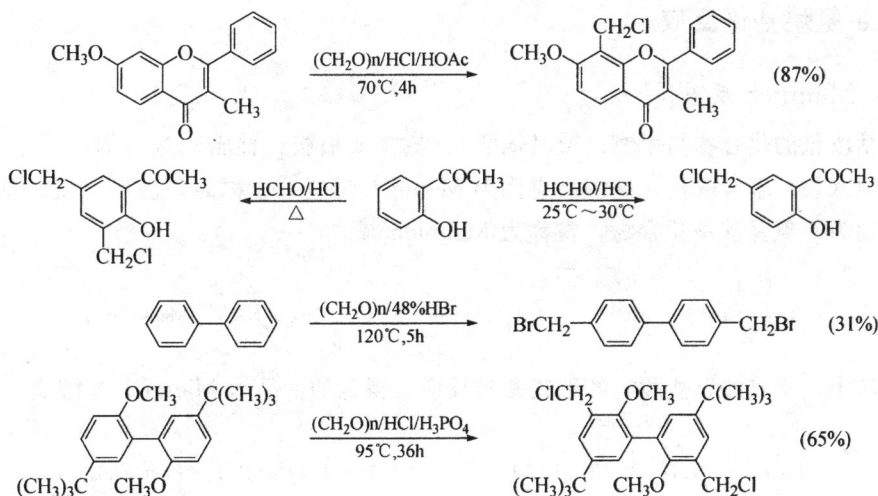

活性较小的芳香化合物常用氯甲基甲醚试剂。例如：

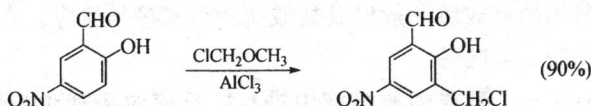

三氯化铝催化下，氯甲基甲醚与芳烃的氯甲基化反应机理为：

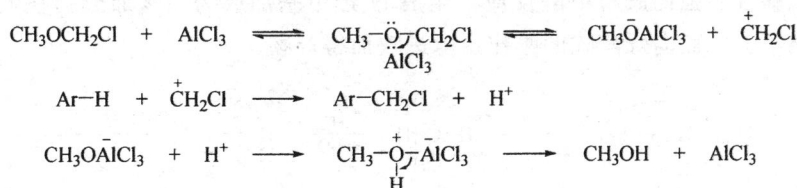

$$CH_3OCH_2Cl + AlCl_3 \rightleftharpoons CH_3-\underset{\underset{AlCl_3}{|}}{\overset{..}{O}}-CH_2Cl \rightleftharpoons CH_3\bar{O}AlCl_3 + \overset{+}{C}H_2Cl$$

$$Ar-H + \overset{+}{C}H_2Cl \longrightarrow Ar-CH_2Cl + H^+$$

$$CH_3O\bar{Al}Cl_3 + H^+ \longrightarrow CH_3-\underset{\underset{H}{|}}{\overset{+}{O}}-\bar{Al}Cl_3 \longrightarrow CH_3OH + AlCl_3$$

若用其他醛如乙醛、丙醛等代替甲醛，则可得相应的 α-氯烷基衍生物。如：

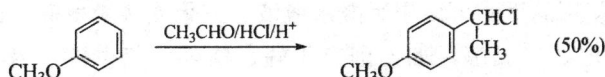

对于活性较大的芳香化合物如胺类、酚类，虽然反应极易进行，但生成的氯甲基化产物往往进一步缩合，生成二芳基甲烷甚至得到聚合物。

芳环导入的氯甲基可以转化为—CH_2OH、—CH_2NH_2、—CH_2CN、—CH_2COOH、—CH_3、—$CH_2N^+R_3X^-$等其他基团，因此氯甲基化反应在有机合成上很有意义。

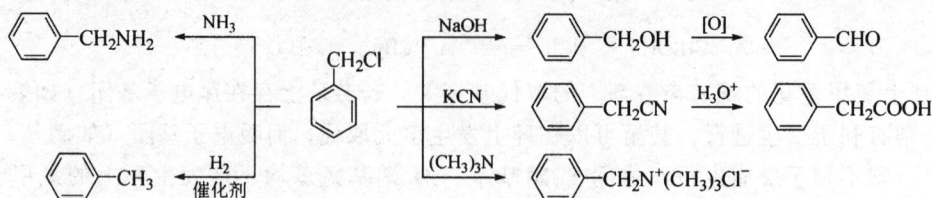

三、α-氨烷基化反应

（一）Mannich 反应

具有活泼氢的化合物与甲醛（或其他醛）、氨（或伯胺、仲胺）进行缩合，结果活泼氢原子被胺甲（烷）基所取代，这一反应称为 Mannich 反应，也称为 α-胺甲（烷）基化反应。得到的产物为 β-氨基羰基化合物，常称为 Mannich 碱。

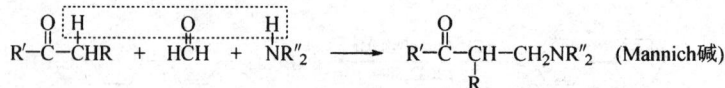

若反应中，氨或胺以盐酸盐的形式参与反应，得到的产品为 Mannich 盐酸盐。

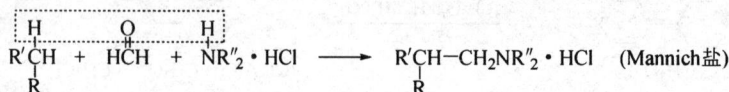

能够发生 Mannich 反应的活泼氢化合物有醛、酮、酸、酯、腈、硝基烷、炔、酚及其某些杂环化合物等，所用的氨或胺一般以其盐酸盐的形式参与反应，在药物合成中通常使用仲胺，如二甲胺、二乙胺、哌啶等。

Mannich 反应一般在水、醇或醋酸溶液中进行，反应时需加少量酸以保持反应介质的 pH 在 3～7 之间，合适的 pH 需根据具体反应来决定。已知在酸催化下酮的 Mannich 反应的机理为：亲核性较强的胺与甲醛反应，生成 N-羟甲基加成物，该加成物在酸催化下脱水生成亚甲铵离子，进而向烯醇式的酮作亲电进攻而得产物。

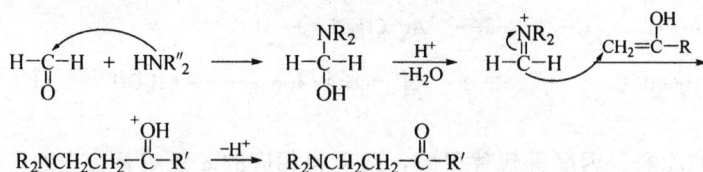

Mannich 反应中使用的甲醛可以用甲醛水溶液、三聚或多聚甲醛，此外还可用其他活性较大的脂肪醛、芳香醛、二元醛，如乙醛、丁醛、糠醛、苯甲醛以及丁二醛、戊二醛等。例如：

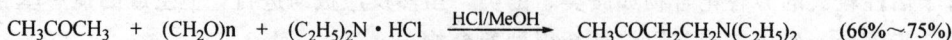

CH₃COCH₃ 的反应式（图示略）

PhCOCH₃ + (CH₂O)n + (C₂H₅)₂N·HCl $\xrightarrow{\text{HCl/MeOH}}$ PhCOCH₂CH₂N(C₂H₅)₂ (68%～72%)

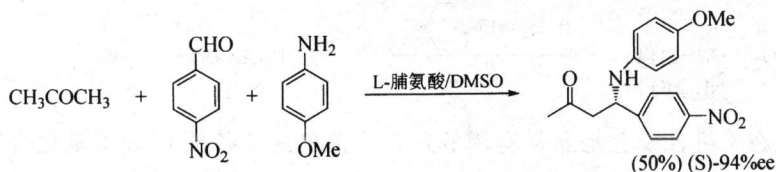

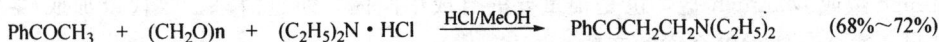

在 Mannich 反应中，当使用氨或伯胺时，若活泼氢化合物与甲醛过量，所用氨（胺）上的氢均可参与缩合反应。

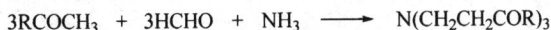

3RCOCH₃ + 3HCHO + NH₃ ⟶ N(CH₂CH₂COR)₃

同理，当反应物具有两个或两个以上活性氢时，则在甲醛、胺过量的情况下生成多氨（胺）甲基化产物。

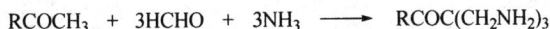

RCOCH₃ + 3HCHO + 3NH₃ ⟶ RCOC(CH₂NH₂)₃

当同一分子中两个 α-碳上均有活性氢原子时（如酮类），与伯胺（或氨）、甲醛进行 Mannich 反应有可能形成环状化合物。

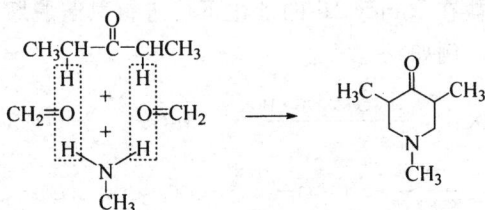

抗胆碱药阿托品主要中间体的合成中就巧妙地利用了成环 Mannich 反应。

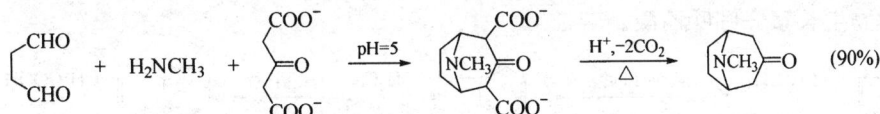

α,β-不饱和酮中，若 α 位有位阻，受插烯效应的影响，氨甲基化可发生在位阻较小的 γ 位。如 3,5,5-三甲基环己烯酮与甲醛及六氢吡啶反应，主要生成 γ-氨甲基化产物。

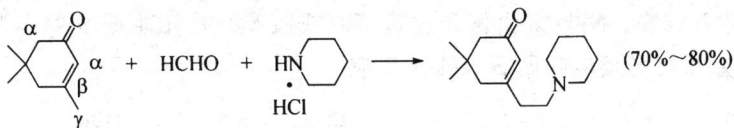

除酮外，酚类、酯及杂环化合物也常应用 Mannich 反应而获得新化合物。例如：

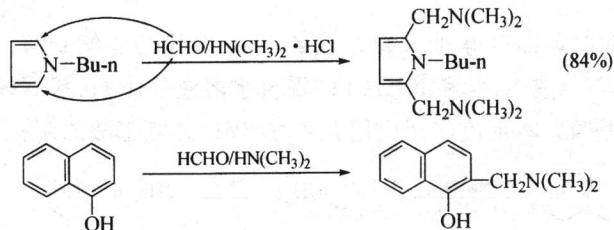

$$EtO_2C\text{–}CH\text{–}CO_2Et \xrightarrow[\text{2) H}^+]{\text{1) HCHO/HN}\bigcirc} \bigcirc N\text{–}CH_2\text{–}CHCOOH \quad (84\%)$$

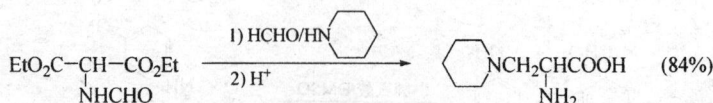

Mannich 反应在有机合成上是非常有用的，它不仅可制备各种 C-胺甲基化合物，其产物 Mannich 碱或 Mannich 盐，也是很重要的合成中间体。通过消除、取代或加成/氢解等反应可以制备许多一般难以合成的产物。

Mannich 碱或其相应的季铵盐不稳定，加热后易消除脱去一个胺分子而形成烯键，利用这类烯与活泼亚甲基化合物进行的 Michael 加成，可制得有价值的产物，例如色氨酸的合成。

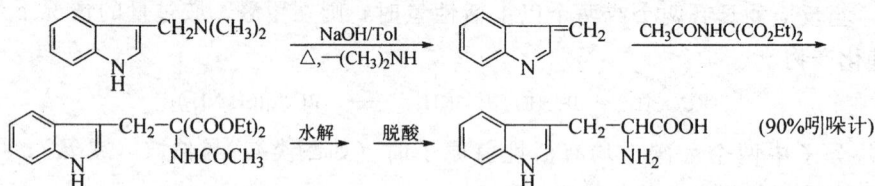

$$\xrightarrow[\triangle,-\text{(CH}_3)_2\text{NH}]{\text{NaOH/Tol}} \xrightarrow{\text{CH}_3\text{CONHC(CO}_2\text{Et})_2}$$

$$\xrightarrow{\text{水解}} \xrightarrow{\text{脱酸}} \quad (90\%吲哚计)$$

Mannich 碱或其盐酸盐在 Raney-Ni 的催化下可进行氢解脱胺，从而可制得比原有化合物多一个碳原子的同系物。例如：

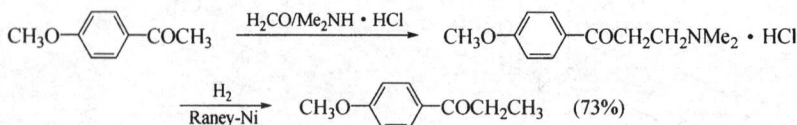

$$CH_3O\text{–}\bigcirc\text{–}COCH_3 \xrightarrow{\text{H}_2\text{CO/Me}_2\text{NH}\cdot\text{HCl}} CH_3O\text{–}\bigcirc\text{–}COCH_2CH_2NMe_2\cdot HCl$$

$$\xrightarrow[\text{Raney-Ni}]{\text{H}_2} CH_3O\text{–}\bigcirc\text{–}COCH_2CH_3 \quad (73\%)$$

Mannich 碱可被强的亲核试剂取代，如将吲哚的 Mannich 碱用氰化钠处理，再经水解可制得植物生长素 β-吲哚乙酸。

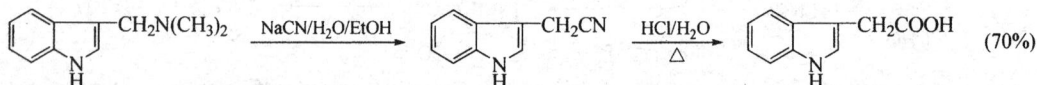

$$\xrightarrow{\text{NaCN/H}_2\text{O/EtOH}} \xrightarrow[\triangle]{\text{HCl/H}_2\text{O}} \quad (70\%)$$

（二）Strecker 反应

脂肪族或芳香族醛、酮与氰化氢和过量氨（或胺类）作用生成 α-氨基腈，再经过水解生成（dl）-α-氨基酸类的反应叫做 Strecker 反应。

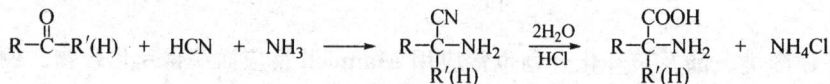

$$R\text{–}\overset{O}{\underset{}{C}}\text{–}R'(H) + HCN + NH_3 \longrightarrow R\text{–}\overset{CN}{\underset{R'(H)}{C}}\text{–}NH_2 \xrightarrow[\text{HCl}]{2H_2O} R\text{–}\overset{COOH}{\underset{R'(H)}{C}}\text{–}NH_2 + NH_4Cl$$

当用伯胺或仲胺时，即可得到 N-单取代或 N-双取代的 α-氨基酸。由于 HCN 有毒，所以可以采用试剂 KCN（或 Na）和 NH_4Cl 的混合水溶液替代 HCN-NH_3 体系，操作更简便，同样可以制备 α-氨基腈。本反应广泛应用在各种（dl）-α-氨基酸的制备中。如：

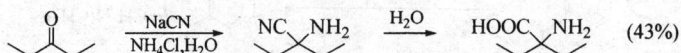

$$\xrightarrow[\text{NH}_4\text{Cl,H}_2\text{O}]{\text{NaCN}} \xrightarrow{\text{H}_2\text{O}} \quad (43\%)$$

第二节 β-羟烷基、β-羧烷基化反应

一、β-羟烷基化反应

环氧乙烷能与芳烃、活泼亚甲基化合物以及格氏试剂等反应生成一系列 β-羟烷基化产物。

格氏试剂与环氧乙烷作用发生开环亲核加成反应，生成的产物是格氏试剂烃基部分增加 2 个碳原子的伯醇，与环氧丙烷作用则可以生成增加 3 个碳原子的仲醇。例如：

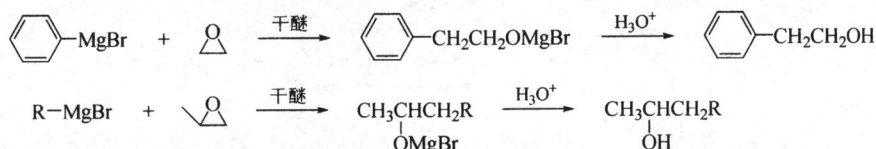

炔化钠与环氧乙烷反应生成末端炔碳羟乙基化产物。

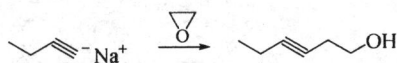

活泼亚甲基化合物如丙二酸二乙酯，乙酰乙酸乙酯等与环氧乙烷反应，在活泼亚甲基位发生羟乙基取代反应。不对称环氧乙烷与活泼亚甲基化合物反应时一般在取代基较少的一端开环。若活泼亚甲基化合物还具有酯基，则还可以进一步发生分子内醇解反应环合形成 γ-内酯。例如：

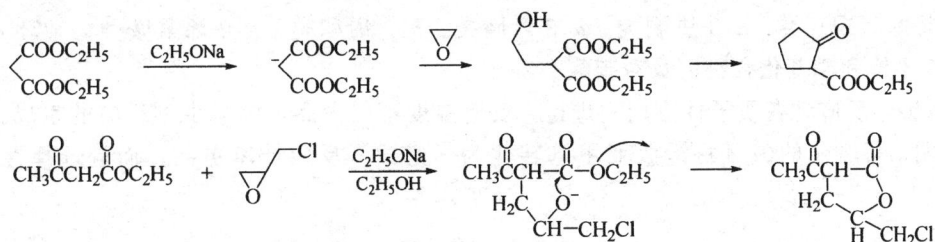

在 Lewis 酸的催化下，环氧乙烷与芳烃发生 Friedel-Crafts 烃基化反应，生成 β-芳基乙醇。常用的催化剂是 $AlCl_3$、$ZnCl_2$ 等。

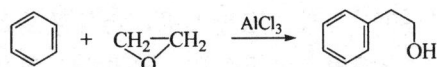

在反应中，不对称环氧乙烷一般在取代基较多的一端开环，并伴随着碳原子构型的反转，这说明该反应的机理类似于 S_N2 反应。例如：（＋）-环氧丙烷与苯反应，立体专一地生成 R（＋）-2-苯基-1-丙醇。

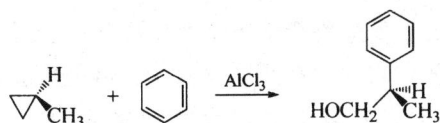

二、β-羰烷基化反应

（一）Michael 反应

活泼亚甲基化合物与 α,β-不饱和羰基化合物在碱的催化下发生加成缩合，生成 α,β-不饱和羰基化合物，此类反应称为 Michael 缩合反应。此反应在有机合成上极为重要。

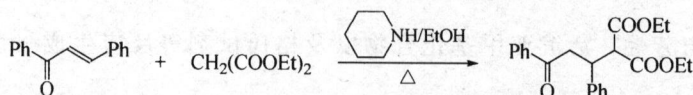

Michael 缩合反应的机理一般认为是在碱的催化下，活泼亚甲基化合物生成碳负离子，进攻 α,β-不饱和羰基化合物，发生 1,4 共轭亲核加成反应缩合而成 α,β-不饱和羰基化合物。

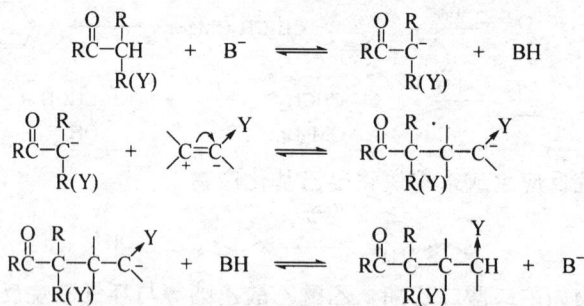

在 Michael 加成的两个反应物中，在碱催化下能形成碳负离子的活性亚甲基化合物称 Michael 供电体，如丙二酸酯、乙酰乙酸乙酯、氰乙酸酯、β-酮酯、β-二酮、硝基烷、砜类等；而 α,β-不饱和羰基化合物及其衍生物则称为 Michael 受电体，是一类亲电的共轭体系，如 α,β-烯醛（酮）类、α,β-炔酮类、α,β-烯腈类、α,β-烯酯类、α,β-烯酰胺类、杂环 α,β-烯烃、α,β-不饱和硝基化合物以及对苯醌类等。

Michael 反应常在质子性溶剂中进行，反应温度不应太高，以减少副反应的生成。也有研究表明，等摩尔的碱可将活泼亚甲基转化为烯醇式，反应产率更高，而且选择性较强。例如：

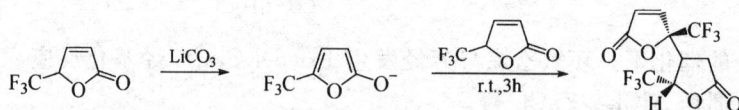

碱催化剂的用量约为 0.1～0.3 当量，用量太多，会导致一些不正常的副反应。碱催化剂种类较多，可用醇钠（钾）、季铵碱、金属钠砂、氨基钠、氢化钠、哌啶、吡啶、三乙胺等。例如：

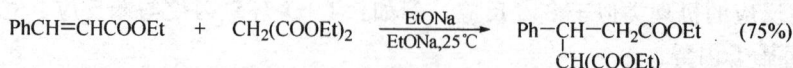

碱催化剂的选择一般取决于反应物活性大小及反应条件。对于活性较高的反应物，常用较弱的碱如六氢吡啶作催化剂，它的优点是副反应少，但是反应速度较慢，此时，可以适当提高反应温度的方式加速反应。而对于活性较低的反应物，则需要选择强碱作催化剂。

例如：

$$\text{（化学结构式示意）} \xrightarrow{\text{NaNH}_2} \text{（化学结构式示意）}$$

$$\underset{\text{PhCHCOOEt}}{\overset{\text{CN}}{}} + \text{CH}_2\text{=CHCN} \xrightarrow[40℃\sim45℃]{\text{KOH/t-BuOH}} \underset{\text{CN}}{\overset{\text{COOEt}}{\text{Ph}}}\text{CN} \quad (69\%\sim83\%)$$

$$\text{O}_2\text{N}\overset{}{\diagdown} + \overset{\text{O}}{\diagup}\text{OEt} \xrightarrow[70℃\sim100℃]{\text{R}_4\text{NOH}} \text{O}_2\text{N}\overset{}{\diagdown}\overset{\text{O}}{\diagup}\text{OEt}$$

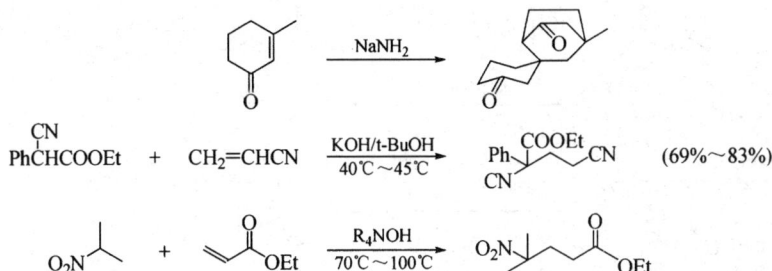

一些能够烯醇化的酮类也可以作为 Michael 供电体与 α,β-不饱和羰基化合物发生 Michael反应，加成主要发生在取代基多的 α-碳原子上，因烷基取代基的存在大大增强了烯醇负离子的活性，有利于加成。

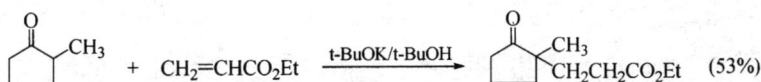

$$\underset{}{\overset{\text{O}}{\bigcirc}}\text{CH}_3 + \text{CH}_2\text{=CHCO}_2\text{Et} \xrightarrow{\text{t-BuOK/t-BuOH}} \underset{}{\overset{\text{O}}{\bigcirc}}\underset{\text{CH}_2\text{CH}_2\text{CO}_2\text{Et}}{\overset{\text{CH}_3}{}} \quad (53\%)$$

Michael 反应的范围非常广泛，在合成上的意义主要是在活泼亚甲基上引进三个碳原子的侧链，形成 1,5-二官能团衍生物。例如：

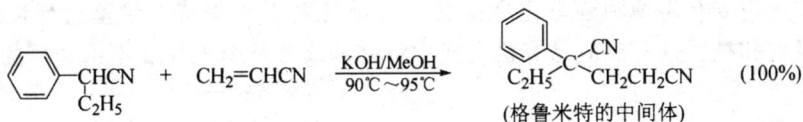

$$\underset{\text{C}_2\text{H}_5}{\overset{}{\text{PhCHCN}}} + \text{CH}_2\text{=CHCN} \xrightarrow[90℃\sim95℃]{\text{KOH/MeOH}} \underset{\text{C}_2\text{H}_5}{\overset{\text{CN}}{\text{Ph}}}\text{CH}_2\text{CH}_2\text{CN} \quad (100\%)$$

（格鲁米特的中间体）

（二）有机金属化合物的 β-羰烷基化反应

格氏试剂与 α,β-不饱和羰基化合物反应，既可以在羰基碳上进行（1,2-加成），也可以在 β-碳上进行（1,4-加成）。其反应方式取决于 α,β-不饱和羰基化合物的结构。通常格氏试剂与 α,β-不饱和醛主要发生 1,2-加成反应，生成不饱和醇。例如：

$$\text{C}_2\text{H}_5\text{MgBr} + \text{CH}_3\text{CH=CHCHO} \xrightarrow[2) \text{H}_3\text{O}^+]{1) \text{干醚}} \underset{\text{OH}}{\text{CH}_3\text{CH=CHCH}-\text{C}_2\text{H}_5}$$

$$\text{C}_2\text{H}_5\text{MgBr} + \text{CH}_3\text{CH=CH}\underset{\text{O}}{\overset{}{-\text{C}}}\text{CH}_3 \xrightarrow[2) \text{H}_3\text{O}^+]{1) \text{干醚}} \underset{\text{C}_2\text{H}_5}{\text{CH}_3\text{CH}-\text{CH}_2\text{C}-\text{CH}_3} + \underset{\text{OH}}{\overset{\text{C}_2\text{H}_5}{\text{CH}_3\text{CH=CH}-\text{C}}-\text{CH}_3}$$

$$\qquad\qquad\qquad\qquad\qquad\qquad (75\%) \qquad\qquad\qquad (25\%)$$

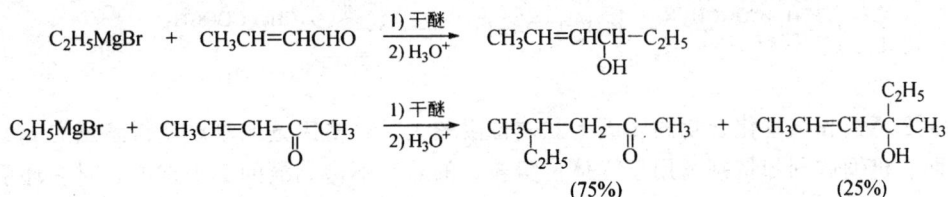

若 α,β-不饱和酮分子中与羰基相连的烃基具有较大的空间位阻效应，则与格氏试剂主要发生 1,4-加成反应。例如：

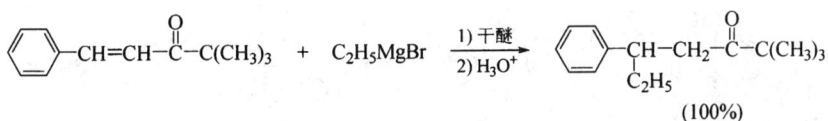

$$\underset{}{\overset{}{\bigcirc}}\text{CH=CH}\underset{\text{O}}{\overset{}{-\text{C}}}\text{-C(CH}_3)_3 + \text{C}_2\text{H}_5\text{MgBr} \xrightarrow[2) \text{H}_3\text{O}^+]{1) \text{干醚}} \underset{\text{C}_2\text{H}_5}{\overset{}{\bigcirc}\text{CH}}\text{CH}_2\underset{\text{O}}{\overset{}{-\text{C}}}\text{-C(CH}_3)_3$$

$$\qquad\qquad\qquad\qquad\qquad\qquad\qquad\qquad (100\%)$$

加入催化量的亚铜盐，可促使格氏试剂优先生成 1,4-加成产物。一价铜盐的加入，使有机镁试剂转化为铜镁试剂 RCuMgX$_2$，通常称之为 Normant reagents。例如：

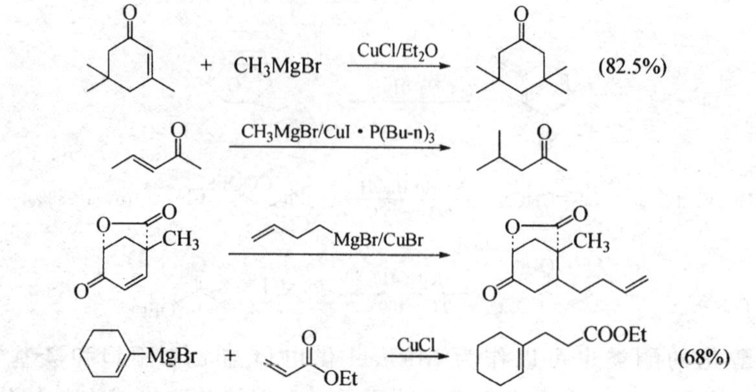

除了亚铜盐外，$Cu(AcO)_2$、$CeCl_3$ 也能催化格氏试剂与 α,β-羰基化合物的 1,4-加成。α,β-不饱和酸酯也可发生类似的 1,4-加成反应，如：

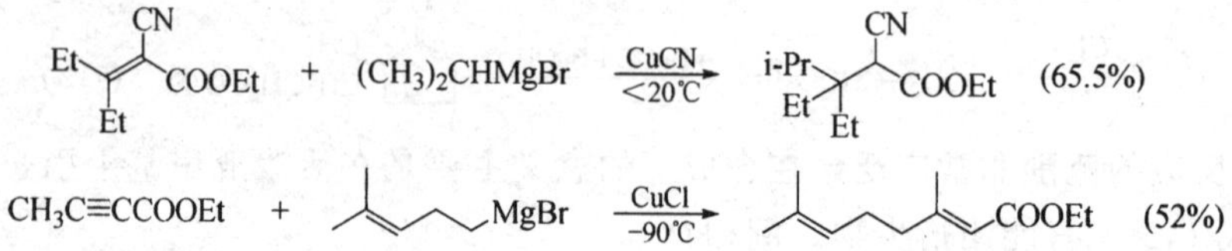

有机铜试剂与 α,β-不饱和羰基化合物反应主要发生 1,4-加成。烃基选择性地加在 β-碳上，得到升级饱和酮。这一反应是有机合成中将烷基或芳基引入 α,β-不饱和酮的 β 位的重要方法。例如：

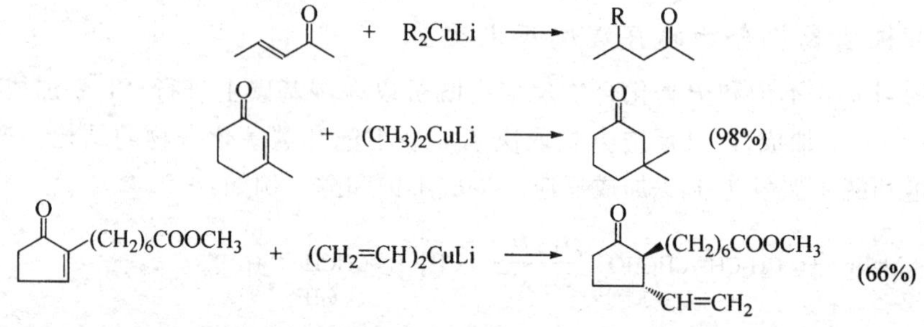

当 α,β-不饱和羰基化合物的 β-碳上立体位阻较大时，格氏试剂难以获得满意的 1,4-加成产物，而有机铜试剂却特别适用于立体位阻较大的 α,β-不饱和酮的 1,4-加成。对多环系 α,β-不饱和酮进行 1,4-加成时，有机铜试剂中的烃基可立体选择性的引入到环系中 β-碳上位阻较小的空间位置上。

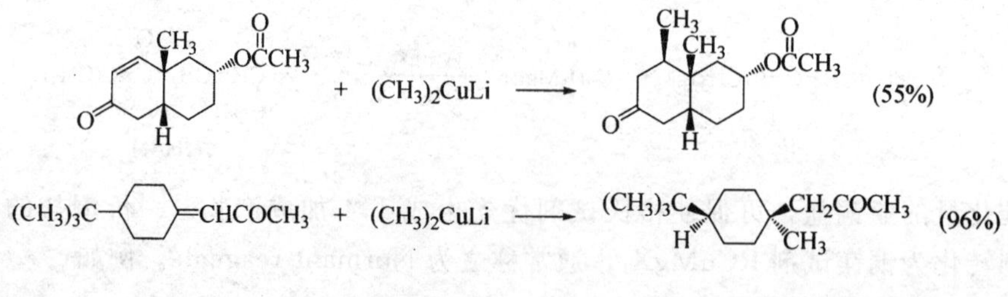

（三）Robinson 环化反应

环酮与 α,β-不饱和酮在碱催化下发生 Michael 加成，生成 1,5-二酮，然后发生分子内的羟醛缩合，形成一个新的六元环，再经消除脱水生成 α,β-不饱和二环（多环）酮，该反应称为 Robinson 环化反应。

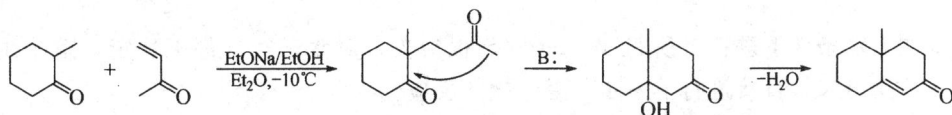

此反应是在六元环上并联一个六元环的重要方法，其产物与过量的 α,β-不饱和酮还可进一步缩合，再增加一个六元环，生成多个六元环并联的多环化合物。因此该反应又称为 Robinson 增环反应。该反应在甾体化合物和多环化合物的合成方面有很重要的用途。

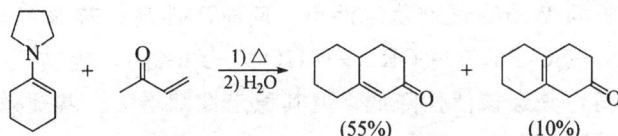

（55%）　　　　（10%）

第三节　　亚甲基化反应

一、羰基烯化反应（Wittig 反应）

1. Wittig 反应　磷叶立德（ylide）与醛、酮作用生成烯烃和氧化三苯基膦的反应称为 Wittig 反应或称羰基烯化反应。这是合成长链烯烃的一种非常重要的方法。通式为：

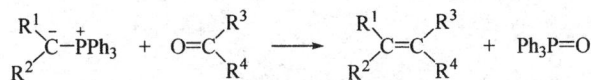

反应机理：

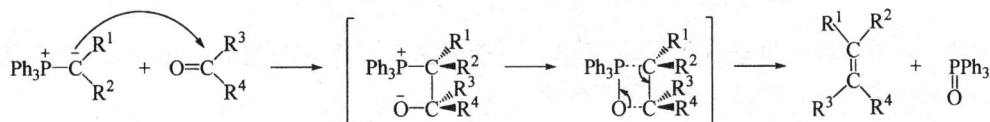

Wittig 试剂中带负电荷的碳首先对醛、酮羰基作亲核进攻，形成内鎓盐或氧磷杂环丁烷中间体，进而经顺式消除分解成烯烃和氧化三苯膦。

磷叶立德是 Wittig 反应的重要中间体，称为 Wittig 试剂。是一种呈黄色至红色的化合物，可由三苯基膦与有机卤化物作用生成季鏻盐（三苯基卤化鏻），再在非质子溶剂中加碱处理，失去一分子卤化氢而成。常用的碱有正丁基锂、苯基锂、氨基钠、氢化钠、醇钠、氢氧化钠、叔丁醇钾等；非质子溶剂有 THF、DMF、DMSO 以及乙醚等。

$$PCl_3 + 3PhCl + 6Na \longrightarrow Ph_3P + 6NaCl$$

$$Ph_3P + XCH\begin{matrix}R^1\\R^2\end{matrix} \longrightarrow Ph_3\overset{+}{P}-\overset{-}{C}HX\begin{matrix}R^1\\R^2\end{matrix} \xrightarrow[-HX]{PhLi} \left[Ph_3\overset{+}{P}-\overset{-}{C}\begin{matrix}R^1\\R^2\end{matrix} \longleftrightarrow Ph_3P=C\begin{matrix}R^1\\R^2\end{matrix} \right]$$

ylide   ylene

反应在无水条件下进行，所得 Wittig 试剂很活泼，对水、空气都不稳定，因此在合成时一般不分离出来，直接进行下一步与醛、酮的反应。

Wittig 试剂具有两种结构形式，一种为内鎓盐（ylide），一种为类烯式（ylene）。Wittig 试剂中 α 碳带负电荷，但因磷原子的 3d 空轨道与碳原子上的 p 轨道形成 d-p π 键分散了 α-碳上的负电荷，故其稳定性大于一般的碳负离子。但其稳定性是相对的。随着 α-碳上取代基的不同，Wittig 试剂的反应活性和稳定性就有差异。取代基中 R^1、R^2 为斥电子的脂肪烃基、脂环烃基及氢原子的 Wittig 试剂稳定性小，反应活性高；若 R^1、R^2 为吸电子取代基（如 —COOR、—CN、—SO$_2$Ph、—COR、—CHO、—Ph 等），因其—C、—I 效应可进一步分散 α-碳上的负电荷，其亲核活性降低，但其稳定性却增大。共轭效应愈大，Wittig 试剂的稳定性也愈大，而反应活性也愈低。

虽然活性大的 Wittig 试剂对反应有利，但不稳定，制备条件要求高，一般应在无水条件、氮气流下操作；而稳定性较大的试剂，活性虽小但制备容易，可在水溶液中加碱制备。在卤化鏻加碱脱 HX 的制备过程中，碱的选择取决于卤化鏻中 α-C—H 键的酸性，R^1、R^2 为吸电子基团的卤化鏻酸性较大，在碳酸钠的水溶液中处理即可得 Wittig 试剂，酸性较弱的烷基卤化鏻则需用 NaH、BuLi、CH$_3$SOCH$_2^-$ 等较强的碱在惰性非质子溶剂（如二甲亚砜、无水乙醚）中处理方能制得。

$$Ph_3\overset{+}{P}-CH_2-\overset{O}{\overset{\|}{C}}-C_6H_5 \cdot Br^-$$
$$pK_a=5.5$$

$$Ph_3\overset{+}{P}-CH_2-\overset{O}{\overset{\|}{C}}-\langle\!\!\!\!\bigcirc\!\!\!\!\rangle-NO_2 \cdot Br^-$$
$$pK_a=4.2$$

$$Ph_3\overset{+}{P}-CH_2-\overset{O}{\overset{\|}{C}}-\langle\!\!\!\!\bigcirc\!\!\!\!\rangle-NO_2 \cdot Br^- \xrightarrow{Na_2CO_3/H_2O} Ph_3P-\overset{-}{C}H-\overset{O}{\overset{\|}{C}}-\langle\!\!\!\!\bigcirc\!\!\!\!\rangle-NO_2$$

$$Ph_3\overset{+}{P}-CH_2CH_3 \cdot Br^- \xrightarrow{CH_3SOCH_2^-/DMSO} Ph_3P-\overset{-}{C}HCH_3$$

除醛、酮外，酯也可进行 Wittig 反应。一般情况下，醛的反应活性比酮高，酯的反应最慢。在相同条件下，醛基比酮基易于烯化。

$$Ph_3P=CHCOOEt \quad\begin{cases} \xrightarrow{CH_3CH=CHCHO/PhH} CH_3CH=CHCH=CHCOOEt \quad (80\%) \\ \\ \xrightarrow{\langle\!\!\!\!\bigcirc\!\!\!\!\rangle=O/PhH} \langle\!\!\!\!\bigcirc\!\!\!\!\rangle=CHCOOEt \quad (25\%) \end{cases}$$

利用羰基不同的活性可进行选择性反应。例如，酮酸酯类化合物的磷叶立德反应，仅酮基参与反应，酯羰基基本不受影响。

$$MeO-\bigcirc-C(=O)-CH_2CH_2-C(=O)-OMe \quad + \quad Ph_3P=CH_2 \quad \xrightarrow[25℃]{DMSO} \quad MeO-\bigcirc-C(=CH_2)-CH_2CH_2-C(=O)-OMe \quad (81\%)$$

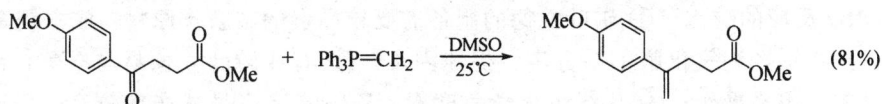

2. 磷叶立德与羰基化合物反应合成烯烃的优点

（1）产物中所生成的碳碳双键处于原来羰基的位置，没有醛酮双键位置不同的异构体，并且可以制得能量上不利的环外双键化合物。例如：

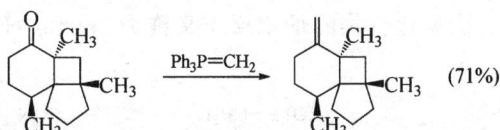

$$\text{（环酮结构）} \quad \xrightarrow{Ph_3P=CH_2} \quad \text{（环外双键结构）} \quad (71\%)$$

（2）与 α,β-不饱和羰基化合物反应时不发生 1,4-加成，因此双键位置较固定，适合于萜类、共轭多烯类化合物的合成。例如维生素 A_1 的合成：

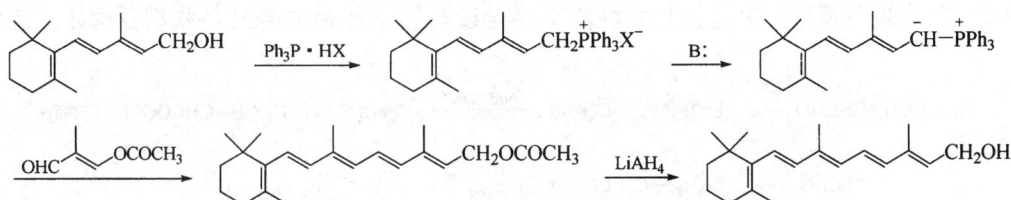

$$\text{（结构式）-CH_2OH} \quad \xrightarrow{Ph_3P \cdot HX} \quad \text{（结构式）-CH_2^+PPh_3X^-} \quad \xrightarrow{B:} \quad \text{（结构式）-CH^- -PPh_3^+}$$

$$\xrightarrow{OHC-C(CH_3)=CH-CH_2OCOCH_3} \quad \text{（结构式）-CH_2OCOCH_3} \quad \xrightarrow{LiAH_4} \quad \text{（结构式）-CH_2OH}$$

（3）反应具有一定的立体选择性。利用不同的双键，控制一定的反应条件，可获得一定构型的产物。一般地讲，在非极性溶剂中，较稳定的磷叶立德以反式烯烃为主产物，不稳定的磷叶立德以顺式烯烃为主要产物，中等活性的磷叶立德立体选择性较差，通常生成顺反异构体的混合物。多数情况下 E 型烯烃稍占优势。

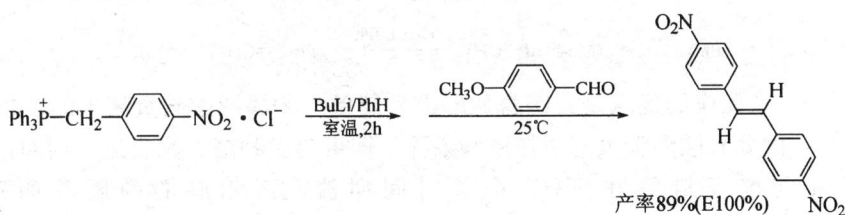

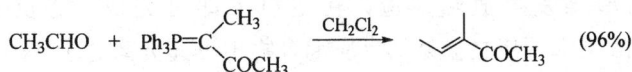

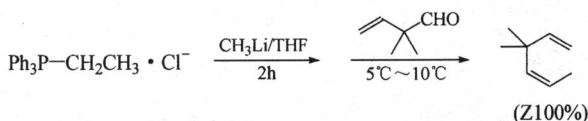

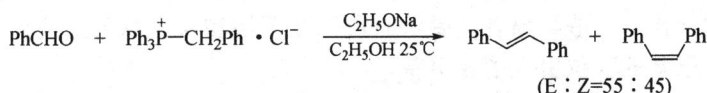

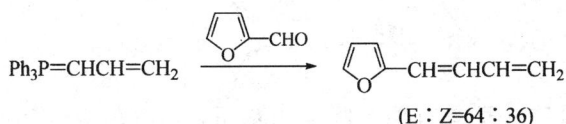

$$Ph_3\overset{+}{P}-CH_2-\bigcirc-NO_2 \cdot Cl^- \quad \xrightarrow[\text{室温,2h}]{BuLi/PhH} \quad \xrightarrow[25℃]{CH_3O-\bigcirc-CHO} \quad \text{（顺式二苯乙烯结构）}$$

产率89%(E100%)

$$CH_3CHO \quad + \quad Ph_3P=C\overset{CH_3}{\underset{COCH_3}{}} \quad \xrightarrow{CH_2Cl_2} \quad \text{（结构）}COCH_3 \quad (96\%)$$

$$Ph_3P-CH_2CH_3 \cdot Cl^- \quad \xrightarrow[2h]{CH_3Li/THF} \quad \xrightarrow[5℃\sim10℃]{\text{（醛结构）CHO}} \quad \text{（结构）}$$

(Z100%)

$$PhCHO \quad + \quad Ph_3\overset{+}{P}-CH_2Ph \cdot Cl^- \quad \xrightarrow[C_2H_5OH \ 25℃]{C_2H_5ONa} \quad Ph-CH=CH-Ph \quad + \quad \text{（顺式）}Ph \quad Ph$$

(E:Z=55:45)

$$Ph_3P=CHCH=CH_2 \quad \xrightarrow{\text{（呋喃-CHO）}} \quad \text{（呋喃）}-CH=CHCH=CH_2$$

(E:Z=64:36)

3. Wittig 反应的缺点 ① 磷叶立德的制备需要较昂贵的叔膦作原料，成本较高；② 反应结束后，产物烯烃和氧化膦不易分离，提纯困难；③ 有些磷叶立德易与空气、水、碱反应，稳定性差，不易操作；④ 从绿色化学角度看，Wittig 反应虽然产率较高，但原子利用率很低。

4. Wittig-Horner 反应 近几十年来，Wittig 反应发展很快，改良方法也很多，例如，膦酸酯、硫代膦酸酯和膦酰胺在强碱的催化下均可替代磷叶立德发生 Wittig 反应。其中膦酸酯在强碱催化下，与醛、酮类化合物的烯化反应又称为 Wittig-Horner 反应。

$$
\underset{\text{膦酸酯}}{(RO)_2\overset{\overset{O}{\parallel}}{P}-CH_2R'} \qquad \underset{\text{硫代膦酸酯}}{(RO)_2\overset{\overset{S}{\parallel}}{P}-CH_2R'} \qquad \underset{\text{膦酰胺}}{(R_2N)_2\overset{\overset{O}{\parallel}}{P}-CH_2R'}
$$

这些反应试剂不仅亲核性较强，且稳定性比磷叶立德好，能与一些难以发生 Wittig 反应的醛、酮类进行反应，其立体选择性高于 Wittig 反应，产物主要为 E-构型异构体。例如：

$$
PhCOOCH=CHCHO \ + \ (EtO)_2\overset{\overset{O}{\parallel}}{P}-CH_2COOEt \xrightarrow{NaH/DMF} PhCOOCH=CHCH=CHCOOEt \ (72\%)
$$

$$
PhCHO \ + \ (EtO)_2\overset{\overset{O}{\parallel}}{P}-CH_2COOEt \xrightarrow[25℃]{Et_3N/LiBr} \underset{COOEt}{Ph}\diagup\diagdown \ (75\%)
$$

$\xrightarrow{NaH/DMF}$ (89%)

$$
Ph_2CO \ + \ (Me_2N)_2\overset{\overset{O}{\parallel}}{P}-CH_3 \xrightarrow[\triangle]{C_4H_9Li/Ph} Ph_2C=CH_2 \ (95\%)
$$

Wittig-Horner 反应的优点是：①膦酸酯极易制备。②膦酸酯碳负离子的亲核性比相应的磷叶立德强，因此膦酸酯碳负离子在温和条件下即可与多种醛、酮反应。例如，磷叶立德 $Ph_3P=CHPh$ 与醛反应需在 THF 中长时间回流，而相应的的膦酸酯碳负离子 $[(EtO)_2POCHPh]^-$ 与醛却发生放热反应，在室温下即可完成。③反应生成的膦酸盐 $[(RO)_2POO]^-Na^+$ 易溶于水，使之极易从反应混合物中迅速分离。④Wittig-Horner 反应的副反应比 Wittig 反应少。

二、羰基 α-亚甲基化反应

1. 活泼亚甲基化合物的亚甲基化反应——Knoevenagel 反应 活泼亚甲基的化合物在氨或胺或其羧酸盐的催化下与醛酮缩合，脱水而得 α,β-不饱和化合物的反应称为 Knoevenagel 反应。反应结果在羰基的 α 位引入了亚甲基。

$$
\underset{R'}{\overset{R}{\diagup}}C=O \ + \ \underset{Y}{\overset{X}{\diagdown}}CH_2 \xrightarrow{\text{催化剂}} \underset{R'}{\overset{R}{\diagup}}C=C\underset{Y}{\overset{X}{\diagdown}} \ + \ H_2O
$$

反应中的活泼亚甲基化合物一般具有两个吸电子基团，活性较大（如丙二酸酯、丙二腈、β-酮酸酯、氰乙酸酯、硝基乙酸酯等）。常用的碱性催化剂有吡啶、哌啶、二乙胺、氨等碱或它们的羧酸盐。反应时常用甲苯、苯等有机溶剂共沸带水，以促使反应完全。例如：

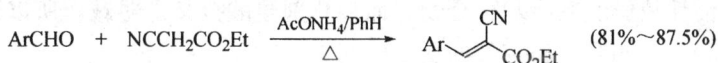

$$ArCHO \;+\; NCCH_2CO_2Et \xrightarrow[\triangle]{AcONH_4/PhH} Ar \text{—} \overset{CN}{\underset{CO_2Et}{C}}\!\!=\!\!\; \quad (81\% \sim 87.5\%)$$

在 Knoevenagel 反应中，活泼亚甲基化合物与酮的缩合产率不及醛，酮的位阻愈大缩合反应的收率愈低。

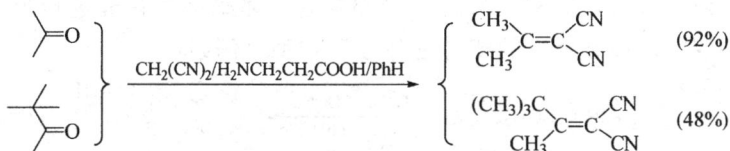

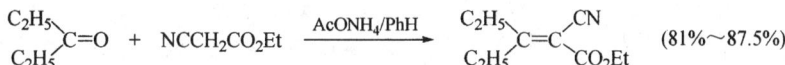

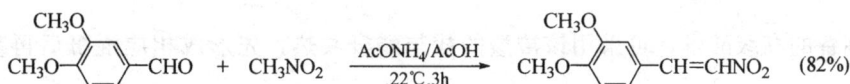

$$C_2H_5\!\!-\!\!\overset{C_2H_5}{\underset{}{C}}\!\!=\!\!O \;+\; NCCH_2CO_2Et \xrightarrow{AcONH_4/PhH} \overset{C_2H_5}{\underset{C_2H_5}{C}}\!\!=\!\!C\overset{CN}{\underset{CO_2Et}{}} \quad (81\% \sim 87.5\%)$$

丙二酸与醛的缩合产物受热后即自行脱羧，这是合成 α,β-不饱和酸和 β-取代丙烯酸衍生物的较好方法。丙二酸单酯、氰乙酸等也可进行类似的缩合反应。

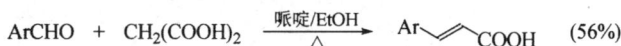

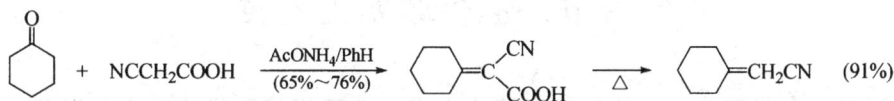

$$ArCHO \;+\; CH_2(COOH)_2 \xrightarrow[\triangle]{哌啶/EtOH} Ar\text{—}CH\!\!=\!\!CHCOOH \quad (56\%)$$

丙二酸在 Knoevenagel 反应中原来采用氨、伯胺、仲胺催化与脂肪醛缩合反应，除生成 α,β-不饱和酸外，常伴随有 β,γ-不饱和酸副产物生成。Doebner 对丙二酸在 Knoevenagel 反应中的催化剂进行了改进，用吡啶或吡啶-哌啶的混合物替代原有的催化剂，获得了纯度较高的 α,β-不饱和酸。因此，将丙二酸与醛（酮）在吡啶或吡啶与哌啶混合物的催化下缩合得到 β-取代丙烯酸的反应称为 Knoevenagel-Doebner 缩合反应。此反应的优点是反应条件温和，反应速度快，收率较好，产品纯度高，适合于各种取代的芳香醛和脂肪醛，β,γ-不饱和酸副产物非常少甚至没有。例如：

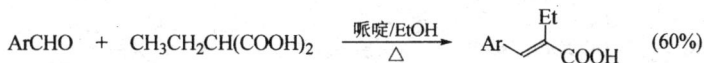

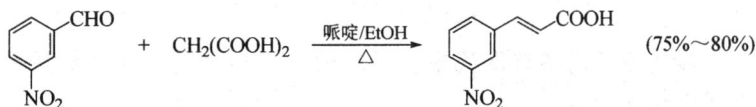

$$ArCHO \;+\; CH_3CH_2CH(COOH)_2 \xrightarrow[\triangle]{哌啶/EtOH} Ar\text{—}\overset{Et}{\underset{COOH}{C}}\!\!=\!\! \quad (60\%)$$

2. Perkin 反应 芳香醛和脂肪酸酐在相应的脂肪酸碱金属盐的催化下缩合，生成 β-芳基丙烯酸及其酯类化合物的反应称为 Perkin 反应。本反应实质是酸酐的亚甲基与醛进行的一种羟醛缩合。

$$ArCHO + (RCH_2CO)_2O \xrightarrow[\triangle]{RCH_2COONa} Ar\overset{R}{=}\underset{COOH}{} + RCH_2COOH$$

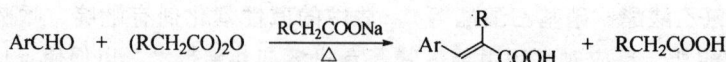

因羧酸酐是活性较弱的亚甲基化合物，而催化剂羧酸盐又是弱碱，所以该反应往往需要较高的温度（150℃～200℃）和较长的反应时间。

除芳香醛外，β-芳基丙烯醛和不含 α-氢的脂肪醛也可发生 Perkin 反应。芳香醛连有吸电子取代基（如硝基、卤素）时，反应易于进行，且收率高；反之，环上连有烷基等斥电子取代基时，反应难于进行，收率也较低。当邻羟基、邻氨基芳香醛进行反应时，常伴随闭环。立体化学表明，Perkin 反应的产物主要为 E-构型。例如：

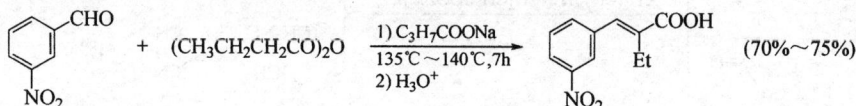

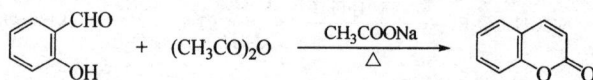

$$\underset{NO_2}{CHO} + (CH_3CH_2CH_2CO)_2O \xrightarrow[135℃\sim140℃,7h]{1)\ C_3H_7COONa} \underset{NO_2}{\overset{COOH}{=}\underset{Et}{}} \quad (70\%\sim75\%)$$
$$\xrightarrow{2)\ H_3O^+}$$

$$\underset{OH}{CHO} + (CH_3CO)_2O \xrightarrow[\triangle]{CH_3COONa} \text{（香豆素环）}$$

较难制备的高级酸酐，可采用该羧酸的盐与醋酐共热，先形成相应混酐后再参与缩合。例如：

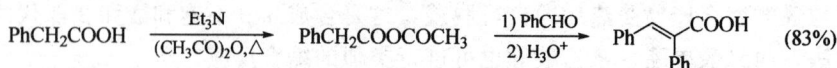

$$PhCH_2COOH \xrightarrow[(CH_3CO)_2O,\triangle]{Et_3N} PhCH_2COOCOCH_3 \xrightarrow[2)\ H_3O^+]{1)\ PhCHO} Ph\overset{COOH}{=}\underset{Ph}{} \quad (83\%)$$

第四节　α,β-环氧化反应

醛或酮与 α-卤代酸酯在碱的催化下缩合生成 α,β-环氧羧酸酯的反应称为 Darzen 缩合反应。

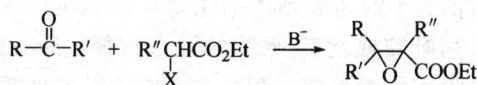

$$\underset{\overset{\|}{O}}{R-C-R'} + \underset{X}{R''CHCO_2Et} \xrightarrow{B^-} \underset{R'}{\overset{R}{\diagdown}}\underset{\triangle}{\overset{R''}{\diagup}}COOEt$$

反应机理如下：

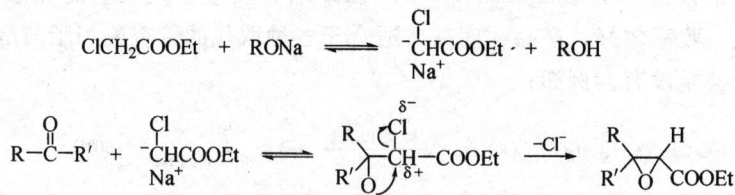

$$ClCH_2COOEt + RONa \rightleftharpoons \underset{Na^+}{\overset{Cl}{-CHCOOEt}} + ROH$$

$$\underset{\overset{\|}{O}}{R-C-R'} + \underset{Na^+}{\overset{Cl}{-CHCOOEt}} \rightleftharpoons \underset{R'}{\overset{R}{\diagdown}}\underset{O^{\delta-}}{\overset{Cl^{\delta+}}{CH-COOEt}} \xrightarrow{-Cl^-} \underset{R'}{\overset{R}{\diagdown}}\underset{O}{\overset{H}{\diagup}}COOEt$$

在反应最后一步的分子内亲核取代中，反应的优势构象使 α,β-环氧羧酸酯以 E-构型产物为主。

反应常用的催化剂有叔丁醇钾、醇钠和氨基钠等，其中叔丁醇钾的催化效果最佳，产物收率也较高。参与反应的醛、酮中，脂肪醛因易发生自身缩合，其反应产物收率不高，其他脂肪酮、脂环酮、芳香醛以及 α,β-不饱和酮等均可得到满意的收率。在 α-卤代酸酯方面，常

用 α-氯代酸酯。α-溴（碘）代酸酯因易与醛酮发生烃基化，使产品复杂化而较少应用。α-卤代酮、α-卤代腈、α-卤代亚砜、α-卤代 N,N-二取代酰胺及苄基卤化物均能进行类似反应，生成相应的 α,β-环氧烷基化合物。

$$\text{（环己酮）} + ClCH_2COOEt \xrightarrow[10℃\sim15℃,3h]{(CH_3)_3COK/(CH_3)_3COH} \text{（环氧酯）COOEt} \quad (83\%\sim95\%)$$

$$\text{（苯）—CHO} + ClCH_2CO\text{（苯）} \xrightarrow[0℃]{OH^-} \begin{array}{c}Ph\ \ H\\ \triangle\\ H\ \ COPh\end{array}$$

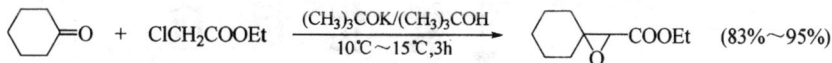

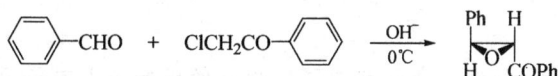

Darzen 缩合的产物 α,β-环氧酸酯是极其重要的合成中间体，可经水解、脱羧转化成比原有反应物醛、酮增加一个碳原子的醛、酮。

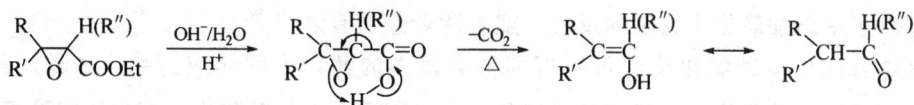

$$\begin{array}{c}R\ \ H(R'')\\ \triangle\\ R'\ \ COOEt\end{array} \xrightarrow[H^+]{OH^-/H_2O} \cdots \xrightarrow[\triangle]{-CO_2} \begin{array}{c}R\ \ H(R'')\\ \diagdown C=C\diagup\\ R'\ \ OH\end{array} \longleftrightarrow \begin{array}{c}R\ \ H(R'')\\ \diagdown CH-C\diagup\\ R'\ \ O\end{array}$$

芳香醛或不对称酮与 α-烃基取代的卤乙酸酯反应，将优先生成反式环氧化合物。

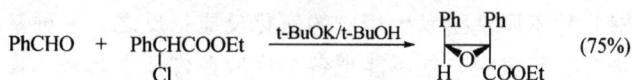

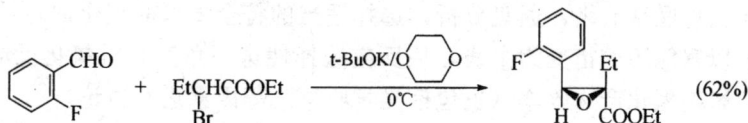

$$PhCHO + \underset{Cl}{PhCHCOOEt} \xrightarrow{t\text{-BuOK}/t\text{-BuOH}} \begin{array}{c}Ph\ \ Ph\\ O\\ H\ \ COOEt\end{array} \quad (75\%)$$

$$\text{（2-F-苯甲醛）} + \underset{Br}{EtCHCOOEt} \xrightarrow[0℃]{t\text{-BuOK}/\text{dioxane}} \begin{array}{c}\text{2-F-C}_6\text{H}_4\ \ Et\\ O\\ H\ \ COOEt\end{array} \quad (62\%)$$

Darzen 缩合在药物合成中应用甚多，例如：

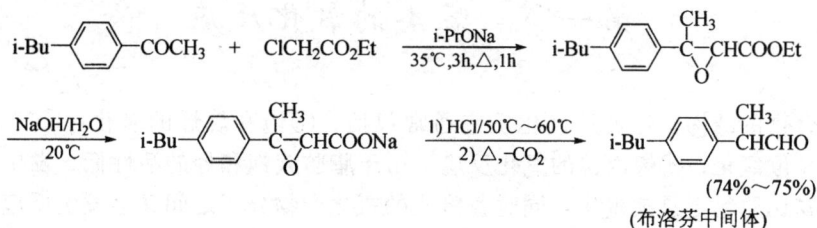

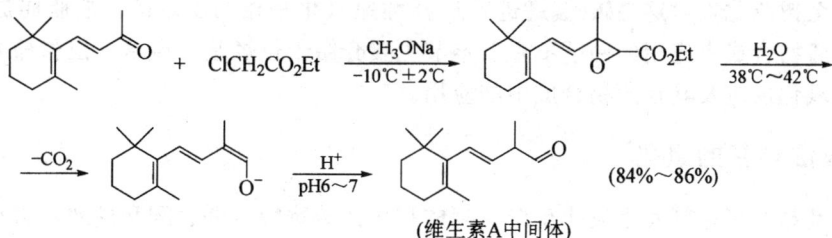

$$i\text{-Bu—}\text{（苯）—COCH}_3 + ClCH_2CO_2Et \xrightarrow[35℃,3h,\triangle,1h]{i\text{-PrONa}} i\text{-Bu—}\text{（苯）}\underset{O}{\overset{CH_3}{C}}\text{—CHCOOEt}$$

$$\xrightarrow[20℃]{NaOH/H_2O} i\text{-Bu—}\text{（苯）}\underset{O}{\overset{CH_3}{C}}\text{—CHCOONa} \xrightarrow[2)\ \triangle,-CO_2]{1)\ HCl/50℃\sim60℃} i\text{-Bu—}\text{（苯）}\underset{CH_3}{\overset{CH_3}{CHCHO}}$$

$$(74\%\sim75\%)$$
（布洛芬中间体）

$$\text{（紫罗兰酮）} + ClCH_2CO_2Et \xrightarrow[-10℃\pm2℃]{CH_3ONa} \text{（环氧酯中间体）—CO_2Et} \xrightarrow[38℃\sim42℃]{H_2O}$$

$$\xrightarrow{-CO_2} \text{（烯醇负离子中间体）O}^- \xrightarrow[pH6\sim7]{H^+} \text{（维生素A中间体醛）} \quad (84\%\sim86\%)$$

（维生素A中间体）

第五章

氧 化 反 应

有机化合物分子中，凡失去电子或电子偏移，使碳原子上电子云密度降低的反应称氧化反应。但若将这样广义的氧化概念应用于有机合成化学，则许多反应，诸如卤化、硝化、磺化等取代反应都可属于氧化反应之列。习惯上的有机合成化学中的氧化反应是狭义概念的氧化，是指分子中增加氧或失去氢的反应、或者两者兼而有之。

在药物合成中借助氧化反应可以得到种类繁多的药物中间体或药物，如醇、醛、酮、胺、酸、酚、酯、环氧化合物等含氧化合物，以及脱氢的不饱和烃类、芳香化合物等。由于氧化反应都是通过氧化剂或氧化催化剂来实现的，且氧化剂的种类繁多，作用特点各异，往往一种氧化剂，可对几种不同基团发生相应的氧化反应；反之，一种基团也可被数种氧化剂氧化。因此，在药物合成研究中，绝不能把各个反应条件孤立起来。在解决实际问题时，应该把各有关反应条件联系起来，通盘分析，选择适当的符合要求的氧化剂。

本章内容拟以官能团的衍变为主线，从反应选择性这一角度，对氧化反应所用的试剂、反应条件和其他影响氧化产物收率（也包括光学收率）等因素进行讨论。

第一节　烃类的氧化反应

根据化合物的结构，烃类的氧化反应通常包括：①饱和烷烃的氧化；②苄位烃基的氧化；③羰基α位氧化；④烯丙位的氧化反应。由于脂肪族饱和烃的活性低，发生氧化反应初期形成的产物比原料更易被氧化，同时各阶段的氧化产物分子之间又会发生反应，因而使产物复杂，甚至树脂化，对这类碳-氢键进行选择性地氧化是相当困难的。故脂肪族饱和烃的氧化反应在药物合成中应用的例子不多。本节主要介绍苄位烃基、羰基α位和烯丙位在多种催化条件的氧化反应及其在药物合成中的应用。

一、苄位烃基的氧化

苄位烃基易与氧化剂发生氧化反应，生成相应的芳香醇、醛、酮和羧酸，氧化产物收率较高。这是因为反应过程中形成的自由基或碳正离子氧化中间体能与苯基产生共轭效应使结构稳定。常用的试剂有 Mn 和 Cr 等氧化剂，这些试剂能选择性地氧化侧链，对芳香环不产生影响，产物不复杂，收率高。

（一）氧化生成醛

苄位甲基易被氧化剂氧化成相应的醛，而醛基极易进一步被氧化，若要使氧化反应停滞在醛基阶段，需要选择适当的氧化剂。较好的氧化剂有硝酸铈铵（CAN）、埃塔试剂（Etard 试剂）、三氧化铬-醋酐试剂，以及新近发展的铈乙酸盐和钴乙酸盐等。

1. 二氯铬酰（Etard 试剂）为氧化剂 用二氯铬酰（chromyl chloride，CrO_2Cl_2）作催化剂（Etard 反应），可以使苄位甲基氧化成相应的苯甲醛衍生物，且收率较高。

二氯铬酰的制备方法：在温度低于 10℃，将 HCl、H_2SO_4 滴加到 CrO_3 中，再通过蒸馏除水即得。反应式如下：

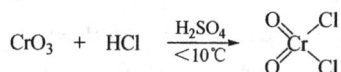

在 Etard 反应中，首先是形成由 1mol 烃和 2mol 铬酰氯组成的复合物，再经水解得到醛。该氧化反应机理有离子型和自由基型两种。

（1）离子型

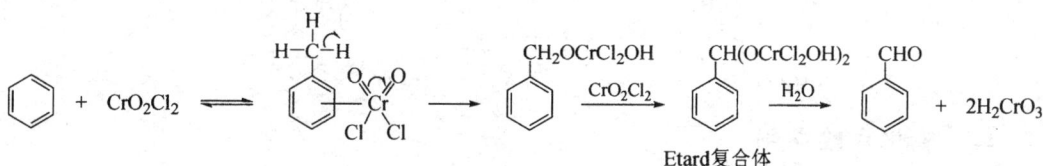

（2）自由基型

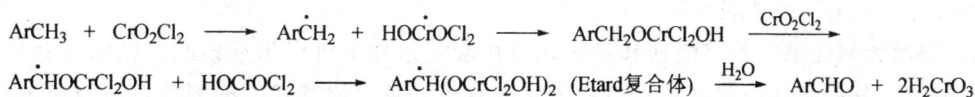

由于该反应的收率较高，用 Etard 试剂氧化苄位烃基生成醛的应用是很多的。如对溴甲苯用铬酰氯氧化成对溴苯甲醛，其收率可达 80%。

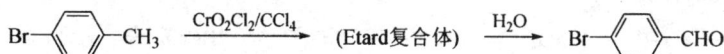

当芳核中有多个甲基存在时，仅其中的一个甲基被氧化为醛基，这是 Etard 试剂的特征之一。例如对二甲苯氧化可得到对甲基苯甲醛。

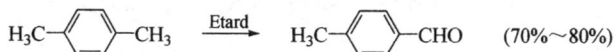

当芳核中有其他基团存在时，由于立体效应会使邻位收率低。

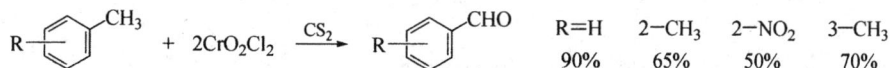

R=H	2—CH₃	2—NO₂	3—CH₃
90%	65%	50%	70%

2. 硝酸铈铵为氧化剂 硝酸铈铵简称 CAN，分子式为 $Ce(NH_4)_2(NO_3)_6$，CAN 与 50%AcOH 混合，可将芳核苄位 C—H 键氧化成芳醛，CAN 还可与其他酸混合作为选择性氧化剂，常用的酸有高氯酸、乙酸等。

硝酸铈铵的特点是：当反应在酸性介质中进行时，它仅将多甲基芳烃其中的一个甲基氧化为醛，即不论有多少个甲基，最终只氧化一个。

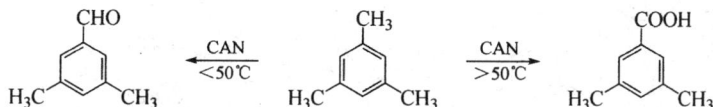

反应温度对生成产物有重要的影响，如上式中用 CAN 氧化三甲苯，当温度小于 50℃时氧化产物为醛，大于 50℃时则氧化产物为酸。芳环上的取代基的性质对反应也有影响。当有吸电子基团，如硝基、卤素、羧基、氰基等，可使苄甲基的氧化收率降低至 50％左右。

Dust 等人认为：CAN 氧化机理可能是单电子转移过程，其中经历产生苄醇的阶段，反应需有水参与：

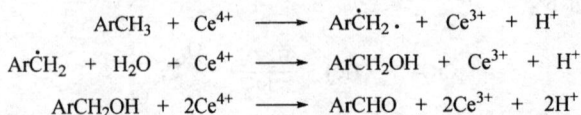

$$ArCH_3 + Ce^{4+} \longrightarrow Ar\overset{\cdot}{C}H_2\cdot + Ce^{3+} + H^+$$

$$Ar\overset{\cdot}{C}H_2 + H_2O + Ce^{4+} \longrightarrow ArCH_2OH + Ce^{3+} + H^+$$

$$ArCH_2OH + 2Ce^{4+} \longrightarrow ArCHO + 2Ce^{3+} + 2H^+$$

硝酸铈铵有很好的反应选择性，它可选择性地氧化 1-甲基雌酚酮中的 1-甲基中的 C_1 位甲基成醛基而不影响其他（C_6、C_{16} 位）的活性次甲基。

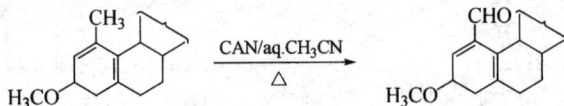

（二）氧化成酸或酮

很多强氧化剂可氧化苄位甲基成相应的芳酸或芳酮。常用的氧化剂有铬酸、$KMnO_4$、$Na_2Cr_2O_7$、Cr_2O_3、稀硝酸和氧气等。

1. 铬酸为氧化剂　重铬酸盐和三氧化铬在酸性条件下可以生成铬酸，铬酸主要用于氧化芳核侧链、仲醇及烯烃化合物。通常用的铬酸是三氧化铬的稀硫酸溶液，有时也加醋酸，以助三氧化铬的解聚。实际上，它相当于重铬酸盐的稀硫酸溶液，而且是酸式铬酸离子和重铬酸离子的平衡混合物。

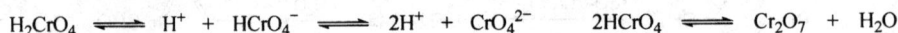

$$H_2CrO_4 \rightleftharpoons H^+ + HCrO_4^- \rightleftharpoons 2H^+ + CrO_4^{2-} \qquad 2HCrO_4 \rightleftharpoons Cr_2O_7 + H_2O$$

芳核侧链易受铬酸氧化生成相应的羧酸，如果芳烃含有易氧化的羟基或氨基，则必须加以保护，然后再氧化，否则会氧化成醌类，当芳核上的侧链多于两个碳原子，则氧化的是苄位的碳-氢键生成酮。

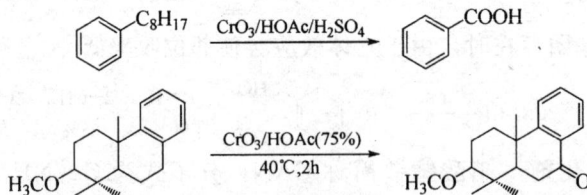

在中性条件下，由于重铬酸盐的氧化力很弱，多环芳烃的侧链的氧化需在高温高压下才能进行，芳核不受影响。如 2,3-二甲基萘、β-甲基苯蒽以及乙苯用重铬酸钠水溶液，在高温、高压下进行氧化，生成相应的羧酸。氧化芳香核侧链上苄位碳原子生成相应的酸，是中性重铬酸钠氧化的特点之一。

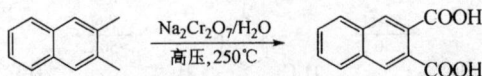

2. 高锰酸钾（KMnO₄）为氧化剂 高锰酸盐是一类强氧化剂，其钠盐有潮解性，而钾盐则具有稳定的结晶状态，故常用钾盐作氧化剂。它的应用范围很广，无论在酸性、中性或碱性中均能起氧化作用，介质的 pH 不同，氧化反应的强度也不同。在中性或碱性中，锰由 Mn^{7+} 被还原成 Mn^{4+}；在酸性介质中，锰由 Mn^{7+} 被还原成 Mn^{2+}。由此可知，高锰酸钾在酸性介质的标准还原电位高，氧化力强。

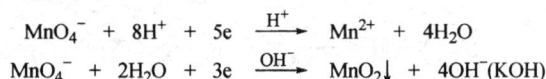

$$MnO_4^- + 8H^+ + 5e \xrightarrow{H^+} Mn^{2+} + 4H_2O$$

$$MnO_4^- + 2H_2O + 3e \xrightarrow{OH^-} MnO_2\downarrow + 4OH^-(KOH)$$

芳烃侧链的氧化一般用碱性 KMnO₄ 溶液，生成的羧酸钾盐易溶于水，与 MnO₂ 分离方便。若分子中具有酚羟基或氨基，由于这些基团易被氧化，不能采用 KMnO₄ 溶液作氧化剂。

如髓袢利尿药阿佐塞米（azosemide）中间体 4-氯-2-硝基-苯甲酸的制备，由 4-氯-2-硝基-甲苯经碱性高锰酸钾氧化制得，收率 90%。

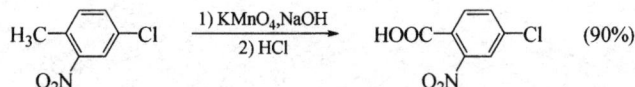

非甾体抗炎药卢帕他定（rupatadine fumarate）的中间体 5-甲基烟酸就是以 3,5-二甲基吡啶为原料经碱性高锰酸钾氧化制得。

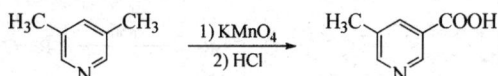

高锰酸钾（KMnO₄）作氧化剂的特点是不管侧链多长均被氧化成—COOH。

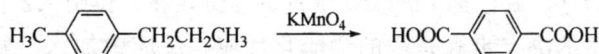

3. 硝酸为氧化剂（稀硝酸） 硝酸是一种强氧化剂。硝酸浓度不同，其氧化能力也不同。参与反应后，硝酸本身被还原的产物也不同，稀硝酸被还原成一氧化氮，浓硝酸则被还原成二氧化氮。

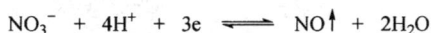

$$NO_3^- + 4H^+ + 3e \rightleftharpoons NO\uparrow + 2H_2O$$

用硝酸作氧化剂的优点在于价廉，产生的氧化氮为气体，反应液中无残渣；其缺点是腐蚀性很强，氧化较猛烈、反应的选择性不高，而且除氧化外，还会引起硝化和酯化等副反应。有时可用冰醋酸、二氧六环等溶剂稀释，以调节其氧化强度。硝酸作氧化剂的特点是氧化多甲基苯时只氧化一个甲基。

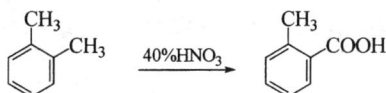

硝酸可将芳核或芳杂环的侧链氧化，因此，此法常用于制备各种羧酸。如氧化烟碱得到烟酸，收率为 74%。

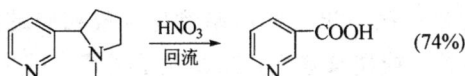

4. 空气氧化 在碱、钴盐或钒氧化物的存在下，用空气氧化可使苄位甲基氧化成羧基。

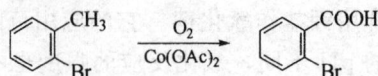

如合成抗结核药异烟肼的原料异烟酸就是以空气为氧化剂，在五氧化二钒的催化作用下，用 4-甲基吡啶在高温氧化制得的。

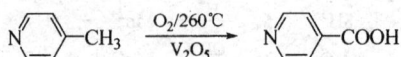

二、羰基 α 位氧化

（一）形成 α-羟基酮

羰基 α 位由于受到羰基的影响性质比较活泼，容易被氧化剂氧化为 α-羟基酮。常用的氧化剂有四醋酸铅〔Pb(OAc)₄〕或醋酸汞〔Hg(OAc)₂〕，其中四醋酸铅最常用，反应过程如下：

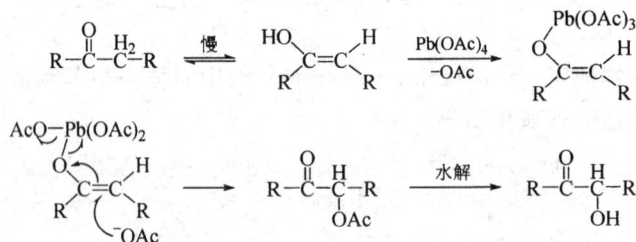

首先是酮发生烯醇化，氧化剂 Pb(OAc)₄ 进攻 α 位，在 α 位引入乙酰氧基，再经水解得到 α-羟基酮。反应速率的决定步骤是酮的烯醇化反应，反应中加入三氟化硼对活性甲基乙酰氧基有利。因为三氟化硼可以加速酮的烯醇化反应，对动力学控制的烯醇化反应有利。如甾体药物中间体的制备：

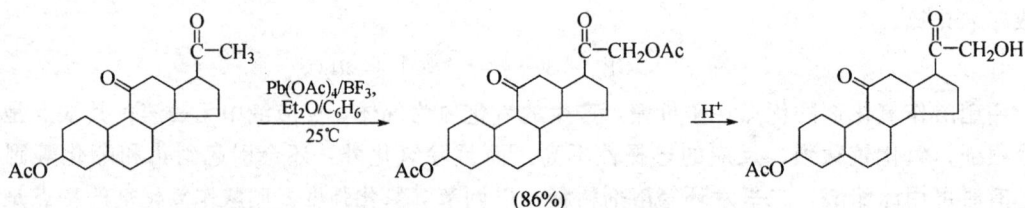

该方法也用于重要药物中间体 α-羟基丙二酸酯的制备。

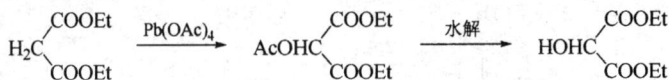

（二）氧化生成酮

二氧化硒在适当的溶剂中（如水、二噁烷、乙醇、乙酸、醋酐、硝基苯、苯、二甲苯等），温度在 100℃ 左右能把活泼的亚甲基或甲基氧化生成相应的羰基化合物，并能氧化烯丙位的活泼氢生成相应的醇类，或使羰基化合物脱氢生成相应的烯酮化合物。它是一种选择性的氧化剂，现已广泛地用于有机合成和有机化合物的结构研究。

位于羰基 α 位的甲基或亚甲基，由于羰基的影响而活化，可氧化成相应的羰基。反应机理是：

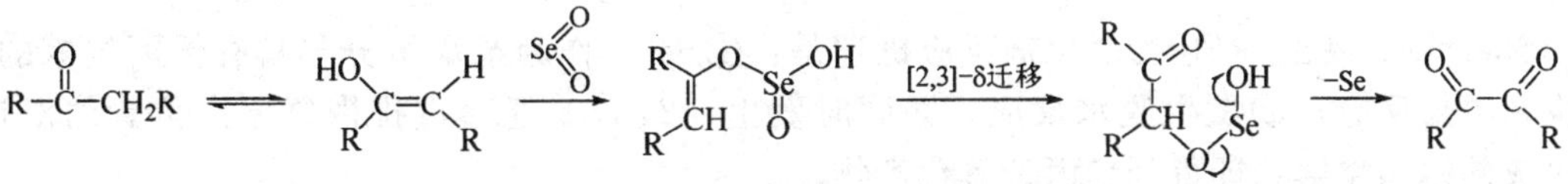

例如，环己酮和二苯乙酮均可用二氧化硒氧化成相应的 1,2-二羰基化合物。

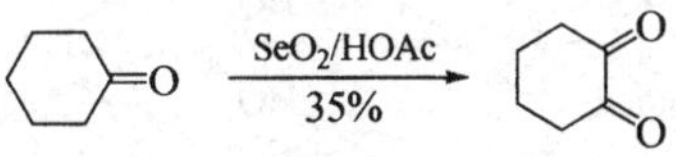

位于共轭体系中的活泼亚甲基或甲基，同样也可氧化成相应的羰基化合物。

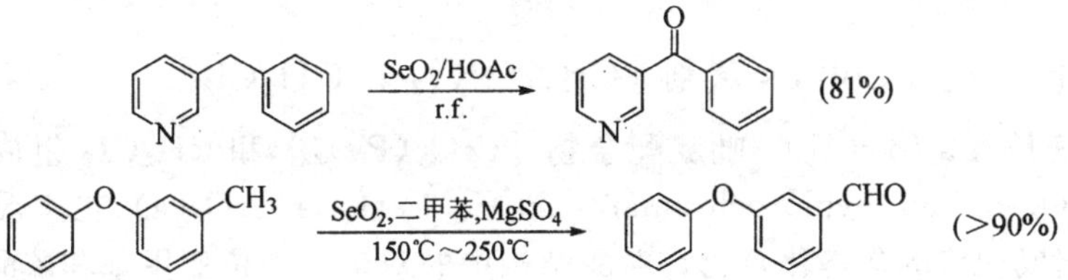

三、烯丙位的氧化反应

烯丙位的氧化常用的氧化剂有 $SeO_2/H_2O/HOAc$、铬酐-吡啶（Collins 试剂）和有机过酸酯。

（一）以 $SeO_2/H_2O/HOAc$ 为氧化剂

以 $SeO_2/H_2O/HOAc$ 为氧化剂时，根据被氧化基团的位置可以有以下几种情况：

（1）当化合物有多个烯丙位时，优先氧化取代基多的一侧的烯丙位，并且产物总是以 E-烯丙基醇或醛为主。如果控制反应剂量或使用乙酸为反应介质，生成的乙酸酯抑制氧化反应，就可能得到醇。如：

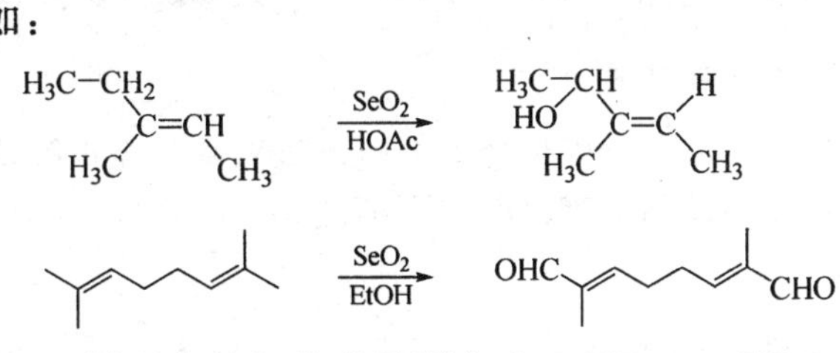

（2）在（1）原则下，烯丙位的氧化难易顺序为 —CH_2＞—CH_3＞—CHR_2。

（3）在（1）（2）相矛盾时，按（1）进行。

（4）对于环内双键，在（2）前提下优先氧化环上的烯丙位。如下列反应式中有三种不同的烯丙位，则优先氧化多取代的环上的烯丙位。

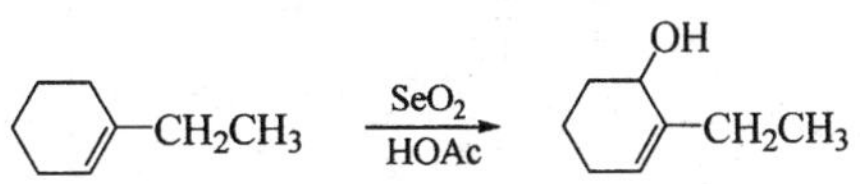

（5）当烯烃中有两个亚甲基时，则两个 CH_2 都被氧化，得两个氧化产物的混合物。

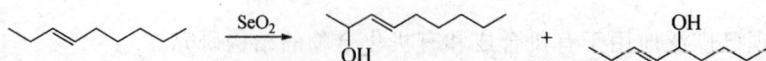

（6）末端双键氧化时，常会发生烯丙位重排，羟基引入末端。

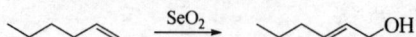

Sharpless 提出 SeO$_2$ 为氧化剂反应机理是：①SeO$_2$ 作为亲烯组分与具有烯丙位氢的烯发生亲电烯反应；②发生脱水反应，并同时发生［2,3］-σ 迁移重排恢复原来位置的双键；③生成的硒酯裂解，即得到烯丙位氧化产物。

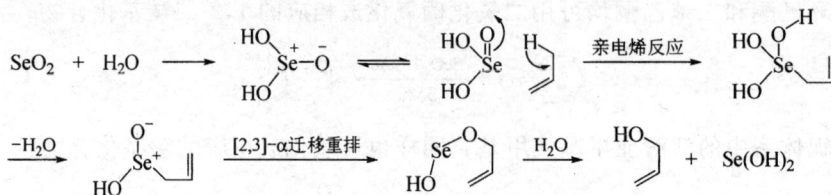

（二）酪酐-吡啶［Collins 试剂，CrO$_3$(Py)$_2$＋ CH$_2$Cl$_2$］

Collins 试剂是氧化铬（Ⅵ）-吡啶配合物［CrO$_3$(Py)$_2$］和 CH$_2$Cl$_2$ 组成的溶液，它和氯铬酸吡啶盐（pyridinium chlorochromate，PCC：C$_5$H$_5$NHCrO$_2$Cl）在室温下可选择性地将醇迅速地氧化成相应的羰基化合物，对醇结构中的双键、苄位亚甲基和硫醚等不影响。

使用氧化剂时，在下列多种情况下都能选择性地使烯丙位氧化，且产物收率均很好：①在室温用过量的 Collins 试剂或将 PCC 在二氯甲烷或苯中回流；②在硅藻土（或分子筛）存在下使用 PCC；③在用 Collins 试剂的同时加入 3,5-二甲基吡唑。

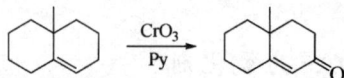

另外，在一些反应中，用 Cllions 试剂进行氧化的同时会发生烯丙双键的移位，此时铬酸氧化按自由基机理进行，中间体烯丙基自由基会转位造成双键移位。如：

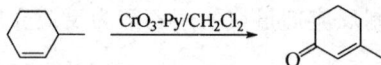

（三）有机过酸酯作为氧化剂

过酸酯在亚铜盐催化下，可在烯丙位烃基上引入酰氧基，经水解得烯丙醇类，这是烯丙位烃基氧化的间接方法，常用试剂有过醋酸叔丁酯［CH$_3$COOOC(CH$_3$)$_3$］和过苯甲酸叔丁酯［C$_6$H$_5$COOOC(CH$_3$)$_3$］。

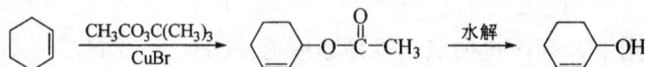

反应机理为自由基型反应：

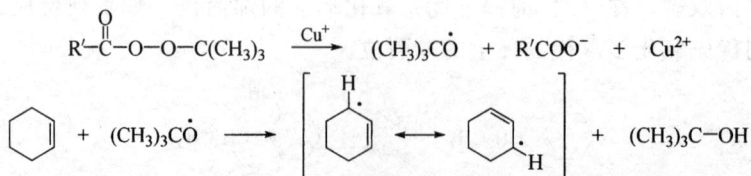

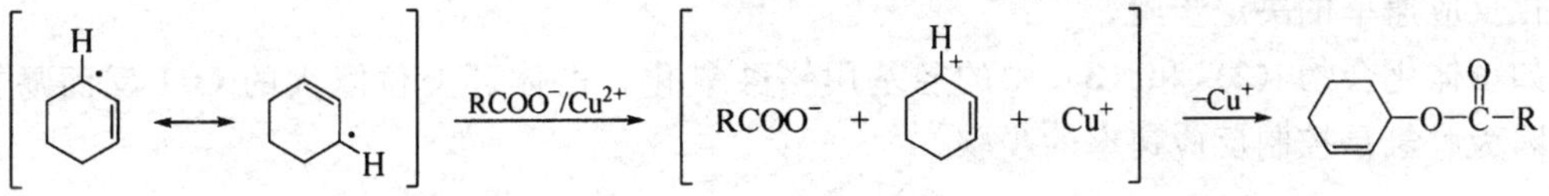

有机过酸酯氧化脂肪族烯烃时，常发生异构化作用，形成少量的异构产物。

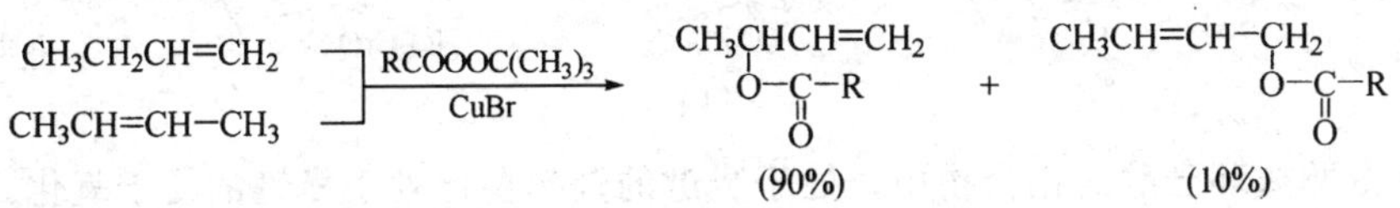

这可能是反应过程中形成两种自由基中间体竞争的结果。

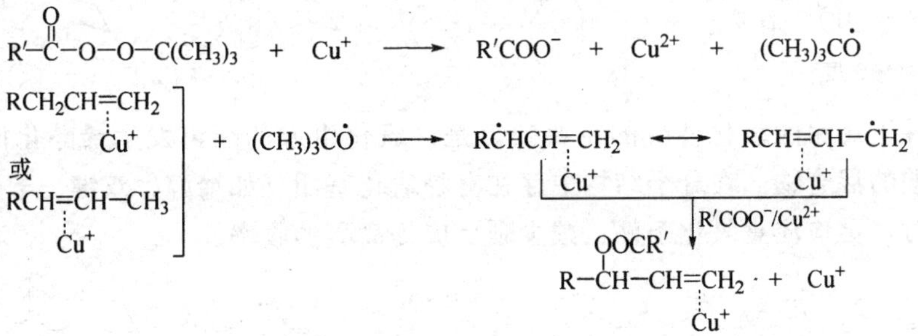

第二节 醇 的 氧 化

醇类（包括伯、仲、叔醇）的氧化反应是药物合成中经常用到的反应之一，不同醇的氧化，或者同一种醇使用不同的氧化条件，都可得不同的产物，得到的产物可以是醛、酮，也可以是羧酸。使醇类氧化的氧化剂种类很多，包括过渡金属的氧化物和盐类以及络合物、硝酸、高碘酸和二甲亚砜等。因此，醇类氧化可用多种方法。

一、伯、仲醇被氧化成醛、酮

将伯、仲醇氧化常用的氧化剂有铬的化合物如铬酸（H_2CrO_4）、Jones 试剂和铬酐-吡啶络合物，锰化合物如 $KMnO_4$、活性 MnO_2 等。

（一）铬的化合物作为氧化剂

1. 铬酸为氧化剂（H_2CrO_4） 脂肪或脂环的仲醇，采用铬酸氧化，酮的收率好，尤其是对于一些水溶性较小的酮的制备，若控制条件适宜，均得到较好收率。

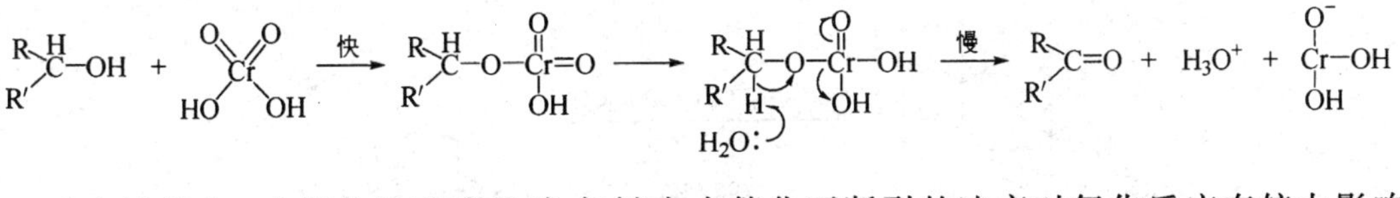

反应过程中，中间体铬酸酯的碳-氢键在水催化下断裂的速率对氧化反应有较大影响，

是氧化反应速率的决定步骤。

如甾体化合物（**2**）和（**3**）中的羟基用铬酸氧化，甾体环上位阻大的 OH 反而易被氧化，因为脱氢是控制反应速率的步骤。

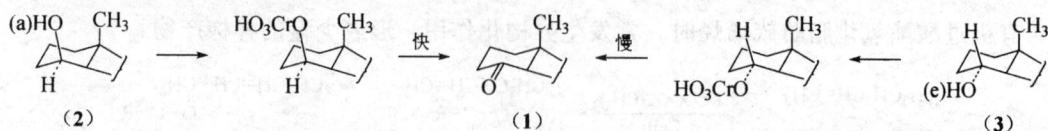

所以在甾醇或环己醇的化合物中，处于竖键的羟基要比处于横键的易于氧化。

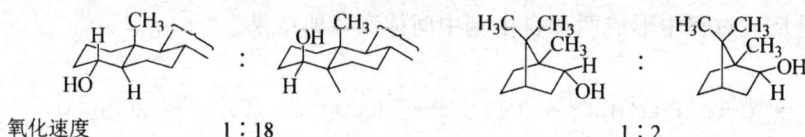

氧化速度　　　　　　　1：18　　　　　　　　　　　　1：2

酸性条件下用铬酸氧化仲醇的主要缺点是：氧化生成的酮可发生烯醇化而进一步被氧化，生成羧酸的混合物。在分子结构中存在有易氧化基团（如烯醇、双键、苄位或烯丙位的活泼氢等）时，更应注意氧化条件，减少副反应提高酮的收率。

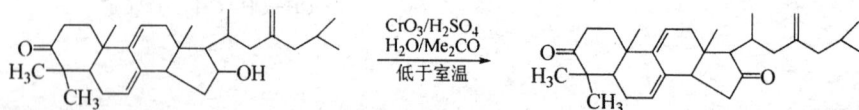

2. Jones 试剂　　是由 26.72g CrO$_3$＋23ml H$_2$SO$_4$加水至 100ml 制得，丙酮溶液作为溶剂进行氧化。它能把仲醇氧化为酮，把伯醇氧化为羧酸。丙酮中的仲醇氧化速度比在乙酸中的快，可在短时间内完成反应，过量的丙酮存在时，生成的酮不会进一步被氧化。

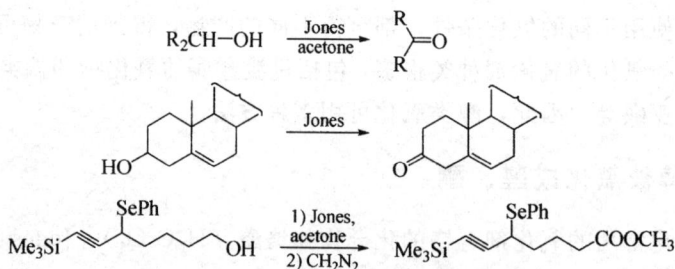

Jones 试剂的特点是仅将仲醇氧化成酮，其他的敏感基团，如缩酮、酯、环氧基、氨基、不饱和键、烯丙位碳-氢键等不受影响。

抗早孕药米非司酮（mifepristone）的合成中，其中间体 5α-氯-6β,19-氧桥-雄甾-3,7-二酮的制备，是用新制备的铬酸溶液在 10℃～15℃氧化制得的，收率为 95.6%。

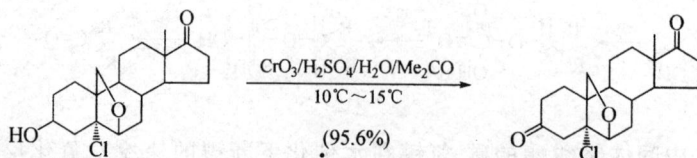

抗生素拉氧头孢钠（latamoxef disodium）的制备中，Jones 试剂对结构中的内酰胺环、酰胺键、酯键不影响。

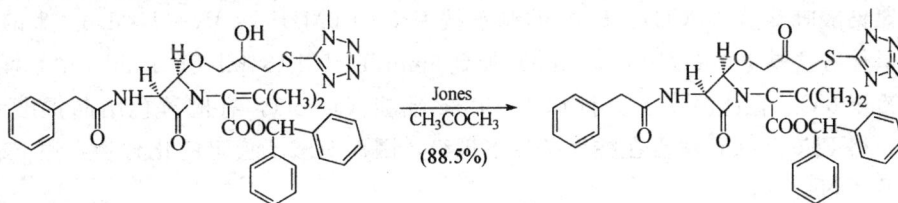

（88.5%）

其他的相关反应有：

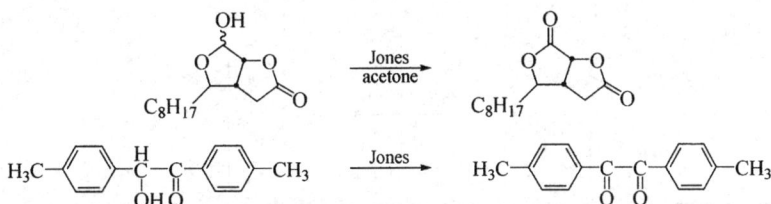

3. 铬酐-吡啶络合物 铬酐-吡啶络合物包括：①Collins 试剂：$CrO_3 ： Py = 1 ： 2$；②PCC：氯铬酸吡啶盐；③PDC：重铬酸吡啶盐。

（1）Collins 试剂：是氧化铬-吡啶配合物 $[CrO_3(Py)_2]$ 和 CH_2Cl_2 组成的溶液，适合于伯醇、仲醇在非水溶液中被氧化为醛和酮，且不会发生进一步的氧化反应。

如维生素类药物阿法骨化醇（alfacalcidol）中间体 6,6-亚乙二氧基-5α-胆甾烷-3β-醇的制备，用此方法制备收率达 98%。

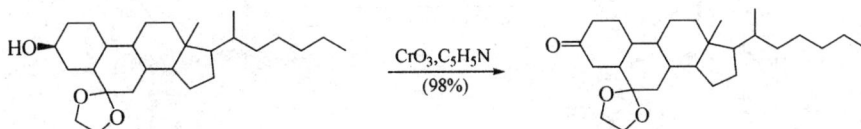

抗肿瘤药物乌苯美司（ubenimex hydrochloride）中间体的合成，收率达 92%。

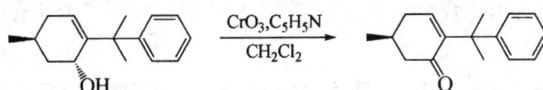

Collins 试剂适用于对酸性敏感的醇类氧化，该反应对酸碱性无特殊要求，结构中双键位置不会发生改变，因而有较多的应用研究报道。

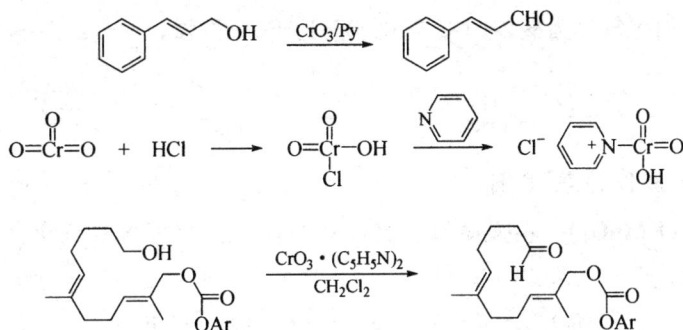

该氧化剂的缺点是：性质很不稳定，易吸潮，不易保存，反应需在无水条件下进行；氧化剂用量大，需用相当过量（≥5倍的摩尔）的试剂才能反应完全，配制时容易着火等。

（2）氯铬酸吡啶盐（PCC）：PCC的制备按 CrO_3：6MHCl：Py＝1：1.1：1 的比例进行配制。具体方法是将 $100gCrO_3$（1mol）加到 6mol/L HCl 184ml（1.1mol）中，搅拌成均匀溶液后冷至0℃，在此温度下分批加入 79.1g 吡啶（1mol），有橙黄色结晶析出，过滤，真空干燥，得 PCC。PCC 法需在酸性条件下进行，因而对酸不稳定的化合物，用 PCC 氧化时须加入 AcONa。

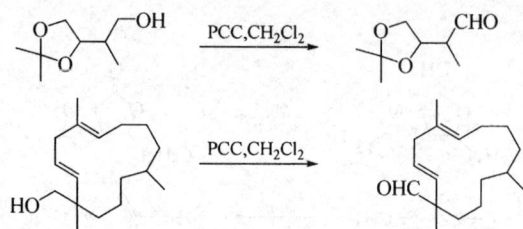

PCC 法氧化的缺点是：反应后生成含铬离子的黑褐色胶状副产物，处理很麻烦。将PCC 等吸附于硅胶、分子筛、氧化铝等无机载体或聚乙烯吡啶树脂、离子交换树脂等各种高分子载体上，不但使反应后处理简单，而且可控制反应的选择性，并使氧化效率提高。

如在硅藻土 Celite（或分子筛）存在下使用 PCC，以及在用 Collins 试剂的同时加入3,5-二甲基吡唑，都能选择性地使烯丙位氧化，产物收率均很好。

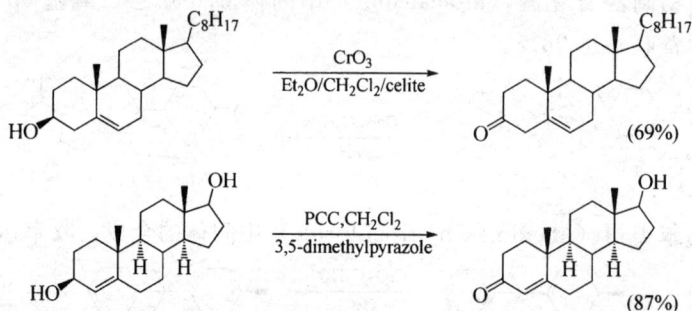

（3）重铬酸吡啶盐（PDC）：PDC 是由 $Na_2Cr_2O_7 \cdot 2H_2O ＋ HCl ＋$ 吡啶，按一定的比例配制制得，PDC 的氧化作用大多数是在中性的 CH_2Cl_2 中反应，也可在不同的溶剂条件进行反应，采用不同的溶剂会生成不同的氧化产物。若 PDC 的氧化在 DMF 或 DMSO 中进行，氧化性更强，会将伯醇氧化为酸，PDC 氧化能力比 PCC 更强。

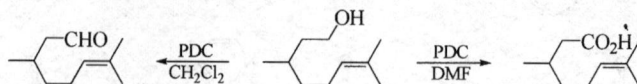

（二）锰化合物作为氧化剂

1. 高锰酸钾（$KMnO_4$）　在强酸性、碱性和中性条件都可将醇氧化，能把伯醇氧化为酸，仲醇氧化为酮。

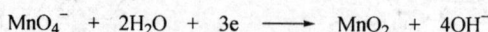

$$MnO_4^- ＋ 2H_2O ＋ 3e \longrightarrow MnO_2 ＋ 4OH^-$$

当氧化所生成酮的羰基 α-碳原子上没有氢时，用高锰酸盐氧化，酮的收率较高。如（4-吡啶基）苯基甲醇氧化，得到定量的 4-苯甲酰基吡啶。

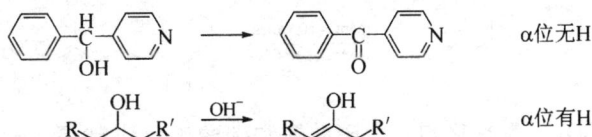

当 α 位有 H 时生成的酮发生烯醇化，烯醇被 KMnO₄ 氧化断裂，使产物复杂。为了避免这一现象发生，可在反应系统中加入 Mg^{2+}、Al^{3+} 等。

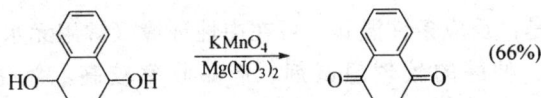

2. 活性二氧化锰（MnO₂） 是较温和的选择性高的氧化剂，新鲜制备的 MnO₂ 能选择性地氧化 α,β-不饱和的（如烯丙基、苄基、炔基）醇为相应的羰基化合物，常用的溶剂有水、苯、石油醚、氯仿、二氯甲烷、乙醚、丙酮等。在无水和室温条件下，α,β-不饱和醇氧化反应较用活性 MnO₂ 铬酸的丙酮溶液更加温和。

$$2KMnO_4 + 3MnSO_4 + 2H_2O \longrightarrow 5MnO_2\downarrow + K_2SO_4 + 2H_2SO_4$$

一般市售的 MnO₂ 活性很小或没有活性，不能应用，活性 MnO₂ 必须新鲜制备。MnO₂ 的活性取决于其制备方法及所选用的溶剂，由于制备方法不同，氧化活性也有差异。活性 MnO₂ 有各种不同程度的水化型，作为氧化剂用的活性 MnO₂ 的含水量应在 5% 以下。

MnO₂ 常用于烯丙醇的氧化，无论是顺式还是反式的烯醇都能以同样的速率氧化，且不会发生异构化。

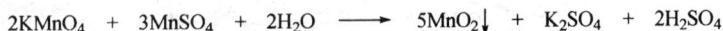

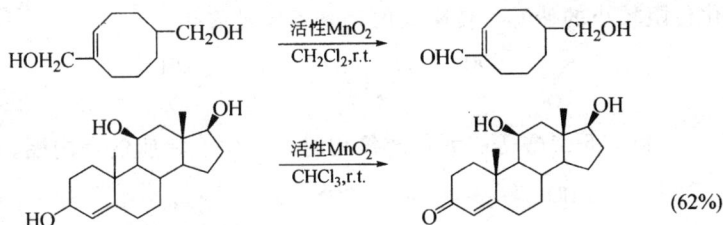

利尿药西氯他宁（cicletanine hydrochloride）中间体 3-O-亚异丙基比多醛的制备，收率为 65.7%。

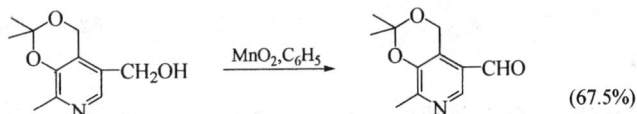

活性 MnO₂ 的最大优点在于它选择性好，反应条件温和，叔胺等不会被氧化，故被广泛地用于甾体化合物、生物碱、维生素 A 等天然产物的合成或结构确定。反应时间根据 MnO₂ 用量、活性大小而定。活性二氧化锰的缺点是用量大，反应时间长。

活性 MnO₂ 能将烯丙位的伯醇氧化为相应 α,β-不饱和酯。

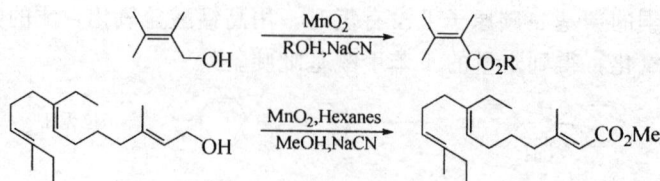

3. 碳酸银（Ag₂CO₃）为氧化剂 由硝酸银和碳酸钠反应制得，通常将 Ag_2CO_3 均匀分布在载体（硅藻土）上作为氧化剂。

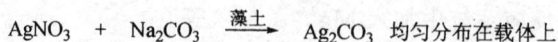

$$AgNO_3 \ + \ Na_2CO_3 \ \xrightarrow{藻土} \ Ag_2CO_3 \ \ 均匀分布在载体上$$

该氧化试剂的特点是：反应条件温和，可在中性环境（常用无水苯和甲苯）中和适当的温度下进行，是氧化伯、仲醇的较理想试剂，产品收率较高，氧化作用有选择性，归纳如下：

（1）如果化合物存在有多个羟基时，只氧化活性最大的羟基。

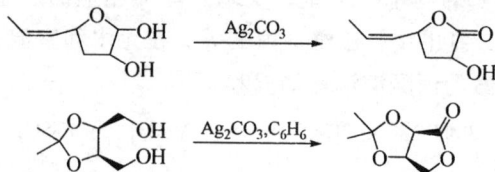

（2）烯丙位羟基较仲醇更易被氧化。

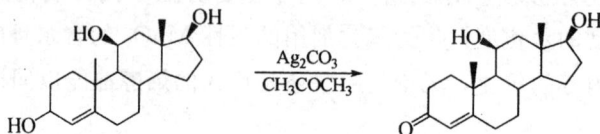

（3）优先氧化位阻较小的仲醇，位阻大的羟基不易被氧化。

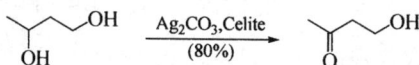

（4）1,4-、1,5- 和 1,6-二醇等二元伯醇氧化时，可生成相应的环内酯。

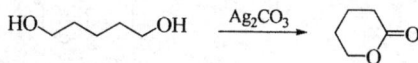

碳酸银氧化醇类的反应常被认为是协同机理：

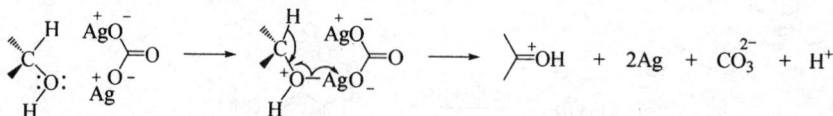

4. 二甲亚砜（DMSO） 可由各种较强的亲电试剂（E）（如 DCC、Ac₂O、三氟乙酸酐、草酰氯、三氧化硫等）活化，生成活性锍盐（sulfonium salt），极易和醇反应形成烷氧基锍盐，接着发生消除反应，生成醛或酮和二甲硫醚。此方法适合于糖类、核酸、甾族、生物碱及碳水化合物等的氧化。

（1）二甲亚砜-DCC：氧化过程是：首先二甲亚砜（DMSO）和二环己基碳二亚胺

（DCC）在酸催化下生成活性锍盐，再和醇作用得烷氧锍盐，在碱催化下失去质子而裂解得到醛或酮和二甲硫醚。

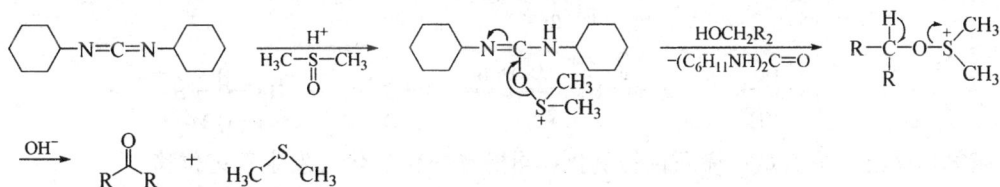

DMSO 氧化具有选择性，对于立体位阻大的醇用 DMSO 氧化较难。

下列反应中，β 位的羟基与甲基和乙酰基同处于一侧空间，位阻大只形成少量的产物，而 α 位的羟基空间位阻小，生成主要产物。

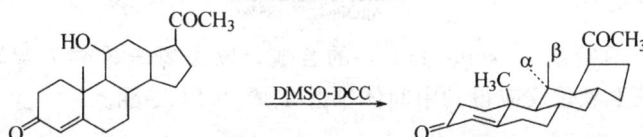

本法的缺点是：所用的 DCC 毒性较大，反应中副产物的尿素衍生物较难除去。

（2）DMSO-Ac₂O：本法用 Ac₂O 代替 DCC 作活化剂，能使 DMSO 氧化选择性差、位阻大的醇，并可避免毒性大及副产物难处理的两大缺点。其反应过程类似于 DCC 法。

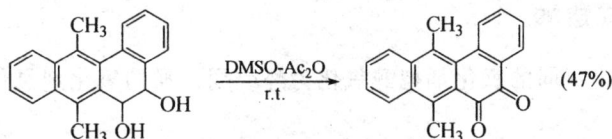

下列中间体的制备中，其收率达 80％以上，反应不受位阻大的影响：

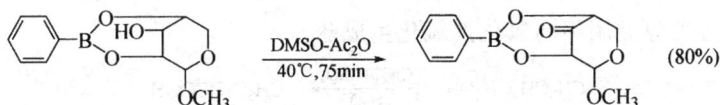

5．Oppenauer 氧化 伯醇或仲醇在叔-醇铝等存在下，用过量的酮使之氧化为相应的酮称 Oppenauer 氧化法。该法收率较高，是仲醇氧化成酮的有效方法。该反应可逆，所以要加大丙酮的用量。此时，丙酮既作溶剂又作氧化剂。

经研究证明，氧化简单醇类时，醇和酮（丙酮或丁酮）的比量为 1：20；而醇：环己酮的比量为 1：（3～10）。本氧化法亦适用于氧化不饱和的羟基甾族化合物，其醇和酮的比量为 1：40～1：48。在特殊情况下，同时加入适量的苯、甲苯或 1,4-二烷作为稀释剂可以减少生成物缩合发生的机会。本方法同样适用于处理不饱和化合物，因此，可作为不饱和醇制备不饱和酮的有效办法。

氧化反应机理：首先醇和三烷氧基铝 ［如 Al(OPr-i)₃］ 中烷氧基发生交换，然后在负氢受体（丙酮）的影响下，使醇脱去一个氢（负氢），生成酮脱离铝，丙酮转变成烷氧基与铝偶联，恢复成原来的 Al(OPr-i)₃。

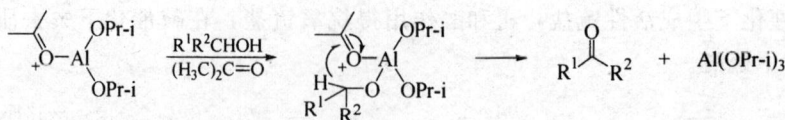

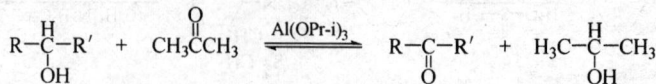

该氧化反应的特点是：烯丙位易氧化，甾醇烯丙位氧化会发生双键位移。

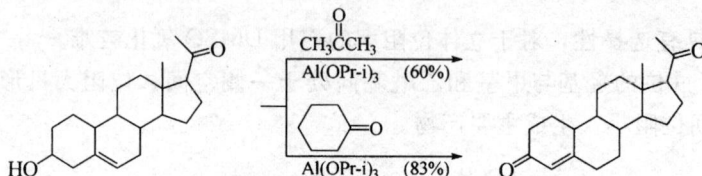

芳香酶抑制剂依西美坦（exemestane）的合成，以去氢表雄酮为起始原料，在异丙醇铝、环己酮作用下发生氧化反应得到中间体雄甾-4-烯-3,17-二酮。

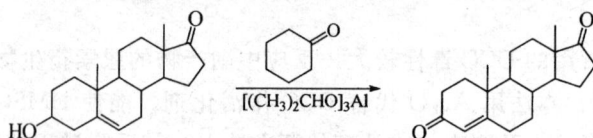

二、醇被氧化成羧酸

醇易被氧化剂氧化，弱的氧化剂把醇氧化为醛或酮，强的氧化剂氧化为酸。如铬酸、高锰酸钾、硝酸等。

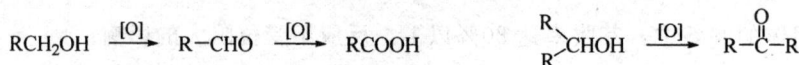

$$RCH_2OH \xrightarrow{[O]} R-CHO \xrightarrow{[O]} RCOOH$$

下列反应是各种醇类用不同氧化剂氧化生成酸。

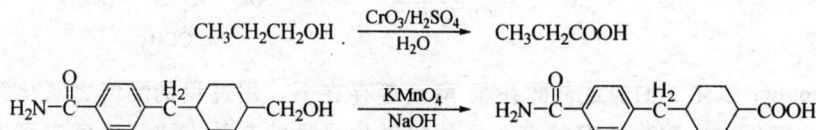

$$CH_3CH_2CH_2OH \xrightarrow[H_2O]{CrO_3/H_2SO_4} CH_3CH_2COOH$$

三、1,2-二醇的氧化

1. Pb(OAc)₄ 作氧化剂（Crigee，R. 反应） 1,2-二元醇类的氧化产物因所用的氧化剂的种类而不同，用 $KMnO_4$ 或 K_2CrO_7 氧化时生成酸类，用特殊的氧化剂如四醋酸铅在醋酸或苯等不活泼有机溶剂中缓和氧化，则生成二分子的羰基化合物（醛或酮）。氧化反应也可在酸催化剂（三氯醋酸）存在下进行。本反应被广泛地应用于研究醇类结构及制备醛或酮类，产率很高。反应通式如下：

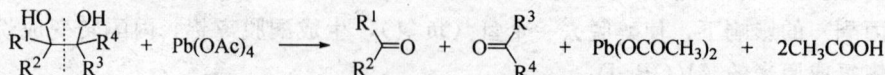

反应机理为在反应的过程中先生成环酯的中间产物（lead-glyco-acetate），进一步使 C—C键裂开生成醛或酮。

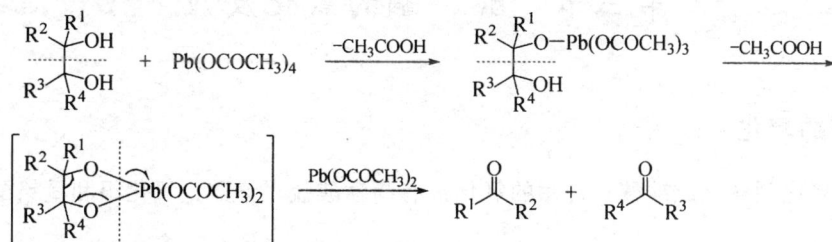

酸催化的反应机理可以用下式表示：

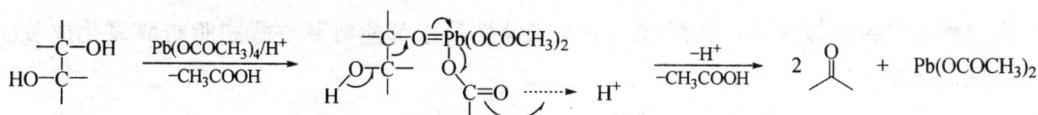

例如：

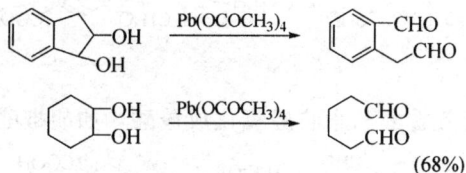

(68%)

四醋酸铅做氧化剂的特点是能与顺式的二醇和反式的二醇发生氧化反应。如把四氢化萘二醇氧化为 3,8-环癸二烯-1,6-二酮。

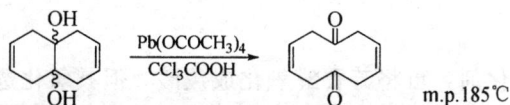

m.p.185℃

2. 高碘酸为氧化剂（Malaprade 反应）　高碘酸（$HIO_4 \cdot 2H_2O$）代替四醋酸铅可以得到相同的结果，高碘酸为氧化剂的特点是把同侧的邻二醇氧化，生成相应的醛或酮衍生物，反应机理与四醋酸铅氧化法相似。反应通式如下：

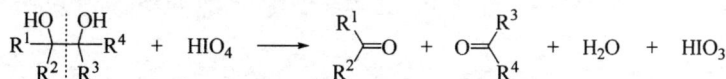

抗呕吐药甲磺酸多拉司琼（dolasetron methanesulfonate）中间体二醛的合成，是用 3-环戊烯-1-甲酸乙酯为原料，经 OsO_4 氧化得到 3,4-二羟基环戊甲酸乙酯，再经高碘酸钠进一步氧化开环得到相应的二醛。

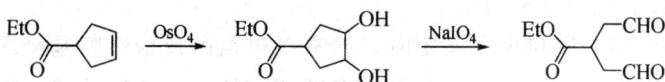

高碘酸做氧化剂的特点是只氧化顺式的二醇，而反式的二醇不反应。

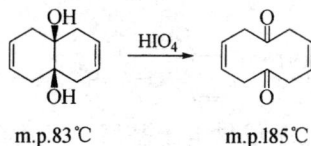

m.p.83℃　　　　　　m.p.185℃

第三节 醛、酮的氧化反应

一、醛的氧化

醛易被氧化剂氧化成羧酸。常用的氧化剂有高锰酸盐、铬酸、氧化银和重铬酸钾的稀硫酸溶液等。

（一）高锰酸盐为氧化剂

高锰酸盐中钾盐较常用，其酸性、中性或碱性溶液都能将芳香醛和脂肪醛氧化成羧酸，并且有较高收率。

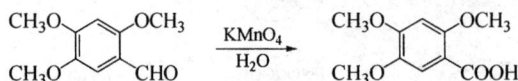

$$\text{CH}_3\text{O} \quad \text{OCH}_3 \quad \xrightarrow[\text{H}_2\text{O}]{\text{KMnO}_4} \quad \text{CH}_3\text{O} \quad \text{OCH}_3$$

（结构式：2,4,5-三甲氧基苯甲醛 → 2,4,5-三甲氧基苯甲酸）

（二）铬酸为氧化剂

铬酸为氧化剂很容易将芳香醛和脂肪醛氧化成羧酸，如胡椒醛被氧化为胡椒酸。

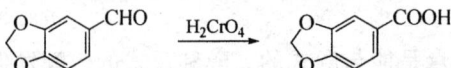

$$\xrightarrow{\text{H}_2\text{CrO}_4}$$

（结构式：胡椒醛 CHO → 胡椒酸 COOH）

若芳烃含有易氧化的羟基或氨基，则必须加以保护，然后再氧化，否则会氧化成醌类。

（三）有机过氧酸

有机过氧酸是强的氧化剂，可将芳香醛氧化成羧酸，但其氧化选择性较差，在将芳香醛氧化成羧酸的同时也能把分子中的易氧化基团如氨基、酚羟基等氧化生成其他的副产物，而只有当芳香醛中没有取代基或供电子基团在间位以及存在吸电子基时才能使用，收率较好。

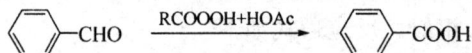

$$\xrightarrow{\text{RCOOOH+HOAc}}$$

（结构式：苯甲醛 CHO → 苯甲酸 COOH）

反应机理为：

$$\text{Ar}-\overset{\text{O}}{\underset{}{\text{C}}}-\text{H} + \text{R}-\overset{\text{O}}{\underset{}{\text{C}}}-\text{O}-\text{OH} \longrightarrow \text{Ar}-\overset{\text{O}^-}{\underset{\text{O}-\text{O}-\text{C}-\text{R}}{\text{C}-\text{H}}} \xrightarrow{-\text{RCOO}^-} \text{Ar}-\overset{\text{O}^-}{\underset{}{\text{C}}}-\text{H} \quad \begin{matrix} a \\ \\ b \end{matrix} \quad \begin{matrix} \text{Ar}-\text{O}-\overset{\text{O}}{\underset{}{\text{C}}}-\text{OH} \\ \\ \text{Ar}-\overset{\text{O}}{\underset{}{\text{C}}}-\text{OH} \end{matrix}$$

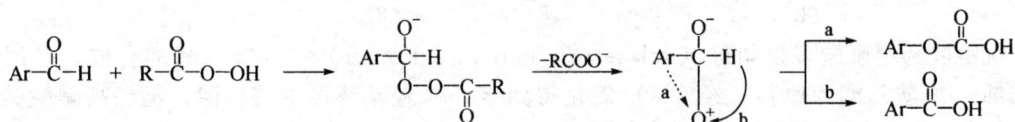

发生反应时可以有以下几种情况：

1. 当对位（或邻位）有供电子基团时，与有机过氧酸反应，醛基经甲酸酯阶段，最后转换成羟基，即反应按"a"进行。如下列反应的芳香醛中，醛基的邻、对位有羟基等供电子基团，反应按"a"进行：

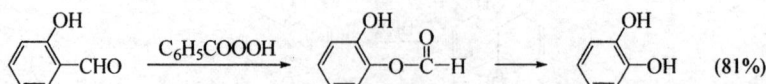

$$\xrightarrow{\text{C}_6\text{H}_5\text{COOOH}} \longrightarrow \quad (81\%)$$

（结构式：水杨醛 OH/CHO → 邻羟基苯甲酸酯 → 邻苯二酚 OH/OH）

2. 而当芳香醛中间位没有取代基或供电子基团，以及存在吸电子基时，有机过氧酸则按"b"重排将芳香醛氧化成羧酸。如：

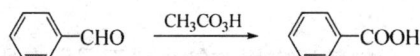

（四）Ag₂O 为氧化剂

常用的含银氧化剂有氧化银、硝酸银和银氨络离子等。它们都是氧化活性小、选择性高的氧化剂，一般用于易氧化的醛和某些酚类，而对其他易氧化基团如分子结构中的氨基、酚羟基或双键不影响。

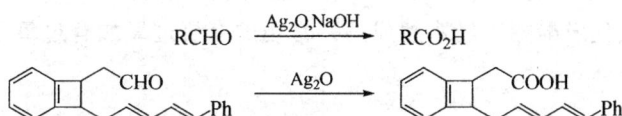

如 2-环己烯基甲醛用氰化钠为催化剂，以氧化银氧化在 25℃ 反应得 97％ 的 2-环己烯基甲酸。

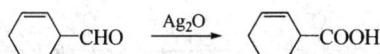

香兰素的酚羟基不必保护，在 55℃～60℃ 直接用氧化银氧化生成 96.8％ 的香兰酸。

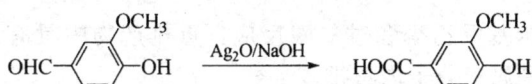

同样，3,5-双取代儿茶酚类儿茶酚-O-甲基转移酶（COMT）抑制剂的重要中间体 5-硝基香兰酸，是以 5-硝基香兰素为原料氧化银为氧化剂进行氧化，收率达 90％ 以上。

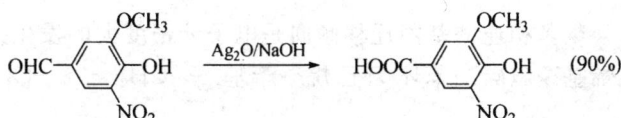

氧化银价格贵，在工业应用时，常采用含有氧化铜的氧化银作催化剂，通入空气进行。氧化银起氧化作用后被还原生成银，即被氧化铜氧化再生成氧化银，而被还原生成的氧化亚铜由空气氧化再生成氧化铜。这样氧化银可重复使用，节省了银。工业上用此法将糠醛氧化，得 86％～90％ 的糠酸。

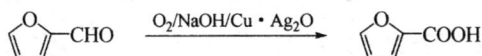

（五）碱熔融法

利用碱熔融法也可使醛基氧化成羧酸。当醛和固体的 NaOH 和 KOH 混合物或它们的浓水溶液（>85％）一起加热时，放出氢气，得到羧酸盐，经酸化得羧酸。如香兰素与固体 NaOH、KOH 混合加热至 180℃～195℃ 时反应物变成黄绿色的香兰酸，同样方法，制备 5-硝基香兰酸收率很高。

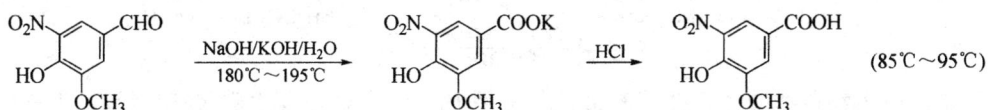

二、酮的氧化

酮的反应较复杂，其氧化产物随所应用的氧化剂不同而有所不同。常用的氧化剂有有机过氧酸、无机氧化剂（如二氧化硒或亚硒酸、稀硝酸等）。

（一）Baeyer-Villiger（拜尔-维利格）氧化

在有机过氧酸的作用下，酮能发生氧化-重排反应，生成相应的酯或内酯化合物，即为 Baeyer-Villiger 反应。反应过程中酮分子的结构插入了一个氧原子，因此本反应是制备酯的一种方法。芳香酮氧化成酚酯，经水解成酚。常用的有机过氧酸有过氧乙酸、过氧苯甲酸和三氟过氧乙酸等。

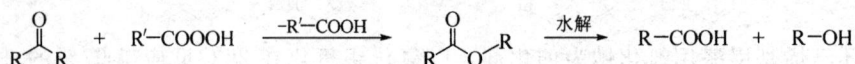

反应机理为：

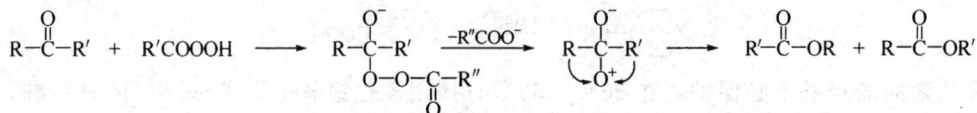

具有光学活性的 α-苯基甲乙酮和过氧酸反应，重排产物中具有光学活性手征性碳原子的构型保持不变，证明是属于分子内重排。

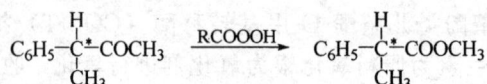

不对称酮氧化时，羰基相连的基团迁移倾向是电子云密度大的发生迁移，R、R′重排遵循顺序为：芳基＞乙烯基＞叔碳＞苯环-环己烷～苄基＞—CH$_2$—＞—CH$_3$＞—H。

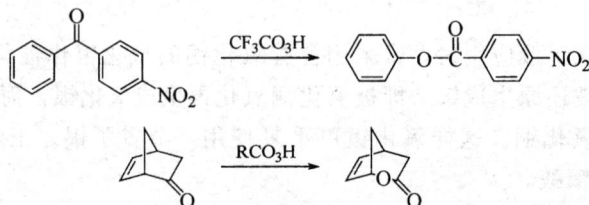

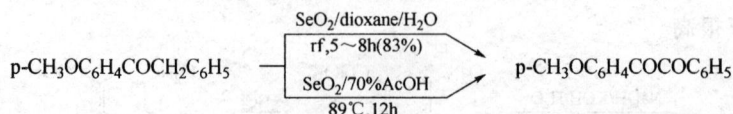

（二）二氧化硒或亚硒酸氧化

二氧化硒或亚硒酸可使酮中羰基邻位的甲基或亚甲基氧化，生成 α-酮醛或 α-双酮的衍生物。氧化反应的机理参见本章第一节的二氧化硒 SeO$_2$ 为氧化剂部分内容。

羰基 α 位的甲基或亚甲基的氧化反应过程需要有水的参与，对于难溶于水的酮，需用含水乙酸或含水二噁烷作溶剂，反应要在回流条件下进行。如：

$$p\text{-}CH_3OC_6H_4COCH_2C_6H_5 \xrightarrow[\substack{SeO_2/70\%AcOH \\ 89℃,12h}]{\substack{SeO_2/dioxane/H_2O \\ rf,5\sim8h(83\%)}} p\text{-}CH_3OC_6H_4COCOC_6H_5$$

甲基酮衍生物可在碱性条件下经卤代（常用 Br$_2$）、水解，发生碳-碳键断裂，失去甲基，生成相应的羧酸和卤仿，反应条件温和、收率高，可用于制备某些特殊结构的羧酸。

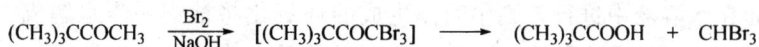

$$(CH_3)_3CCOCH_3 \xrightarrow[\text{NaOH}]{\text{Br}_2} [(CH_3)_3CCOCBr_3] \longrightarrow (CH_3)_3CCOOH + CHBr_3$$

另外，甲基酮也可在四氯化碳和碱的作用下，发生重排形成羧酸。

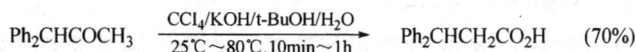

$$Ph_2CHCOCH_3 \xrightarrow[\text{25℃～80℃,10min～1h}]{\text{CCl}_4/\text{KOH}/t\text{-BuOH}/\text{H}_2\text{O}} Ph_2CHCH_2CO_2H \quad (70\%)$$

（三）稀硝酸氧化

稀硝酸可作为氧化剂，可将环酮氧化成二元酸，这是制备长链二元酸的重要方法，这种方法收率很高。

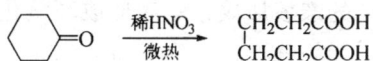

三、α-羟基酮的氧化

α-羟基酮是重要的药物合成中间体。由于邻位羰基的影响，α-羟基的氧化反应很容易进行。常用的氧化剂有：稀硝酸、溴酸钠及一些过渡金属离子的络合物如铁氰化钾等。如抗癫痫药苯妥英钠的中间体二苯乙二酮的制备就是以安息香为原料经氧化剂氧化制得。

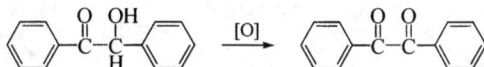

该反应可用多种氧化剂氧化，如用 $O_2/CuSO_4/C_5H_5N/H_2O$ 氧化收率为 86%；用 $Bi_2O_3/AcOH/EtOCH_2CH_2OH$ 氧化收率为 95%；用稀 HNO_3 在 110℃～120℃氧化收率为 96%。

由于稀硝酸价廉、易得，作为氧化剂在工业上使用。缺点是稀硝酸的氧化性和腐蚀性强，设备要求高，"三废"严重，劳动保护要求较高。

改用 $NH_4NO_3/(AcO)_2Cu$ 氧化剂 80%AcOH 为溶剂回流反应 90 分钟，条件温和，收率达 98%以上。反应机理为：

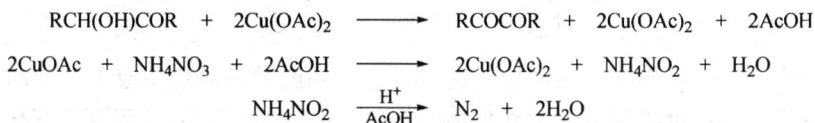

$$RCH(OH)COR + 2Cu(OAc)_2 \longrightarrow RCOCOR + 2Cu(OAc)_2 + 2AcOH$$

$$2CuOAc + NH_4NO_3 + 2AcOH \longrightarrow 2Cu(OAc)_2 + NH_4NO_2 + H_2O$$

$$NH_4NO_2 \xrightarrow[\text{AcOH}]{\text{H}^+} N_2 + 2H_2O$$

反应过程中，氧化铜为催化剂，由 Cu^{2+} 被还原为 Cu^+，再氧化为 Cu^{2+}，可再生反复循环催化该氧化反应，只加催化剂量即可。

第四节　含烯键化合物的氧化

一、烯键的环氧化

烯键用一定量的有机过氧酸在无水惰性的有机溶剂中低温处理，则生成 1,2-环氧化合物，本反应亦称为"环氧化反应"。常用的过氧酸氧化剂有过苯甲酸、过邻苯二甲酸、过乙酸、过甲酸及三氟乙酸，要根据烯键邻近结构的不同而选择适合的氧化剂。

氧化反应如在水溶液中进行，则中间体生成的环氧化将被进一步水解成二醇类。因此，本方法是制备 1,2-环氧化合物类或 1,2-二醇类的简易方法。

（一）与羰基共轭双键的环氧化

α,β-不饱和羰基化合物中，其碳-碳双键与羰基相共轭，碱性条件下用过氧化氢或者叔丁基过氧化氢（t-BuOOH）可使之环氧化。反应通式：

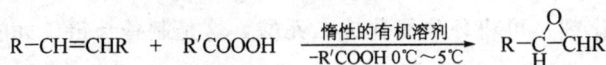

$$R-CH=CHR + R'COOOH \xrightarrow[-R'COOH\ 0℃\sim5℃]{惰性的有机溶剂} R-\underset{O}{CH-CHR}$$

环氧化机理：首先是 ROO^- 的亲核加成，然后形成环氧化合物。

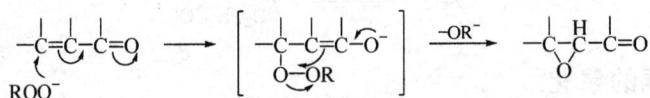

$$-C=C-C=O \longrightarrow \left[-\underset{\underset{O-OR}{|}}{C}-C=C-O^- \right] \xrightarrow{-OR^-} -C-C-C=O$$

$$\underset{ROO^-}{}$$

在上述环氧化过程中，不饱和的双键可能会形成单键的中间体状态，链状化合物中双键可能发生构型变换，由不太稳定的构型变为稳定的构型。如下列不同构型的 3-戊烯-2-酮经用碱性过氧化氢处理，发生了氧化反应，全部得到 E 构型的环氧化合物。

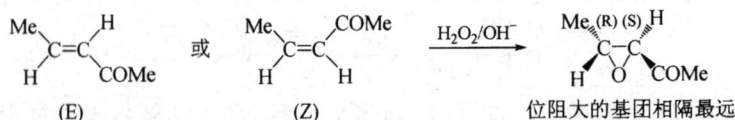

（E）　或　（Z）　　$\xrightarrow{H_2O_2/OH^-}$　　位阻大的基团相隔最远

环氧化反应具有立体选择性，常在位阻小的一面形成环氧环。

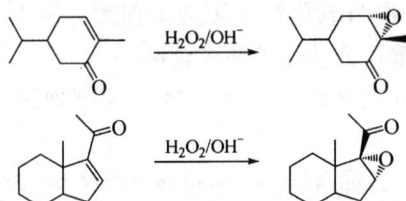

$\xrightarrow{H_2O_2/OH^-}$

$\xrightarrow{H_2O_2/OH^-}$

反应体系中的 pH 可影响产物结构。在 α,β-不饱和醛的环氧化反应中，控制反应介质中的 pH 是必要的。如桂皮醛用碱性过氧化氢的作用，pH 控制为 10.5 得到环氧化的酸，而用 t-BuOOH 氧化，在相同的 pH 条件下则得环氧化的醛。

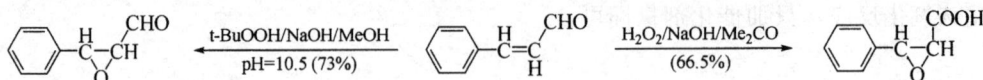

$\xleftarrow[pH=10.5(73\%)]{t\text{-}BuOOH/NaOH/MeOH}$　　$\xrightarrow[(66.5\%)]{H_2O_2/NaOH/Me_2CO}$

另外，也可以通过控制 pH 使不饱和酯进行环氧化时酯基不被水解。如下列反应中，pH8.5～9.0 时进行环氧化，收率为 82%。

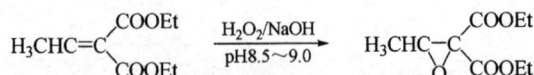

$$H_3CHC=C\underset{COOEt}{\overset{COOEt}{}} \xrightarrow[pH8.5\sim9.0]{H_2O_2/NaOH} H_3CHC-C\underset{COOEt}{\overset{COOEt}{}}$$

抗早孕药米非司酮（mifepristone）中间体 3-(1′,3′-二氧戊环)-Δ$^{9(10)9(11)}$-雌甾二烯-17-酮的制备，用 30% 的过氧化氢为氧化剂氧化。在这一反应中反应物结构中有两个共轭的双键，连有较多烃基的双键被环氧化。

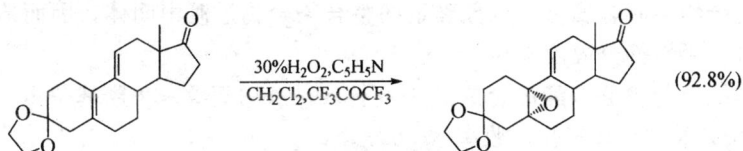

(92.8%)

（二）不与羰基共轭的烯键的环氧化

这类烯键的电子云较丰富，这些双键的环氧化带有亲电性特征，很容易被氧化，适用于这类反应的试剂也很多。

1. 过氧化氢或过氧化氢烷（H_2O_2，ROOH）作环氧化剂 用过氧化氢或过氧化氢烷作氧化剂可对烯键进行环氧化反应，常需要过渡金属配合物催化。其中有一些过渡金属配合物具有催化不对称环氧化的作用，这些金属配合物包括由钒（V）、钼（Mo）、钨（W）、铬（Cr）、锰（Mn）和钛（Ti）等所构成的配位物。

（1）非官能化烯键的环氧化：对这类烯烃的环氧化最有效的催化剂是 $Mo(CO)_6$ 和 Salen-锰配合物。以 $Mo(CO)_6$ 作催化剂时，常用过氧化氢烷作氧化剂。

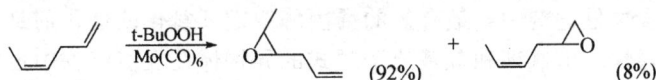

反应常在烃类溶剂中进行，或烯烃本身兼做溶剂，如果用醇和酮作溶剂有进一步发生氧化反应的倾向。

非官能化烯键的环氧化是一个均相催化过程，机理较为复杂。在 $Mn(CO)_6$ 作催化剂时，过氧化氢烷的结构可影响反应速率，简单归纳如下：

①如当烷基上有吸电子基团时，可增加环氧化速率。如 2-辛烯环氧化，用不同的烷基过氧醇有不同的反应速率，顺序依次为：

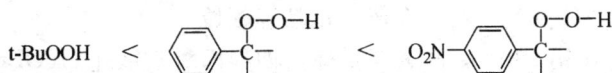

② 烯烃的结构对环氧化速率亦有影响。在简单烯烃结构中，若烯键碳上连有多个烃基时，可加快环氧化速度。

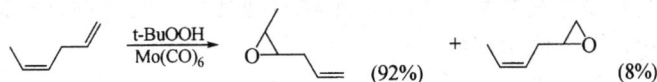

③在分子中存在一个以上双键时，连有较多烃基的双键被优先环氧化。如在下列二烯烃环氧化反应中，连有甲基的双键被环氧化的比例占优势：

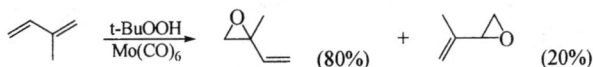

④ 环烯烃的环氧化较易发生，当不含有复杂基团时，环氧化产物结构由立体因素决定。如 1-甲基-4-异丙基环己烯被环氧化时，氧环在位阻较小的侧面形成。

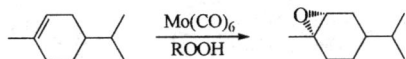

以上反应用 Mo(CO)₆ 进行催化环氧化的不足之处在于产物的光学产率不高，原因是烷烃无法和这些配合物中心金属形成构象确定的整合络合物过渡中间体，因而造成底物对映面的区分相当困难，手性拆分程度不高。

另外，甾体抗炎药泼尼卡酯的合成其中间体 16α,17β-环氧-3β-羟基孕甾-5-烯-20-酮的制备是用 30% 的双氧水进行环氧化，收率 87.5%。

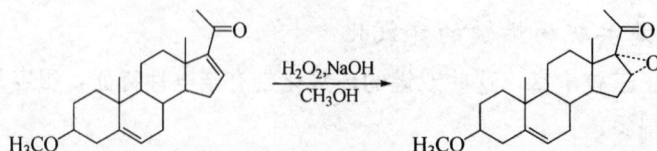

（2）对烯丙醇双键的环氧化（Sharpless 反应）：在烯丙醇中，伯醇对双键的环氧化有很大的影响，如下列两个烯烃中各含有两个双键，在过渡金属配合物催化下，用烷基过氧醇作氧化剂，能选择性地将烯丙醇的双键环氧化。

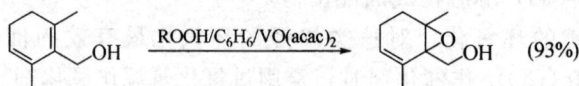

在过渡金属配合物催化剂中，最有效的烯丙醇双键环氧化的催化剂是 VO(acac)₂，并且具有较高的立体选择性：即氧环和羟基处于顺式的异构体在反应产物中占绝对优势。

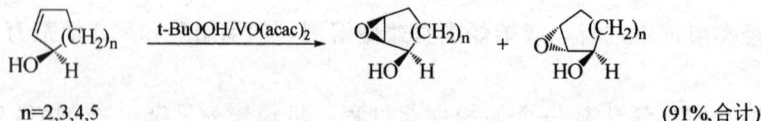

n=2,3,4,5   （91%,合计）

烯丙醇的不对称环氧化最成功的方法是 Sharpless 环氧化反应，它具有对映选择性催化的特点，所用试剂廉价，并且已有商业化催化剂，催化剂对底物结构的许多方面不敏感，故能广泛应用，因而 Sharpless 方法在不对称环氧化反应中占有重要地位。应用该法已合成数以千计的手性化合物，涉及到医药、农药、食品等领域。

Sharpless 环氧化法用 t-BuOOH 为氧供体，四异丙氧基钛 [Ti(OPr-i)₄] 和酒石酸二酯作催化剂，如最常用的有酒石酸二乙酯（DET）和酒石酸二异丙酯（DIPT）。本法可使各种烯丙基伯醇环氧化，通过选择具有合适手性的酒石酸酯（tartrate）以及选用烯丙醇的 Z 或 E-几何构型，使它们具立体选择性，产物的绝对构型是可以预测的（见图5-1），这是其他过渡金属配合物催化剂所不能达到的。

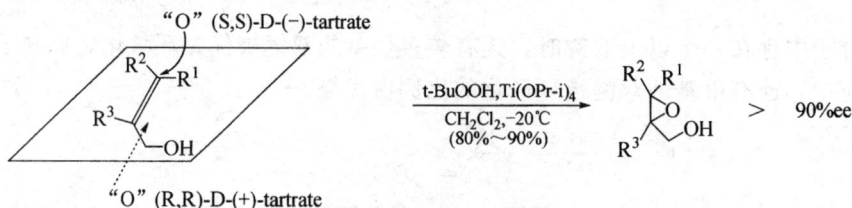

图5-1 Sharpless环氧化反应

Sharpless 法的不对称环氧化反应，对于非手性烯丙醇的不对称环氧化，其选择性极高。

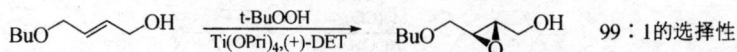

99∶1的选择性

关于 Sharpless 环氧化反应的机理目前还不完全清楚。

(3) **腈存在下的双键环氧化**：碱性过氧化氢在腈存在时可使富电子双键发生环氧化。

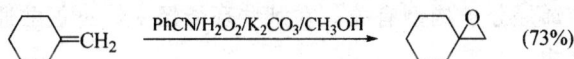

反应机理如下：

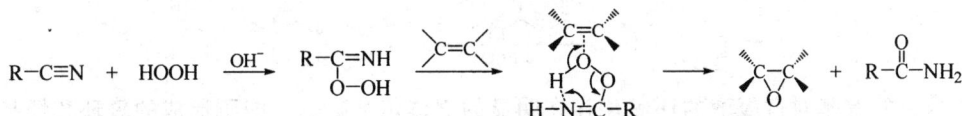

在此反应中，腈和碱性过氧化氢生成过氧亚氨酸（peroxy carboximidic acid），它是一个亲电性的环氧化剂。

这种环氧化剂的特点是：该试剂不和酮发生 Baeyer-Villiger 反应，可以利用这一特点使一些非共轭不饱和酮中的双键环氧化。在非共轭不饱和酮中的双键是富电子的，不和碱性过氧化氢作用，而当使用过氧酸时，则会发生 Baeyer-Villiger 氧化。所以本试剂可方便地对具有这一结构的双键环氧化。

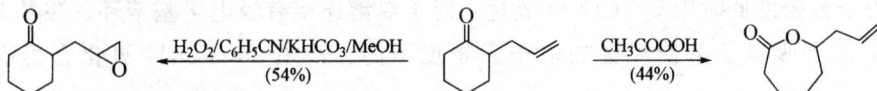

2. 有机过氧酸作环氧化剂 在实验室中常用的有机过氧酸有过氧苯甲酸、单过氧邻苯二甲酸、过氧甲酸、过氧醋酸、三氟过氧醋酸和间氯过氧苯甲酸等。其中，间氯过氧苯甲酸比较稳定，是烯双键环氧化的较好试剂，而其余试剂不太稳定，常需在使用前新鲜制备。

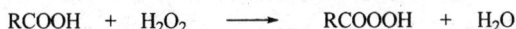

$$RCOOH + H_2O_2 \longrightarrow RCOOOH + H_2O$$

过氧酸氧化烯键，首先生成环氧化合物，但若反应条件选择不当，会进一步反应生成邻二醇的酰基衍生物，再在碱的作用下形成邻二醇。

有三种芳香过氧酸（过氧苯甲酸、单过氧邻苯二甲酸和间氯过氧苯甲酸）较适合于合成环氧化合物，其他过氧酸（如过氧醋酸）需在缓冲剂（如 AcONa）存在下，才能得到环氧化合物。否则，酸性破坏氧环形成邻二醇的单酰基化合物或其他副产物。

环氧化过程是由过氧酸的亲电性进攻双键而发生，反应机理如下：

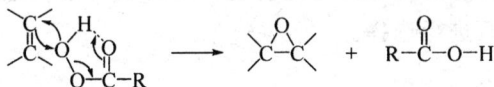

有机过氧酸为环氧化剂的特点：

(1) **双键电子云密度越高，越易氧化**：过氧酸分子中存在吸电子基可加速环氧化反应，如三氟过氧醋酸是过氧酸中最强的环氧化过氧酸。另一方面，烯键碳上有释电子基，可使烯键电子云密度增大，亦可增加环氧化速率。所以在多烯烃的结构中，当仅使其中一个双键环氧化时，甲基取代的烯键常优先被环氧化。如：

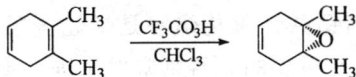

（2）形成的环氧环在位阻小的一侧：过氧酸的环氧化有高度立体选择性，但无高度对映选择性，在反应过程中原烯烃的构型不变，即为顺式加成，这是因过氧酸只能从双键平面任一侧进行亲电进攻，与烯烃分子构型有关。在某些环烯烃中，过氧酸通常从位阻小的一侧进攻得到相应的环氧化合物。

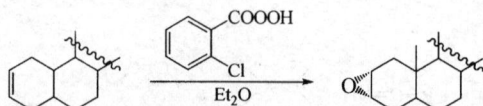

烯丙位的烷基对过氧酸的环氧化存在明显的立体化学影响，即所形成的氧环和烃基处在同侧的化合物为主产物。这是因为在过渡态中，烃基和试剂之间形成氢键，有利于在烃基的同侧环氧化。而烯丙位的其他基团（如乙酰氧基），则由于位阻效应，主要得到氧环与乙酰氧基处在异侧的产物。

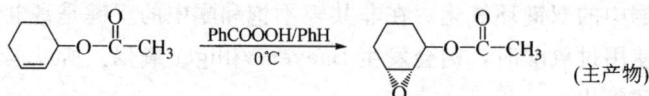

（3）电子云密度低时用 CF_3CO_3H 氧化：对于双键连接有吸电子基苯环、羧基等取代基的化合物，由于吸电子基使双键的电子云密度下降，使用 CF_3CO_3H 氧化会得到很好的效果。

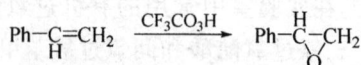

（4）环氧键的形成，不改变原来双键的立体构型

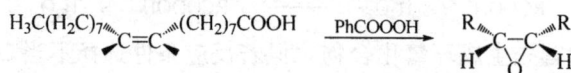

至今还没有较好的金属配合物（配有手性配体）作催化剂，配合过氧酸进行烯烃的不对称环氧反应，也许是由于过氧酸的氧化活性较大缘故。

要获得高度对映选择性的烯烃环氧产物，必须要有手性化合物作催化剂，手性化合物包括两类：一类是手性有机化合物；另一类是带有手性配体的过渡金属配合物。而其他方法所得的烯烃环氧化产物都是相应的对映体的混合物。故要获得某一绝对构型的环氧化对映体，必须熟悉手性催化剂，认真进行选择。

二、烯键氧化成 1,2-二醇

烯键氧化成 1,2-二醇，即烯键的全羟基化作用（perhydroxylation），在分子降解和全合成方面都是十分有用的反应。可用的氧化试剂较多，且产物具有不同的立体化学特性。

（一）顺式羟基化

常用试剂是高锰酸钾、四氧化锇及碘-湿乙酸银等。

1. 高锰酸钾作氧化剂   用高锰酸钾氧化烯键是烯烃全羟基化最广泛使用的方法。在此氧化反应中，控制反应条件是非常重要的，否则常发生进一步氧化反应。其氧化机理如下：

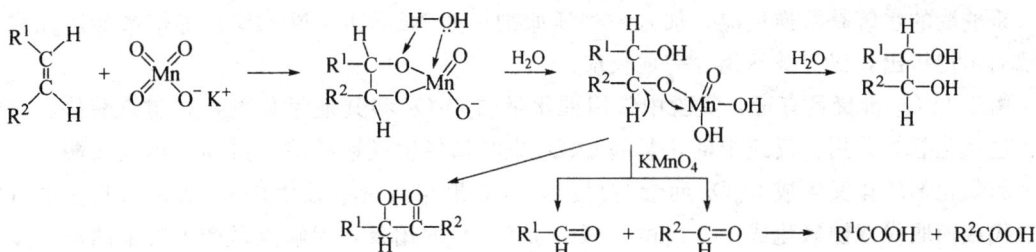

中间生成的酯是经历水解生成邻二醇，还是被进一步氧化，这取决于反应介质的 pH，pH 在 12 以上有利于水解，生成邻二醇；pH 低于 12，则利于进一步氧化，生成 α-羟酮或双键断裂的产物。高锰酸钾过量或者其浓度过高都对进一步氧化有利。

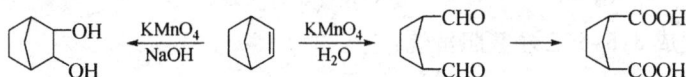

高锰酸钾作氧化剂的常规反应条件是：用水或含水有机溶剂（丙酮、乙醇或叔丁醇等）作溶剂，加计算量的低浓度（1%～3%）的高锰酸钾，在碱性条件（pH 12 以上）低温进行反应，在这样的反应条件下，常可得到满意的结果。由于不饱和酸在碱性溶液中溶解，所以本法对不饱和酸的全羟基化最为适合，收率也高，如油酸的全羟基化的收率达 80%。

对于不溶于水的烯烃，用高锰酸钾氧化时，可以加入相转移催化剂提高收率。如顺式环辛烯的全羟基化，在相转移催化剂（TEBA）存在时，收率由 7% 提高到 50%。

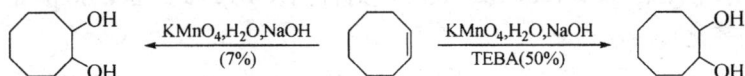

2. 四氧化锇作氧化剂 用四氧化锇（OsO_4）对烯烃双键进行全羟基化是一种较好的顺式羟基化方法，收率较高。

含双键结构的化合物用四氧化锇氧化时，反应机理与高锰酸钾类似：先加成反应形成环状的锇酸酯，再用亚硫酸钠水-醇溶液还原水解生成顺式的二元醇类。在一些刚性分子中，锇酸酯一般在位阻小的一面形成。

其反应机理为：

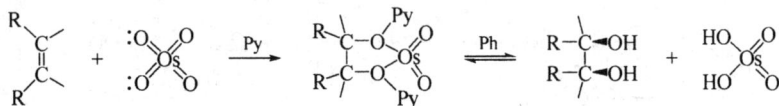

由于锇酸酯不稳定，常加入叔胺（如吡啶）组成配合物以稳定锇酸酯，加速反应。反应机理为：

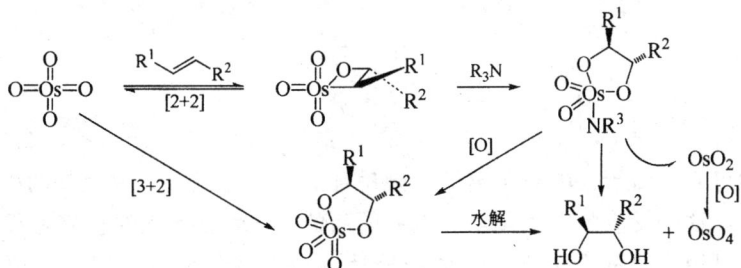

锇酸酯的水解是可逆反应，加入一些还原剂，如 Na_2SO_3、$NaHSO_3$ 等使锇酸还原成金属锇而沉淀析出，以打破平衡，完成反应。

由于 OsO_4 价贵且有毒，实验中常用催化量的 OsO_4 和其他氧化剂，如与氯酸盐、碘酸盐、过氧化氢等共用。反应中催化量的 OsO_4 先与烯烃生成锇酸酯，进而水解成锇酸，再被共用的氧化剂氧化又生成 OsO_4 而参与反应，其效果相当于单独使用 OsO_4。用此法也可使三取代或四取代双键氧化成 1,2-二醇，减少了 OsO_4 的用量，但缺点是产生大量的进一步氧化的产物，该方法和高锰酸钾法一样，产品的光学产率不高。

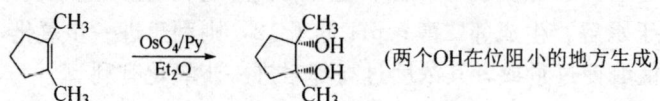

胆甾醇氧化生成 3,5,6-三羟基胆甾烷：

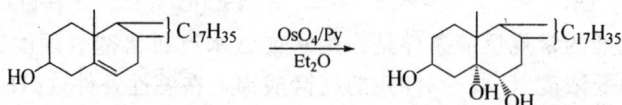

3. 碘和湿-乙酸银作氧化剂（Woodward 法）　由碘和 2mol 乙酸银或苯甲酸银所组成的试剂，称 Prevost's 试剂。该试剂可氧化烯键成 1,2-二醇，产物结构随反应条件不同而异。当有水存在时（Woodward reaction）得到顺式 1,2-二醇的单酯，进而水解得到顺式加成的 1,2-二醇；在无水条件下（Prevost reaction），则得到反式 1,2-二醇的双酯化合物（参见本节下述的反式羟基化）。

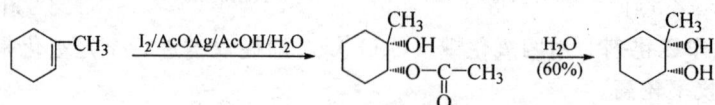

该试剂的价值在于它的专一性和有温和的反应条件。游离碘在所用的条件下，不影响分子中的其他敏感基团。反应机理是首先由碘正离子和双键形成环状化合物，乙酰氧负离子由碘桥三元环的背面进攻，形成一个五元环状正离子（成为 Woodward reaction 和 Prevost reaction 的共同中间体），遇水进而水解成顺式 1,2-二醇的单乙酰酯。

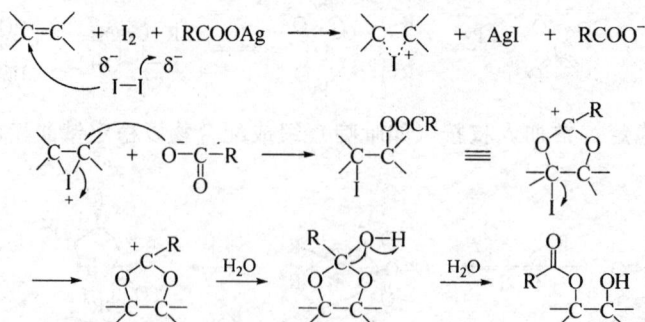

由以上机理可知，由于乙酰氧负离子从碘桥环的另一侧进攻，故羟基的引入不和碘桥在烯键平面的同侧，这个反应的立体化学特点和前面的 OsO_4 羟基化的正好相反，对一些刚性分子中的烯键，可用这两种方法进行立体选择性的全羟基化反应。羟基在位阻大的地方生

成，与 OsO_4 氧化正相反。

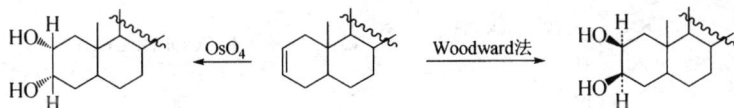

（二）反式羟基化

过氧酸法是烯键的反式羟基化最重要的方法。另外，Prevost 反应也常用。

1. 过氧酸法 以过氧酸为氧化剂，氧化烯键可生成环氧化合物，可通过水解生成 1,2-二醇，其生成物主要取决于反应条件。

反应机理是：首先过氧酸与烯键反应形成环氧化合物，当反应中存在酸，则氧环即被开裂生成反式 1,2-二醇。过氧醋酸和过氧甲酸常用作为氧化剂直接与烯烃反应制备反式 1,2-二醇。

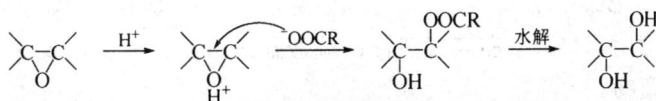

下面的反应是分两步进行的，先是过氧三氟醋酸氧化烯键成环氧化合物，分离后加酸，酸从烯键平面的另一侧进攻，再水解形成反式 1,2-二醇。

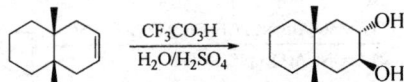

2. Prevost 反应 在无水条件下，用碘和羧酸银试剂与烯键作用，可获得反式 1,2-二醇的双羧酸酯，此反应称为 Prevost 反应。生成的二酯经水解得到反式 1,2-二醇，本反应条件温和，对其他敏感基团不影响。

Prevost 反应的反应机理和 Woodward 反应类似，中间体都是环状正离子，不同之处是：在无水条件下，先是由酰氧负离子从平面另一侧面进攻环状正离子，形成反式 1,2-二醇的双酰基衍生物，经水解得到反式 1,2-二醇。

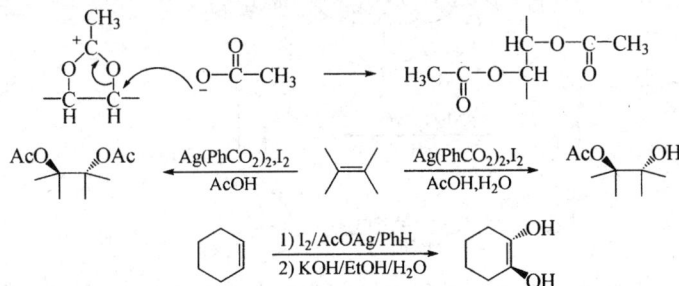

三、烯键的断裂氧化

（一）用高锰酸盐氧化

最常用的、最简单的将烯键断裂氧化成羰基化合物或羧酸的方法是高锰酸盐法。该方法可以在水中以高锰酸钾（或钠），或者在有机溶剂中用四烷基铵高锰酸盐对烯键进行断裂氧化。例如：

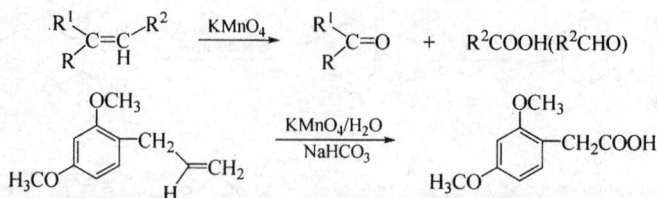

当烯烃脂溶性较大时，以有机溶剂作溶剂和用四烷基铵高锰酸盐对烯键进行断键氧化，相应的羧酸的收率高于在水中用 $KMnO_4$ 作氧化剂的收率。在有机溶剂中也可以直接用高锰酸钾对水中不稳定的烯烃化合物进行断键氧化。如：

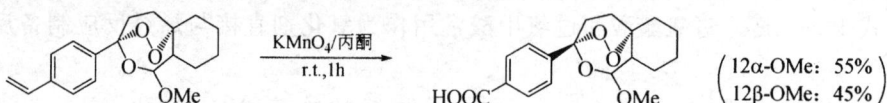

$$\left(\begin{array}{l}12\alpha\text{-OMe}: 55\% \\ 12\beta\text{-OMe}: 45\%\end{array}\right)$$

对于环烯烃也可用 $KMnO_4$ 和高锰酸钾四烷铵盐进行断键氧化，改变反应条件，可以得到不同氧化程度的产物。

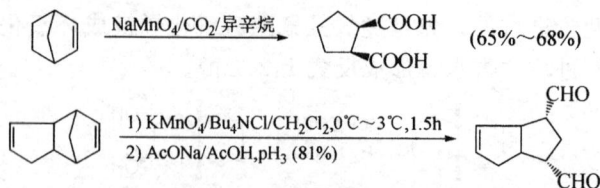

$(65\% \sim 68\%)$

对于一些水不溶性烯烃，用 $KMnO_4$ 水溶液氧化时，收率甚低，加入相转移催化剂冠醚，可提高产物收率。如下列反应中，烯烃用 $KMnO_4$ 氧化，在不加冠醚时收率为 $40\% \sim 60\%$；加入冠醚后，收率提高到 90% 以上。加入冠醚后的反应宜在室温下进行，温度过高会使冠醚-高锰酸钾配合物分解。

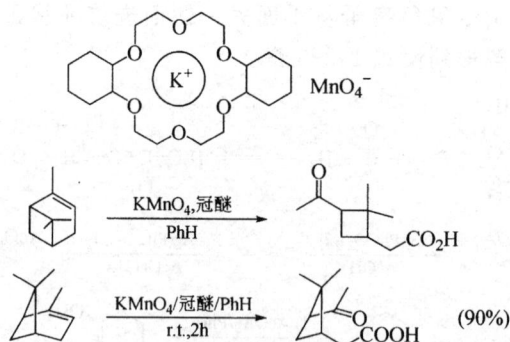

(90%)

单独用 $KMnO_4$ 或其他高锰酸盐进行烯键断裂氧化存在着不少缺点：首先选择性差，会使分子中其他易氧化基团同时被氧化；其次是反应中产生大量的 MnO_2，除增加后处理的困难外，还会吸附产物等。

利用 Lemieux 试剂可以克服以上缺点，即用高锰酸钾和高碘酸钠按比例组成的溶液作氧化剂（$NaIO_4 : KMnO_4 = 6 : 1$），此法为 Lemieux-von Rudolff 方法。原理是：首先高锰酸钾氧化双键成 1,2-二醇，随后过碘酸钠氧化 1,2-二醇成双键断裂产物。同时，过量的过高碘酸钠又将五价锰氧化成高锰酸盐，使之继续反应，本法反应条件温和收率高。如：

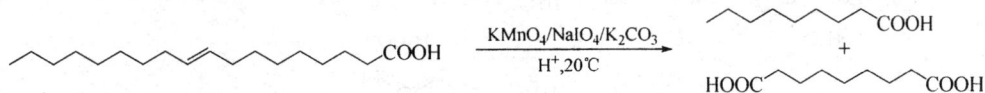

（二）用四氧化锇（OsO₄）氧化分解法

用四氧化锇（OsO₄）氧化可以断裂烯烃为酮或醛。首先是四氧化锇（OsO₄）将双键进行全羟基化后，再用高碘酸钠进行分解。

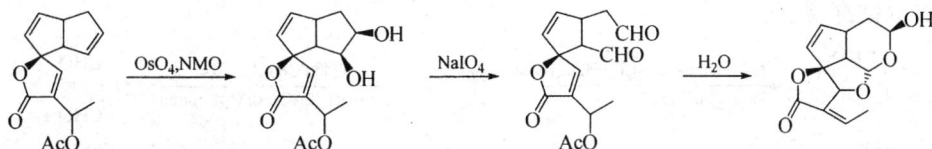

（三）臭氧氧化分解法

这是氧化断裂烯键的常用方法之一。臭氧是一亲电性试剂，与烯键反应形成过氧化物，由于该物质有爆炸的危险性而不予分离，可直接将其氧化或还原断裂成羧酸、酮、醛或醇。

通常用的还原方法包括催化氢化，以及利用锌粉和酸、亚磷酸三甲（乙）酯和二甲硫醚的化学还原。当反应在中性条件下进行时，不影响分子内存在的羰基和硝基。

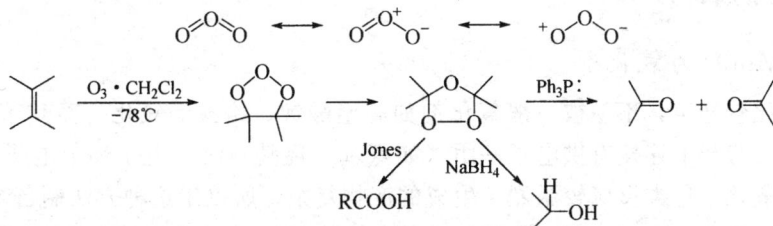

生成物取决于所用方法和烯烃的结构。常以二氯甲烷或甲醇作溶剂，在低温下通入含有$2\%\sim10\%O_3$的氧气。有个四取代基的烯氧化后得到二分子的酮，三取代基的烯得到一分子酸和一分子酮，具有对称的二取代基的烯得到二分子的酸。

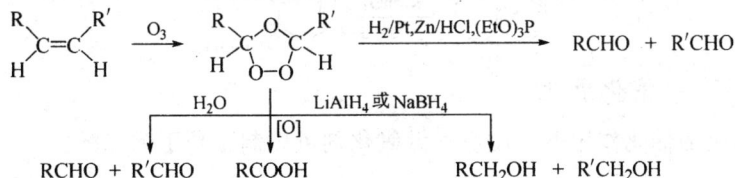

当分子中有2个或2个以上双键存在时，电子云密度高、立体障碍小的双键被优先氧化，如下列甾体化合物以化学计算量臭氧氧化，只有D环被选择性地氧化开裂。

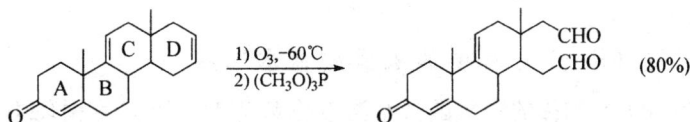

具有不饱和侧链的芳环化合物中，不饱和侧链被选择性地氧化，芳环和芳杂环与臭氧反应较迟钝。

$$H_3C \quad O \underbrace{\qquad}_{H_3C O} CH=CH-CH_3 \xrightarrow[\text{2) } H_2O]{\text{1) } O_3} H_3CO \underbrace{\qquad}_{H_3CO} CHO + CH_3CHO$$

$$\underbrace{\qquad}_{} \xrightarrow[\text{2) Zn/HOAc}]{\text{1) } O_3} \underbrace{\qquad}_{} \begin{matrix} CHO \\ CH_2CH_2CHO \end{matrix}$$

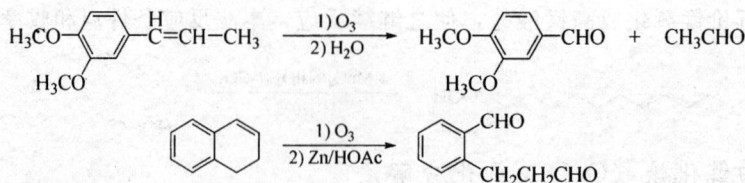

化合物含有共轭双烯结构时，与 O_3 反应可以得到一个双键断裂或者两个双键都断裂的羰基化合物，生成的产物完全取决于 O_3 的用量，如1,3-环己二烯与 O_3 的反应，过量的 O_3 会使两个双键都裂解。

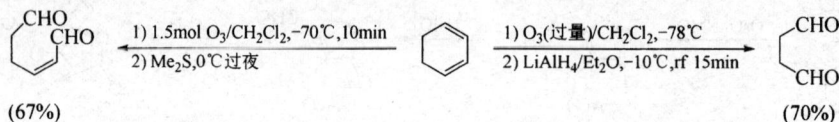

$$\underbrace{\qquad}_{} \begin{matrix} CHO \\ CHO \end{matrix} \xleftarrow[\text{2) Me}_2\text{S,0℃过夜}]{\text{1) 1.5mol } O_3/CH_2Cl_2, -70℃, 10min} \underbrace{\qquad}_{} \xrightarrow[\text{2) LiAlH}_4/\text{Et}_2\text{O}, -10℃, rf 15min]{\text{1) } O_3(\text{过量})/CH_2Cl_2, -78℃} \underbrace{\qquad}_{} \begin{matrix} CHO \\ CHO \end{matrix}$$

(67%)   (70%)

第五节 芳烃的氧化反应

一、芳烃的氧化开环

（一）$KMnO_4$ 为氧化剂

芳烃结构比较稳定，不易被一般氧化剂如高锰酸钾、铬酸等氧化。而其苄位碳-氢键则易被氧化。但当芳环上连接有供电子基团（如氨基、羟基）时，由于环上电子云密度增加，苯环很容易被氧化。这类反应较激烈，生成的产物复杂，所以用这种方法制备苯的衍生物没有现实意义。但将此法应用于稠环和稠杂环化合物的氧化时，稠环中带有供电子基团的苯环被氧化开环成芳酸。因此，应用此法可合成某些邻芳二甲酸或杂环邻二甲酸，且有较好的收率。例如：

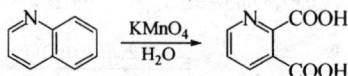

$$\underbrace{\qquad}_{N} \xrightarrow[\text{H}_2\text{O}]{\text{KMnO}_4} \underbrace{\qquad}_{N} \begin{matrix} COOH \\ COOH \end{matrix}$$

（二）O_2/V_2O_5 催化氧化

在五氧化二矾的催化作用下，用空气做氧化剂可以制备顺丁烯二酸。

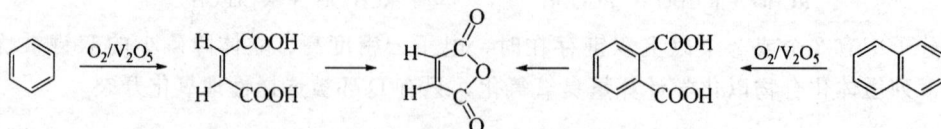

$$\underbrace{\qquad}_{} \xrightarrow{O_2/V_2O_5} \begin{matrix} H \\ H \end{matrix}\begin{matrix} COOH \\ COOH \end{matrix} \longrightarrow \underbrace{\qquad}_{} \longleftarrow \begin{matrix} COOH \\ COOH \end{matrix} \xleftarrow{O_2/V_2O_5} \underbrace{\qquad}_{}$$

（三）四氧化钌（RuO_4）和稀的次氯酸盐水溶液

用四氧化钌（RuO_4）和稀的次氯酸盐水溶液作氧化剂，可以使稠环中的一个苯环氧化开环，生成相应的邻苯二甲酸类衍生物。该氧化剂氧化的特点是：反应条件比 $KMnO_4$ 温和，可激烈地破坏苯环，而不影响或极少影响与之相连的侧链烷基或环烷基，即侧链烷基或环烷基的构型不被破坏，始终保持不变，用此方法可以方便地合成一些羧酸。缺点是反应时间长。

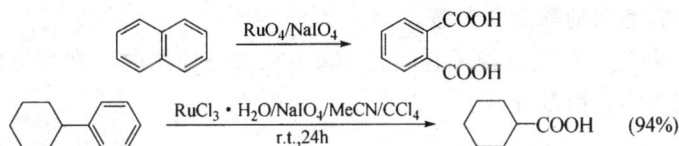

二、氧化成醌

将芳烃氧化成醌的氧化剂很多。在选择氧化剂时，氧化剂的氧化能力要与所氧化的芳烃的氧化态相适应，芳烃的氧化态越高，则选择氧化剂的氧化能力应越弱和越温和，这样才能得到收率较好的醌。

芳烃的氧化态的高低取决于芳烃取代基原子的电负性，与取代基的数量相关。芳烃氧化态递升的次序是：芳烃（即无取代基的苯环芳稠环及其烷基芳烃）＜苯酚类（包括单取代的酚、芳醚、苯胺类和相应的烷基取代苯酚类）＜对苯二酚及邻苯二酚等。

（一）芳烃氧化成醌

苯和烃基苯的氧化态最低，性质稳定，反应活性小，需要较强烈的氧化剂和氧化条件，也难得到相应的醌。而萘、菲等稠环芳烃可在硫酸或醋酸等酸性条件下，用铬酸氧化制得相应的醌。但用铬酸氧化需要时间很长，收率低，烷基取代的萘用铬酸氧化可得较高收率的醌。蒽和菲的 9,10 位易被氧化成醌，收率也高。Ce 的硫酸铈铵盐氧化稠环芳烃，收率较好。五氧化二钒（V_2O_5）、高碘酸（HIO_4）等是常用于三、四稠环芳香族化合物氧化成醌的氧化剂。

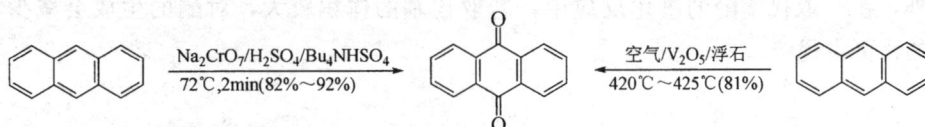

（二）由酚、苯胺和芳醚等氢化成醌

羟基、氨基、烷氧基和苄基等都可以使苯环活化，具有这些取代基的苯环，较易被铬酸、HgO、CAN（硝酸铈铵）、$Pb(OAc)_4$ 和 $FeCl_3$ 等氧化成相应的醌。如：

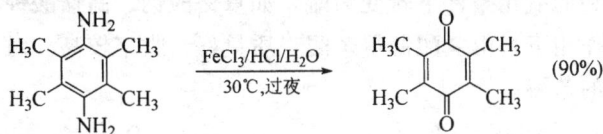

同样，有羟基、氨基、烷氧基等基团取代的萘环更易氧化成相应的醌，收率也较高。

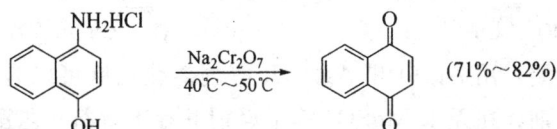

Fremy 盐是无机自由基-离子型亚硝基二磺酸钾（钠）盐〔potassium nitrosodisulfonate，·ON(SO₃K 或 Na)₂]，是将一元酚氧化成醌的有效选择性氧化剂。用此试剂在稀碱水溶液或甲醇中容易将酚和芳胺氧化，反应可在 0℃ 至室温下进行反应，本法适用于那些带有在常温下易被破坏官能团的酚类和芳胺。

但 Fremy 盐不稳定，反应规模不宜超过 10g，在大量使用时，常用电解法配制成溶液，简便安全。反应机理为自由基反应：

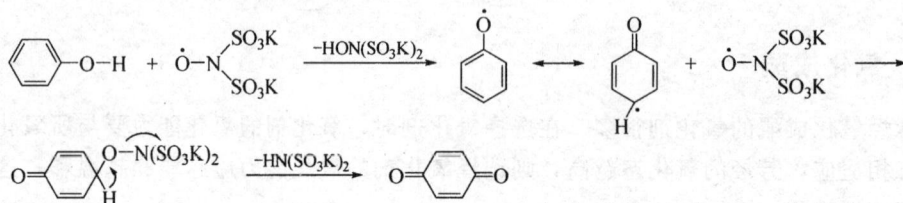

Fremy 盐的氧化属于亚硝酰自由基的亲电反应，所以酚环上的取代基对反应有影响：①具有供电子取代基会促进反应，吸电子基会抑制甚至不起反应；②酚羟基对位无取代基时，可氧化成对醌；③当对位有其他供电子基（如烷基）时，则得到邻醌；④当对位和邻位同时有取代基时，氧化产物仍是对醌。如：

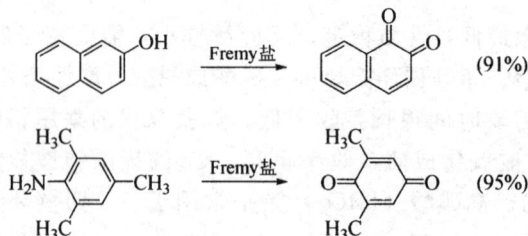

另外，在 5-取代萘酚的氧化反应中，若取代基的体积较大，对醌的生成会减少，产物中邻醌的比例占优势：

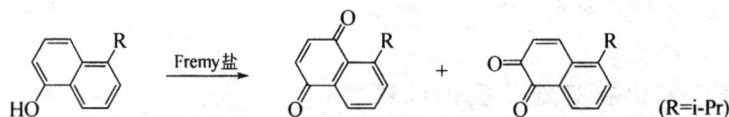

（三）氢醌（包括邻二氢酮）和其衍生物氧化成醌

氢醌通常可在温和的氧化条件下转变为醌，如重铬酸钠、高锰酸钾较常用，用氯酸钠在少量五氧化二钒催化作用下，由氢醌制得苯醌，质量好，收率较高。对于多取代基氢醌用浓硝酸氧化则得的相应的苯醌。

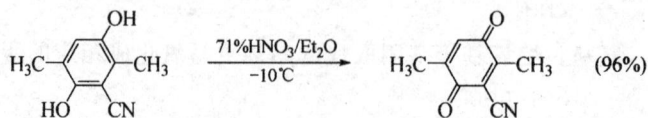

对于不含卤素的氢醌，用 Ag_2O 和 Ag_2CO_3 等弱氧化剂就可以有效地氧化成相应的醌。反应常以无水乙醚为溶剂，在无水 $MgSO_4$ 等干燥剂共存下进行，氢醌和邻二氢醌均可转为高收率醌。

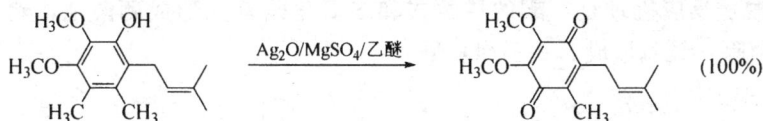

氢醌也可在其他一些弱氧化剂作用下氧化成醌，不同条件要采用不同的氧化剂。如在酸性条件应用三氯化铁（$FeCl_3$）；在中性或碱性条件下应用高铁氰化钾［$K_3Fe(CN)_6$］；在酸性条件下应用 PbO_2 和 $Pb(OAc)_4$ 等。它们都适用于含有卤素取代基的氢醌的氧化，弥补了 Ag_2O 的不足。

第六节 脱 氢 反 应

在分子中消除一对或几对氢原子形成不饱和化合物称为脱氢反应。脱氢反应可以分为多种类型：①催化剂存在下的催化脱氢；②氧化剂参与的脱氢反应等；③先卤代后消除卤化氢而达到脱氢的反应。

本节主要讨论碳-碳双键和碳-杂双键（即在杂芳烃中）的形成，重点介绍羰基的 α,β-脱氢和脂环化合物和部分氢化的芳香化合物的脱氢芳构化及应用。

一、羰基的 α,β-脱氢反应

（一）二氧化硒为脱氢剂

脱氢反应在甾酮类衍生物的合成中有较多的应用研究，二氧化硒为脱氢剂可以发生在环状化合物和链状化合物中。如 3-酮基和 12-酮基甾体化合物用 SeO_2 脱氢，可在 A 环的 1,2 位、4,5 位以及 C 环的 9,11 位引入双键。

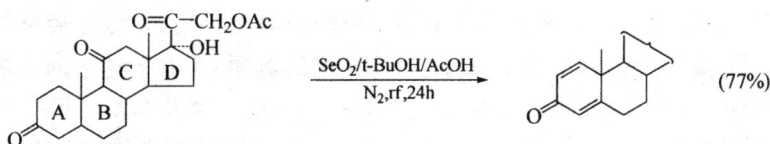

用二氧化硒作脱氢剂，氧化反应也可发生在链状化合物中，当某些链状物中的两个羰基之间存在亚乙基时，可在两羰基间形成双键：

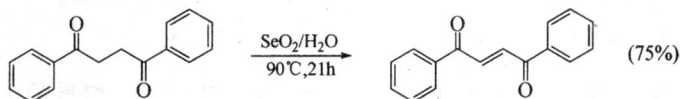

具有类似结构的脂环化合物在 SeO_2 作用下也同样会发生相类似的脱氢反应，双键在两羰基间形成。

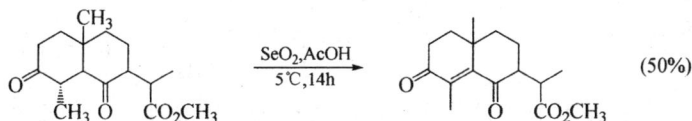

二氧化硒脱氢反应机理是：酮的烯醇式和二氧化硒首先形成硒酸酯，然后经 [2,3]-δ 迁移重排，β-消除，最后形成 α,β 不饱和酮。

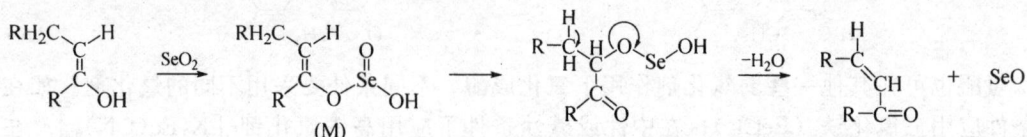

上式中二氧化硒脱氢与下式的二氧化硒氧化羰基 α 位活性亚甲基成 α-二酮的反应，具有类似的中间体（M）。

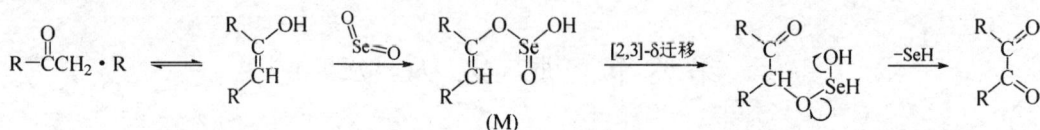

因此，反应系统中同时存在着两个相互竞争的反应，当反应条件和底物结构有利于 α-消除时，则生成 α-二酮，如用含水二噁烷、乙醇作溶剂时有利于 α-消除；当反应条件和底物有利于 β-消除时，则生成 α,β-不饱和酮，叔丁醇和芳香化合物作溶剂时对 β-消除有利。

（二）醌类为脱氢剂

苯醌是最早用于脱氢反应的醌类化合物，由于其标准还原电位低，其脱氢能力较差。当苯醌分子中引入吸电子基团，如硝基、卤素、氰基等，提高了还原电位，则接受氢的能力大大增强。目前最常用的醌类脱氢剂有：2,3-二氯-5,6-二氰苯醌（DDQ）和四氯-1,4-苯醌（氯醌）等。

这类醌类和二氧化硒的作用相似，主要用于甾酮的脱氢。用 DDQ 作脱氢剂，常用溶剂为苯和二噁烷，DDQ 接受氢后生成 $DDQH_2$（即相应的氢醌），在上述溶剂中溶解度小，有利于反应进行。如 4-烯-3-酮甾体化合物用醌类脱氢，一般可生成 1,4-二烯-3-酮甾体化合物和 4,6-二烯-3-酮甾体化合物，激烈反应还可生成 1,4,6-三烯-3-酮甾体化合物。

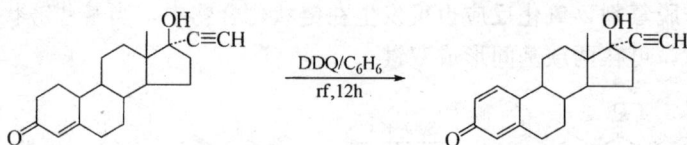

芳香酶抑制剂依西美坦（exemestane）的最后一步合成就是用醌类 DDQ 作脱氢剂制。

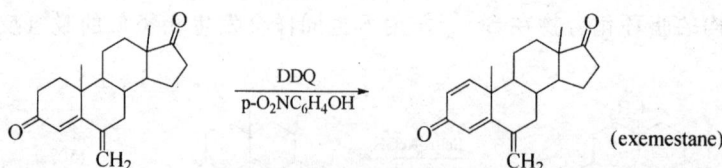

脱氢的位置取决于在该反应条件下两种烯酮式形成的相对速度、稳定性和烯醇与醌类脱

氢剂的反应速度。

4-烯-3-酮甾体化合物可形成两种烯醇（Ⅰ）和（Ⅱ）。①在以苯和二噁烷为溶剂，无催化剂存在时回流加热，生成（Ⅰ）的速度比（Ⅱ）的快，但（Ⅰ）的稳定性不如（Ⅱ）。② DDQ反应活性高，很快就将（Ⅰ）脱氢成1,4-烯-3-酮甾体化合物。③氯醌反应活性低、生成快，但不稳定的（Ⅰ）很难与之反应。因而，生成慢但却稳定的（Ⅱ）能和氯醌反应，生成4,6-二烯-3-酮甾体化合物。反应机理如下：

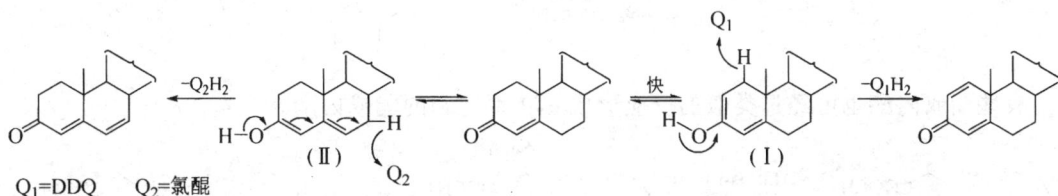

Q₁=DDQ   Q₂=氯醌

若反应中有强酸催化，以二噁烷为溶剂，（Ⅱ）的形成速度会加快，主要形成烯醇。此时，即使采用DDQ为脱氢剂，主要得到4,6-二烯-3-酮甾体化合物。如雄甾-4-烯-3,17-二酮用DDQ作脱氢剂，在苯中无催化时，得雄甾-1,4-二烯-3,17-二酮；当用强酸如盐酸催化时，生成的产物是雄甾4,6-二烯-3,17-二酮。

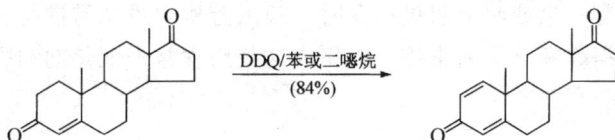

DDQ用于联苄衍生物脱氢，得到高收率的二苯乙烯衍生物。

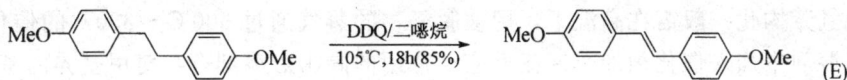

避孕药孕三烯酮（gestrinone）用无水苯和乙酸乙酯做溶剂，DDQ脱氢剂，收率为27.6%。

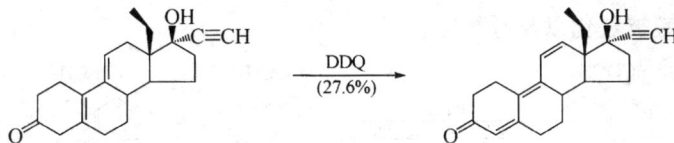

（三）有机硒作脱氢剂

有机硒作脱氢剂制备反式 α,β-不饱和酮，收率高，选择性好，分子内同时存在醇羟基、酯基和烯键均不受影响。

该反应是在室温下将卤化苯基硒和羰基化合物反应，或将羰基化合物相应的烯醇式盐和卤化苯基硒或者二苯基二硒，于−78℃反应。制得中间体-苯硒代羰基化合物，再用过氧化氢或高碘酸钠氧化，生成相应的氧化硒化合物，经顺式 β-消除反应，即得反式 α,β-不饱和酮。

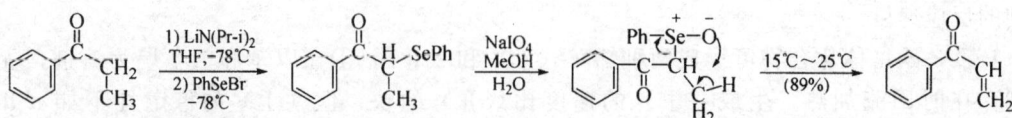

有机硒作脱氢剂也常用于酮甾化合物的脱氢，收率均较高。

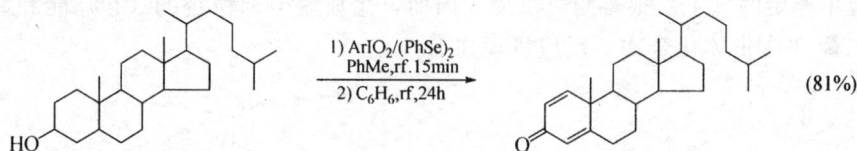

有些酯或内酯也可经过类似的反应形成 α,β 不饱和的酯或内酯。

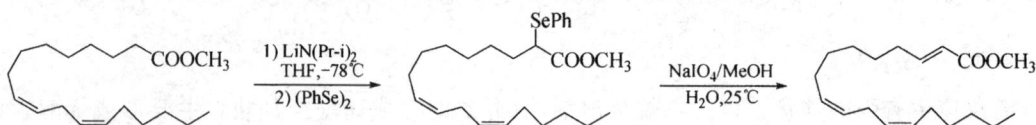

二、脱氢芳构化

六元环的化合物常有脱氢形成芳烃或芳杂环的倾向，这样使化合物的能量更低，更稳定，特别是当环中已有一个或两个双键存在时，脱氢芳构化更容易进行。芳构化的过程伴随着氢或者其他基团的消除和分子内重排，要完成这些历程常需催化剂和脱氢剂的作用。

（一）催化脱氢

催化脱氢是催化加氢（氢化）的逆过程，需要一些价贵的过渡金属用作催化氢化催化剂，如铂、钯、铑等常用作催化脱氢的催化剂。

催化脱氢芳构化一般需在高温下，用被脱氢物的蒸气通过 300℃～350℃ 的催化剂进行；或在高沸点溶剂中加入催化剂加热回流反应。常用的高沸点溶剂有：对甲基异丙基苯、硝基苯、十氢萘等。

催化脱氢的催化剂与催化氢化、催化氢解催化剂相同或类似，并且有被脱氢的化合物作为供氢体，所以在催化脱氢芳构化过程中，某些基团可被氢化和氢解。苄位羰基被还原氢解成亚甲基，苄位双键被氢化以及脱氯等。

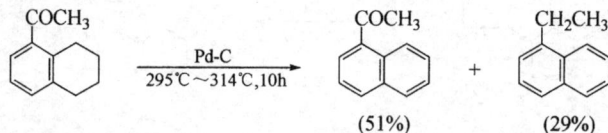

（二）DDQ 为脱氢剂

醌类化合物常用于脱氢芳构化反应，其中 DDQ 脱氢能力较强，也较常用，氯醌应用较少。对于完全饱和的脂环化合物醌类不起作用，只要环中存在一个双键，就可用 DDQ 进行脱氢使之芳构化。如八氢萘可用 DDQ 脱氢生成萘，而十氢萘则不能用醌类化合物进行脱氢。

下列化合物在苯甲醚中，用 DDQ 脱氢，收率为 20%。

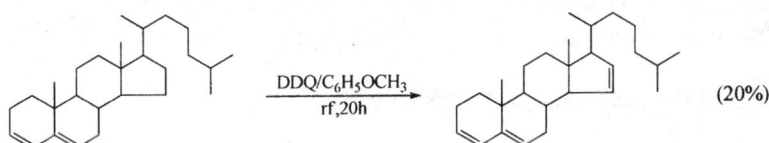

环的大小对脱氢芳构化有显著的影响，茚和四氢萘的脱氢芳构化较苯并环庚烷容易，五元环和六元环则较七元环易于脱氢。

具有季碳原子的碳环化合物，用醌类化合物脱氢芳构化时，取代基会发生移位而不失去碳原子，如下例中季碳上的甲基均发生移位。

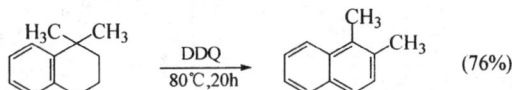

（三）氧化物为脱氢剂

1. 二氧化锰　过量的二氧化锰可与环己烯和环己二烯的衍生物反应，进行脱氢芳构化。二氧化锰为较温和的氧化脱氢剂，反应中其他易氧化基团不受影响，部分不饱和的稠杂环化合物亦可发生类似脱氢芳构化成稠杂芳烃。

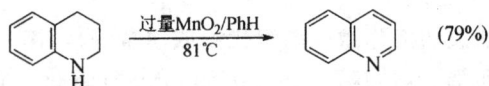

2. 五价氧钒化合物　具有"$VO(OR)X_2$"形式的五价氧钒化合物是很有效的脱氢芳构化试剂，具有单电子转移氧化作用，它在温和的条件下进行反应。如能将下面的 2-环己烯-1-酮经脱氢芳构化成相应的苯醚。

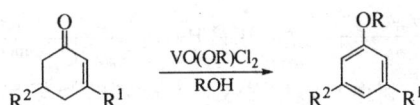

第七节　其他氧化反应

一、卤化物的氧化

适合的氧化剂可以将卤代烃中的伯卤代烃（或者称为卤甲基类化合物）和仲卤代烃分别氧化成醛和酮等羰基化合物。主要氧化剂有：二甲基亚砜、氧化胺、硝基烷烃和乌洛托品等。其中乌洛托品较为常用。

活性有机芳香族卤代物，通常是苄卤与乌洛托品反应生成季铵盐，用水或含水的乙醇（或 50％的醋酸水溶液）加热水解得芳香醛（Sommelet 反应），这个方法常用来制备芳香醛、脂肪醛及杂环醛。

本法反应机理是首先卤甲基化合物与乌洛托品〔六亚甲基四胺、$(CH_2)_6N_4$、HMT〕形成盐，然后在酸性条件下水解生成醛。

$$\text{Ph-CH}_2X + (CH_2)_6N_4 \longrightarrow [\text{Ph-CH}_2(CH_2)_6N_4]^+ X^- \xrightarrow{H^+} \text{Ph-CHO}$$

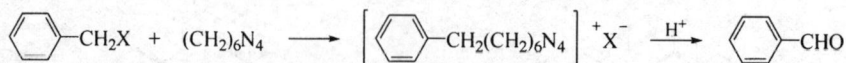

如合成拟除虫菊中间体 3-苯氧基苯甲醛的制备。

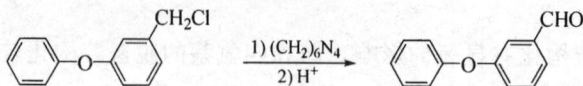

$$\text{PhO-C}_6H_4\text{-CH}_2Cl \xrightarrow[2) H^+]{1) (CH_2)_6N_4} \text{PhO-C}_6H_4\text{-CHO}$$

其他的药物中间体的制备。如：

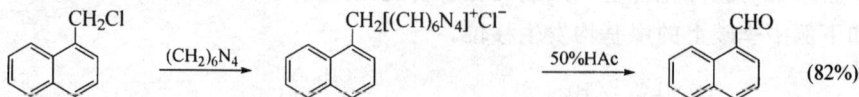

$$\text{萘-CH}_2Cl \xrightarrow{(CH_2)_6N_4} \text{萘-CH}_2[(CH)_6N_4]^+Cl^- \xrightarrow{50\%HAc} \text{萘-CHO} \quad (82\%)$$

二、磺酸酯的氧化

伯醇和仲醇的磺酸酯在碱性条件下可被二甲基亚砜氧化成相应的羰基化合物，生成的醛一般不被进一步氧化，而且反应较快，收率很好。例如：

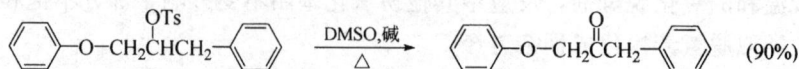

$$\text{PhO-CH}_2\overset{OTs}{\underset{}{\text{CH}}}\text{CH}_2\text{Ph} \xrightarrow[\triangle]{DMSO,碱} \text{PhO-CH}_2\overset{O}{\underset{}{\text{C}}}\text{CH}_2\text{Ph} \quad (90\%)$$

因此，对于那些不太活泼的卤化物（如溴代物或溴苄等），用 DMSO 较难氧化或收率不好时，可先将其转化成磺酸酯，再在碱性条件下用 DMSO 氧化。同样道理，某些醇类化合物，用其他氧化剂氧化不利时，可先转化成磺酸酯，再在碱性条件下用 DMSO 氧化。氧化过程常用的碱有 $NaHCO_3$、甲基吡啶或三乙胺等。

例如，溴辛烷先用磺酸银处理变成磺酸酯后，可被 DMSO 较顺利地氧化成辛醛。

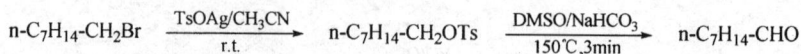

$$\text{n-}C_7H_{14}\text{-CH}_2Br \xrightarrow[r.t.]{TsOAg/CH_3CN} \text{n-}C_7H_{14}\text{-CH}_2OTs \xrightarrow[150℃,3min]{DMSO/NaHCO_3} \text{n-}C_7H_{14}\text{-CHO}$$

在 $NaHCO_3$ 的存在下如将利血平酸甲酯 C_{18} 上羟基转为羰基，可先形成磺酸酯然后用二甲基亚砜氧化的方法，收率可达 60%。

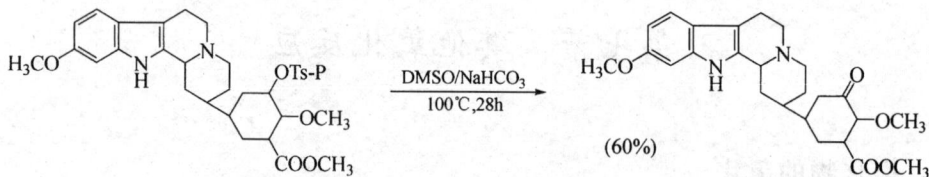

第六章
还 原 反 应

在无机化学中，失去电子化合价升高的反应叫做氧化反应；得到电子化合价降低的反应叫做还原反应。而在有机反应中，由于没有明显的电子得失，因此引入了电子云密度及其变化的概念，即：氧化反应是使有机分子中碳原子电子云密度减小的反应，还原反应是使有机分子中碳原子电子云密度增大的反应。

在大多数情况下，有机化学中的还原反应，都要在分子中引入氢或同时失去带负电的元素（X、O、S等），因此可以简单地说，在有机分子中引入氢原子的反应叫还原反应。

1. 还原反应通常可分为加氢反应和氢解反应两大类：

（1）加氢反应：加是指氢对不饱和键 $\mathrm{C{=}C}$、$\mathrm{X{=}C}$、$-\mathrm{C{\equiv}C}-$、$-\mathrm{C{\equiv}N}$、$-\mathrm{N{=}N}-$ 等的加成。如：

$$\mathrm{X{=}C} \xrightarrow{\text{[H]}} \underset{\underset{H}{|}\ \underset{H}{|}}{\mathrm{X{-}C}}$$

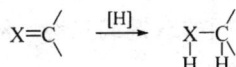

（2）氢解反应：氢解反应是指在氢或还原剂的作用下，碳原子与碳原子或碳原子与杂原子键的断裂，生成分子更小的化合物的反应。

2. 按照还原剂和操作方法的不同，反应还可分为化学还原反应、催化氢化反应及生物还原反应三大类：

（1）化学还原反应：是指用化学物质作为还原剂进行的还原反应。按使用还原剂的反应机理分为负氢离子转移还原反应和电子转移还原反应。

（2）催化氢化反应：是指在催化剂存在下，反应底物与分子氢进行的加氢反应。催化氢化反应中，催化剂自成一相者（固相）称为非均相催化氢化，其中以气态氢为氢源者称为多相催化氢化（heterogeneous hydrogenation）；以有机物为氢源者称为转移氢化（transfer hydrogenation），催化剂溶解于反应介质中者称为均相催化氢化（homogeneous hydrogenation）。

（3）生物还原反应：是指使用微生物或者酶对底物进行还原的反应。主要有微生物发酵还原法和酶催化还原法，它往往具有立体选择性，所以常应用于不对称合成中。

药物分子一般含有不止一个可还原基团，实际操作中往往需要选择性地还原其中的一个基团或几个基团，并且即便是相同的一个基团放在不同的化学环境中也需要采用不同的还原剂，因此对药物分子还原的关键是如何选择合适的还原剂。所以药物的还原反应归根到底是还原剂的选择问题，因而掌握常见还原剂的还原特点非常重要。下边对药物还原反应中常涉及到的还原剂分类进行介绍。

第一节　化学还原反应

一、金属氢化物还原剂

本类还原剂主要是以钠、钾、锂离子和硼、铝等复氢离子形成的复盐。例如：

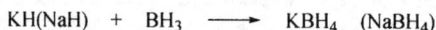

$$LiH \quad + \quad AlH_3 \quad \longrightarrow \quad LiAlH_4$$

$$LiH \quad + \quad BH_3 \quad \longrightarrow \quad LiBH_4$$

$$KH(NaH) \quad + \quad BH_3 \quad \longrightarrow \quad KBH_4 \quad (NaBH_4)$$

常用的金属氢化物还原剂有氢化铝锂（$LiAlH_4$）、氢化硼锂（$LiBH_4$）、氢化硼钾（KBH_4）及其衍生物。例如：硫代氢化硼钠（$NaBH_2S_3$）、三仲丁基硼氢化锂 $[CH_3CH_2CH(CH_3)BHLi]$ 等。

不同的金属氢化物还原剂还原机理相同，但还原能力不同。其中氢化铝锂的还原能力最大，但其选择性较差。氢化硼锂次之，氢化硼钠还原能力较小，但是选择性较好。

金属氢化物还原剂都是阴离子亲核试剂，向极性不饱和键中带正电的原子进攻，所以，它们主要用于还原碳原子和杂原子之间的双键或三键。例如：

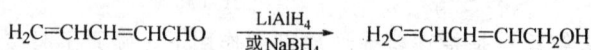

$$H_2C{=}CHCH{=}CHCHO \quad \xrightarrow[\text{或 }NaBH_4]{LiAlH_4} \quad H_2C{=}CHCH{=}CHCH_2OH$$

上述化合物中只有羰基 C=O 这个极性不饱和键被还原。

下面对常见的金属氢化物还原剂分别介绍。

（一）四氢锂铝

四氢锂铝（$LiAlH_4$）在金属氢化物还原剂中活性最大，应用范围广，但选择性差，主要用于羧酸及其衍生物的还原。使用 $LiAlH_4$ 应注意以下问题：① 因 $LiAlH_4$ 遇水、酸、含羟基或巯基化合物可分解放出氢气而生成相应的铝盐，所以反应须在无水条件下操作，常用溶剂为无水乙醚或四氢呋喃等。② 反应结束后，可加入乙醇、含水乙醚、10％氯化铵或乙酸乙酯来分解未反应完的 $LiAlH_4$ 和还原物。用含水溶剂水解时，其含水量应近于计算量，使生成颗粒沉淀的偏铝酸锂易于分离；如果加入水过多，偏铝酸锂则会生成胶状的氢氧化铝，使得产品分离困难，并造成产品损失。

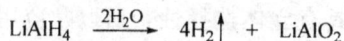

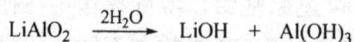

$$LiAlH_4 \quad \xrightarrow{2H_2O} \quad 4H_2{\uparrow} \quad + \quad LiAlO_2$$

$$LiAlO_2 \quad \xrightarrow{2H_2O} \quad LiOH \quad + \quad Al(OH)_3$$

1. 对羰基的还原　$LiAlH_4$ 可以把羰基还原成羟基。若羰基的 α 位具有不对称碳原子，就会涉及立体构型，四氢铝离子将从优势构象中羰基双键主体位阻最小的一边向羰基碳原子进攻。如：

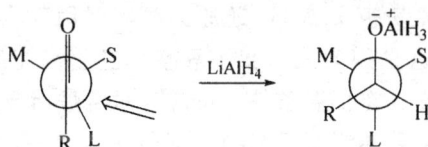

但是由于 LiAlH₄ 反应条件苛刻，选择性差，所以较少用于羰基的还原。

2. 对羧酸及其衍生物的还原 由于 LiAlH₄ 还原性强，选择性较差且反应条件要求高，所以主要用于难于还原的羧酸及其衍生物的还原。

（1）对羧酸酯的还原：若用 0.5mol 的 LiAlH₄ 还原羧酸酯时，可得伯醇。

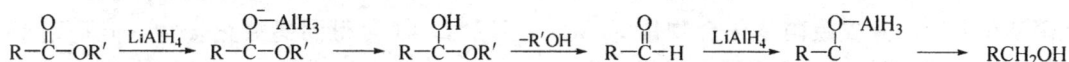

若控制 LiAlH₄ 的用量，例如仅用 0.25mol 并在低温下反应或降低 LiAlH₄ 的还原能力，则可得到醛。

降低氢化铝锂还原能力的方法是加入不同比例的无水三氯化铝或加入计算量的无水乙醇，取代 LiAlH₄ 中的 1～3 个氢原子而生成铝烷或烷氧基氢化铝锂，这样可以提高其还原的选择性。

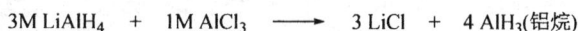

$$3M\ LiAlH_4\ +\ 1M\ AlCl_3\ \longrightarrow\ 3\ LiCl\ +\ 4\ AlH_3（铝烷）$$

如对 α,β-不饱和酯进行还原时，若单用 LiAlH₄ 则还原得到饱和醇；若采用氢化铝锂和氯化铝的混合试剂则可以选择性地只还原酯而不影响共轭双键，如：

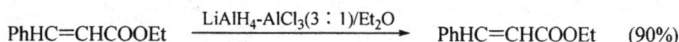

分子中存在硝基等基团时不受影响。如：

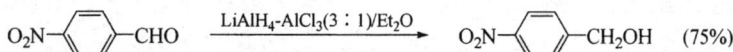

（2）对酰胺、酰氯及酸酐的还原：酰胺的还原可用于合成伯、仲、叔胺。酰胺不易用活泼金属还原，用催化氢化法还原要求在高温、高压下进行，因此金属氢化物还原剂是还原酰胺的主要还原剂，其中 LiAlH₄ 更为常用，可在比较温和的条件下进行反应。

酰胺可用 0.5mol 的 LiAlH₄ 还原为胺：

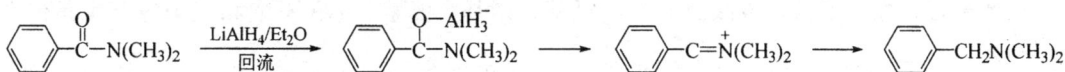

例如抗肿瘤药物三尖杉酯碱（harringtonine）中间体的合成：

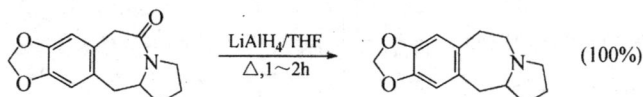

（3）酸酐的还原：LiAlH₄ 可以还原链状酸酐得到两分子醇，若是环状酸酐则还原为二醇。例如：

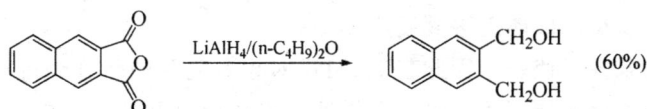

（4）对酰卤的还原：酰氯易被 LiAlH₄ 还原为醇，但用三（叔丁氧基）氢化铝锂 LiAl-H[OC(CH₃)₃]₃ 可得到醛。这是因为三（叔丁氧基）氢化铝锂的体积较大，由于空间障碍作用而使反应停留在醛基阶段。在低温条件下反应，对芳酰卤及杂环酰卤还原收率较高，分子中的硝基、氰、酯键、双键和醚键不受影响。例如：

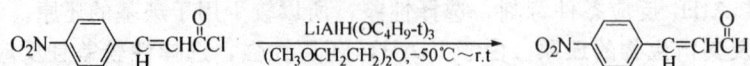

$$O_2N-\text{—}-\overset{O}{\underset{H}{C}}=CHCCl \xrightarrow[\text{(CH}_3\text{OCH}_2\text{CH}_2\text{)}_2\text{O},-50℃\sim\text{r.t}]{\text{LiAlH(OC}_4\text{H}_9\text{-t)}_3} O_2N-\text{—}-\overset{O}{\underset{H}{C}}=CHCH$$

3. 其他化合物的还原

（1）硝基化合物的还原：氢化铝锂或氢化铝锂与三氯化铝的混合物均能有效地还原脂肪族硝基化合物。芳香族硝基化合物用 LiAlH₄ 还原时，通常得到偶氮化合物，但是用 LiAlH₄ 与三氯化铝的混合物则可以还原成胺。例如：

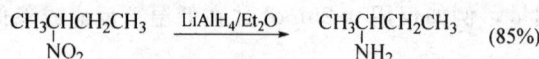

$$\underset{NO_2}{CH_3CHCH_2CH_3} \xrightarrow{\text{LiAlH}_4/\text{Et}_2\text{O}} \underset{NH_2}{CH_3CHCH_2CH_3} \quad (85\%)$$

（2）氰化合物的还原：氰化合物用 LiAlH₄ 还原可以得到胺。例如：

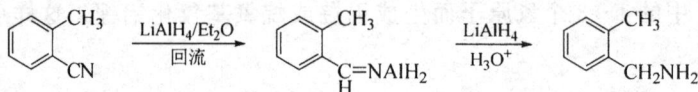

$$\text{—}\overset{CH_3}{\underset{CN}{}} \xrightarrow[\text{回流}]{\text{LiAlH}_4/\text{Et}_2\text{O}} \text{—}\overset{CH_3}{\underset{CH=NAlH_2}{}} \xrightarrow[\text{H}_3\text{O}^+]{\text{LiAlH}_4} \text{—}\overset{CH_3}{\underset{CH_2NH_2}{}}$$

氰化合物用三乙氧基氢化铝锂还原可得醛：

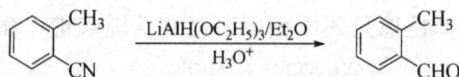

$$\text{—}\overset{CH_3}{\underset{CN}{}} \xrightarrow[\text{H}_3\text{O}^+]{\text{LiAlH(OC}_2\text{H}_5\text{)}_3/\text{Et}_2\text{O}} \text{—}\overset{CH_3}{\underset{CHO}{}}$$

（3）脱卤氢解反应：氢化铝锂可以使化合物活泼位置的卤素发生氢解，特别是苄基和烯丙位的卤原子更容易被氢解。例如：

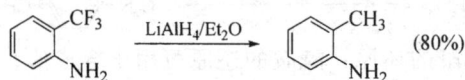

$$\text{—}\overset{CF_3}{\underset{NH_2}{}} \xrightarrow{\text{LiAlH}_4/\text{Et}_2\text{O}} \text{—}\overset{CH_3}{\underset{NH_2}{}} \quad (80\%)$$

（二）氢化硼钠

氢化硼钠（NaBH₄）的还原能力比 LiAlH₄ 弱，但是选择性较好，可还原醛酮为相应的醇。对环氧基、酯、酰胺、羧酸及其盐、氰基、硝基、卤素、α,β-不饱和双键等基本是惰性的。例如：

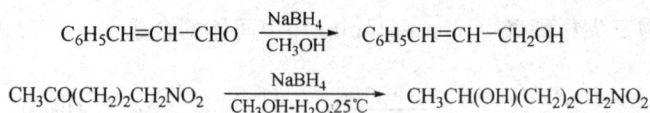

$$C_6H_5CH=CH-CHO \xrightarrow{\text{NaBH}_4}{\text{CH}_3\text{OH}} C_6H_5CH=CH-CH_2OH$$

$$CH_3CO(CH_2)_2CH_2NO_2 \xrightarrow[\text{CH}_3\text{OH-H}_2\text{O},25℃]{\text{NaBH}_4} CH_3CH(OH)(CH_2)_2CH_2NO_2$$

1. 使用 NaBH₄ 的注意事项

（1）硼原子体积小，电负性比铝大，BH_4^- 更稳定，因而在常温下遇水、醇都比较稳定；不溶于乙醚及四氢呋喃，能溶于水、甲醇和乙醇而几乎不分解，所以常选择醇类作为溶剂。

（2）反应时加入少量的碱能促进其反应。

（3）不能在酸性条件下使用，因此若 NaBH₄ 对含有羧基的化合物进行还原时，通常应先中和成盐后再反应。反应结束后，可加入稀酸分解还原物并使剩余的氢化硼钾生成硼酸，以便于分离。

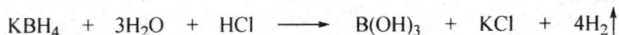

（4）由于氢化硼钠比氢化硼钾更具有引湿性，易于潮解，故工业上多采用钾盐。

（5）若需在高温下进行反应时，可用异丙醇或二甲氧基乙醚做溶剂。

2．NaBH₄ 的制备

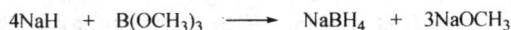

3．NaBH₄ 对羰基的还原　NaBH₄ 由于选择性好，易于操作，已成为还原羰基的首选试剂。

（1）反应机理

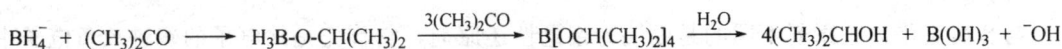

（2）反应实例

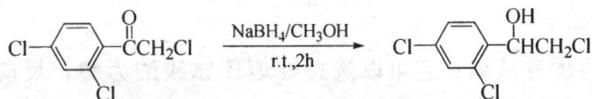

在反应底物中同时含有饱和羰基和 α,β-不饱和羰基时，由于饱和羰基的反应活性大于 α,β-不饱和羰基，控制 NaBH₄ 的用量，可以选择性地还原饱和羰基。例如：

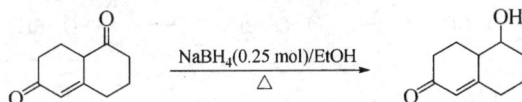

4．对酯的还原　NaBH₄ 一般不能还原羧酸，对羧酸衍生物的还原效果差，但如果在 Lewis 酸（如三氯化铝）存在下，还原能力明显提高，可以把酯还原成醇。例如：

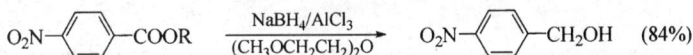

5．对叠氮化合物的还原　NaBH₄ 可以把叠氮化合物顺利地还原成胺，反应的选择性较好。例如：

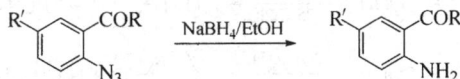

（三）其他常见的复氢化合物还原剂

1．氰基金属氢化物　如 NaBH₃CN、LiBH₃CN，还原能力相对较弱，仅能还原醛、酮、卤代烃及亚胺盐类化合物。例如：

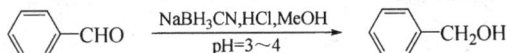

2．烷氧基铝氢化物　如 NaAlH₂(OCH₂CH₂OMe)₂（简称 RED-Al），商品为 70% 的苯溶液。此还原剂特点是：①在潮湿空气中或氧中不燃烧；②在干燥空气或 200℃ 时稳定；③易溶于醚或芳族溶剂中；④对双键不敏感，可用于羰基的选择性还原。例如：

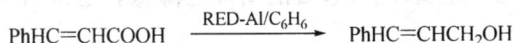

二、硼烷类还原剂

一般情况下，$NaBH_4$ 不能还原羧酸。但是当把氢化硼钠与三氟化硼混合使用时，则可以还原羧酸和孤立双键，研究表明实际上是形成的硼烷发挥的还原作用。

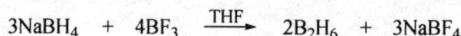

$$3NaBH_4 + 4BF_3 \xrightarrow{THF} 2B_2H_6 + 3NaBF_4$$

乙硼烷是硼烷的二聚体，为有毒的气体，能溶于四氢呋喃中。其在四氢呋喃等醚类溶剂中存在如下平衡：

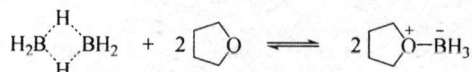

与金属氢化物还原剂不同的是硼烷为亲电性还原剂，它首先是缺电子的硼进攻负电子中心，然后硼原子上的氢以氢负离子的形式转移到碳原子上。硼烷主要用于还原羧酸和双键。

（一）对羧酸的还原

硼烷是还原羧酸的优良试剂，它可以选择性地还原羧酸为醇，反应条件温和，速度快，而且分子中存在硝基、酰氯等基团时不受影响。反应时首先硼原子进攻羰基氧，然后硼原子上的氢以氢负离子的形式转移到羰基的碳原子上再经水解生成醇。

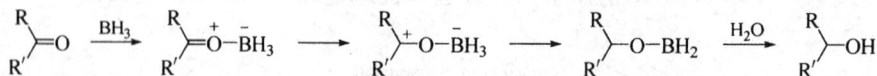

硼烷还原剂具有以下特点：

1. 不能还原酰氯，因氯原子的吸电子效应会引起羰基氧电子云密度降低。

2. 反应速度快慢顺序为：脂肪酸＞芳香酸；位阻小的羧酸＞位阻大的羧酸；羧酸盐不反应。

3. 由于硼烷还原羧酸的速度比还原其他基团速度快，所以当羧酸衍生物分子中存在氰基、酯基、硝基和醛（酮）羰基等时，若控制好条件可以选择性地还原羧基为羟基。例如：

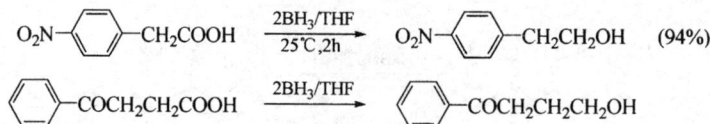

（二）对双键的还原

硼烷对烯烃的还原是硼烷先与碳-碳双键加成形成烃基硼烷，烃基硼烷在酸性条件下水解使碳-硼键断裂从而得到饱和烃。

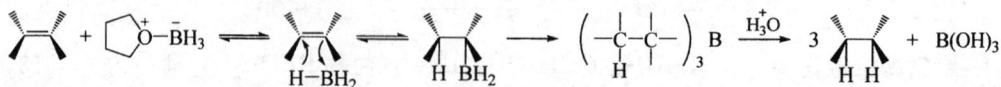

其中硼烷与碳-碳双键加成形成烃基硼烷的反应称为硼氢化反应。由于立体位阻的缘故，硼氢化反应速度随着双键上烷烃取代基数目的增加而降低；也随着烃基硼烷烃基数目的增加而降低。

此外，硼氢化反应还具有以下特点：

1. 硼烷与不对称烯烃加成时，硼原子主要加到取代基较少的碳原子上。

2. 烯烃碳原子上取代基团数目相等时，则取代基团位阻大的位置加成物较少。

3. 当烯链上具有易被催化氢化的其他基团时，选硼烷作还原剂较为合适。

4. 硼氢化反应生成的三烷基硼烷可氧化为醇。其反应机理如下：

$$R_3B + \ ^-O-O-H \longrightarrow R_3B-O-O-H \xrightarrow{\ ^-OH} R_2BOR \xrightarrow{\ ^-OH} R_2-\overset{OH}{\underset{}{B}}-OR \longrightarrow ROH + R_2BO^-$$

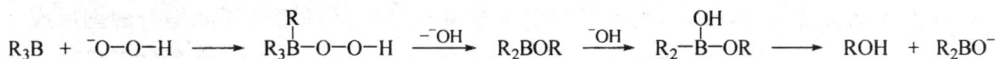

（三）对酰胺的还原

乙硼烷可选择性地把酰胺还原为相应的氨基，通常反应以四氢呋喃为溶剂，反应产率较高。若底物分子中存在硝基、卤素等基团时反应不受影响。还原反应速度为：N,N-二取代酰胺＞N-单取代酰胺＞未取代酰胺；脂肪族酰胺＞芳香族酰胺。例如：

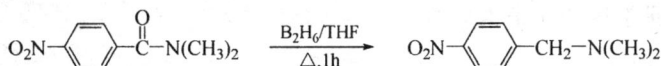

$$O_2N-\langle\rangle-\overset{O}{\underset{}{C}}-N(CH_3)_2 \xrightarrow[\triangle,1h]{B_2H_6/THF} O_2N-\langle\rangle-CH_2-N(CH_3)_2$$

此外，乙硼烷可以选择性地把肟还原为相应的氨基。例如：

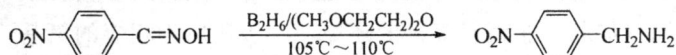

$$O_2N-\langle\rangle-C=NOH \xrightarrow[105℃\sim110℃]{B_2H_6/(CH_3OCH_2CH_2)_2O} O_2N-\langle\rangle-CH_2NH_2$$

三、烷氧基铝还原剂

烷氧基铝化合物如异丙醇铝可以选择性地还原脂肪族醛、酮和芳香族醛、酮，它是仲醇氧化反应（Oppenauer 反应）的逆反应。当底物分子中含有烯键、炔键、硝基、缩醛、腈基、卤素等基团时反应不受影响。例如：

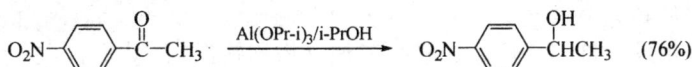

$$O_2N-\langle\rangle-\overset{O}{\underset{}{C}}-CH_3 \xrightarrow{Al(OPr-i)_3/i-PrOH} O_2N-\langle\rangle-\overset{OH}{\underset{}{C}}HCH_3 \quad (76\%)$$

（一）反应机理和性质

首先异丙醇铝的铝原子与羰基的氧原子结合，异丙基的氢原子跟羰基的碳结合形成六元环过渡态，接着异丙基的氢原子以氢负离子的形式转移到羰基的碳原子上，然后铝氧键断裂生成丙酮和新的烷氧基铝化合物，最后醇解得到相应的羟基化合物。反应过程如下：

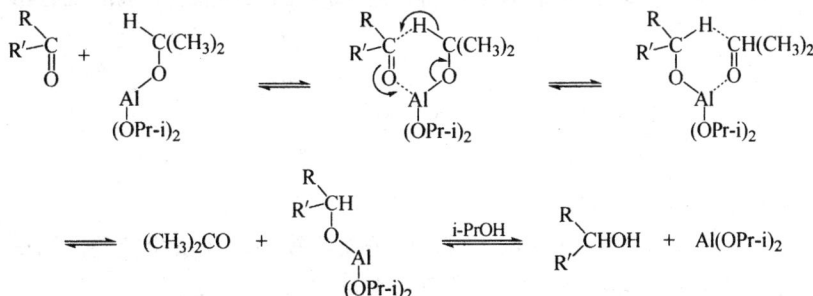

异丙醇铝的还原具有以下特点：

1. 异丙醇铝是脂肪醛、酮和芳香醛、酮的专属还原剂，也适用于醌类。

2. 当酮与异丙醇铝配比大于 1：3 时收率较高。

3. 由于异丙醇铝进行的还原反应是可逆的，加入过量的三氯化铝可提高收率。

4. 1,3-二酮、β-酮酯等易于烯醇化的羰基化合物，或含有酚羟基、羧基等酸性基团的羰基化合物，由于羟基易与异丙醇铝形成铝盐，因而不采用其还原。含氨基的羰基化合物也容易与异丙醇铝形成盐而影响反应，可改用异丙醇钠作为还原剂。

5. 异丙醇铝具有碱性，因而具有活泼氢的羰基化合物易进行分子间缩合的副反应。

6. 异丙醇铝是白色固体，极易吸潮变质，用时最好新制，并在无水条件下操作。

7. 异丙醇铝还具有立体选择性。

四、金属还原剂

活泼金属可作为还原剂，反应有电子的得失，并伴随质子的转移。金属是电子的供给者，水、醇、酸等是常用的质子供应者。

（一）铁还原剂

铁粉在盐类电解质的水溶液中具有较强的还原能力，主要用于脂肪族硝基、芳香族硝基或其他含氮氧官能团（如肟、亚硝基等）的还原，一般还原为相应的氨基。

1. 还原机理　铁粉可以把硝基选择性地还原为氨基，其反应机理如下：

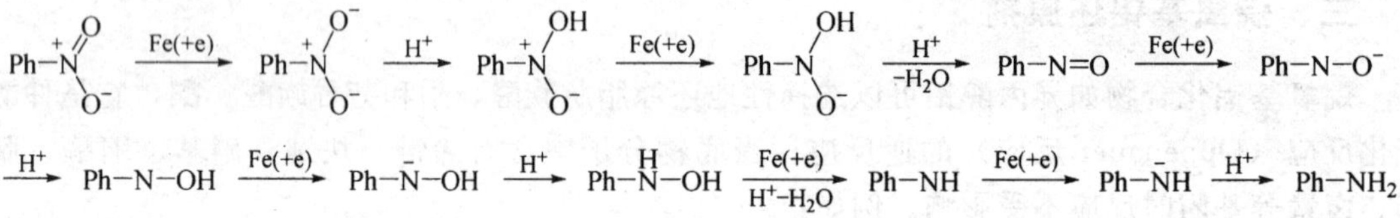

$$Ph-\overset{+}{N}\overset{O}{\underset{O^-}{}} \xrightarrow{Fe(+e)} Ph-\overset{+}{N}\overset{O}{\underset{O^-}{}} \xrightarrow{H^+} Ph-\overset{OH}{\underset{O^-}{N}} \xrightarrow{Fe(+e)} Ph-\overset{OH}{\underset{O^-}{N}} \xrightarrow[-H_2O]{H^+} Ph-N=O \xrightarrow{Fe(+e)} Ph-N-O^-$$

$$\xrightarrow{H^+} Ph-N-OH \xrightarrow{Fe(+e)} Ph-\bar{N}-OH \xrightarrow{H^+} Ph-\overset{H}{N}-OH \xrightarrow[H^+-H_2O]{Fe(+e)} Ph-NH \xrightarrow{Fe(+e)} Ph-\bar{N}H \xrightarrow{H^+} Ph-NH_2$$

铁的还原反应具有以下特点：

（1）反应中铁生成二价和三价的四氧化三铁（俗称铁泥）。

（2）反应一般对卤素、烯基、羰基是惰性的。

（3）芳环上有吸电子基存在时，反应容易进行，所需反应温度较低；芳环上有供电子基存在时，所需反应温度较高；脂肪族硝基化合物宜在酸性条件下进行，而且要求较高的反应温度。

（4）芳环上带有溴、碘原子的硝基化合物，应采用乙醇或乙醇＋水的混合溶剂，以免卤素脱去。例如：

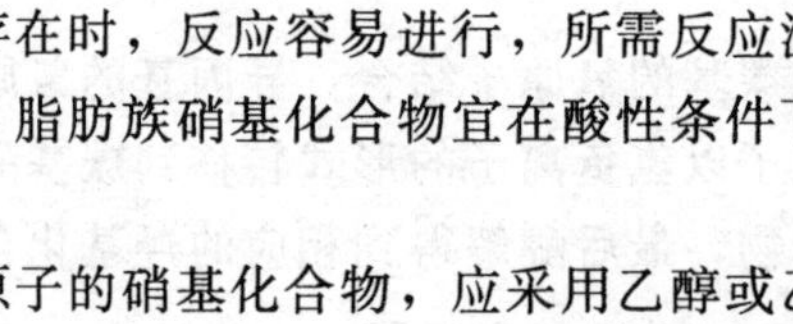

2. 影响铁粉还原反应的因素

（1）铁粉成分不同还原效果也不同，以含硅铸铁粉较好，纯铁粉较差，因此，使用前应先做小样预试。如还原氧化偶氮苯时，铁粉中硅含量应在 30％以上。

（2）铁粉颗粒以 60～100 目为宜。

（3）铁粉还原时应加少量酸除去氧化铁，使铁粉活化，或加入亚铁盐或氯化铵等电解质，这需要通过实验选择。

（4）铁粉易沉降，反应过程中必须有良好的搅拌。

在医药工业中，铁粉常用作硝基化合物的还原。如解热镇痛抗炎药苯噁洛芬（benzoxa-profen）中间体的合成：

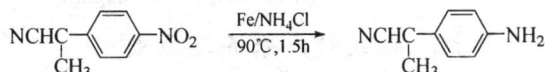

$$NCHCH(CH_3)-\text{C}_6\text{H}_4-NO_2 \xrightarrow[90℃,1.5h]{Fe/NH_4Cl} NCHCH(CH_3)-\text{C}_6\text{H}_4-NH_2$$

此外金属铁也可以还原肟和亚甲胺，如咖啡因中间体紫脲酸的还原：

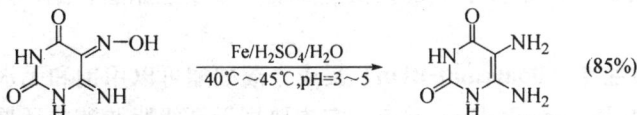

$$\xrightarrow[40℃\sim45℃,pH=3\sim5]{Fe/H_2SO_4/H_2O} \quad (85\%)$$

（二）锌和锌汞齐还原剂

1. 酸性条件下的还原反应　在酸性条件下，锌粉或锌汞齐可以把醛、酮的羰基还原为甲基或亚甲基，这个反应称为克莱门森（Clemmensen）反应。Clemmensen 反应几乎可以用于所有芳香族脂肪酮的还原，反应易于进行，且产率较高，应用时注意以下几点：

（1）锌汞齐是将锌粉或锌粒用 $5\%\sim10\%$ 的二氯化汞水溶液处理后制得的。

（2）难溶于水的酮加入乙醇或乙酸可以增大其溶解度。

（3）底物中如有羧基、酯基或酰胺羰基时反应不受影响。例如：

$$PhCOCH_2CH_2COOH \xrightarrow[Reflux]{Zn\text{-}Hg/HCl/H_2O/甲苯} PhCH_2CH_2CH_2COOH$$

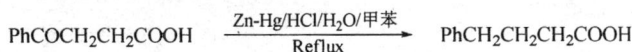

（4）对 α-酮酸及其酯，锌汞齐只能将羰基还原为羟基。例如：

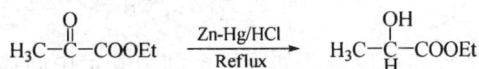

$$H_3C-\underset{O}{\overset{||}{C}}-COOEt \xrightarrow[Reflux]{Zn\text{-}Hg/HCl} H_3C-\underset{H}{\overset{OH}{\underset{|}{C}}}-COOEt$$

（5）还原不饱和酮时，孤立双键不受影响，但若是共轭双键则双键同时被还原。例如：

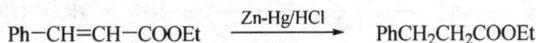

$$Ph-CH=CH-COOEt \xrightarrow{Zn\text{-}Hg/HCl} PhCH_2CH_2COOEt$$

（6）锌粉能还原碳-氮不饱和键、碳-硫键以及羰基等。如扑痫酮的合成：

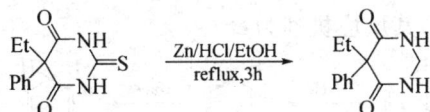

$$\xrightarrow[reflux,3h]{Zn/HCl/EtOH}$$

2. 碱性条件的还原反应　在碱性条件下，锌可以把羰基还原成羟基，对于 α 位具有氢原子的酮的还原收率较低，但二苯酮类化合物可被还原成相应的醇，收率较高。例如钙拮抗剂盐酸马尼地平（manidipine）中间体的合成：

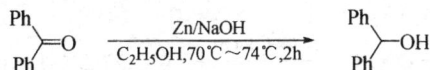

$$Ph_2C=O \xrightarrow[C_2H_5OH,70℃\sim74℃,2h]{Zn/NaOH} Ph_2CH-OH$$

在碱性条件下用锌粉还原芳香族硝基化合物时，控制反应体系的 pH 值可以得到不同的反应产物。例如硝基苯在中性或弱碱性条件下可以还原为苯羟胺，在碱性条件下可以还原成偶氮苯或氢化偶氮苯。例如：

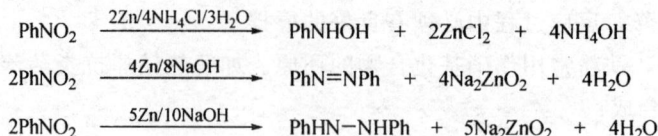

$$PhNO_2 \xrightarrow{2Zn/4NH_4Cl/3H_2O} PhNHOH + 2ZnCl_2 + 4NH_4OH$$

$$2PhNO_2 \xrightarrow{4Zn/8NaOH} PhN=NPh + 4Na_2ZnO_2 + 4H_2O$$

$$2PhNO_2 \xrightarrow{5Zn/10NaOH} PhHN-NHPh + 5Na_2ZnO_2 + 4H_2O$$

（三）钠（锂或钾）和钠（锂或钾）汞齐还原剂

活泼金属钠（锂或钾）在液氨、醇类中或悬浮在苯、甲苯、乙醚等惰性溶剂中，以及钠汞齐在醇、水中，在碱、酸条件下，都是强还原剂，可以还原醛、酮、羧酸及其衍生物、氰基、芳环和杂环。

1. 博维奥勒-布兰克（Bouveault-Blan）反应　羧酸酯可以用钠和无水乙醇还原成相应的伯醇，这个反应称为 Bouveault-Blan 反应，它主要用于高级脂肪酸的还原。该反应中酯类还原为伯醇，但仅限于脂肪酸酯的还原；如还原不饱和酯则得到相应的饱和醇。例如：

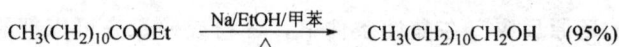

$$CH_3(CH_2)_{10}COOEt \xrightarrow[\triangle]{Na/EtOH/甲苯} CH_3(CH_2)_{10}CH_2OH \quad (95\%)$$

Bouveault-Blan 反应在实验室中已很少使用，但是在工业上仍有一定的应用。例如心血管药物乳酸普尼拉明（prenylamine）中间体的制备：

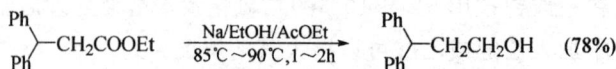

$$\text{Ph}_2\text{CH-CH}_2\text{COOEt} \xrightarrow[85℃\sim90℃,1\sim2h]{Na/EtOH/AcOEt} \text{Ph}_2\text{CH-CH}_2\text{CH}_2\text{OH} \quad (78\%)$$

Bouveault-Blan 反应还可将酮还原成相应的仲醇，如是取代脂环酮，主要产物为反式醇。例如：

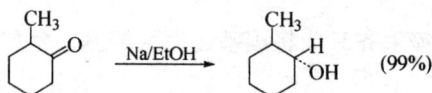

(99%)

此外金属钠也可以还原肟和亚甲胺。如降压药利美安定中间体的合成：

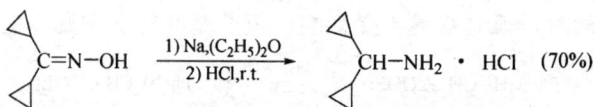

(70%)

2. 伯奇（Birch）反应　液氨-醇中金属钠（锂或钾）可以将芳香环部分还原成非共轭二烯，此反应称为 Birch 反应。其反应机理为：

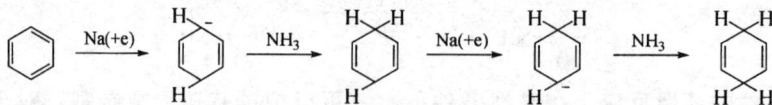

Birch 反应进行时当芳环上有吸电子取代基时，还原反应速度快，产物为 1,4-二氢化合物；当芳环上有供电子取代基时，反应速度慢，产物为 2,5-二氢衍生物；各活泼金属 Birch 反应速度顺序为 Li＞Na＞K。例如：

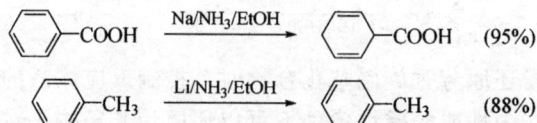

(95%)

(88%)

利用 Birch 反应可以制备 1-甲氧基-2,5-二氢苯衍生物，经酸水解可得到不饱和酮，再异构化得到 α,β-不饱和环己酮。

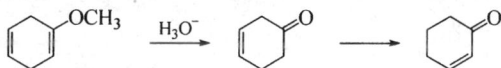

例如 19-去甲基黄体酮的合成：

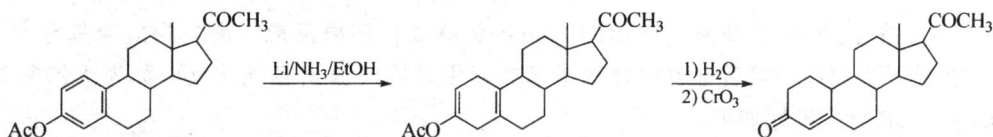

五、含硫化合物还原剂

含硫化合物还原剂分为硫化物（硫氢化物及多硫化物）和含氧硫化物（二亚硫酸钠、亚硫酸钠及亚硫酸氢钠）两类，在碱性或中性条件下可以把硝基化合物还原为相应的胺基化合物。

（一）硫化物还原剂

硫化物进行还原反应时，硫化物是电子供应者，水和醇是质子供应者，反应后硫化物均被氧化成硫代硫酸盐：

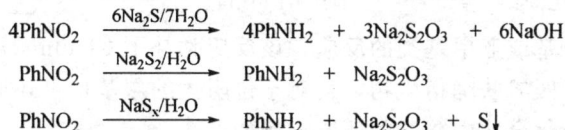

$$4PhNO_2 \xrightarrow{6Na_2S/7H_2O} 4PhNH_2 + 3Na_2S_2O_3 + 6NaOH$$
$$PhNO_2 \xrightarrow{Na_2S_2/H_2O} PhNH_2 + Na_2S_2O_3$$
$$PhNO_2 \xrightarrow{NaS_x/H_2O} PhNH_2 + Na_2S_2O_3 + S\downarrow$$

硫化钠反应后有氢氧化钠生成，会使反应体系的碱性增大，从而产生双分子还原的副产物，可以在反应体系中加入氯化铵以中和生成的碱或者加入过量的硫化钠使反应迅速完成，从而减少双分子还原副反应；多硫化钠虽然没有生成 NaOH，但是由于析出乳状的硫会使产物分离困难。

硫化物还可以选择性地还原二硝基苯化合物其中的一个硝基：

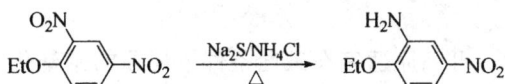

（二）含氧硫化物还原剂

1. 连二亚硫酸钠（次硫酸钠） 商品名是保险粉，还原能力较强，可以还原硝基、重氮基及醌等，由于价格较高已较少使用，还原时最好在碱性条件下临时配置使用。

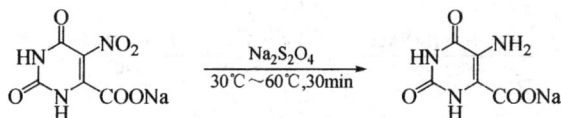

2. 亚硫酸盐 亚硫酸盐还原剂能将硝基、亚硝基、羟胺基、偶氮基还原成氨基；重氮盐还原成肼。例如：

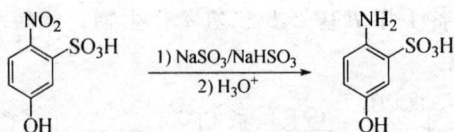

六、水合肼还原剂

1. 沃尔夫-凯昔纳-黄鸣龙（Wolff-Kishner-黄鸣龙）还原反应　醛、酮的羰基与水合肼在强碱条件下生成腙，然后分解转化成甲基或亚甲基同时放出氮气的反应称为沃尔夫-凯昔纳-黄鸣龙。其反应机理如下：

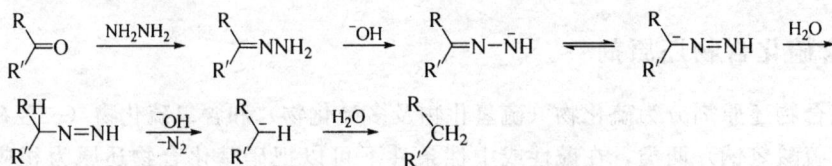

沃尔夫-凯昔纳-黄鸣龙反应是我国科学家黄鸣龙改进的还原羰基为甲基或亚甲基的方法，收率较高，底物分子中有双键、羧基等时反应不受影响，具有工业生产应用价值。如抗癌药苯丁酸氮芥（chlorambucil）中间体的制备：

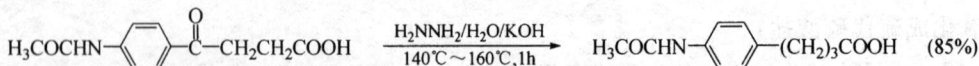

对于羰基还原为甲基或亚甲基类的反应，该反应弥补了 Clemmsen 反应的不足，它可以用于对酸敏感的吡啶、四氢呋喃衍生物，且对于位阻大的羰基也可还原，适用于甾体化合物中羰基及难溶的大分子化合物中羰基的还原。例如：

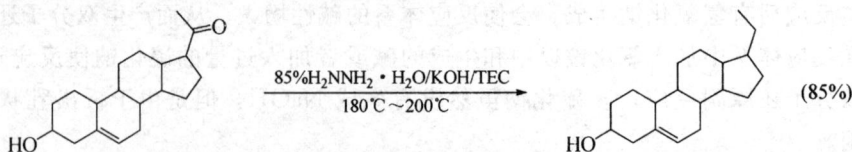

2. 对硝基、亚硝基化合物的还原　水合肼还能还原硝基、亚硝基化合物成为相应的氨基化合物。

（1）水合肼具有碱性，可还原适宜在碱性条件下还原的硝基化合物：

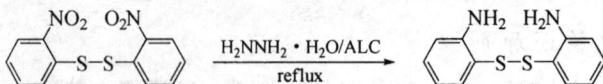

（2）可选择性地还原二硝基化合物：

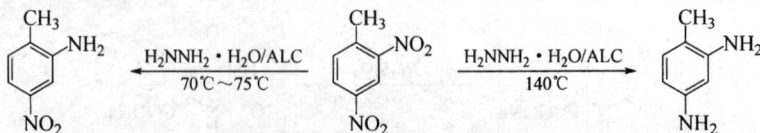

（3）水合肼中加入 H_2O_2、偏碘酸钠（Na_3IO_5）等氧化剂，肼被氧化成二亚胺，可选择性地还原碳-碳、氮-氮等不饱和键，而对极性不饱和键如—CN、—NO_2、—CH＝N—、

S=O和 C=O 等无影响。例如：

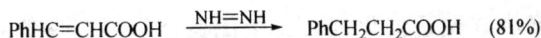

$$PhHC=CHCOOH \xrightarrow{NH=NH} PhCH_2CH_2COOH \quad (81\%)$$

第二节 催化氢化反应

催化氢化反应是指有机化合物分子在催化剂作用下，发生氢化或氢解的还原反应；氢化是指氢分子加到烯、炔、羰基及硝基等不饱和基团上的反应；氢解是分子中某些化学键因加氢而断裂从而分解为两部分氢化物的反应。

催化反应是指在催化剂的作用下，改变化学反应速度的一类反应。催化剂只能在热力学允许的情况下，加快反应的速度，而不能改变反应的平衡常数。

催化氢化按机理及作用方式可分为：催化剂自成一相的非均相催化氢化；催化剂溶解于反应介质中的均相催化氢化；由另一有机分子作为氢化源的催化转移氢化。

一、非均相催化氢化反应

（一）基本过程

非均相催化反应系在催化剂表面进行的反应。催化反应一般包括 5 个步骤：①底物分子向催化剂表面扩散；②底物分子在催化剂表面吸附（包括物理吸附和化学吸附）；③底物分子在催化剂表面发生化学反应；④产物分子在催化剂表面解吸；⑤产物分子从催化剂表面扩散到反应介质中。

底物分子的物理吸附属无选择性的多分子层的可逆吸附，由范德华引力引起；化学吸附是单分子层有选择性地吸附在催化剂表面晶格上的特定部位，底物分子和催化剂表面活性中心形成了新的化学键。其中化学吸附取决于以下两个因素：

1. 电性因素 一个优良的催化剂要求其 d 轨道有适当的占有程度，当 d 轨道有 8~9 个电子时最为合适，如 Pt、Rh、Ni 等。

2. 几何因素 当催化剂表面层晶格为立方面心晶格或六方密集堆积晶格，其参数为 2.40~4.08Å 时，具有较好的催化活性。

（二）多相催化氢化机理

多相催化氢化机理有不同的学说，Polyani（波利阿尼）提出了两点吸附及形成络合物的机理，其要点为：①氢分子在催化剂表面活性中心进行化学吸附；②烯烃与相应的活性中心发生化学吸附；③活化的氢分步顺式加成到加成产物。

此外 Boud（班达）给出了另一个历程，提出了 σ-π 络合物机理，它强调了电性因素的重要性，并补充了氢的转移过程和歧化反应的理论。

大量实验表明：不饱和键氢化时，主要得顺式加成产物，因为分子中不饱和结构立体位阻较小的一面较易吸附在催化剂表面上。

（三）影响催化反应的因素

影响催化反应的因素中首先是催化剂，一个优良催化剂应具备的特点是：①催化活性大；②选择性高；③机械强度大；④不易中毒；⑤使用寿命长；⑥制备容易；⑦原料易得。在此基础上还有以下因素影响着催化反应的效果。

1. 比表面　单位重量的催化剂在等温等压的条件下吸附在催化剂表面的单质分子的表面积之和，一般每克催化剂的比表面在数十到数百平方米之间。

2. 载体　某些纯金属粉末状催化剂，为增大比表面而使其吸附在一定的物质上，该物质即为载体。常见的载体有活性炭、硅胶等。

3. 助催化剂　在催化反应中，往往添加少量物质能使催化剂活性提高，反应速度加快。添加的少量物质称为助催化剂。

4. 毒剂和抑制剂　在催化剂的制备或氢化反应过程中，引入的少量杂质使催化剂活性大大降低或完全丧失，并难以恢复到原有的活性，这种现象称为催化剂的中毒；如仅使催化剂活性的某一方面活性受到抑制，但经过适当处理催化剂可以再恢复活性，这被称为阻化；使催化剂中毒的叫毒剂，如硫、磷、砷、铋等；使其阻化的叫抑制剂。

（四）常用的催化氢化催化剂

常用的催化氢化还原催化剂有百余种，最常用的是镍、钯、铜等。

1. 镍催化剂　根据制备方法和活性大小不同，可以分为以下几种类型：

（1）Raney 镍，又称活性镍，系具有多孔海绵状结构的金属镍微粒。在中性或弱碱性条件下，可用于烯键、炔键、硝基、氰基、羰基、芳杂环和芳稠环的氢化，以及碳-卤键、碳-硫键的氢解；在酸性条件下活性降低，当 pH<3 时，活性消失；对苯环及羧基的催化活性甚弱，对于酯基、酰胺几乎没有催化作用。

Raney 镍的制备：将镍-铝合金粉末加入一定浓度的氢氧化钠溶液中，合金中的铝形成铝酸钠而除去，形成表面很大的多孔状镍。

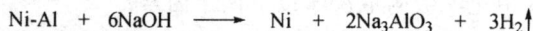

$$Ni\text{-}Al + 6NaOH \longrightarrow Ni + 2Na_3AlO_3 + 3H_2\uparrow$$

干燥的 Raney 镍在空气中可剧烈氧化而自行燃烧，可利用此检验其有无活性。一般 Raney 工业镍可分为 $W_1 \sim W_8$，其中 W_6 活性最高。

（2）漆原镍：锌粉与氯化镍反应生成的沉淀镍。

沉淀镍用碱处理得：U-Ni-B，活性与骨架镍相仿，但对芳环活性小。

沉淀镍用乙酸处理得：U-Ni-A，活性与骨架镍相仿，但对芳环活性小。

沉淀镍用铝代替碱处理得：U-Ni-BA，对芳环氢化活性高。

沉淀镍用氨水处理得：U-Ni-NH$_3$，用于肟及氰的催化氢化。

沉淀镍用异丙醇处理得：U-Ni-N，对烯及部分酮有良好活性，对 $-NO_2$，$-CN$ 活性低。

（3）硼化镍：是近年来发展的一类新型镍催化剂，特点是：①适用于还原烯类化合物，不产生异构化；②活性大于 Raney 镍；③能选择性的还原炔键，而烯键不受影响。

2. 钯和铂催化剂　贵重金属钯和铂催化剂的共同特点是：①催化活性大，反应条件要求低；②适用于中性或酸性条件下的催化氢化；③应用范围广泛，除 Raney 镍的应用范围外，还用于对酯基、酰胺的氢化和苄基的氢解。

铂催化剂较易中毒，故不宜用于有机硫、胺类化合物的还原。对芳环及共轭双键的氢化钯具有较强的催化能力；钯不容易中毒，多用于复杂分子的选择性催化还原。其形式有：①钯，铂黑；②载体钯和载体铂；③二氧化铂；④Pt 硅胶等。

3. 铜催化剂 亚铬酸铜［$Cu(CrO_2)_2$］是在较高压力、温度下进行氢化的催化剂。其特点是：①对酯、酰胺有比铂、镍更好的催化能力；②对醛、酮也有较好的还原能力；③价格低，广泛应用在工业上，但对烯键、炔键催化能力较低。

（五）影响氢化反应的主要条件

催化氢化的反应速度和选择性主要取决于催化剂和助催化剂与抑制剂的选择，但与反应条件也有密切关系。

1. 毒剂和抑制剂 毒剂可以使催化剂不可逆地丧失活性，所以反应体系中一定要避免有毒剂。对于催化氢化常用的催化剂来说，毒剂主要有硫、磷、砷、铋、碘等离子及一些硫化物和有机胺类化合物。抑制剂会部分降低催化剂的活性，使反应速度降低，但是从另一方面讲却提高了催化剂的选择性，可以根据具体情况合理利用。

2. 温度 温度升高，反应速度加快，但在速度达到基本要求的前提下，可以采用尽可能低的温度，提高选择性，对氢化反应有利。

3. 压力 压力越大氢的浓度越大，反应速度越快，但是选择性会降低，实际生产中成本会提高，不安全因素增多，因此尽可能在常压或低压下反应。但羧基、酯、酰胺及芳环等由于难于氢化须高压下进行。

4. 溶剂及介质的酸碱度 选择溶剂时，要特别注意要对反应产物具有较大的溶解度。介质酸碱度不仅影响反应的速度和选择性，而且对产物构型有较大影响。

5. 催化剂用量 用量大，反应速度快，但成本高。例如，亚铬酸铜 $10\%\sim20\%$，镍 $10\%\sim15\%$，二氧化铂 $1\%\sim2\%$，钯炭 $5\%\sim10\%$，铂炭 $1\%\sim10\%$，钯黑或铂黑 $0.5\%\sim1\%$。

6. 搅拌 搅拌充分则催化效果好。

（六）合成中的应用

1. 碳碳不饱和键的催化加氢 烯键、炔键均为易氢化基团，通常用钯、铂、Raney 镍作催化剂，在温和条件下即可完成。底物分子中除了酰卤和芳硝基外，存在其他可还原基团时反应不受影响，可选择性地完成碳碳不饱和键的氢化。例如：

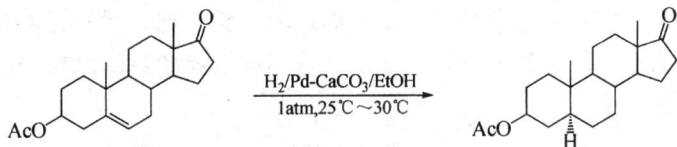

烯键催化氢化的特点是：①孤立双键活性大于共轭双键，双键上取代基越多，活性越低。②一般从烯键位阻小的一面氢化，顺式加成。

炔键催化氢化的特点是：①分步进行，得顺式烯烃；②一般采用还原能力相对较弱的 Lindlar 催化剂或硼化镍（p-2 型）催化剂。例如利尿药安体舒通中间体的合成：

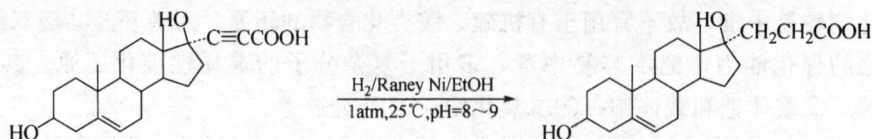

芳烃相对于烯烃和炔烃难以氢化，芳稠环（萘、蒽和菲）的氢化活性大于苯环，取代苯（如苯酚、苯胺）的活性也大于苯。用铂、钌催化剂可在较低的温度和压力下对芳烃进行氢化，而钯则需要较高的温度和压力。例如：

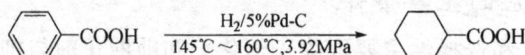

再如抗胆碱药安胃灵中间体的制备：

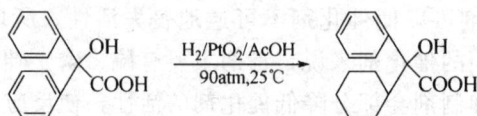

2. 羰基的氢化　醛、酮的催化氢化活性通常大于芳环而小于碳碳不饱和键，一般来说，醛比酮更易氢化。

（1）脂肪族醛、酮的氢化：其氢化活性较芳香醛、酮为低，通常选用 Raney 镍和铂为催化剂，钯催化剂的效果较差。一般在较高温度和压力下还原为醇。例如由 D-葡萄糖制备山梨醇：

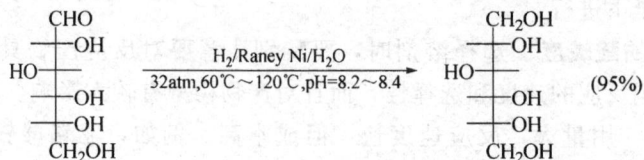

（2）芳香族醛、酮的氢化：钯催化剂是芳族醛、酮氢化十分有效的催化剂，通过氢化和氢解两个过程最终产物一般是烃化合物。例如由茚满酮类化合物合成茚满烷类化合物：

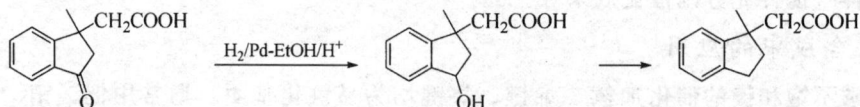

3. 含氮化合物的氢化还原　含有硝基、氰基、肟基、叠氮基的化合物，均能被催化氢化为伯胺。

（1）硝基的还原：催化氢化常常用于硝基的还原，铂、钯、活性镍均有较好的效果。钯和铂催化剂可在较为温和的条件下进行，而活性镍一般需要较高的温度和压力。如抗心律失常药普鲁卡因酰胺的合成：

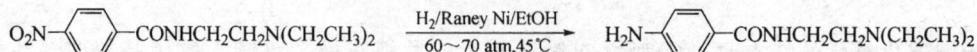

再如抗菌药奥沙拉秦（Olsalazine）中间体的合成：

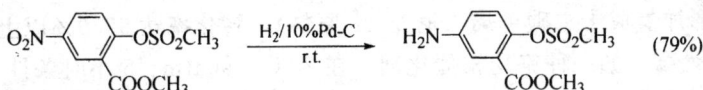

（2）氰基的还原：氰基化合物可在常温常压下用钯或铂为催化剂，或在加压下用活性镍作催化剂催化氢化，通常其还原产物中除伯胺外还可以得到大量的仲胺。为了避免生成仲胺的副反应，可采用钯、铂或铑为催化剂，在醋酸或酸性溶剂中还原，使产物伯胺成为铵盐从而阻止加成副反应的进行；或用镍为催化剂，在溶剂中加入过量的氨，也可以减少副反应产物。如维生素 B_6（vitamin B_6）中间体的制备中，由于硝基和碳-氯键都比腈键容易还原，所以采用钯、酸、水体系，在酸性介质中一步还原得到了目标产物。

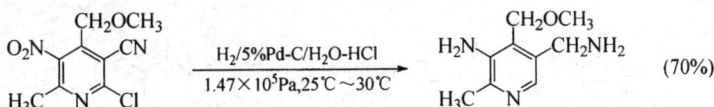

4. 杂环的氢化 含氮、氧、硫等杂原子的芳杂环均可被催化加氢。其氢化活性小于醛、酮，而大于苯系芳烃；季铵盐大于其游离碱；含氮、硫杂环在酸性条件下往往容易开环。例如：

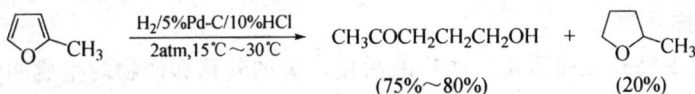

5. 氢解反应 通常是指在还原反应中碳-杂键断裂，由氢原子取代离去的杂原子或基团而生成烃的反应。可用以下通式表示：

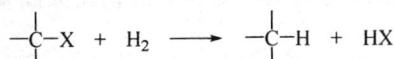

氢解反应在近代有机合成上有着广泛的应用，特别是在复杂药物合成中有着独特用途。

氢解反应的难易程度按卤原子分：碘＞溴＞氯；按结构来分，则酰卤、苄位卤原子、烯丙位卤原子及芳环上电子云密度较小的位置易于氢化。例如：

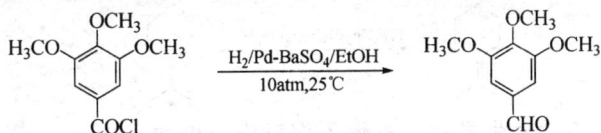

再如：

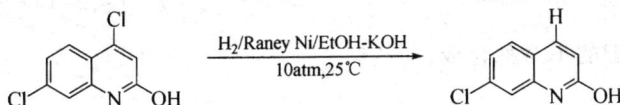

由反应可知 4 位氯原子的活性大于 7 位氯原子的活性。

二、均相催化氢化反应

20 世纪 60 年代以来，催化氢化的均相法逐渐增多，其具有许多独特的优点：

1. 活性高 如一种由氢化铝和高价氧化态的过渡金属盐组成的均相催化剂加入 10 ppm

即能将十二碳三烯加氢成十二碳单烯（尼龙-12 原料），转化率达 99.9% 以上。

2. 区域选择性高　如一种铬均相催化剂，在 70℃、90atm、5 小时条件下，选择氢化率几乎都是 100%。

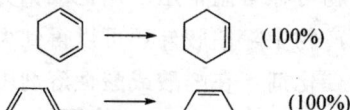

$$\text{（图）} \longrightarrow \text{（图）} \quad (100\%)$$

$$\text{（图）} \longrightarrow \text{（图）} \quad (100\%)$$

3. 立体选择性高　若使用氯化三苯基膦铑均相催化剂催化氢化产物主要是顺式加成产物，几乎没有异构现象。如：

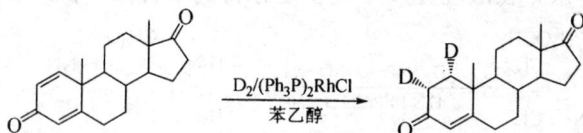

$$\xrightarrow{\text{D}_2/(\text{Ph}_3\text{P})_2\text{RhCl}} \quad \text{苯乙醇}$$

大量使用的均相催化剂是具有空 d 轨道的第Ⅷ族过渡元素（如 Rh、Ru、Ir、Co 及 Pt）为中心的配合物，其电子构型几乎均为 d^8 或 d^7；周围是按一定几何构型排布的配体。常见的配体有 Cl^-、CN^-、H^+ 等离子和三苯膦、胺、CO、NO 等有孤对电子的极性分子，如 $(Ph_3P)_3PhCl$，简称 TTC。

均相催化氢化主要有氢的活化、底物的活化、氢的转移和产物的生成四个步骤。在药物合成中主要用于不饱和键的选择性还原。

4. 应用范围　均相催化剂主要用于选择性地还原碳碳不饱和键，主要有以下优点：

（1）选择性好，一些在多相催化氢化中易还原的基团如硝基、氰基、偶氮基等在均相氢化中不易被还原。例如：

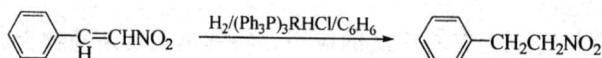

$$\text{（图）} \xrightarrow{H_2/(\text{Ph}_3\text{P})_3\text{RhCl}/C_6H_6} \text{（图）}$$

对不同化学环境中的烯键具有较高的选择性，例如：

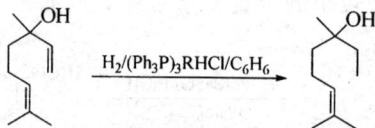

$$\text{（图）} \xrightarrow{H_2/(\text{Ph}_3\text{P})_3\text{RhCl}/C_6H_6} \text{（图）}$$

（2）多数情况下不伴随发生异构、氢解等副反应。例如：

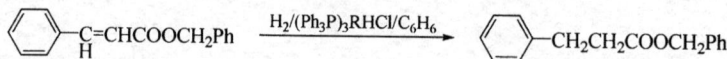

$$\text{（图）} \xrightarrow{H_2/(\text{Ph}_3\text{P})_3\text{RhCl}/C_6H_6} \text{（图）}$$

（3）常常用于烯键的不对称合成。

三、催化转移氢化反应

催化转移氢化反应是在金属催化剂存在下，用有机化合物代替气态氢作为供氢体（donator），底物作为受氢体（hydrogen acceptor）接受氢被还原。它属于非均相催化氢化反应。

常用的供氢体为环己烯和四氢化萘，常用的催化剂为钯黑和钯炭，Raney 镍仅用于醇类。

易于催化转移氢化还原的基团有：烯键、炔键、硝基、氰基和偶氮基等；较易催化氢化的基团为：苄位、烯丙位和芳环的卤原子；含有羰基的基团如醛、酮、酯、酰胺等不易还原。

催化转移氢化反应具有设备与操作简单、反应条件温和、选择性较好等优点。例如下述化合物的还原就是以环己烯为氢供体的：

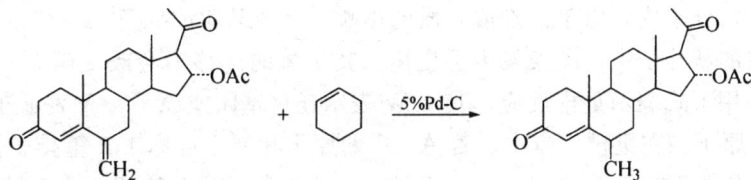

第七章

重排反应

在同一个有机分子内，由于试剂或介质的影响，一个基团或原子从一个原子迁移到另一个原子上，形成的新分子中，碳架发生了变化（其中氢的迁移不会改变碳架），这种反应称为重排反应。如用下式表示重排反应，其中 W 表示迁移基团或原子，A 表示迁移起点原子，B 代表迁移终点原子。在重排反应中，若 A、B 两原子相邻，可称 1,2 重排。依此类推，依据 A、B 距离的位置而分为 1,2；3,4……重排。但大多数重排反应属 1,2 重排。

$$
\underset{A-B}{\overset{W}{|}} \longrightarrow \underset{A-B}{\overset{W}{|}}
$$

第一节 重排反应的分类

一、按反应机理分类

按反应机理分类可分为亲核重排、亲电重排、自由基重排及周环反应四类。

1. 亲核重排 亲核重排中迁移基带着它的一对成键电子向缺电子的原子进行迁移。例如：

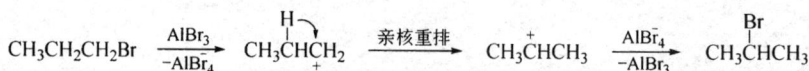

$$CH_3CH_2CH_2Br \xrightarrow[-AlBr_4]{AlBr_3} CH_3\overset{H}{\underset{+}{C}}HCH_2 \xrightarrow{亲核重排} CH_3\overset{+}{C}HCH_3 \xrightarrow[-AlBr_3]{AlBr_4} CH_3\overset{Br}{C}HCH_3$$

仲氢带着一对成键电子向伯正碳离子迁移，结果生成新的仲正碳离子，迁移过程中迁移基可以看作是亲核试剂。

2. 亲电重排 亲电重排中迁移基带着正电荷向富电子原子进行迁移。例如：

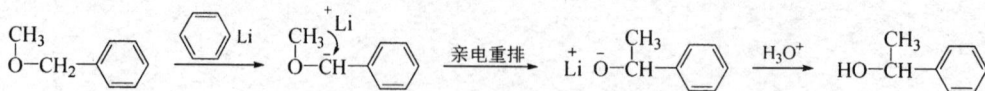

$$CH_3O-CH_2\text{—}\langle \text{苯基} \rangle \xrightarrow{\langle \text{苯基} \rangle Li} CH_3\overset{+}{O}-CH\text{—}\langle \text{苯基} \rangle \xrightarrow{亲电重排} Li\overset{+}{O}-\overset{CH_3}{\underset{}{C}}H\text{—}\langle \text{苯基} \rangle \xrightarrow{H_3O^+} HO-\overset{CH_3}{\underset{}{C}}H\text{—}\langle \text{苯基} \rangle$$

3. 自由基重排 自由基重排的过程中，终点原子 B 必须先生成自由基，然后起点原子上的迁移基带着单个电子迁移至 B 原子上，生成新的自由基，再进一步反应而使其稳定。例如卤素的重排：

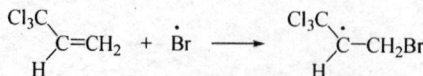

$$\underset{H}{\overset{Cl_3C}{\diagup}}C=CH_2 + \cdot Br \longrightarrow \underset{H}{\overset{Cl_3C}{\diagup}}\overset{\cdot}{C}\text{—}CH_2Br$$

$$Cl_3C\overset{\cdot}{\underset{H}{C}}-CH_2Br \longrightarrow Cl_2C\overset{\cdot}{\underset{Cl}{C}}CHCH_2Br$$

$$Cl_2\overset{\cdot}{C}\underset{Cl}{CHCH_2Br} + HBr \longrightarrow Cl_2CH\underset{Cl}{CHCH_2Br} + Br\cdot$$

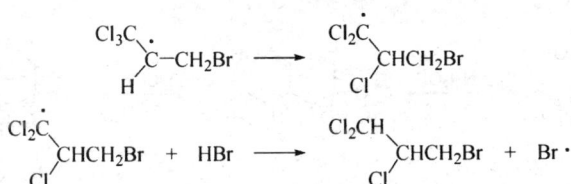

另外，依据分子轨道理论的解释，在某些不受催化剂影响的重排反应中，W-A 原子间 σ 键断裂与 W-B 原子间新 σ 键形成是一个协同过程，其中不存在离子型或自由基型中间体，这种重排称 σ 键迁移重排。

二、按电子多少分类

1. 缺电子重排 反应过程包括三步，首先，终点 B 原子（碳原子或杂原子）上的离去基团在催化剂的作用下，形成缺电子的六隅体原子或离子，其次迁移基携带一对电子从起点原子 A 迁移至 B 原子上，则 A 变成缺电子，最后，受反应介质中亲核试剂进攻而完成重排反应，真正的迁移是第二步。

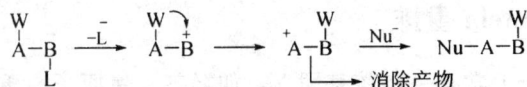

$$\overset{W}{\underset{A-B}{|}}\overset{-L}{\underset{L}{\longrightarrow}}\overset{W}{\underset{A-B}{|}}^{+}\longrightarrow \overset{W}{\underset{A-B}{|}}^{+}\overset{Nu^-}{\longrightarrow}Nu-\overset{W}{\underset{A-B}{|}}$$
消除产物

显然，迁移基 W 对缺电子的八隅体 B 提供一对电子，以满足 B 的八隅体；它是反应的推动力。如 Wagner-Meerwein 重排。

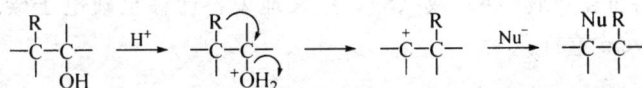

$$-\overset{R}{\underset{OH}{\overset{|}{C}}}-\overset{|}{\underset{|}{C}}-\overset{H^+}{\longrightarrow}-\overset{R}{\underset{+OH_2}{\overset{|}{C}}}-\overset{|}{\underset{|}{C}}-\longrightarrow-\overset{+}{\underset{|}{C}}-\overset{R}{\underset{|}{\overset{|}{C}}}-\overset{Nu^-}{\longrightarrow}-\overset{Nu}{\underset{|}{\overset{|}{C}}}-\overset{R}{\underset{|}{\overset{|}{C}}}-$$

2. 富电子重排 这类重排系在强碱作用下，终点 B 失去一个基团或原子，如氢原子或金属原子，则 B 原子上带有一对电子，起点原子上的迁移基不带电子重排到终点 B 上。

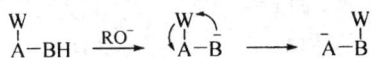

$$\overset{W}{\underset{A-BH}{|}}\overset{RO^-}{\longrightarrow}\Big(\overset{W}{\underset{A-\bar{B}}{|}}\longrightarrow\overset{W}{\underset{A-B}{|}}^-$$

如 Favorski 重排：

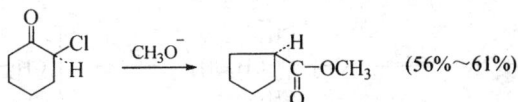

$$(56\%\sim61\%)$$

三、按起点原子和终点原子的种类分类

重排反应种类可用来生成碳-碳键、碳-氮键、碳-氢键等。某些复杂结构的化合物按一般方法难以定向引入官能团时，常可借重排反应达到目的。例如全合成 Ibogamine 的中间体化合物（**1**）系用 Beckmann 重排形成新的碳-氮键，同时生成了七元环，不影响其构型及双键。

（反应式图）

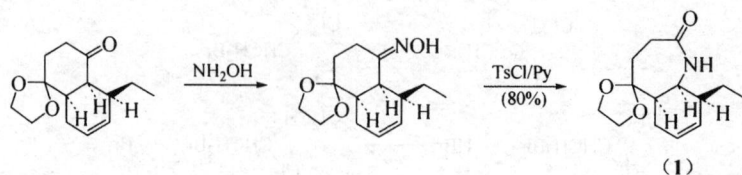

本章将按起点原子和终点原子的种类，即从碳原子到碳原子的重排，碳原子到杂原子的重排，杂原子到碳原子的重排以及 σ 键迁移介绍于后。

第二节　从碳原子到碳原子的重排

从碳原子到碳原子的重排主要包括：亲核 1,2-重排及亲电 1,2-重排。前者主要包括 Pinacol（邻二叔醇或频哪醇）重排及 Wagner-Meerwein 重排；后者可以包括 Wolff 等重排，Favorski 重排。

一、Wagner-Meerwein 重排

该重排的终点碳原子上常有一离核基团 Y，如羟基、氯原子、重氮基 N_2^+ 等，在质子酸或 Lewis 酸催化下，由于 Y^- 的离去，生成了碳正离子（2），然后邻近的基团通过过渡态（3）做 [1,2] 迁移到终点碳原子，同时起点碳原子变成更稳定的碳正离子，最后进行亲核取代或消除质子而得重排产物（4）或（5），广义地说，迁移至缺电子碳原子上的反应都可称为 Wagner-Meerwein 重排。

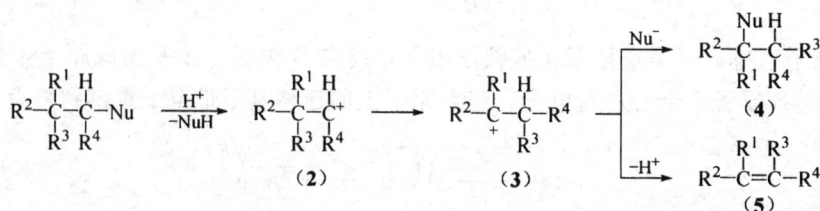

（反应式图）

如新戊醇（6）在催化下的反应即为一例。

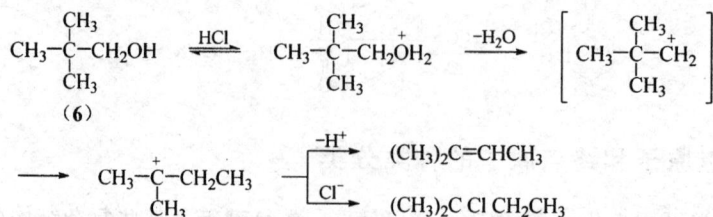

（反应式图）

当伯醇或仲醇的 β 碳原子上具有两个或三个烃基或芳基者都能发生这种重排。这种反应首先用于研究许多双环萜类化合物。如由异冰片（7）合成莰烯（8）；α-氯莰烷（9）经酸催化重排生成氯化异片冰烷（10）等。

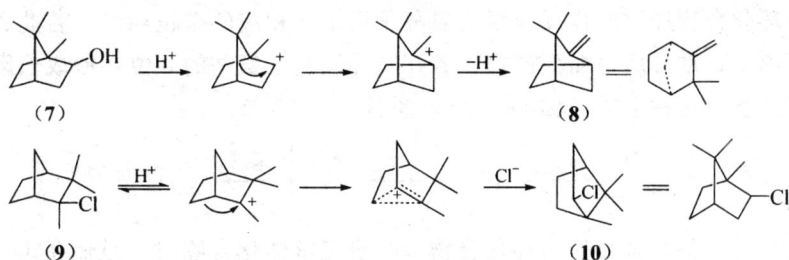

与亲核取代反应相似，重排中也应考虑邻位基团的参与，下列两反应中，[14]C 标记化合物（11）和（12）应生成相同的碳正离子 $Ph-\overset{CH_3^+}{\underset{CH_3}{C}}-\overset{14}{C}HCH_3$，但产物却不同。

（11）

（12）

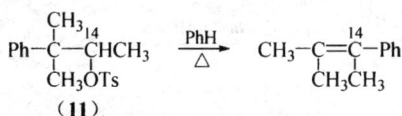

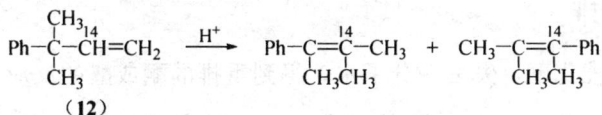

在化合物（11）中，有苯基的邻基促进作用，促使离核基团-OTS 脱离，生成较稳定的 phenonium 离子，所以只发生苯基的迁移，而在化合物（12）的反应中则没有这种过程。

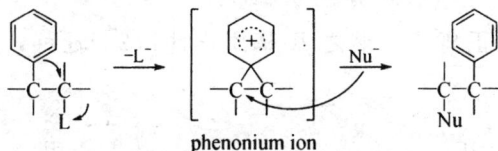

phenonium ion

原阿朴啡类（proaporphines）生物碱主要分布在番荔枝科、百合科等植物，由苄基异喹啉生物碱经阿朴啡类衍变为阿朴啡类生物碱的生源途径 1,2-烷基迁移片段如下表示：

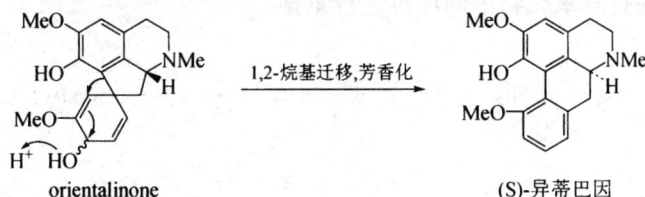

orientalinone   (S)-异蒂巴因

某些多环烯烃化合物当用质子酸处理时，生成的碳正离子也能发生 Wagner-Meerwein 重排。

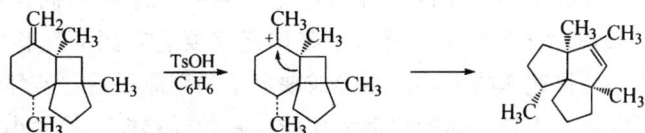

所以在设计复杂化合物的合成路线时，应当考虑在酸性条件下因可能发生 Wagner-Meerwein 而带来得麻烦。

伯胺基脂环化合物经重氮化反应脱去氮分子后生成相应的碳正离子，若此碳正离子在环上，属仲碳正离子，重排后得缩环产物；若在脂环侧链上氨基的 α 位，形成伯碳正离子，则重排后得扩环产物，这种重排又称 Demynov 重排。

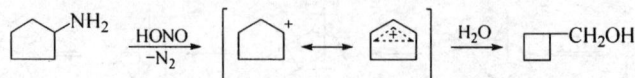

用这种重排可制备有张力的脂环化合物。在研究甾体化合物时，欲制备 C（环)-加碳-D（环)-双失碳甾体化合物，可用 16-氨基-D（环)-失碳甾体为原料，经亚硝化，在六元 C 环扩环成七元环的同时，使四元环缩小成三元环。

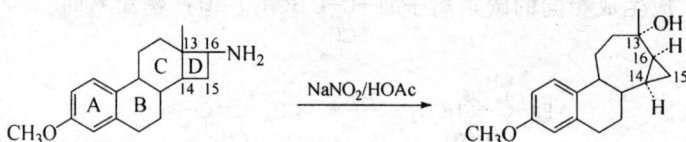

二、Pinacol 重排

连乙二醇类在酸催化下，失去一分子水，得到重排的酮或醛的反应，称 Pinacol 重排。

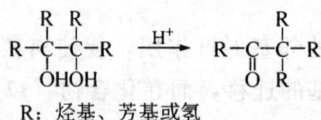

R：烃基、芳基或氢

反应机理是先生成碳正离子，继之 R 基团作［1，2］迁移，最后失去质子，得到酮或醛。

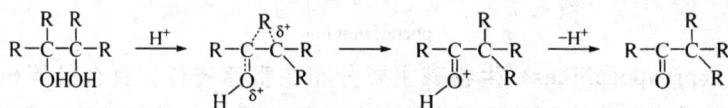

此反应有时系通过环氧化物中间体再进行重排。

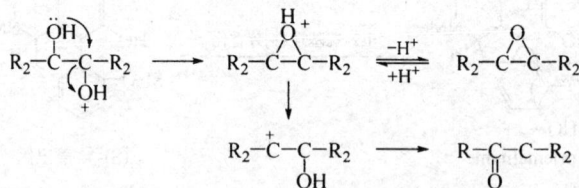

1. 基团的迁移能力　依据连乙二醇的结构，分下面几点叙述。

（1）四取代连乙二醇的重排：在四取代的连乙二醇中，若 R 相同，反应简单，得一种产物。若 R 不相同，反应就比较复杂。哪一个基团迁移要看基团的迁移能力大小，所谓迁移能力是指烃基、芳基迁移速率的大小。当形成缺电子的碳原子后，若邻位几个基团处于相等的迁移机会，则可以从产物异构体的比例来比较各基团迁移能力的大小。但是迁移能力的数值不是绝对的，不同反应在不同的条件下测定，结果有很大的差别，关于基团的迁移能力在 Pinacol 重排中研究得较多，用两个不同 R 取代的连乙二醇可出现下面两种情况。

① 对称的连乙二醇的重排：对称的连乙二醇化合物具有下列结构：

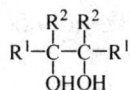

$$R^1-\underset{\underset{OH}{|}}{\overset{\overset{R^2}{|}}{C}}-\underset{\underset{OH}{|}}{\overset{\overset{R^2}{|}}{C}}-R^1$$

当任何一个—OH基脱离后都生成相同的碳正离子，这样就可比较 R^1 和 R^2 固有的迁移能力，但是还应考虑迁移前后两种碳正离子的稳定性，即比较 $R^1-\overset{+}{\underset{\underset{OH}{|}}{\overset{\overset{R^2\ R^2}{|\ \ |}}{C}}-R^1}$ 及 $R^1-\overset{\overset{R^2}{|}}{\underset{\underset{OH R^2}{|\ \ \ }}{C}}-R^1$ 的稳定性，所以除了比较 R^1 与 R^2 固有的迁移能力外，还得看哪一个基团迁移对正电荷有更好的稳定作用，一般地说，迁移能力是芳基＞烃基。如：

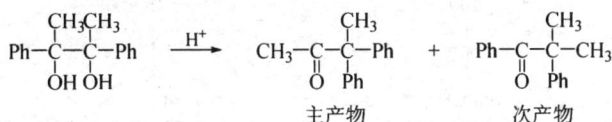

$$Ph-\underset{\underset{OH}{|}}{\overset{\overset{CH_3}{|}}{C}}-\underset{\underset{OH}{|}}{\overset{\overset{CH_3}{|}}{C}}-Ph \xrightarrow{H^+} CH_3-\underset{\underset{O}{||}}{\overset{}{C}}-\underset{\underset{Ph}{|}}{\overset{\overset{CH_3}{|}}{C}}-Ph + Ph-\underset{\underset{O}{||}}{\overset{}{C}}-\underset{\underset{Ph}{|}}{\overset{\overset{CH_3}{|}}{C}}-CH_3$$

主产物 次产物

芳环上的取代基性质（释电子或吸电子）及位置可影响芳基的迁移能力。由于重排时是迁移基带了一对电子迁移至缺电子中心，可以预料，迁移基团的电子越富裕，则迁移能力愈大。如：

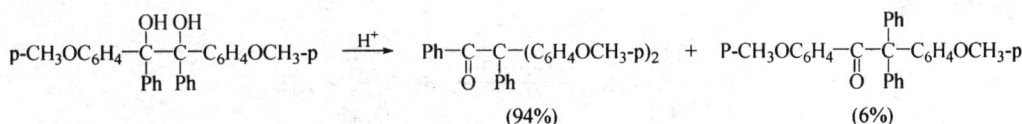

$$p\text{-}CH_3OC_6H_4-\underset{\underset{Ph}{|}}{\overset{\overset{OH}{|}}{C}}-\underset{\underset{Ph}{|}}{\overset{\overset{OH}{|}}{C}}-C_6H_4OCH_3\text{-}p \xrightarrow{H^+} Ph-\underset{\underset{O}{||}}{\overset{}{C}}-\underset{\underset{Ph}{|}}{\overset{}{C}}-(C_6H_4OCH_3\text{-}p)_2 + P\text{-}CH_3OC_6H_4-\underset{\underset{O}{||}}{\overset{}{C}}-\underset{\underset{Ph}{|}}{\overset{\overset{Ph}{|}}{C}}-C_6H_4OCH_3\text{-}p$$

(94%)   (6%)

以对称频哪醇作反应物，测出不同基团的相对迁移能力（以苯基的迁移能力为 1 计）如下：

$$X-\underset{}{\overset{}{\bigcirc}}-\text{的迁移能力}$$

X	p-OEt p-OMe	p-CH$_3$	p-Ph	m-Me	m-OMe	H	p-Cl	p-OMe	m-Cl
迁移能力	500	15.7	11.5	1.95	1.6	1.0	0.66	0.3	0

上面已提到，基团的迁移能力随不同的反应而有很大差别。例如对甲氧基苯基在 Pina-col 重排中，其迁移能力是苯基的 500 倍，而它在 α-氨基醇的 Semipinacol 重排中仅比苯基快 1.5 倍。

②不对称的连乙二醇的重排：不对称的连乙二醇化合物，结构为：

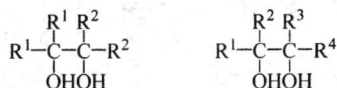

$$R^1-\underset{\underset{OH}{|}}{\overset{\overset{R^1\ R^2}{|\ \ |}}{C}}-\underset{\underset{OH}{|}}{\overset{}{C}}-R^2 \qquad R^1-\underset{\underset{OH}{|}}{\overset{\overset{R^2\ R^3}{|\ \ |}}{C}}-\underset{\underset{OH}{|}}{\overset{}{C}}-R^4$$

重排的方向主要决定于羟基失去的易难，一般是比较羟基离去后生成的碳正离子的稳定性。其稳定性顺序为叔碳＞仲碳＞伯碳。这时常与基团迁移能力的大小无关。

如化合物（**13**）的重排，得到的是苯基迁移的产物。

$$p\text{-}CH_3OC_6H_4\text{-}\underset{\underset{OH\;OH}{|}}{\overset{\overset{C_6H_4OCH_3\text{-}p}{|}}{\underset{}{C}}\text{-}C}\text{-}Ph \xrightarrow{H_2SO_4} Ph\text{-}\underset{O}{\overset{||}{C}}\text{-}\underset{Ph}{\overset{|}{C}}\text{-}(C_6H_4OCH_3\text{-}p)_2 \;+\; p\text{-}CH_3OC_6H_4\text{-}\underset{O}{\overset{||}{C}}\text{-}\underset{\underset{Ph}{|}}{\overset{\overset{Ph}{|}}{C}}\text{-}C_6H_4OCH_3\text{-}p$$

（13）　　　　　　　　　　（72%*）　　　　　　　　（28%*）

又如化合物（14）在酸催化下，生成的碳正离子（15）因受两个苯基的共轭效应，稳定性远远大于（17），故只得甲基迁移的产物（16）。若改变反应条件，用不同的试剂，可影响基团的迁移能力，得到不同的产物。

$$\underset{\underset{OH\;OH}{|}}{\overset{\overset{Ph\;\;CH_3}{|\;\;\;\;|}}{Ph\text{-}C\text{-}C}\text{-}CH_3} \xrightarrow{H_2SO_4/Ac_2O} \underset{\underset{OH}{|}}{\overset{\overset{Ph\;\;CH_3}{|\;\;\;\;|}}{Ph\text{-}\overset{+}{C}\text{-}C}\text{-}CH_3}$$

（14）　　　　　　　　　　　　（15）

$$\underset{\underset{OH}{|}}{\overset{\overset{Ph\;\;CH_3}{|\;\;\;\;|}}{Ph\text{-}C\text{-}\overset{+}{C}}\text{-}CH_3} \qquad\qquad \underset{\underset{CH_3O}{|}}{\overset{\overset{Ph}{|}}{Ph\text{-}C\text{-}C}\text{-}CH_3}$$

（17）　　　　　　　　　（16）

如将化合物（14）用含少量硫酸的醋酸或含无水氯化锌的醋酐处理，则主要得到苯基迁移的产物（18）。

$$\underset{\underset{OH\;OH}{|}}{\overset{\overset{Ph\;\;CH_3}{|\;\;\;\;|}}{Ph\text{-}C\text{-}C}\text{-}CH_3} \xrightarrow[(85\%)]{Ac_2O/ZnCl_2} \underset{\underset{O\quad Ph}{||\;\;\;|}}{\overset{\overset{CH_3}{|}}{Ph\text{-}C\text{-}C}\text{-}CH_3}$$

（14）　　　　　　　　　　（18）

当邻二叔醇的四个烃基不相同时，往往重排得一混合物，无制备价值。

（2）三取代连乙二醇的重排：关于三取代的连乙二醇的重排比四取代者复杂。因为在三取代的连乙二醇中，两个羟基性质不同，一是叔羟基，另一是仲羟基，当重排时，随反应条件不同，得到的主产物亦不同，用^{14}C标记的三苯基乙二醇（19）进行重排，苯基和氢原子的迁移能力因试剂不同而异，得到的产物相对百分比是不同的。

$$\underset{\underset{OH\;OH}{|}}{\overset{\overset{^{14}Ph\;\;CH_3}{|\;\;\;\;|}}{^{14}Ph\text{-}C\text{-}C}\text{-}H} \xrightarrow{H^+} \underset{O\quad Ph}{\overset{}{^{14}Ph\text{-}\overset{||}{C}\text{-}\overset{14}{C}H\text{-}Ph}} \;+\; \underset{H\quad O}{\overset{\overset{^{14}Ph}{|}}{^{14}Ph\text{-}C\text{-}C}\text{-}Ph}$$

（19）　　conc.H_2SO_4：（88.3%*）　　（11.7%*）

　　　　HCl/H_2O/Diox：　　0　　　　（96.1%*）　+ 其他产物

如化合物（20）和（21）分别在酸催化下重排，得氢迁移产物醛或酮。

$$\underset{\underset{OH\quad OH}{|\;\;\;\;\;\;\;\;|}}{\overset{\overset{Ph}{|}}{Ph\text{-}CH\text{-}C}}\!\!-\!\!\bigcirc\!\!-\!\!CH_3 \xrightarrow[25℃,3h]{HCl} \underset{\underset{O\quad\;\; OH}{||\;\;\;\;\;\;|}}{Ph\text{-}C\text{-}CH}\!\!-\!\!\bigcirc\!\!-\!\!CH_3$$

（20）　　　　　　　　　　　（90%）

在三取代的连乙二醇中，失去叔羟基或仲羟基的比例与它们的立体构型也有关系。例如1-苯基-1,2-二（对甲苯基）乙二醇（20）的苏型和赤型异构体在冷却的硫酸中重排，得到的产物酮（21）和（22）的收率也是不同的。它们通过叔羟基的消除，重排得到的产物（21）

和（22）的比例几乎相等，而差别在于仲羟基的消除比例不同。在赤型异构体中，较大的对甲苯基与仲羟基为反位共平面，仲羟基的消除达 18%，因此得到的酮（22）收率较高；而在苏型异构体中，仲羟基的消除仅有 3%，所以酮（21）的收率也随之降低。

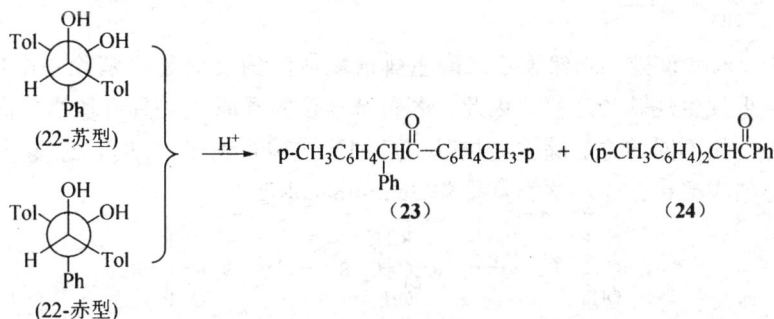

不对称的连乙二醇重排，所得产品为一混合物，分离困难，缺少实用价值，因此，合成上都用对称连乙二醇进行本重排反应。

（3）羟基位于脂环上的连乙二醇的重排：羟基位于脂环上的连乙二醇化合物进行重排后，可引起环的扩大或缩小，如一个羟基位于脂环上的化合物（25），重排后得扩环产物。

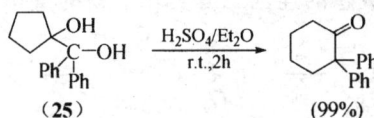

当两个羟基均在脂环上时，如环乙二醇化合物进行重排时，由于两个羟基处于 a 键或 e 键的不同，重排产物完全不同。

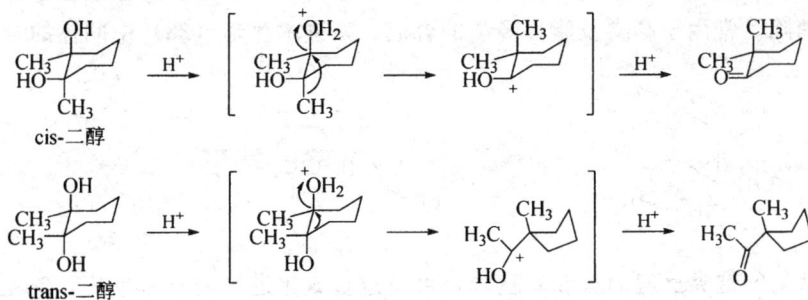

这类重排在甾体化学上应用较多，如果两个羟基都属于仲羟基，或者一个是叔羟基，另一个为仲羟基时，一般是叔羟基先消除，通过氢的迁移而生成相应的甾酮。

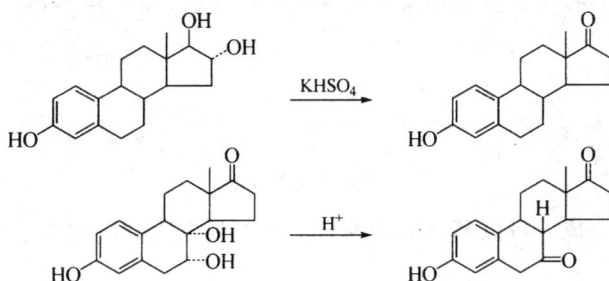

前列腺素 PGEα 的中间体的合成亦可用此反应。

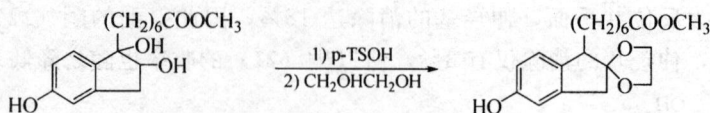

（4）Semipinacol 重排：既然连乙二醇重排成酮或醛的反应是先消除一个羟基，形成碳正离子（**26**），再发生烃基的迁移，因此，若羟基连位的碳原子上具有适当的离核基团（Y）的化合物（**27**），用不同的方法除去离核基团后即形成碳正离子（**25**），也能进行类似的 Pinacol 重排，得到酮类化合物。这类重排称 Semipinacol 重排。

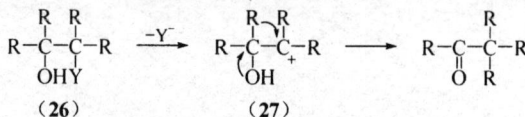

Y=NH₂, X, S, Ph, OH, 酯基或环氧基等

若将连乙二醇中的一个羟基有目的地转成磺酸酯（OSO₂R），再进行重排，则反应条件与上述情况不同，系在碱性介质中反应，因为磺酸酯基团与羟基团相比，是一个很好的离去基团，产物较纯，适用于对酸敏感的连乙二醇类化合物的重排。

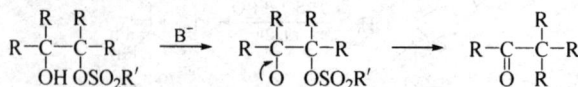

连乙二醇的单磺酸酯进行重排，特别适用于三取代的连乙二醇。系用磺酰氯在吡啶存在下，仲羟基先转成磺酸酯，重排的结果相当于先消除仲羟基。若直接在酸性条件下反应，则叔羟基先行消除。常用于萜类及脂环烃类的合成。如香木兰烯（**28**）中间体的合成。

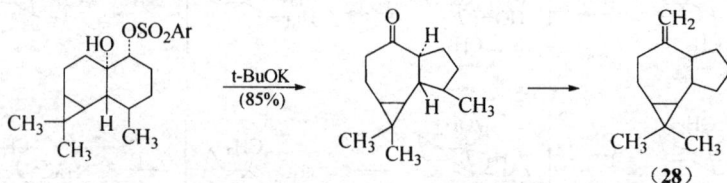

其次，常见的这类反应尚有 β-氨基醇，可通过重氮化进行去氨基反应；β-卤代醇在某些重金属盐的作用下脱去卤原子后都进行 Semipinacol 重排。

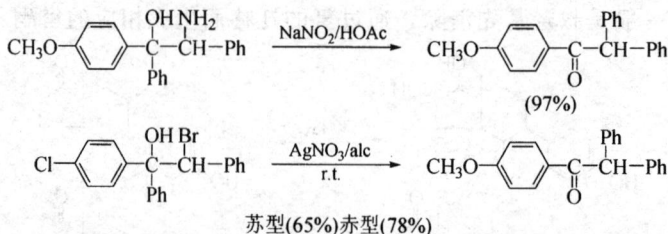

环庚酮（**29**）的合成，可以环己酮为原料，按下列方法制得相应的 β-氨基醇后，重排得（**29**）。

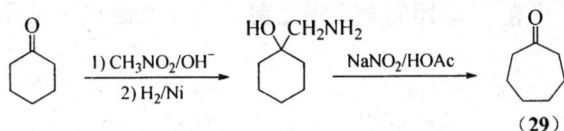

（**29**）

若是氨基及羟基均在脂环上，经亚硝酸处理后，可引起环的改变。如 2-氨基-4-叔丁基环己醇的羟基与氨基都处于 e 键，反应后发生缩环，重排为 3-叔丁基环戊甲醛。

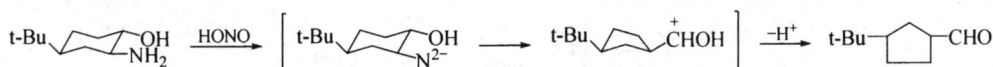

此外，具有环氧丙烷结构的化合物在开环时，也可能发生类似的重排。

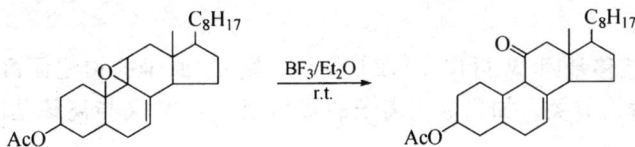

磺酸酯与羟基或甲氧基相比，是一个很好的离去基团，重排产物较纯，适应于对酸敏感化合物的重排。

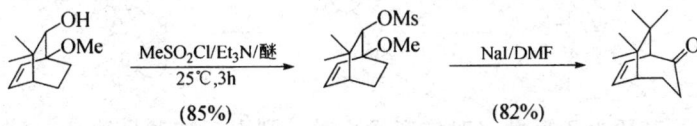

（85%）　　　　　　（82%）

2. 碳正离子 [1,2] 迁移的立体化学　因生成碳正离子而发生的重排，如上述的 Wagner-Meerwein 及 Pinacol 重排，其迁移基团的中心碳原子，迁移终点及迁移起点的碳原子都发生键的变化，其立体化学的变化与位阻因素、构象因素以及断键、成键的时间选择有关。

（1）迁移基团的立体化学：用分子轨道描述，迁移基团在转移过程中始终使用其轨道的相同位相，并且是同面迁移，可以预料，保留构型的产物占优势。

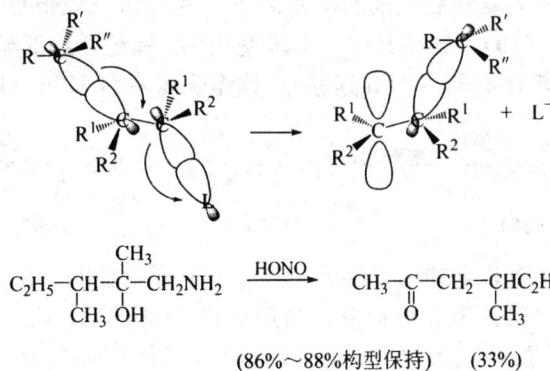

$$C_2H_5-CH-\underset{\underset{OH}{|}}{\overset{\overset{CH_3}{|}}{C}}-CH_2NH_2 \xrightarrow{HONO} CH_3-C-CH_2-\underset{\underset{CH_3}{|}}{CH}C_2H_5$$

（86%～88%构型保持）　（33%）

（2）迁移终点碳原子的立体化学：迁移终点碳原子的构型变化决定于离核基团离去和 [1,2] 迁移之间相对时间的选择。用下面通式表示 [1,2] 迁移，Y 为离核基团，W 为迁移基团。

$$\beta\overset{\overset{W}{|}}{C}-\overset{\overset{}{|}}{\underset{Y}{C}}\alpha$$

当 W 的开始迁移发生在 Y 基团完全离去之前，则迁移终点 α 碳原子（C_α）的构型将发生反转。如：

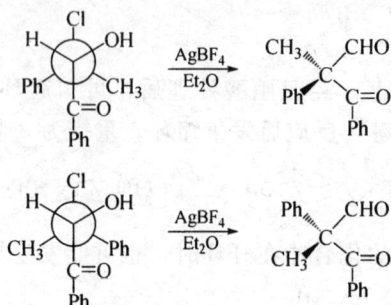

当 Y 先离去，迁移基团 W 再作 [1,2] 位移，则 C_α 原子的构型保留或反转，这与它的中间体碳正离子的寿命有关。如果碳正离子的寿命很短，W 又与离核基团 Y 处于顺错构象（邻位交叉）则构型保留。

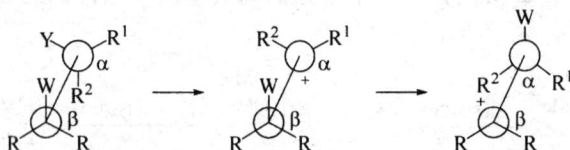

当 W 基团与 Y 基团处于反叠（对位交叉）时，则引起构型反转。

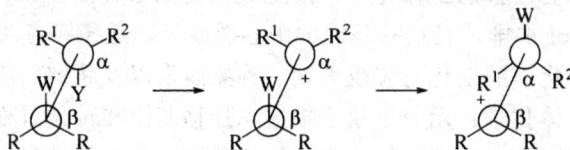

脂肪胺与亚硝酸反应去氨基后生成的碳正离子，其寿命一般很短。如化合物（+）-1,1-二苯基-2-氨基-1-正丙醇（30），若将其中一个苯基用 [14]C 标记，经亚硝酸处理，在生成的 α-苯基丙酮中，构型反转者为 88%（[14]Ph 迁移）；构型保留者为 12%（Ph 迁移）。

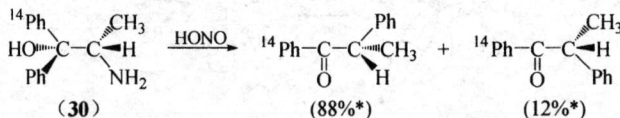

（30）　　　　　（88%*）　　　　　（12%*）

要解释这个事实，从该化合物的投影式 a、b、c 中可以看出，在 a 式中，两个较大的苯基与最小的氢原子互为顺错，为优势构象，当形成碳正离子后，C_β—C_α 键来不及旋转，即从背面迁移，使 C_α 原子的构型反转；若未标记的苯基从前面迁移，则使 C_α 原子的构型保留。

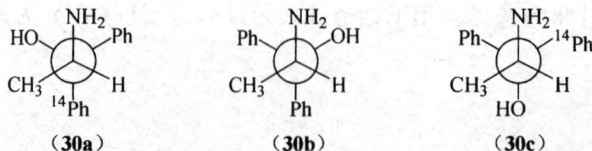

（30a）　　　　　（30b）　　　　　（30c）

（30a式）

（88%*）
构型反型

（12%*）
构型保持

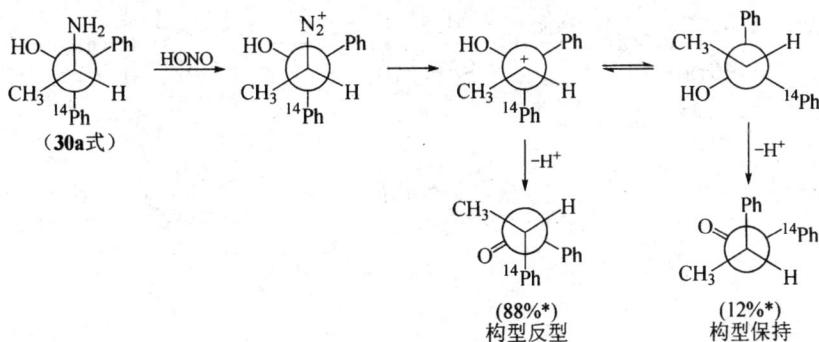

若 C_α 正离子有较长的寿命，则可使 C_α—C_β 键自由旋转，产物的构型是保留还是反转取决于其过渡态稳定性的大小。如化合物（**31**）苏型-1-氨基-1-苯基-2-对甲苯基异丙醇去氨基后生成的碳正离子因受苯基的共振而较稳定，其三种旋转式中，以 a 式占优势，它生成的碳正离子有足够的寿命，使 C_α—C_β 键的旋转先于甲苯基的迁移，在所得产物中，构型保留者为 58%；构型反转者为 42%，反应过程如下：

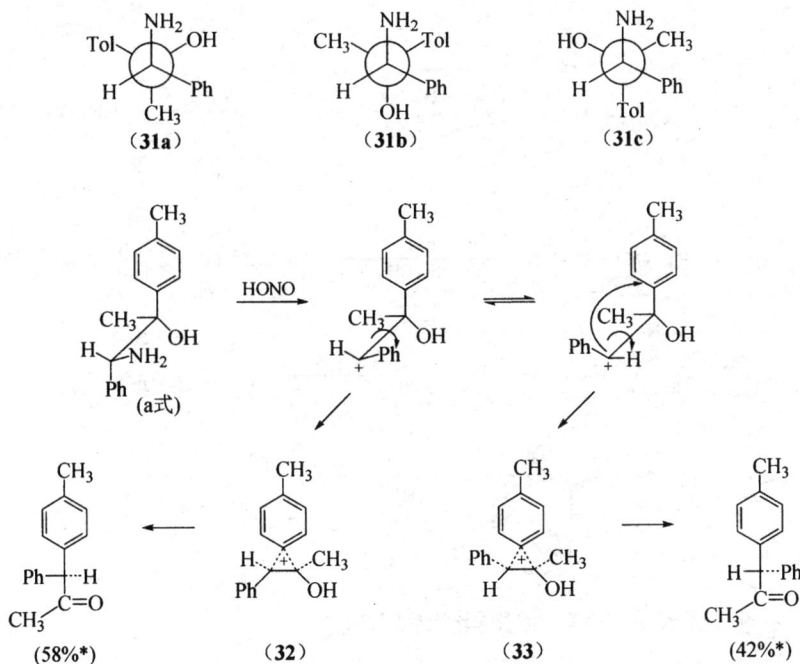

（**31a**）　（**31b**）　（**31c**）

（58%*）　（**32**）　（**33**）　（42%*）

在过渡态（**32**）中，因两个大基团苯基与甲基互为反位，较过渡态（**33**）稳定，所以，由它生成的保留构型的产物占优势。

又如光学活性的 α-甲基-1,2-丁二醇（**34**）在催化下重排因生成的碳正离子的寿命较长，而负氢基团的迁移又较慢，所以有足够的时间使 C_α—C_β 键旋转，故得到外消旋产物。

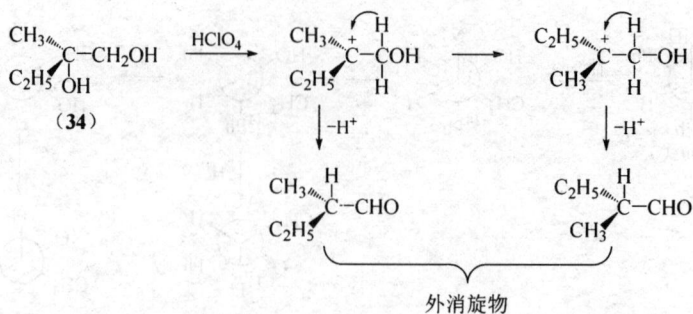

三、Wolff 重排

α-重氮酮在银盐、铜盐等催化下，或用光解、热分解方法，先脱去氮分子，再进行重排，得到烯酮。随反应介质不同，该烯酮立即进一步反应，生成羧酸、羧酸酯或酰胺等，称 Wolff 重排。

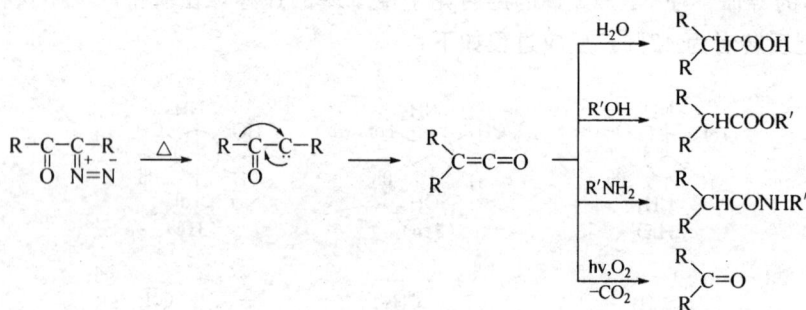

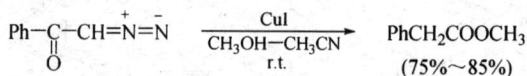

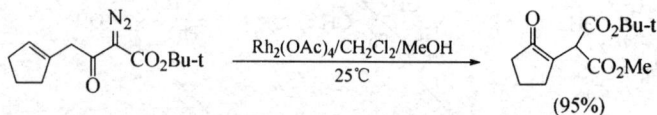

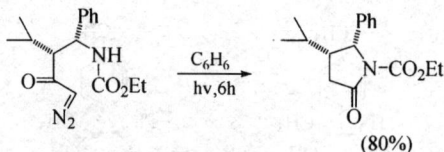

脂环烃的 α-重氮酮经光分解，重排得到缩环产物。

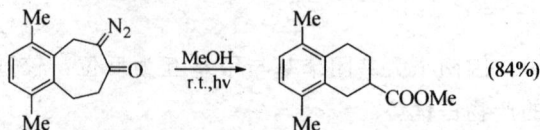

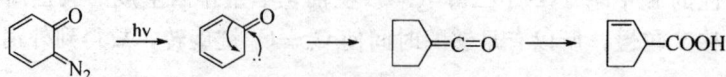

因为 α-重氮酮不易制备，该反应的应用受到一定限制。以后 Amdt-Eistert 等用羧酸的酰氯与重氮甲烷反应，可以得到高效率的 α-重氮酮，再通过 Wolff 重排生成比酰氯多一个碳原子的羧酸，在有机合成上可用于延长羧酸的碳链，称 Amdt-Eistert 反应。

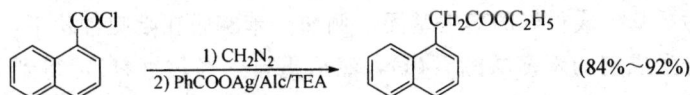

$$\xrightarrow[\text{2) PhCOOAg/Alc/TEA}]{\text{1) CH}_2\text{N}_2} \qquad (84\%\sim92\%)$$

反应物中若有带酸性的基团，如酚羟基、羧基等，都能与重氮甲烷反应，生成醚或酯，应用时应予考虑。对容易还原的硝基，不受影响。

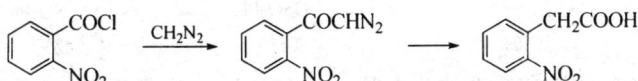

因为反应温度低，条件温和，适用于复杂有机分子的合成。

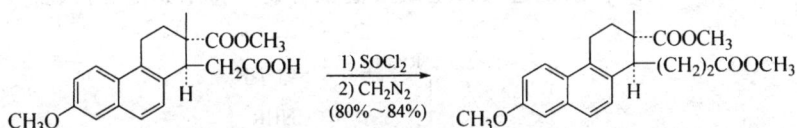

第三节 从碳原子到杂原子的重排

这类反应是迁移基从碳原子迁移到杂原子上，如氮、氧、硫等原子，其中以迁移到氮原子上者较为重要。在重排反应中，氮原子受试剂的影响，它的外层只有 6 个电子，所以迁移基是带了一对电子迁移；或在迁移的同时，氮原子上消除离核基团，形成新的 C—N 键。常见的是借这类重排引入氨基。现将常用的反应分述于下：

一、Beckmann 重排

酮肟类化合物在酸性催化剂的作用下，重排成取代的酰胺，称 Beckmann 重排。

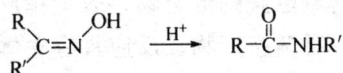

一般认为反应机理是酮肟在酸催化下，经过氮-氧键的异裂，生成缺电子的（35），处于肟羟基反位的烃基即进行分子内迁移，形成氮杂环丙烯的过渡态正离子（36），如同分子内的取代反应。桥式过渡态正离子（36）瞬即转成甚活泼的 nitrilium 离子（37），并立即与反应介质中的亲核试剂，如水作用生成亚胺（38），最后异构化而得取代酰胺（37）。

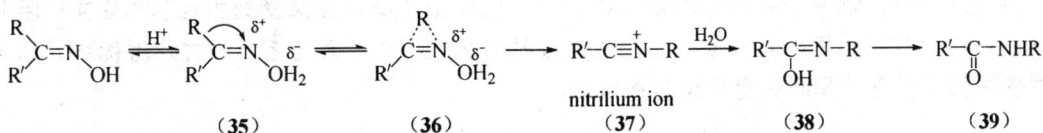

从上述反应历程可说明两点：与氮上的羟基处于反位的烃基迁移占优势；迁移基若有光学活性，在重排中不受影响，仍保留原有构型。从而证明了在重排中氮-氧键的断裂与反位

烃基的迁移是同时发生的。

　　酸性试剂的作用是使酮肟的羟基转换成活性的离去基团，有利于氮-氧键的断裂。这类试剂很多，除质子酸（如 H_2SO_4、HCl、PPA）外，尚有 PCl_5、$POCl_3$、Ph_3P/CCl_4 以及苯磺酰氯等都能与肟羟基生成很好的离去基团，例如二苯酮肟在吡啶催化下，与苯磺酰氯在室温条件下反应，先生成它的苯磺酸酯（**40**），然后重排，经过（**41**），得到 N-苯磺酰基苯甲酰苯胺（**42**），最后水解得到酰胺。

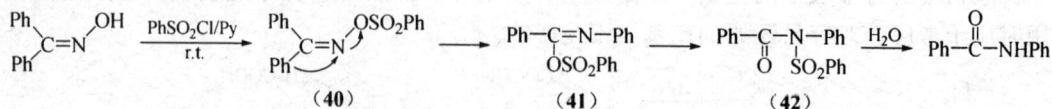

　　如果反应介质中有其他亲核性的化合物，如醇、酚、胺或叠氮（N_3^-）化合物存在，也可以向 nitrilium 离子（**43**）作亲核进攻，生成其他化合物，得不到酰胺产物。

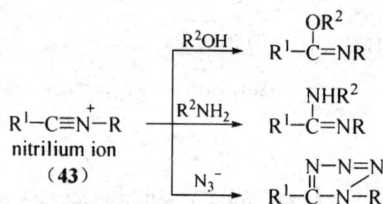

　　此反应应用广泛，R、R′ 可以是酯烃或芳烃。若是脂环酮肟进行 Beckmann 重排，则发生扩环，生成内酰胺类化合物。

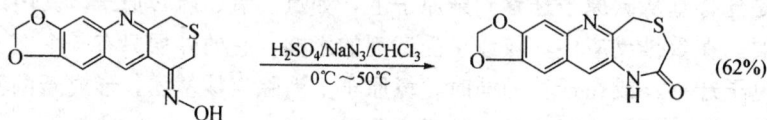

　　进行 Beckmann 重排反应时，应注意下列几点：

　　1. 酮肟的几何异构　酮肟有顺式（Z）和反式（E）两种几何异构体，进行重排的迁移基是位于肟羟基反位的烃基，即与酮肟的立体异构体有关。若用酮肟两种异构体的混合物进行反应，可以预料，重排结果将得到酰胺的混合物。若重排反应的条件不会引起异构体转化者，则一种异构体经重排后仅得一种酰胺产物，反应具有立体专一性。当采用质子酸为催化剂时，迁移往往不具有立体专一性，因在这种条件下，两种异构体通过下列途径可以互相转化，结果得到酰胺的混合物。

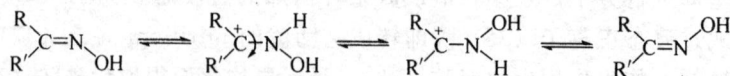

　　哪种异构体占优势与其构型的稳定性有关，而构型的稳定性又受到肟烃基的立体位阻和取代基的电子效应的影响，一般以位阻大的烃基与肟羟基处于反位者（E式）占优势，如用 α-甲基环己酮制得的酮肟只有反位异构体。

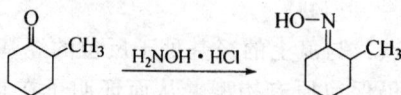

取代的亚苄基丙酮（**44**）肟化时，因苯环上取代基 A 的性质不同而得到的酮肟异构体的比例也不同。

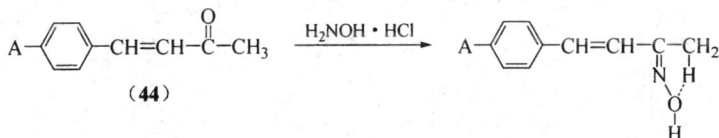

若 A＝－NO$_2$ 时，可通过诱导效应和共轭效应，有利有氢键的形成，仅得到 E 式异构体。若 A＝－OCH$_3$，则得到的肟为混合物，其中 E 式为 65％，Z 式为 35％。

2. 重排反应的条件　在反应中，催化剂的选择、反应温度及溶剂对反应速度、收率、酰胺异构体的比例有很大影响，一般极性大的溶剂和较高的温度都能加速反应。

在极性溶剂中，用质子酸催化常使肟的异构体产生平衡，故得到酰胺化合物。若在非极性或极性较小的非质子溶剂中，用 PCl$_5$ 催化，可以避免肟的异构化。如异丁基苯基酮肟为 E 式异构体，用不同的催化剂和溶剂，得到不同的产物。

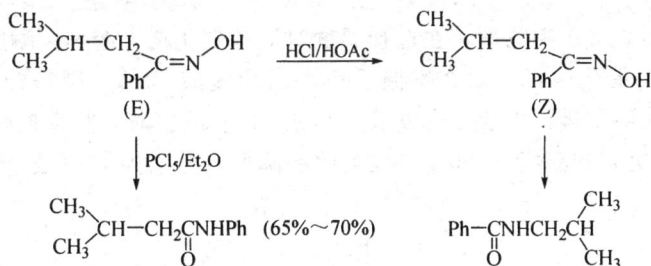

在制备化合物（**45**）时，若用肟（**46**）在磷酸催化下重排，得到两种酰胺（**45**）及（**47**）的混合物，且不需要的产物（**44**）的量比（**42**）高一倍以上，影响了化合物（**42**）的收率。为了提高（**45**）的收率，可先将肟（**46**）制成其磺酸酯（**48**）及（**49**）改用浓盐酸-醋酸催化，是因为（**45**）在此介质中可以异构化成（**49**），再进行重排，得产物（**45**），这样提高了收率，以肟计算，收率达 82％。

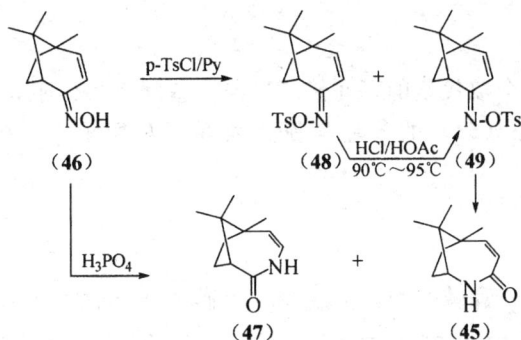

由于有些酮肟及产物酰胺在稀酸中有水解的可能，水解后不能反应，直接得到胺类产物，为了防止水解，应当注意酸的浓度，还可采用 PPA 或浓硫酸为试剂，在使用浓硫酸时，

应避免它可能带来的磺化、脱水的副反应。

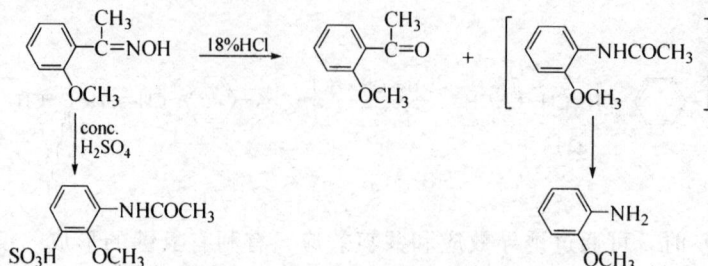

酮肟的结构中若含有酸敏感的基团，可选用吡啶为溶剂，酰氯为催化剂进行重排反应。如下列两个甾体的酮肟在这种条件下反应，可得满意结果。

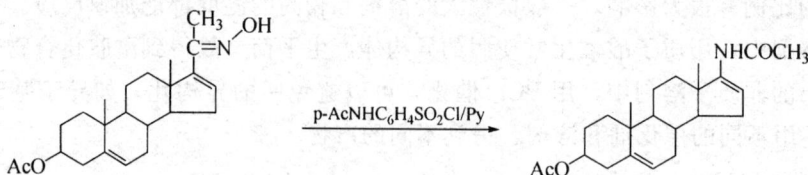

由于反应温度可直接影响收率，在选择温度时应从催化剂、溶剂、酮肟的结构及产物的性质综合考虑。PCl$_5$ 催化时，一般在室温反应，而用硫酸 PPA，则需较高的温度。例如，环己酮肟在硫酸催化下重排，生成己内酰胺。当在 140℃反应时，收率最好，达 95％；低于此温度（120℃）或更高的温度（160℃）均使收率降低，分别为 75％及 85％。

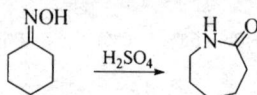

此外，酮肟的结构亦能影响重排的反应速度，最明显的例子是芳香酮的邻位效应能大大加速重排的速度。如 2,6-二甲基苯乙酮（50）在用盐酸羟胺制备肟的过程中即会发生重排，得到 N-乙酰基-2,6-二甲基苯胺（51）。

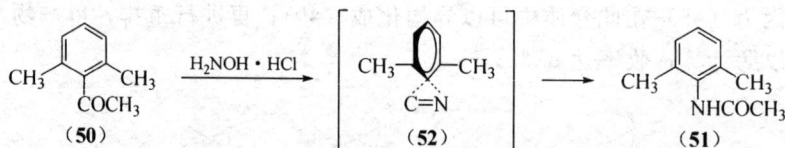

这可能是由于邻位两个取代基的存在使苯环与肟基间产生位阻，失去了共平面性，因而降低了稳定性，使过渡态（52）的苯环与氮杂丙烯环互相垂直，极不稳定，加速了重排反应。

二、Hofmann 重排

酰胺用卤素（溴或氯）和碱处理，生成少一个碳原子的伯胺的反应，称 Hofmann 重排或 Hofmann 降解（Hofmann degnadation）反应。

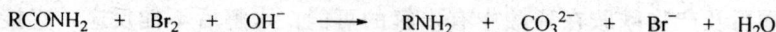

$$RCONH_2 + Br_2 + OH^- \longrightarrow RNH_2 + CO_3^{2-} + Br^- + H_2O$$

反应机理为：

$$R-\underset{O}{\overset{}{C}}-NH_2 \xrightarrow{Br_2} R-\underset{O}{\overset{}{C}}-NHBr \xrightarrow{OH} R-\underset{O}{\overset{}{C}}-\bar{N}-Br \longrightarrow R-N=C=O \xrightarrow{H_2O/OH} RNH_2 + CO_3^{2-}$$

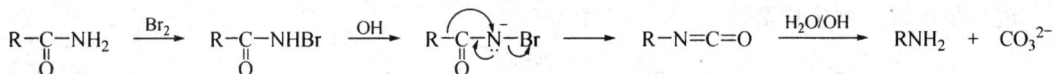

烃基的迁移与溴的消除是协同的，真正的重排产物是异氰酸酯，它在碱性条件下，迅速水解得到伯胺。

重排速度与 R 的结构有关，测定了取代苯甲酰胺化合物的重排速度，结果表明：当苯环对位或间位有释电子基者（如 CH_3—，CH_3O—）可加速重排速度；相反，有吸电子基者（如—NO_2，—CN）使反应速度减慢。

若酰胺的 α 碳原子具手性，重排后保留构型，说明在重排过程中没有形成烃基负离子。

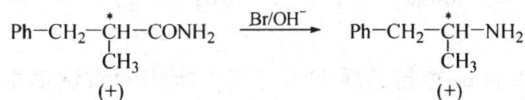

$$Ph-CH_2-\overset{*}{\underset{CH_3}{CH}}-CONH_2 \xrightarrow{Br/OH^-} Ph-CH_2-\overset{*}{\underset{CH_3}{CH}}-NH_2$$
$$(+) \qquad\qquad\qquad (+)$$

该反应的经典操作方法是在低温下先制成次卤酸盐水溶液，分次投入酰胺使其完全溶解，然后升温至 70℃～80℃ 进行重排、水解反应，得到伯胺。

使用的次卤酸盐宜新鲜制备，用量一般过量 10%～20%，若过量太多，因它还具有氧化性，使生成的胺被次卤酸盐氧化成腈。若产物是不易氧化的胺类，试剂可过量多些，遮掩功能加速反应并提高收率。

对能溶于氢氧化钠水溶液的，8 个碳原子以下的脂肪酰胺，该反应收率较高。对大于 8 个碳原子的脂肪酰胺，同重排生成的异氰酸酯在氢氧化钠溶液中溶解度较小，难于水解，而与未重排的酰胺反应，生成酰脲，使伯胺的收率降低，这是次重排反应中常见的副反应。

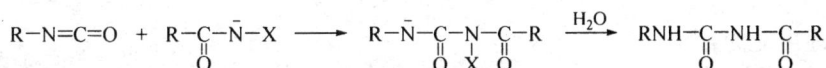

$$R-N=C=O + R-\underset{O}{\overset{}{C}}-\bar{N}-X \longrightarrow R-\bar{N}-\underset{O}{\overset{}{C}}-\underset{X}{\overset{}{N}}-\underset{O}{\overset{}{C}}-R \xrightarrow{H_2O} RNH-\underset{O}{\overset{}{C}}-NH-\underset{O}{\overset{}{C}}-R$$

在这种情况下，改用醇作溶剂，以醇钠代替氢氧化钠，将酰胺溶于醇钠-醇溶液中，再滴加溴，可使反应速度加快，温度降低，从而减少了酰脲的生成，所以收率较高。如月桂酰胺（**53**）在不同的条件下，得到的主产物是不同的。

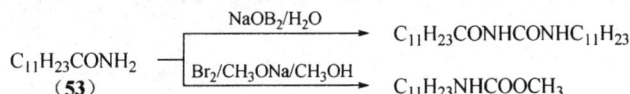

$$C_{11}H_{23}CONH_2 \begin{cases} \xrightarrow{NaOB_2/H_2O} C_{11}H_{23}CONHCONHC_{11}H_{23} \\ \xrightarrow{Br_2/CH_3ONa/CH_3OH} C_{11}H_{23}NHCOOCH_3 \end{cases}$$
$$(53)$$

若在 −40℃ 下，将溴滴至甲醇钠-甲醇中，生成的次溴酸甲酯 CH_3OBr，也可使酰胺进行 Hofmann 重排，不但解决了某些酰胺的溶解度问题，由于反应温度更低，双键也不受卤素的影响。

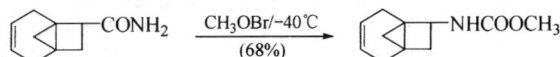

$$\text{CONH}_2 \xrightarrow[(68\%)]{CH_3OBr/-40℃} \text{NHCOOCH}_3$$

可用于 Hofmann 重排的酰胺包括脂肪、脂环、芳脂、芳香或杂环等的单酰胺，用以制备不能直接用亲核取代反应合成的伯胺。

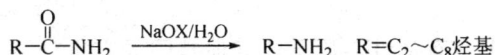

$$R-\overset{O}{\overset{}{C}}-NH_2 \xrightarrow{NaOX/H_2O} R-NH_2 \quad R=C_2～C_8烃基$$

当酰胺基的 α 碳原子上有烃基、氨基、卤素、烯键时，重排水解后生成不稳定的胺或烯胺，进一步水解，则生成醛。

$$(C_2H_5)_2NCH_2CH_2CONH_2 \xrightarrow{NaOCl/H_2O} (C_2H_5)_2NCH_2CH_2NH_2$$

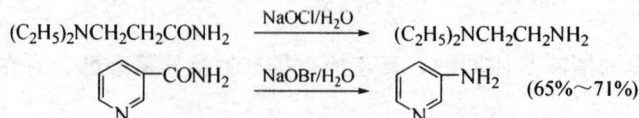

(65%～71%)

对于芳环邻位有氨基或烃基等亲核性基团取代的芳香酰胺来说，生成的异氰酸酯可进行分子内亲核加成，得到环脲。

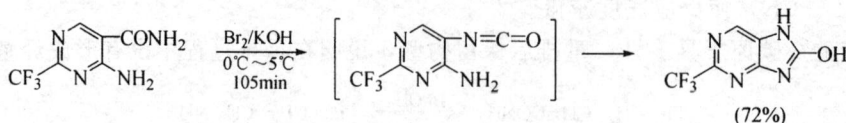

(72%)

近几年，又发现 Hofmann 重排的新方法，其中所用的新试剂主要包括：①Pb(OAc)$_4$；②PhI(OTs)OH、PhI(OCH$_3$)$_2$、PhI(OCOCF$_3$)$_2$ 及 C$_6$H$_5$IO 类；③dibromantin-Hg(OAc)$_2$-R′OH、AgOAc-R′OH 类；④NBS-Hg(OAc)$_2$-R′OH、NBS-AgOAc-R′OH 类。

通过使用上述新试剂，大大提高了重排反应的收率。

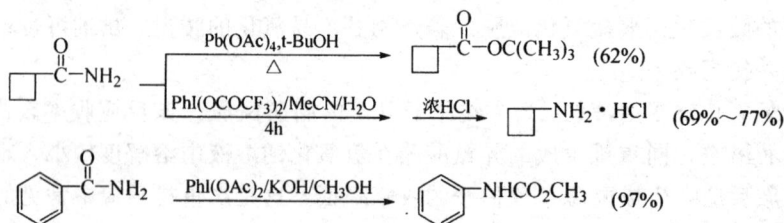

反应机理可能为：

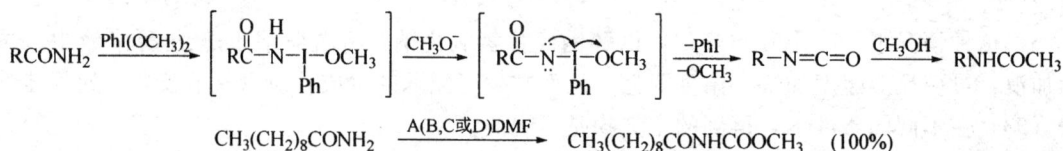

$$CH_3(CH_2)_8CONH_2 \xrightarrow{A(B,C或D)DMF} CH_3(CH_2)_8CONHCOOCH_3 \quad (100\%)$$

A：NBS-Hg(OAc)$_2$-CH$_3$OH

B：NBS-HGOAc-CH$_3$OH

C：dibromantin-Hg(OAc)$_2$-CH$_3$OH

D：dibromantin-AgOAc-CH$_3$OH

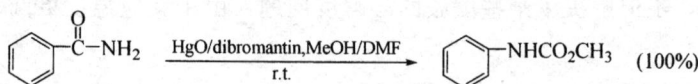

(100%)

第四节　从杂原子到碳原子的重排

这类反应为，碳原子上含有活性氢原子或其他基团的有机分子，在强碱作用下，被夺去氢原子，形成带有一对电子的过渡态，然后烃基进行分子内 [1,2] 迁移，生成稳定的负离子，改变了分子的碳架，可用下面通式表示：

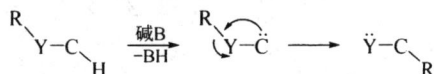

$$R\text{—}Y\text{—}C\text{—}H \xrightarrow[-BH]{\text{碱B}} Y\text{—}\ddot{C} \longrightarrow \ddot{Y}\text{—}C\text{—}R$$

常见的杂原子有氮、氧、硫等，较重要的反应有 Stevens 重排、Sommelet 重排以及 Wittig 重排。

一、Stevens 重排

季铵盐（**54**）在强碱作用下，生成氮的内鎓盐过渡态（**55**），然后季氮上的一个烃基重排到邻位的碳负离子上，生成叔胺（**56**）的反应，称 Stevens 重排反应。

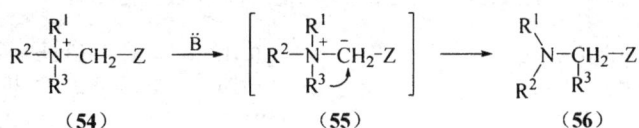

$$R^2\text{—}\overset{R^1}{\underset{R^3}{\overset{+}{N}}}\text{—}CH_2\text{—}Z \xrightarrow{\ddot{B}} \left[R^2\text{—}\overset{R^1}{\underset{R^3}{\overset{+}{N}}}\text{—}\overset{-}{C}H_2\text{—}Z \right] \longrightarrow \overset{R^1}{\underset{R^2 \quad R^3}{N}}\text{—}CH_2\text{—}Z$$

$$(54) \qquad\qquad (55) \qquad\qquad (56)$$

Z 是吸电子基，如：$R\text{—}\overset{O}{\overset{\|}{C}}\text{—}$，$R\text{—}O\text{—}\overset{O}{\overset{\|}{C}}\text{—}$，$CH_2\text{=}CH\text{—}$，$CH\text{≡}C\text{—}$，$Ar\text{—}$ 等。

分子中的亚甲基因受季氮原子及吸电子基 Z 的影响，有足够的活性，易受碱的作用，消除氢原子。常用的碱有 NaOH、RoNa、$NaNH_2$、$CH_3SOCH_2^-Na^+$ 等，根据亚甲基活性的大小，选用适当的碱。常见的迁移基 R^3 是苄基、烯丙基、吸电子的烷基（$-CH_2Z$）等。例如：

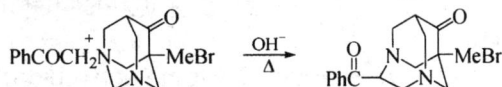

$$PhCOCH_2\text{—}\overset{+}{N}\text{—}MeBr \xrightarrow[\Delta]{OH^-} \overset{PhC}{\underset{O}{}}...\text{—}MeBr$$

若将两个类似的季铵盐化合物在同一溶液中进行重排，未发现交叉反应的产物，证明本重排为分子内反应。

季铵盐中，若迁移基 R^3 及吸电子基 Z 均含芳基时，如下面化合物：

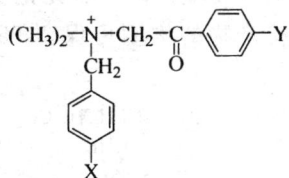

$$(CH_3)_2\text{—}\overset{+}{N}\text{—}CH_2\text{—}\overset{O}{\overset{\|}{C}}\text{—}\text{—}Y$$

芳基上的取代基 X、Y 能影响重排速度，若迁移苄基上 X 为吸电子基，则加速重排；反之，释电子基使反应速度减慢，其顺序为 $p\text{-}NO_2(56) > p\text{-}Cl(2.65) > p\text{-}CH_3(1.06) > p\text{-}CH_3O(0.76)$，可能是氮内鎓盐形成苄基碳负离子亚胺离子对（**57**）时，苄基上的取代基影响苄基碳负离子的稳定性之故。

苯甲酰基团上的取代基 Y 正与上述影响相反，随着取代基给电子能力的增加而加速反应，一般是 $CH_3\text{—} > CH_3O\text{—} > H\text{—} > Cl\text{—} > NO_2\text{—}$。

季铵盐分子中，若迁移基有光学活性，重排后构型不变，所以 Stevens 重排是立体专一性反应。化合物（**57**）重排后得到的叔胺，光学活性保留 95% 以上，说明新的碳-碳键的形成与原来的碳-氮键的断裂是在同一边进行的。

$$(CH_3)_2\overset{+}{N}{-}CH_2{-}CH_2{-}CO{-}\bigcirc{-}Y \longrightarrow (CH_3)_2\overset{+}{N}{=}CH{-}CO{-}\bigcirc{-}Y \longrightarrow (CH_3)_2{-}N{-}CH{-}CO{-}\bigcirc{-}Y$$

（57）

利用 Stevens 重排可由相应的季铵盐制得 α 位有烃基取代的叔胺。当季铵盐氮正离子的 α 位具有酸性较大的亚甲基时，重排可在氢氧化钠水溶液中进行，反应快，收率高。如化合物（58），因其 9 位氢原子活性大，在醇钠液中能生成稳定的红色内鎓盐（59）再重排成叔胺（60）。

$$\xrightarrow{CH_3ONa/CH_3OH}$$

（58）　（59）　（60）（～100%）

含烯丙基的季铵盐（61）在氨基钠存在下，形成烯丙基碳负离子，由于该负离子存在着双位负离子（amlident anion）（62）的互变异构，因此可得 1,2-重排和 1,4-重排的混合产物。随着溶剂的极性和反应温度的增高，则有利于生成 1,4-重排产物。

$$(C_2H_5)_3\overset{+}{N}CH_2CH{=}CH_2 \xrightarrow[0℃,40min]{NaNH_2/Liq\cdot NH_3} \begin{bmatrix}(C_2H_5)_3\overset{+}{N}\overset{-}{C}HCH{=}CH_2 \\ \updownarrow \\ (C_2H_5)_3\overset{+}{N}CH{=}CH{-}\overset{-}{C}H_2\end{bmatrix}$$

（61）　（62）

$$\longrightarrow \underset{\underset{C_2H_5}{|}}{(C_2H_5)_2NCHCH{=}CH_2} + \underset{\underset{C_2H_5}{|}}{(C_2H_5)_2NCH{=}CH{-}CH_2}$$

1,2-产物重排　　　　　1,4-产物重排
1　　:　　2

含烯丙基的季铵盐，若有一光活性烃基，重排后无论 1,2-或 1,4-重排产物均保留构型。如化合物（63）经重排后，1,2-重排产物的构型可保留 95%；1,4-重排产物的构型也保留 80% 左右。

$$\underset{\underset{Ph}{\underset{|}{*CHR}}}{(CH_3)_2\overset{+}{N}CH_2CH{=}CH_2} \xrightarrow{NaNH_2/PhH} \underset{\underset{Ph}{\underset{|}{*CHR}}}{(CH_3)_2NCHCH{=}CH_2} + \underset{\underset{Ph}{\underset{|}{*CHR}}}{(CH_3)_2NCH{=}CH{-}CH_2}$$

（63）

有些苄位或烯丙基或环内季铵盐，如 N-甲基四氢小檗碱碘化物（64）及小檗碱碘甲烷季铵盐（65），因活性氢的酸性较弱，需用更强的碱，如苯基锂、二甲基亚砜钠等，在非质子溶剂中才能形成碳负离子，然后进行 Stevens 重排，生成螺环化合物或缩环产物。

$$\xrightarrow{NaAl(OCH_2CH_2OCH_3)_2H_2}$$

（64）　（65）

二、Wittig 重排

醚类化合物在烃基锂或氨基钠等强碱作用下，醚分子中一个烷基发生移位，生成醇的反应，称 Wittig 重排。重排的机理是首先在醚的 α 位形成碳负离子，再进行重排：

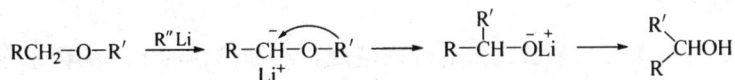

至于哪个基团迁移，取决于生成的碳负离子的稳定性，一般认为基团的迁移能力：$CH_2=CHCH_2—$，$C_6H_5CH_2— > CH_3— > C_2H_5—$，$p\text{-}NO_2C_6H_4— > C_6H_5—$。

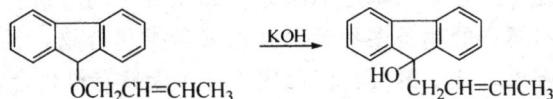

若醚的烃基有光学活性，除得正常产物外，具光学活性的烃基可以发生消旋，并生成少量的醛。

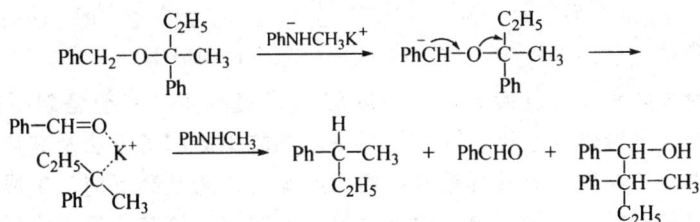

第五节　σ键迁移重排

邻近共轭体系的一个原子或基团的 σ 键迁至新的位置，同时共轭体系发生转移，这种分子内非催化的异构化协同反应称 σ 键迁移重排。该重排又称为 [i,j]-σ 迁移重排，其中 i、j 分别代表反应中迁移起点和终点原子的编号。

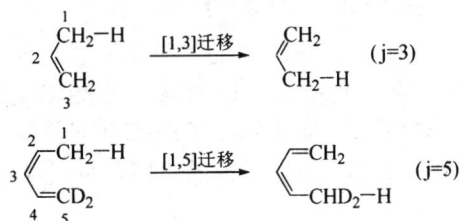

[i,j]-σ 迁移重排举例如下：前维生素 D_2 变为维生素 D_2，称 [1,7]-σ 键迁移重排。

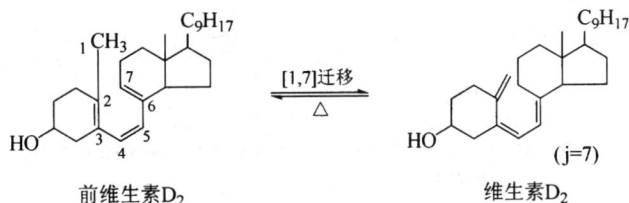

前维生素D₂　　　　　　　　　　　维生素D₂

其中以 [2,3] 和 [3,3]-σ 迁移重排最为常见，特别是 [3,3]-σ 迁移重排（如 Claisen 重排和 Cope 重排）为一协同反应，一般具有高度的立体选择性，可用于天然化合物的不对称合成。本节重点介绍 Claisen 重排、Cope 重排。

一、Claisen 重排

Claisen 重排 烯丙基乙烯基醚或酚的烯丙基醚，在加热情况下，烯丙基自氧原子迁移到碳原子上的反应是典型的 [3,3]-σ 迁移热重排反应，称 Claisen 重排。现按其结构类型分为脂肪族和芳香族两类叙述。此外，硫化物的 Claisen 重排在有机合成上的应用日见重要。

1. 脂肪族 Claisen 重排 含烯丙基乙烯醚结构的化合物均可进行 Claisen 重排，由于新试剂的出现，可以从各种烯丙醇制备多种烯丙基乙烯醚类化合物，经 Claisen 重排后，主体选择性地生成含烯键的羧酸、酮、醛等，广泛用于许多天然有机化合物，尤其是多烯萜类的合成。

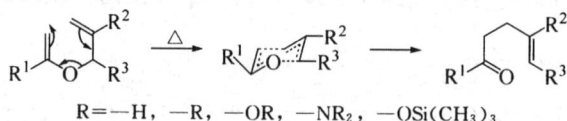

$$R=-H, \quad -R, \quad -OR, \quad -NR_2, \quad -OSi(CH_3)_3$$

反应通过类椅式的六元环过渡态，产物以 E 式烯烃为主。一般是制得的烯丙基乙烯醚化合物不经过分离，直接进行重排。现按烯丙基乙烯醚类的制备方法及其热重排列举如下。

（1）烯丙醇类和乙烯醚反应及其重排：烯丙醇类与乙烯基醚反应，生成的烯丙基乙烯基醚不需分离，直接进行重排，最简单的化合物为烯丙醇与乙烯基乙醚反应后重排，生成不饱和戊醛。

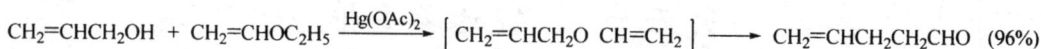

$$CH_2=CHCH_2OH + CH_2=CHOC_2H_5 \xrightarrow{Hg(OAc)_2} \left[CH_2=CHCH_2O\ CH=CH_2 \right] \longrightarrow CH_2=CHCH_2CH_2CHO \quad (96\%)$$

用 α-甲氧基-3-甲基-1,3-丁二烯与烯丙醇制成烯醚后重排，一次可引入一个异戊烯单位，若将产物中的羟基还原成醇，又具有烯丙醇结构，重复上述反应，可制备多烯萜类化合物。

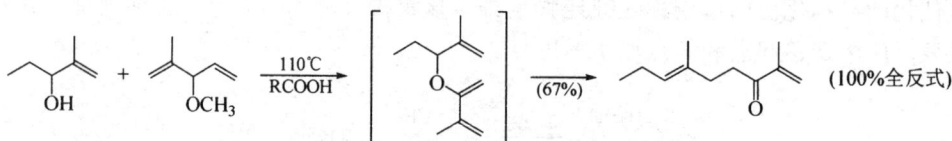

（2）烯丙醇类和原酸酯反应及其重排：以原酸三乙酯 $CH_3C(OC_2H_5)_3$、$RC(OEt)_3$、$RC(OMe)_3$ 或 N,N-二甲基乙酰胺二甲基缩醛 $[Me_2NC(CH_3)(OMe)_3]$ 为试剂，与烯丙醇反应的产物，不经分离直接进行重排，根据试剂的不同，可引入相应的乙酸基、烯丙酸基或 N-取代乙酰胺基等。

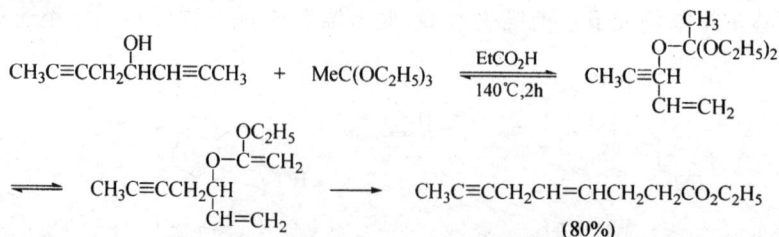

（66）化合物是制备 corynanthe 生物碱及其类似物的重要中间体。

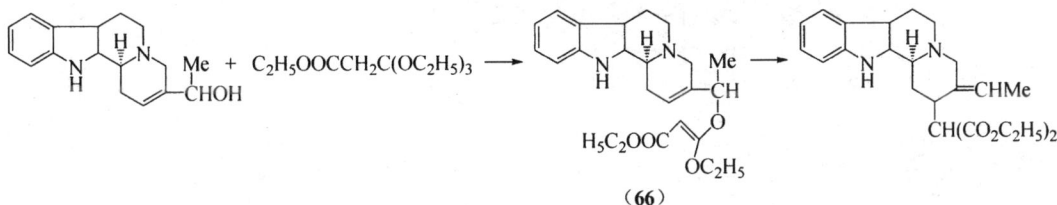

（66）

因 Claisen 重排反应可以延长碳链，或引入所需要的含羟基官能团，并有高度立体选择性，在合成天然有机物中已广泛应用。如全反式角鲨烯（squalene）（67）的合成，因分子有对称性，可用丁二醛为原料，其中经过两次 Claisen 重排。

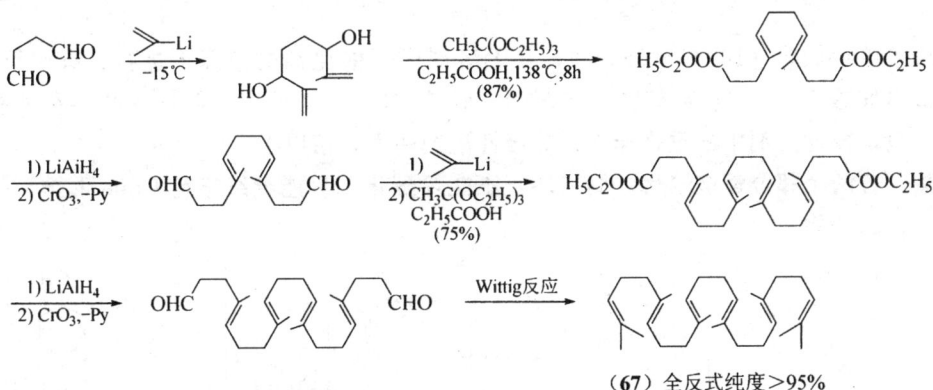

（67）全反式纯度>95%

（3）羧酸烯丙酯和卤硅烷反应及重排：该类化合物的重排是对上述脂肪族 Claisen 重排做了改进，即在烯丙基乙烯基醚中乙烯基的 α 位上引入其他官能团（如 O⁻、OSiMe₃、NR-SiMe₃ 等）。在室温或稍高于室温条件下进行 Claisen 重排，生成 γ,δ-不饱和酸和羧酸硅酯。常用的方法是在烃胺基锂作用下与氯代三甲基硅烷（TMSCl）反应，使羧酸烯丙酯的酯基变成烯醇硅醚，然后进行重排。用此反应可以立体选择合成具有不饱和键的羧酸。

重排反应广泛应用于天然化合物的合成中，如以上香豆素和以下糖类衍生物的合成。

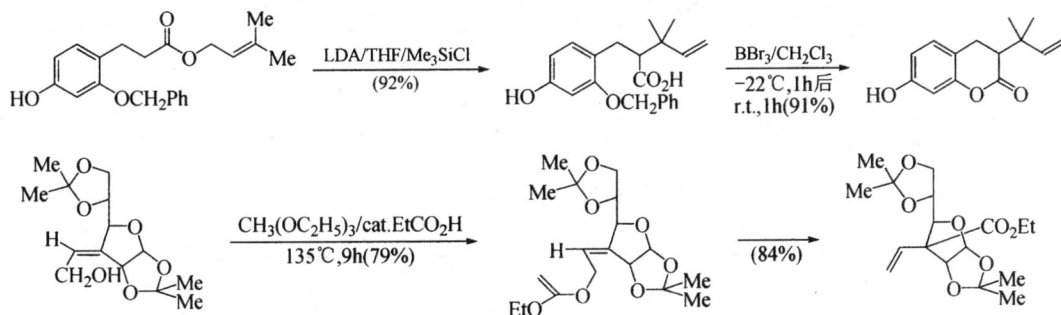

2. 芳香族 Claisen 重排　酚的烯丙基醚经 Claisen 重排形成环乙二烯，因其无芳香性，即能烯醇化得到邻烯丙基酚；另外还可进一步通过 Cope 重排，再烯醇化，则得对位烯丙基酚。因此，酚的烯丙基醚经 Claisen 重排，常得邻、对位异构件的混合物。又因烯醇化速度大于 Cope 重排，所以产物以邻位异构体为主。

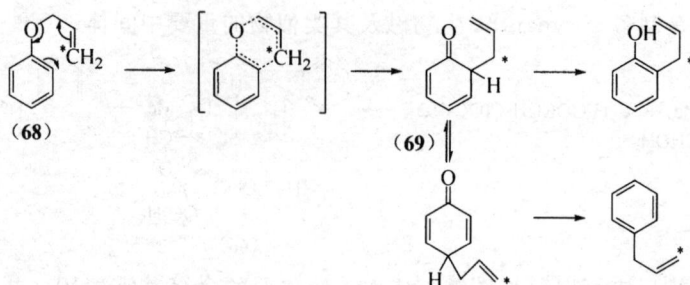

从上述反应式可看出，两种异构体的烯丙基是不同的，邻位异构体的烯丙基顺序反转一次，以 * 为标记，而在对位异构体中，因双键重排两次，恢复到与反应物（**68**）相同位置的双键。

反应可单独加热（100℃～250℃），在无溶剂或无催化剂的情况下进行，有时可在 N,N-二甲基苯胺或 N,N-二乙基苯胺、二苯醚、联苯、DMF 中反应，氯化铵的存在常有利于反应。一般是极性溶剂中的重排速度比非极性溶剂中大百倍以上。

显然，若两个邻位都被取代，则（**69**）不能烯醇化，只能继续进行 Cope 重排，得对位烯丙基取代的产物。

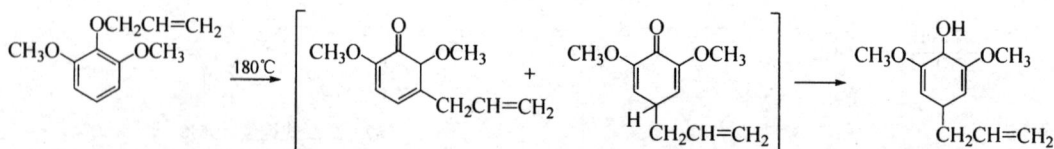

若是间位有取代基，如 3,5-二甲基芳醚（**70**）重排成环乙烯酮后，可能由于甲基的位阻关系，抑制了（**71**）的烯醇化，再进行 Cope 重排，故对位异构体的比例增加，增加的程度与溶剂的极性有关，极性较大的溶剂因能加速烯醇化，产物以邻位为主，极性小的溶剂有利于对位异构体的生成。

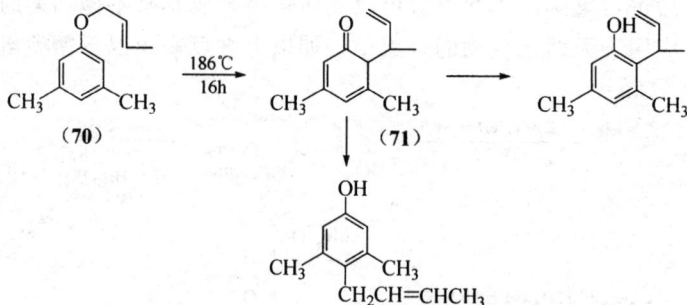

溶　剂	产品组成%	
	邻位	对位
四氢萘	38	42
N,N-二乙基苯胺	79	21
苯甲腈	86	10.5
DMF	91	1.5

若邻、对位均有不饱和烃基取代者，当重排生成的环乙二烯酮中间体具有1,5-二烯结构时，可再进行 Cope 重排。

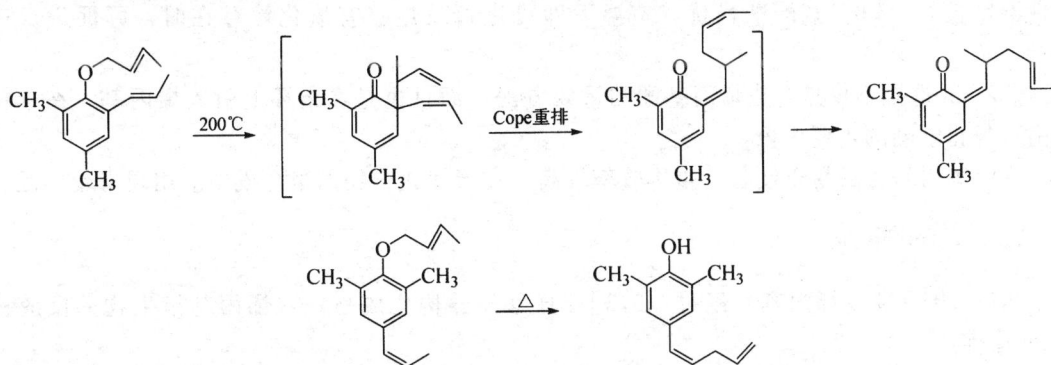

若用三氯化硼催化芳醚的 Claisen 重排，发现当邻、对位均有取代基时，烯丙基可重排至间位。

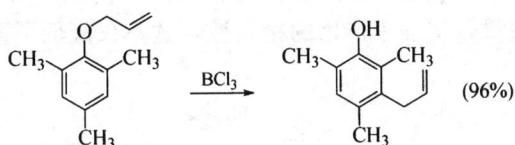

芳环上有间位定位基，不会影响反应，但是当邻位有羧基或醛基时，则在重排的同时，常伴有脱羧或脱羰反应。

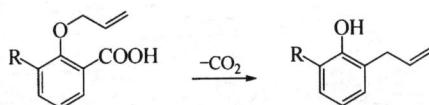

因为烯丙基芳醚制备容易，通过 Claisen 重排为在酚类化合物的苯环上引入烯丙基提供了简便方法。

该重排除苯基烯丙基醚外，也可用苯基炔丙基醚及苯基丙二烯甲醚为原料进行重排，进而环合得具有生物活性的苯并吡喃、苯并呋喃类化合物，如强效钾通道启开剂 Ro31-6930（**72**）、黄酮类化合物（**73**）均为 Claisen 重排、环合产物。

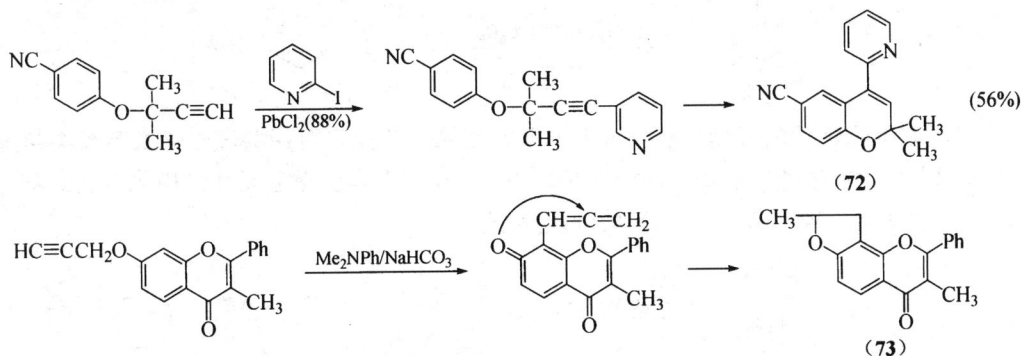

Claisen 重排可在气相、液相、溶剂中进行，或在无溶剂、无催化剂时单独加热（100℃～

250℃）进行，也可在溶剂中进行反应。常用的溶剂有甲苯、连苯、二苯醚、N,N-二甲苯（或二乙基）、苯胺、四氢萘、二甘醇乙醚等，不同溶剂的重排反应速率相差百倍以上，其中极性溶剂较好，以三氟醋酸最优，室温下即可进行反应。有氯化铵存在时，可促进反应进行。

Claisen 重排不仅是合成烯丙基酚的重要方法，而且也是在杂环上引入烯丙基、在苯环上引入氢化吡喃的重要手段。

由于烯丙基芳醚易于制备，重排收率较高，在天然化合物的半合成中应用越来越广泛。

二、Cope 重排

1,5-二烯（联二烯丙基）经过 [3,3]-σ 迁移，异构化成另一双烯丙基衍生物的反应称 Cope 重排。

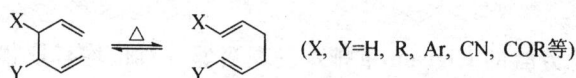

（X, Y=H, R, Ar, CN, COR等）

该反应为一般可逆反应，反应平衡是受反应物与产物的相对稳定性控制的。若 X,Y 与重排产物中双键共轭的结果，增加了产物的稳定性，这不仅降低了重排的反应温度，也提高了重排产物的收率。

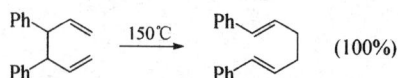

如果重排后的产物结构中，双键的取代基增加，有利于重排反应平衡向右移动。

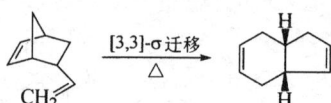

若反应物含有张力较大的小环结构，重排后小环打开，生成张力较小的大环化合物。

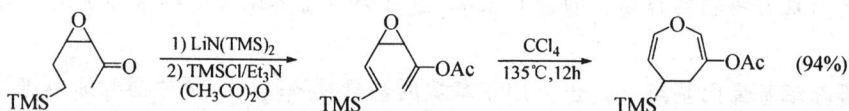

利用重排可在两并和环的桥头上引入烯丙基结构。

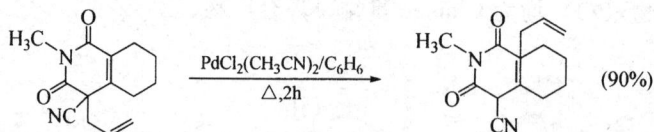

许多具有生物活性的天然化合物含有七元环结构，为此，可用共轭二烯及芳烃类与重氮化合物在 Rh（Ⅱ）盐催化下，生成环丙烷，再经 Cope 重排，得七元环结构化合物。如 tropone（**74**）和环庚三烯甲酸酯（**75**）的合成如下：

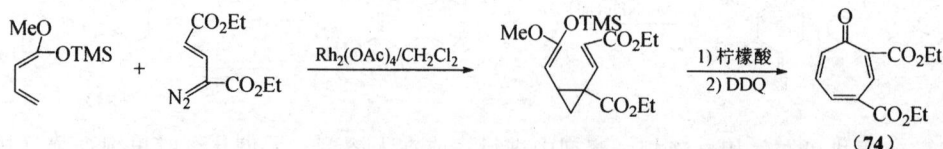

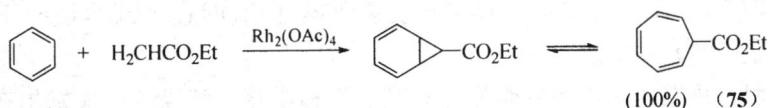

(100%) （75）

环丙烷化/Cope 重排具有原料易得、反应条件温和及产率高等特点，在药物合成中将会得到越来越广泛的应用。

1,5-二烯的 3 位（或 4 位）有羟基的化合物所进行的 Cope 重排称氧-Cope（Oxy-Cope）重排。因重排产物为醛或酮，故为不可逆反应。

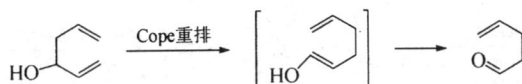

氧-Cope 重排用碱时，不仅能降低反应温度，而且能时收率提高 $10^{10} \sim 10^{17}$ 倍，碱一般使用 KH，生成醇盐重排后先生成烯醇盐，经水解生成醛或酮。

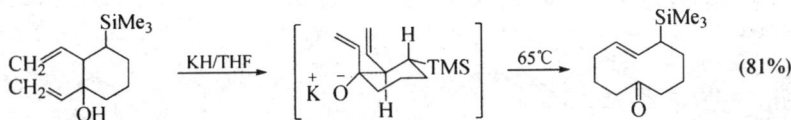

如果将 KH 事先用 I_2 处理所形成的试剂，在 500mol 的 KH 和冠醚（18-crown-16）的四氢呋喃溶液中进行-Cope 重排，可在较低反应温度下得到高收率重排产物。

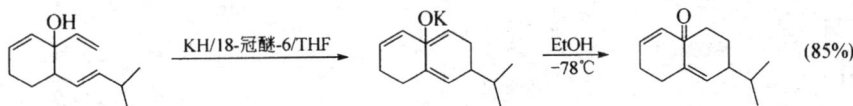

利用氧-Cope 重排可以立体选择性的合成手性化合物或光学活性天然产物（76）。

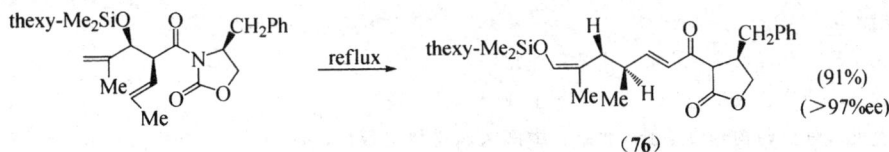

（76）

三、Fischer 吲哚合成

醛和酮的芳腙在适当催化剂存在下，脱胺生成吲哚类化合物的反应称 Fischer 吲哚合成。

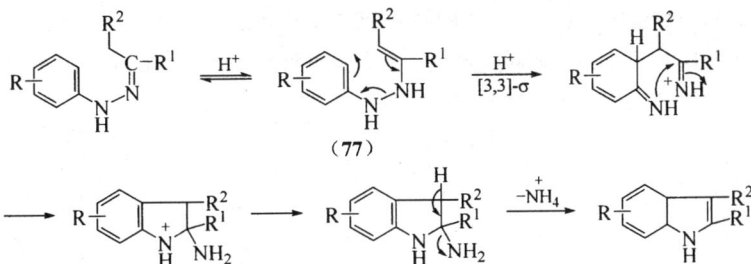

（77）

常用的催化剂有无机酸（H_2SO_4、HCl、H_3PO_4、PPA 等）、有机酸（CH_3SO_3H、

TsOH)、Lewis 酸（ZnCl$_2$、AlCl$_3$、Et$_2$AlHMP）及有机碱［EtONa、NaB(OAc)$_3$H］等，其中主要作用是有利于（**77**）的生成。

反应机理研究表明：决定速率步骤可能为［3,3］-σ 迁移步骤。吲哚环主要发生在苯环，而不是 2-甲氧基苯环上。

很多生物碱中含有吲哚环，因此该反应广泛应用于天然产物的全合成，如具有较强 calmodulin 拮抗活性的 β-carboline 生物碱-eudistomidin A（**78**），其吲哚环是通过本反应引入的，其全合成路线如下：

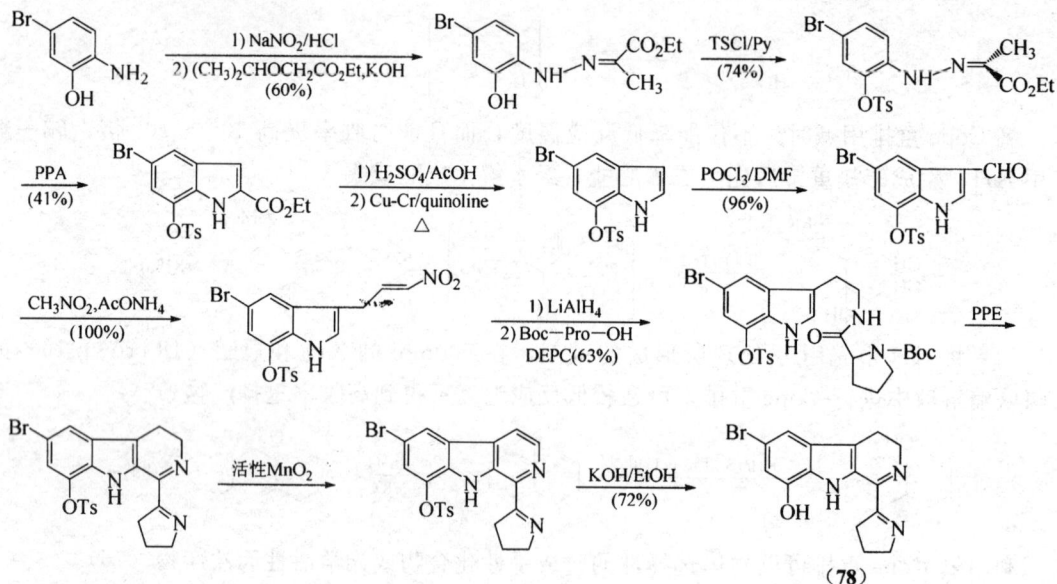

参考文献

1. 闻韧. 药物合成反应. 北京：化学工业出版社，2002
2. 朱淬砺. 药物合成反应. 北京：化学工业出版社，1982
3. 陈芬儿. 有机药物合成手册. 北京：中国医药科技出版社，1999
4. 顾可权. 重要的有机化学反应. 第 2 版. 上海：上海科学技术出版社，1984
5. Vogel's Textbook of practical Organic Chemistry, London；New York：Longman，1978
6. 樊能廷. 有机合成事典. 北京：北京理工大学出版社，1995
7. 吉卯祉. 有机化学. 第 2 版. 北京：科学出版社，2009
8. 孙昌俊. 药物合成反应-理论与实践. 北京：化学工业出版社，2007
9. 方起程. 天然药物化学研究. 北京：中国协和医科大学出版社，2006
10. A. I. Vogel, A. R. Tatchell, B. S. Furnis, A. J. Hannaford, P. W. G. Smith. Vogel's Textbook of Practical Organic Chemistry (5th Edition) Prentice Hall, 1996

中篇 各类药物合成方法

第八章
麻醉药及镇静催眠药

第一节 麻 醉 药

顺式阿曲库铵（cis-Atracurium）

顺式阿曲库铵（**1**）中文化学名为（1R,1′R,2R,2′R)-2,2′-[1,5-戊二基双[氧(3-氧-3,1-丙二基)]双[1-(3,4-二甲氧基苯基)甲基]-1,2,3,4-四氢-6,7-二甲氧基-2-甲基异喹啉] 双苯磺酸盐；英文化学名为（1R-cis,1′R-cis)-2,2′-(4,10-Dioxa-3,11-dioxo-1,13-tridecylene)bis[1-(3,4-dimethoxybenzyl)-6,7-dimethoxy-2-methyl-1,2,3,4-tetrahydroisoquinolinium] bis(benzenesulfonate)；分子式：$C_{53}H_{72}N_2O_{12} \cdot 2C_6H_5O_3S$；分子量：1243.51。本品于1996年在英国上市，为非去极化型神经肌肉松弛剂，用于各类手术以及重症监护治疗，作为全麻的辅助用药或在重症监护病房（ICU）起镇静作用，它可以松弛骨骼肌，使气管插管和机械通气易于进行。CAS：64228-81-5。

合成路线举例：

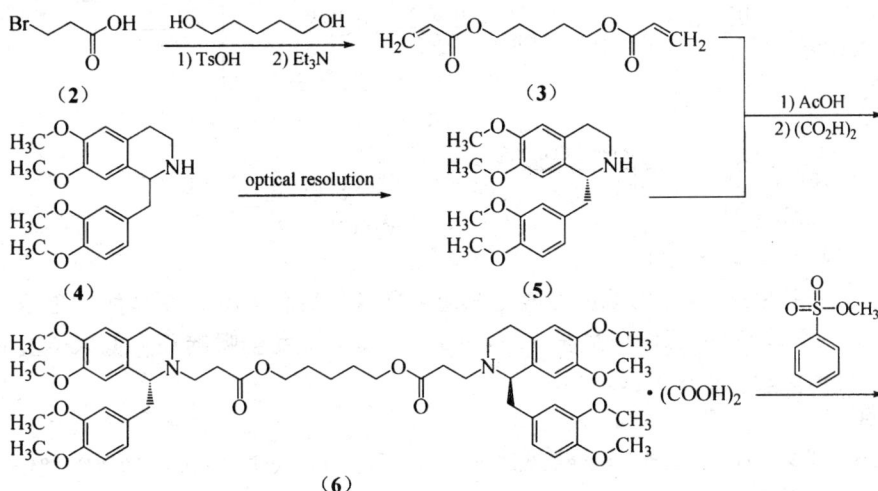

（2） （3）

（4） （5）

（6）

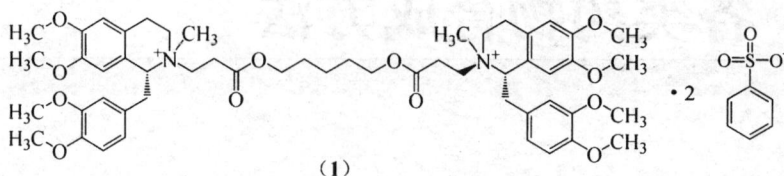

（1）

本品先以 3-溴丙酸（**2**）为原料和 1,5-戊二醇发生酯化、消除反应得到戊烷-1,5-二醇二丙烯酸酯（**3**），再以四氢罂粟碱（**4**）为原料经手性拆分得到（R）-四氢罂粟碱（**5**），（**5**）和化合物（**3**）发生加成缩合反应得到相应的化合物（**6**），（**6**）和苯磺酸甲酯成盐即得到目标化合物顺式阿曲库铵（**1**）。

参考文献

1. Hill D. A, Turner G. L. Neuromuscular Blocking Agents [P]. WO 9200965，1992 – 01 – 23

2. Mealy N, Castar J. Cisatracurium Besylate. J. Drugs Fut 1996，21（1）：14

盐酸左旋布比卡因（Levobupivacaine Hydrochloride）

盐酸左旋布比卡因（**1**）中文化学名为（S）-1-丁基-N-（2,6-二甲基苯基）-哌啶-2-甲酰胺盐酸盐；英文化学名为 1-Butyl-N-（2,6-dimethyl-phenyl）piperidine-2-carboxamide hydrochloride；分子式：$C_{18}H_{28}N_2O \cdot HCl$；分子量：324.89。本品是由英国 Celltech Chiroscience 公司研制，2003 年 3 月在美国首次上市，为酰胺类局部麻醉药，用于外科和妇产科局部或区域麻醉以及手术后疼痛的控制，可以升高神经动作电位的阈值，延缓神经冲动的扩步，降低动作电位升高的速度，从而阻断神经冲动的产生和传导。麻醉作用的产生与神经纤维的轴径、髓鞘形成和传导速度有关，主要用于外科硬膜外阻滞麻醉，因具有较低的神经系统毒性和心脏毒性而被应用于临床。CAS：27262-48-2。

合成路线举例：

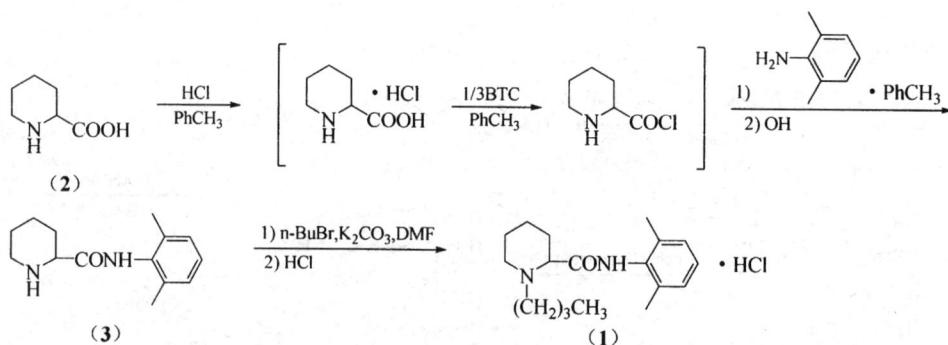

本品以 2-哌啶甲酸（**2**）为原料经酸化成盐再酰氯化后和 2,6-二甲苯胺发生酰胺化反应生成 N-（2,6-二甲苯基）-2-哌啶甲酰胺（**3**），（**3**）与溴丁烷发生哌啶环上氮原子上的烃化反应后成盐即得到盐酸左布比卡因（**1**）。

参考文献

1. 胡艾希，蒋瑶，叶姣. 三光气法合成盐酸布比卡因 [J]. 药学进展，2006，30（2）：84 – 86

2. 程德猷. 盐酸布比卡因的合成 [J]. 中国医药工业杂志，1982，6（2）：6 – 8

3. Chiroscience L, Hutton G. E. The Manufacture Of Levobupivacaine And Analogues Thereof From L-Lysine [P]. WO9611181 (A1), 1996 − 04 − 18

盐酸罗哌卡因（Ropivacaine Hydrochloride）

盐酸罗哌卡因（**1**）中文化学名为（S)-(−)-N-(2,6-二甲基苯基)-1-丙基-2-哌啶甲酰胺盐酸盐；英文化学名为（S)-(−)-N-(2,6-Dimethylphenyl)-1-propyl-piperidine-2-carboxamide hydrochloride；分子式：$C_{17}H_{26}N_2O \cdot HCl$；分子量：310.90。本品 1996 年在荷兰上市，是一种新型长效酰胺类局麻药，其作用持续时间长，且具有麻醉和止痛作用，药理学特点为心脏毒性低微，感觉阻滞与运动阻滞分离较明显，具有外周血管收缩作用，适用于外科手术麻醉（硬膜外麻醉，包括剖腹产术、区域阻滞），急性疼痛控制（持续硬膜外输注或间隙性单次用药，如术后或分娩疼痛、区域阻滞）。罗哌卡因没有一般长效局麻药所具有的心脏毒性较大的缺点，该品极少发生心脏毒性，且胎儿对本品具良好耐受性。CAS：132112-35-7。

合成路线举例：

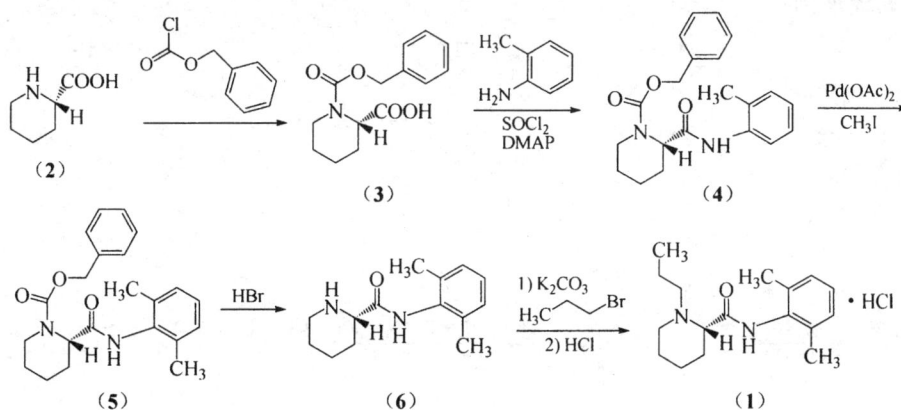

本品以 2-哌啶甲酸（**2**）为原料和苄氧甲酰氯反应得到（S)-1-(苄氧羰基)哌啶-2-羧酸（**3**），（**3**）与 $SOCl_2$ 发生酰氯化反应得到酰氯后与 2-甲基苯胺进行酰胺化反应得到中间体 1-N-(2-甲基苯基)-2-(苄氧羰基)哌啶甲酰胺（**4**），（**4**）用碘甲烷进行甲基化反应生成 1-N-(2,6-二甲基苯基)-2-(苄氧羰基)哌啶甲酰胺（**5**），（**5**）经酸性水解后得 1-N-(2,6-二甲苯基)-2-哌啶甲酰胺（**6**），（**6**）与溴代丙烷进行 N 原子上的烃化反应，酸化成盐得盐酸罗哌卡因（**1**）。

参考文献

1. 叶姣，蒋瑶，胡艾希，郭家斌. 三光气法合成盐酸罗哌卡因 [J]. 合成化学，2006，14（4）：418 − 419

2. Frampton GAC, Zavareh H. S. Process for preparing Lexobupiv-acaine and analogues thereof [P]. US5777124，1998 − 07 − 07

3. Sahlberg C. Synthesis of carbon-14 labelled ropivacaine, a local anaesthetic agent. J. Label Compd Radiopharm 1987，24（5）：529

第二节 镇静催眠药

盐酸氟西泮（Flurazepam Hydrochloride）

盐酸氟西泮（**1**）中文化学名为 1-(α-二乙胺基乙基)-5-(α-氟苯基)-7-氯-1,3-二氢-1,4-苯并二氮杂䓬-2-酮二盐酸盐；英文化学名为 7-Chloro-1-(2-diethylaminoethyl)-5-(2-fluorophenyl)-1,3-dihydro-1,4-benzodiazepin-2-one dihydrochloride；分子式：$C_{21}H_{23}ClFN_3O \cdot 2HCl$；分子量：460.88。本品于 1968 年由瑞士罗氏药厂创制，挪威、西德、美国、英国和意大利等国都有商品上市，系继利眠宁、安定、羟基安定后出现的一个较好的非巴比妥类镇静催眠药，其肌肉松弛作用和抗惊厥作用与利眠宁相似，催眠作用比利眠宁、安定强，对短期或长期失眠症疗效显著，毒性较低，成瘾性较小。CAS：1172-18-5。

合成路线举例：

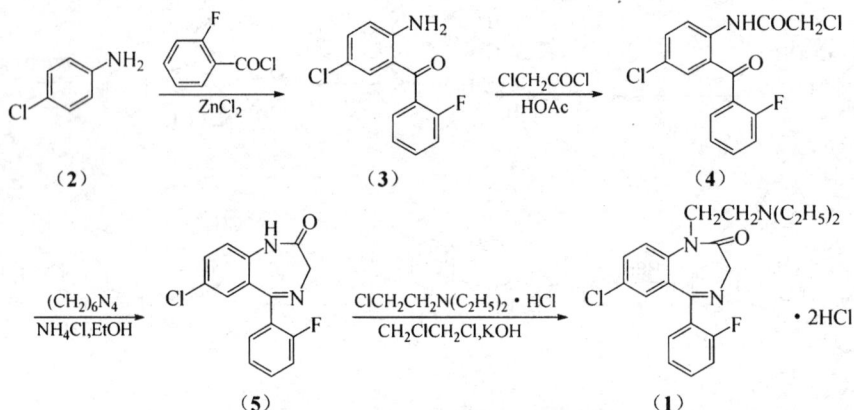

本品以对氯苯胺（**2**）为起始原料，与无水氯化锌、邻氟苯甲酰氯发生傅-克酰化反应生成 2-氨基 5-氯-2-氟二苯甲酮（**3**），（**3**）与氯乙酰氯进行氮原子上的酰化反应生成 3-氯乙酰胺基-5-氯-2-氟二苯甲酮（**4**），化合物（**4**）与无水乙醇、乌洛托品、氯化铵环合生成 7-氯-5-(氟苯基)-1,3-二氢-1,4-苯并二氮杂䓬-2-酮（**5**），（**5**）在二氯乙烷中氢氧化钾催化下和二乙胺基氯乙烷盐酸盐发生 N 原子上的烃化反应，再与盐酸成盐得到盐酸氟西泮（**1**）。

参考文献

1. Hoffmann L. R. Process For The Preparation Of 1,3-Dihydro-2h-1,4-Benzodiazepin-2-Ones［P］. US3567710（A），1971-03-02

格鲁米特（Glutethimide）

格鲁米特（**1**）中文化学名为 3-乙基-3-苯基-2,6-哌啶二酮；英文化学名为 3-Ethyl-3-phenypiperidine-2,6-dione；分子式：$C_{13}H_{15}NO_2$；分子量：217.26。本品于 1994 年首先在法国上市，为非巴比妥类催眠药，作用机制尚不明确，一般认为与巴比妥类药相似，具有催眠、镇静、抗惊厥等中枢抑制作用。格鲁米特尚有阿托品样抗胆碱能作用和弱的镇吐作用，为中时作用的非巴比妥类催眠药，可应用于失眠症的短期治疗，但不适合长期应用。CAS：77-21-4。

合成路线举例：

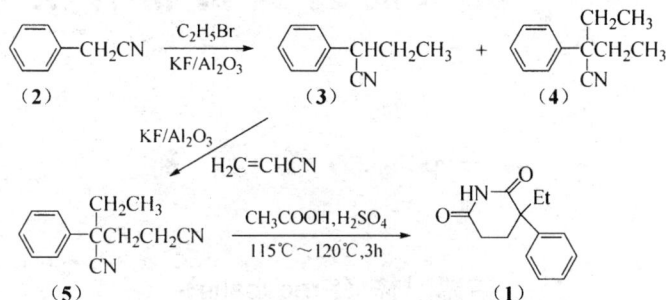

本品以苯乙腈（**2**）为原料，在碱性催化剂 KF/Al$_2$O$_3$ 的作用下与溴乙烷发生亲核取代反应生成主产物 α-乙基苯乙腈（**3**）和副产物 2-苯基-2-乙基丁腈（**4**），α-乙基苯乙腈（**3**）与丙烯腈在碱性催化剂 KF/Al$_2$O$_3$ 的作用下发生 Michael 加成反应生成 2-苯基-2-乙基戊二腈（**5**），（**5**）在硫酸和冰醋酸存在下水解环合即生成格鲁米特（**1**）。

参考文献

1. Foster A. B, Jarman M, Taylor G. N. 2,6-Dioxopiperidine Derivatives，Their Preparation And Pharmaceutical Compositions Containing Them［P］. US5071857（A），1991-12-10

第九章
抗癫痫药及抗精神病药

第一节 抗 癫 痫 药

普瑞巴林（Pregabalin）

普瑞巴林（**1**）中文化学名为（3S)-3-(氨甲基)-5-甲基己酸；英文化学名为（3S)-3-(Aminomethyl)-5-methylhexanoic acid；分子式：$C_8H_{17}NO_2$；分子量：159.23。本品是美国 Pfizer 公司研发的 γ-氨基丁酸（GABA）受体激动剂，2004 年首次在英国上市，临床用于治疗糖尿病引起的神经痛、带状疱疹后神经痛，以及成年患者局部不全性癫痫发作的辅助治疗。本品是首个获 FDA 批准用于治疗 2 种以上神经性疼痛的药物，给药次数少、不良反应小。CAS：148553-50-8。

合成路线举例：

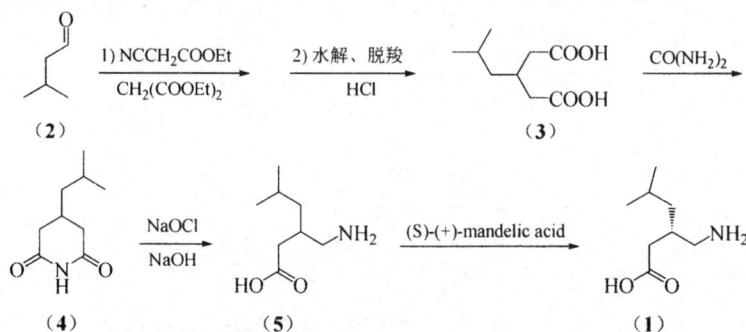

本品以异戊醛（**2**）为原料，与氰乙酸乙酯、丙二酸二乙酯经 Knoevenagel 缩合、Michael 加成、水解脱羧得 3-异丁基戊二酸（**3**），（**3**）直接与尿素环合反应得 3-异丁基戊二酰亚胺（**4**），（**4**）经 Hofmann 重排得消旋体(±)-3-(氨甲基)-5-甲基己酸（**5**），（**5**）用（S)-(+)-扁桃酸拆分得普瑞巴林（**1**）。

参考文献

1. 李晓东，须媚. GABA 受体激动剂普瑞巴林（pregabalin）[J]. 世界临床药物，2006，27（3）：186 - 187

2. Hoekstra M. S, Sobieray D. M, Schwindt M. A, et al. Chemicaldevelopment of CI-1008, an enantiomerically pureanticonvulsant. J. Org Process Res Dev, 1997, 1 (1)：26 - 38

3. 张桂森，杨相平，刘笔锋. 普瑞巴林的合成 [J]. 中国医药工业杂志，2007，38 (9)：45

左乙拉西坦（Levetiracetam）

左乙拉西坦（**1**）中文化学名为（S)-α-乙基-2-氧代-1-吡咯烷乙酰胺；英文化学名为 (S)-2-(2-Oxopyrrolidin-1-yl)butanamide；分子式：$C_8H_{14}N_2O_2$；分子量：170.21。本品是比利时 UCB（优时比）公司开发研制的一种新型抗癫痫药，于 2004 年获得 FDA 批准，在美国和欧盟上市主要用于治疗局限性和继发性全身性癫痫。与同类药相比，本品治疗指数高，副作用轻微，耐受性好，也可用于单独治疗，且不与其他抗癫痫药物发生反应。CAS：102767-28-2。

合成路线举例：

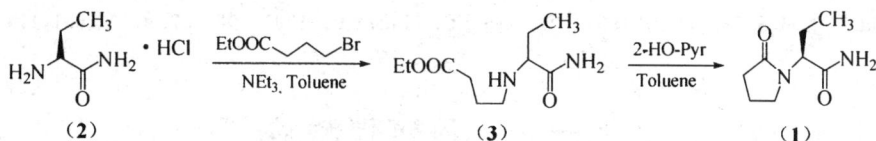

本品以（S)-2-氨基丁酰胺盐酸盐（**2**）为原料，与 4-溴丁酸乙酯在三乙胺和甲苯的存在下发生氨基上的取代反应，生成（S)-4-[1-(氨甲酰基)丙胺]丁酸乙酯（**3**），（**3**）和 2-羟基吡啶发生缩合反应脱去一个水分子得到左乙拉西坦（**1**）。

参考文献

1. Castar J, Prous J, Mealy N. Levetiracetam. J. Drugs Fut 1994，19（2）：111

盐酸加巴喷丁（Gabapentin Hydrochloride）

盐酸加巴喷丁（**1**）中文化学名为 1-(氨甲基)环己基乙酸盐酸盐；英文化学名为 1-(Aminomethyl)-cyclohexyl acetic acid hydrochloride；分子式：$C_9H_{17}NO_2 \cdot HCl$；分子量：207.70。本品是美国 Pfizer 公司开发的 γ-氨基丁酸（GABA）受体激动剂，1993 年首次在英国上市，临床主治癫痫的部分性发作和继发性全身性发作。本品不经肝脏代谢，无诱导或抑制肝微粒体酶作用，与蛋白结合力较低，也可用于治疗慢性疼痛，尤其是神经病理性疼痛。CAS：60142-95-2。

合成路线举例：

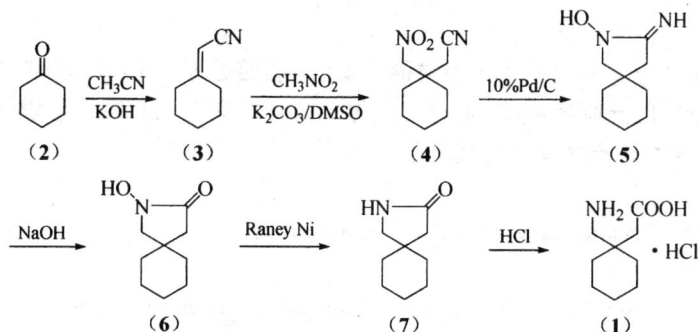

本品以环己酮（**2**）为原料，经 Knoevenagel 反应制得 2-环己烷基亚甲基氰（**3**），（**3**）

经 Michael 加成得 2-(1-(硝甲基)环己烷)乙腈 （**4**），（**4**）经 Pd/C 催化氢化还原得 3-亚氨基-2-氮杂螺[4.5]癸烷-2-醇 （**5**），（**5**）经碱性水解得 2-羟基-2-氮杂螺[4.5]癸烷-3-酮 （**6**），（**6**）用 Raney Ni 催化氢化还原得 2-氮杂螺[4.5]癸烷-3-酮 （**7**），（**7**）水解、成盐制得盐酸加巴喷丁 （**1**）。

参考文献

1. Graeme J. S. The mechanisms of action of gabapentin and pregabalin. J. Curr Opin Pharmacol, 2006, 6 (1)：108 – 113

2. Dougherty J. A, Rhoney D. H. Gabapentin：a unique anti-epileptic agent. J. Neurol Res, 2001, 23 (8)：821 – 829

3. Geibel W, Hartenstein J, Herrann W, et al. Process for the preparation of 1-aminomethyl-1-cyclohexaneacetic acid [P]. US5091567 P, 1992 – 02 – 25；EP, 414274 P, 1991 – 02 – 27. (CA 1991,114：229385)

第二节 抗精神病药

阿立哌唑 （Aripiprazole）

阿立哌唑 （**1**） 中文化学名为 7-[4-[4-(2,3-二氯苯基)-1-哌嗪基]丁氧基]-3,4-二氢-2(1H)-喹啉酮；英文化学名为 7-[4-[4-(2,3-Dichlorophenyl)piperazin-1-yl]butoxy]-3,4-dihydroquinolin-2(1H)-one；分子式：$C_{23}H_{27}Cl_2N_3O_2$；分子量：448.39。本品由日本大冢 (Otsuka) 公司于 1988 年发明，后与美国百时美-施贵宝 (Bristo-Myeres Squibb) 公司联合开发，于 2002 年 11 月 15 日经美国 FDA 批准获得上市，系喹啉酮类衍生物，为首个第三代非典型抗精神病新药，临床主治各种急、慢性精神分裂症和情感障碍。CAS：129722-12-9。

合成路线举例：

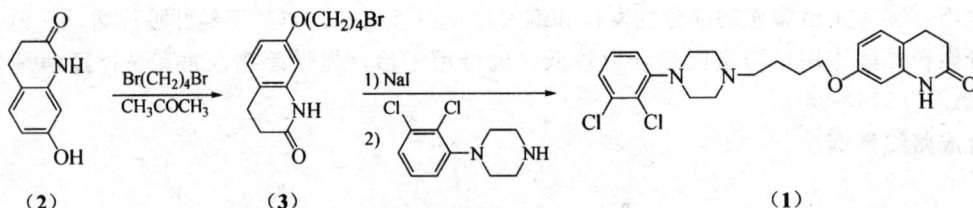

本品以 7-羟基-3,4-二氢-2-(1H)-喹啉酮 （**2**） 为起始原料，环上的酚羟基与 1,4-二溴丁烷发生氧原子上的烃化反应生成 7-(4-溴丁氧基)-3,4-二氢-2-(1H)-喹啉酮 （**3**），（**3**）与 1-(2,3-二氯苯基)哌嗪缩合生成阿立哌唑 （**1**）。

参考文献

1. Michelle A. G, Timothy L. G, Peter K. Aripiprazole. J. Nat Rev Drug Discov, 2003,（2）：427 – 428

2. Chinnapillai, Rajendiran, Athukuru. et al. Novel intermediates useful for the preparation of Aripiprazole and for the preparation of the novel intermediates and Aripiprazole [P]. WO 2006/038220 A1,2006 – 04 – 13

盐酸齐拉西酮（Ziprasidone Hydrochloride）

盐酸齐拉西酮（**1**）中文化学名为 5-{2-[4-(1,2-苯并异噻唑-3-基)哌嗪基]-乙基}-6-氯-1,3-二氢-2(1H)-吲哚-2-酮盐酸·水合物；英文化学名为 5-[2-[4-(1,2-Benziso-thiazol-3-yl)piperazin-1-yl]ethyl]-6-chloroindolin-2-one hydrochloride hydrate；分子式：$C_{21}H_{21}ClN_4OS \cdot HCl \cdot H_2O$；分子量：467.4186。本品是由美国辉瑞公司研制的（商品名 Zeldox），2000 年 9 月首次在瑞典上市，是非典型抗精神病药，属 5-羟色胺和多巴胺受体拮抗剂，特别是对 5-HTA_2/DAD_2 受体亲和力强，能有效治疗精神分裂症阴性和阳性症状，包括幻觉、错觉和主动性缺乏等。本品耐受性好。CAS：122883-93-6。

合成路线举例：

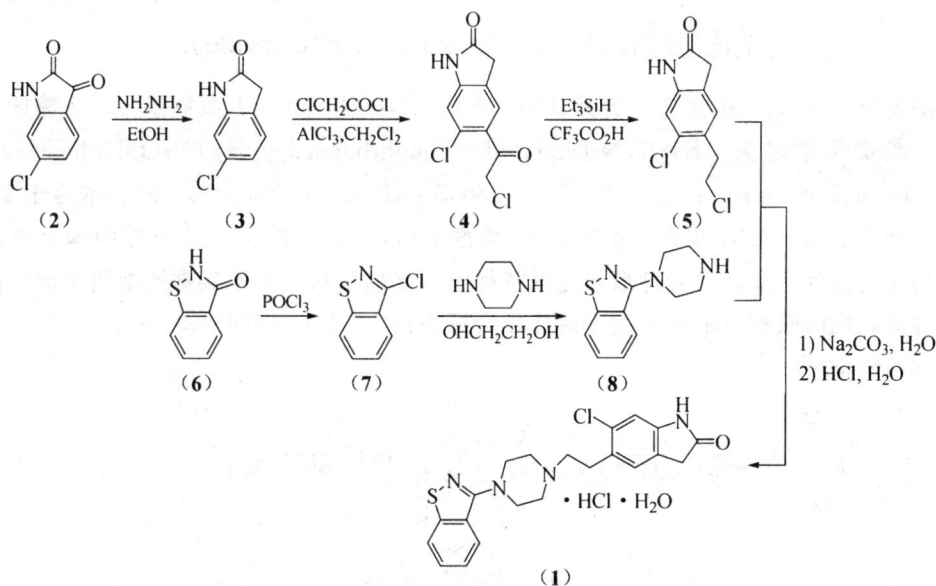

（**2**）（**3**）（**4**）（**5**）（**6**）（**7**）（**8**）（**1**）

本品以 6-氯靛红（**2**）为原料先用肼还原制得 6-氯吲哚酮（**3**），（**3**）和氯乙酰氯发生傅克反应生成 5-氯乙基-6-氯-吲哚-2-酮（**4**），（**4**）用三乙基硅烷还原得到 6-氯-5-(2-氯乙基)-氧化吲哚（**5**）；另外以 1,2-苯并异噻唑-3-酮（**6**）为原料和三氯氧磷发生取代反应生成 3-氯-1,2-苯并异噻唑（**7**），（**7**）和哌嗪反应生成 1-(1,2-苯并异噻唑-3-基)哌嗪（**8**）。最后，（**8**）与（**5**）缩合并与盐酸成盐即得到盐酸齐拉西酮（**1**）。

参考文献

1. Howard H. R. Jr, Busch F. R, Grobin A. W. et al. Controlled synthesis of ziprasidone and compsns. Thereof [P]. WO 0370246

2. Seeger T. F, Prakash C, Howard H. R. Ziprasidone Hydrochloride. J. Drugs Fut 1994, 19 (6)：560

3. Lowe J. A, Nagel A. A（Pfizer, Inc.）. Piperazinyl-heterocyclic cpds [P]. EP 281309, US 4831031

第十章

抗抑郁药及抗焦虑药

第一节 抗 抑 郁 药

盐酸度洛西汀 (Duloxetine Hydrochloride)

盐酸度洛西汀 (**1**) 中文化学名为 (S)-(＋)-N,N-二甲基-3-(1-萘氧基)-3-(2-噻吩)-丙胺盐酸盐；英文化学名为 (S)-N,N-Dimethyl-3-(naphthalen-1-yloxy)-3-(thiophen-2-yl) propan-1-amine hydrochloride；分子式：$C_{18}H_{19}NOS \cdot HCl$；分子量：347.90。本品于 2001 年在欧洲被批准上市，2004 年 8 月美国 FDA 批准上市，2007 年 4 月 14 日在中国上市，最先用于抑郁症的治疗，显著改善抑郁伴随的各种躯体疼痛症状，后来又被批准用于治疗糖尿病周围神经痛，同时欧洲批准该药用于治疗妇女尿失禁。CAS：136434-34-9。

合成路线举例：

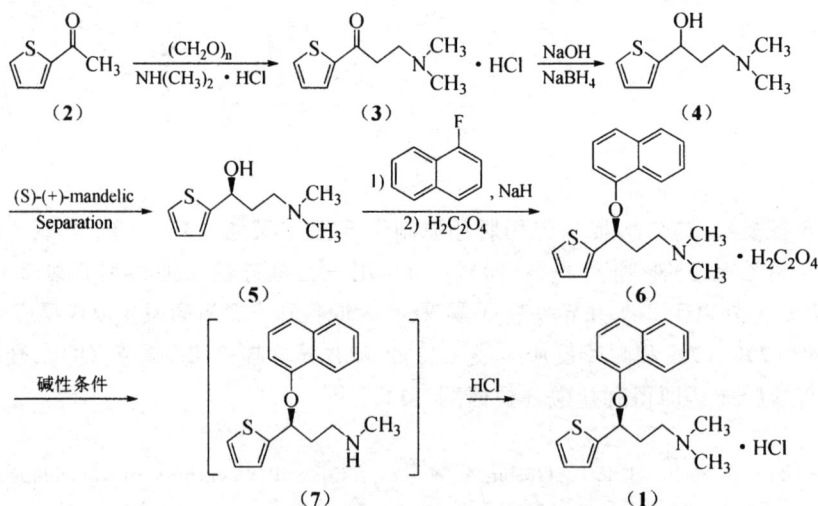

本品是通过 2-乙酰噻吩 (**2**) 与多聚甲醛、二甲胺盐酸盐发生 Mannich 反应生成 3-二甲氨基-1-(2-噻吩基)-1-丙酮盐酸盐 (**3**)，(**3**) 在氢氧化钠溶液中经硼氢化钠还原得到 N,N-二甲基-3-羟基-3-(2-噻吩基)丙胺 (**4**)，(**4**) 经过拆分得到 (S)-(－)-N,N-二甲基-3-羟基-3-(2-噻吩基)丙胺 (**5**)，(**5**) 与 1-氟萘在钠氢作用下缩合并与草酸成盐得到 (S)-(＋)-N,N-二甲基-3-(1-萘氧基)-3-(2-噻吩基)丙胺草酸盐 (**6**)，(**6**) 在碱性条件下经脱甲基中间体 (**7**) 再

与盐酸成盐即制得目标产品盐酸度洛西汀（1）。

参考文献

1. 柴雨柱，陈国华，王丽. 抗抑郁药盐酸度洛西汀的合成. 中国现代应用药学杂志［J］. 2007，24（3）：210－211

2. Staszak M. A，Staten G. S，Weilel L. O. Chial synthesis of 1-aryl-3-aminopropan-1-ols［P］. EP0457559，1991－11－21 (CA1992，116：106081f)

3. Berglund R. A. Asymmetric synthesis［P］. US 5362886，1994－11－08 (CA1995，122：132965r)

艾司西酞普兰（Escitalopram）

艾司西酞普兰（1）中文化学名为（S）-1-(3-二甲氨基)丙基-1-(4-氟苯基)-1,3-二氢-5-异苯并呋喃腈；英文化学名为（＋）-(1S)-1-［3-(Dimethylamino)propyl］-1-(4-fluorophenyl)-1,3-dihydroisobenzofuran-5-carbonitrile；分子式：$C_{20}H_{21}FN_2O$；分子量：324.39。本品是美国 Forest 公司研发的 5-羟色胺再摄取抑制剂，2002 年首次在美国上市，临床用于重症抑郁症和广泛性焦虑（GAI）的治疗。本品治疗指数高，不良反应发生率低，作用谱广，对三环类无效的患者及抑郁相关障碍强迫症（OCD）均有效。CAS：128196-01-0。

合成路线举例：

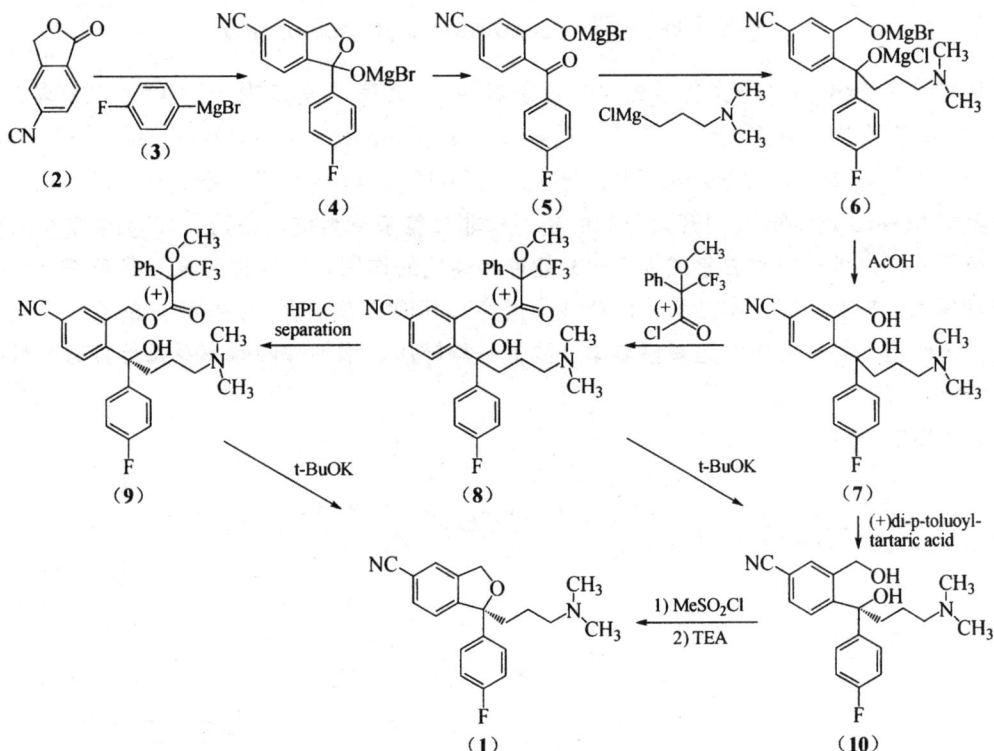

本品以 5-氰基苯并呋喃酮（2）为原料与格氏试剂 4-氟苯基溴化镁（3）发生格氏反应生成镁盐（4），（4）经水解开环生成（5），（5）作为一个新的格氏试剂与二甲氨基丙基氯化镁发生缩合反应生成预期的镁盐（6），（6）在乙酸水溶液中发生水解反应生成消旋体二醇

（7），（7）在碱性条件下与（＋）-3,3,3-三氟-2-甲氧-2-苯乙酰氯反应酰化生成相应的单酯（8），（8）是混合非对应异构体，用高效液相色谱分离得（9），（9）在甲苯中用叔丁醇钾处理即得目标产物，或（7）先经拆分得到 S 异构体（10）后再经 CH_3SO_2Cl/TEA 作用环合得目标产物，也可由（8）经叔丁醇钾作用得到（10）后再经 CH_3SO_2Cl/TEA 作用环合得目标产物艾司西酞普兰（1）。

参考文献

1. 王来海，贾艳，黄素培. 艾司西酞普兰 [J]. 中国新药杂志，2005，14（6）：790－792

2. Bogeso K.P.（H. Lundbeck A/S）. Novel intermediate and method for its preparation [P]. US 4650884

3. Dall'asta L, Casazza U, Petersen H（H. Lundbeck A/S）. Method for the preparation of citalopram [P]. WO 0023431

第二节　抗 焦 虑 药

盐酸丁螺环酮（Buspirone Hydrochloride）

盐酸丁螺环酮（1）中文化学名为 8-氮杂螺[4.5]癸烷-7,9-二酮-8-[4-(4-2-嘧啶基)-1-哌嗪基]丁基-盐酸盐；英文化学名为 8-[4-[4-(2-Pyri-midinyl)-1-piperazinyl]butyl]-8-azaspiro[4.5]decane-7,9-dione hydrochloride；分子式：$C_{21}H_{31}N_5O_2 \cdot HCl$；分子量：421.96。本品是由美国 Mead Johnson 公司开发研制的新一代非二氮杂䓬类抗焦虑药，1985 年在德国和法国上市，其抗焦虑机制主要是减少 5-HT 能神经递质的作用，它通过影响 5-羟色胺（5-HT）系统发挥其抗焦虑作用。本品用于广泛性焦虑症和其他焦虑性障碍、抑郁症的治疗。具有良好抗焦虑作用，并有可逆性地减慢心率、降低平均脉压、增加呼吸频率及每分钟通气量的作用。CAS：36505-84-7。

合成路线举例：

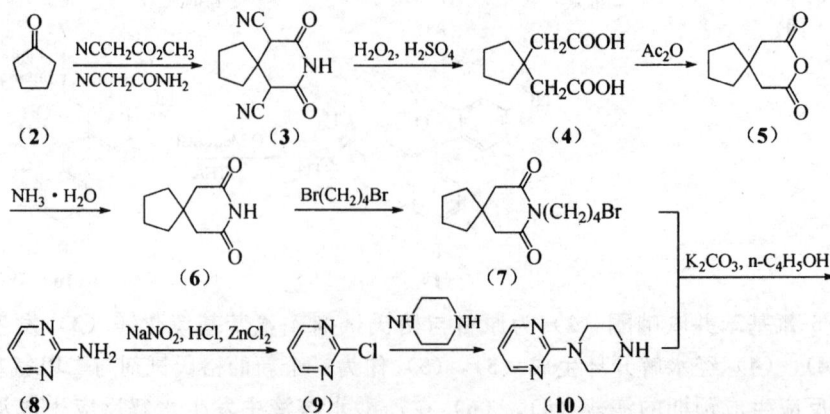

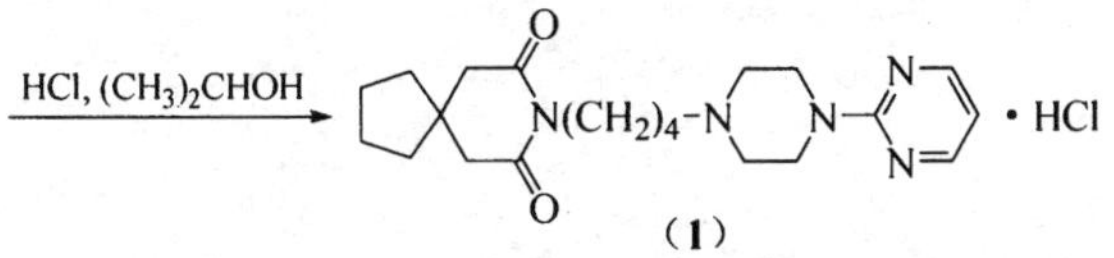

(1)

　　本品先以环戊酮（**2**）为原料和氰乙酸甲酯、氰乙酰胺、甲酰胺发生环合反应生成 β,β-四亚甲基-α,α′-二氰基戊二酰亚胺（**3**），（**3**）在浓硫酸作用下水解生成 β,β-四亚甲基戊二酸（**4**），（**4**）再和醋酐作用脱水环合生成 β,β-四亚甲基戊二酸酐（**5**），（**5**）加氨水进行氨化，生成 β,β-四亚甲基戊二酰亚胺（**6**），（**6**）经 1,4-溴丁烷取代生成 N-(4-溴丁基)-β,β-四亚甲基戊二酰亚胺（**7**）；再以 2-氨基嘧啶（**8**）为原料，和 NaNO₂、HCl 发生重氮化和 Sandmeyer 反应生成 2-氯嘧啶（**9**），（**9**）再与哌嗪缩合制得 1-(2-嘧啶基)哌嗪（**10**）；（**7**）与（**10**）发生缩合反应后酸化成盐即得到盐酸丁螺环酮（**1**）。

参考文献

1. 徐燕，朱志宏，童志杰，等. 丁螺环酮的合成 [J]. 中国医药工业杂志，1993，24（2）：49-51

2. Temple Jr Davis L, Yevich Joseph P; Lobeck Jr Walter G. N-[(4-[3-cyano substituted pyridyl]piperazino)alkyl]-azaspirodecanediones [P]. US4305944（A），1981-12-15

3. Beecham Group Ltd. 2-Substituted benzisothiazolones [P]. US4212979（A），1980-07-15

硝西泮（Nitrazepam）

　　硝西泮（**1**）又名硝基安定，中文化学名为 5-苯基-7-硝基-1,3-二氢-2H-1,4-苯并二氮杂䓬-2-酮；英文化学名为 1,3-Dihydro-7-nitro-5-phenyl-2H-1,4-benzodiazepin-2-one；分子式：$C_{15}H_{11}N_3O_3$；分子量：281.27。本品为苯二氮䓬类药物，具有镇静催眠，松弛肌肉，抗惊厥和抗焦虑作用，作用强，毒性低，副作用小，服后睡眠接近生理性，醒后无不适感，停药后无"反跳"多梦的现象，是一个较好的非巴比妥类型镇静催眠药，临床亦用于抗惊厥、抗焦虑、抗精神失常。CAS：146-22-5。

　　合成路线举例：

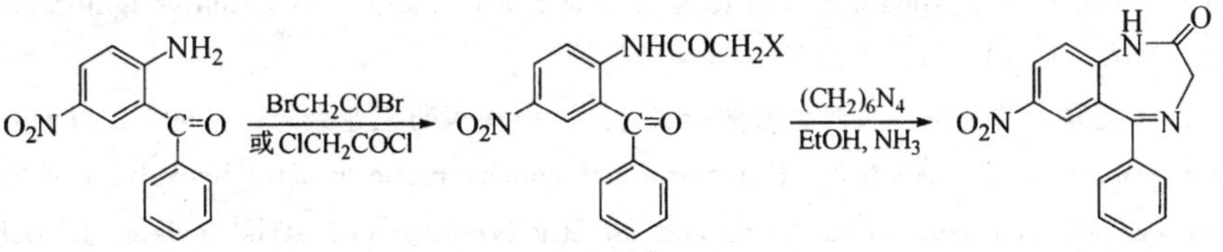

　　本品以 2-氨基-5-硝基二苯酮（**2**）为原料，与氯乙酰氯（或溴乙酰溴）发生 N 原子上的酰化反应生成 2-氯乙酰基氨基(或溴乙酰基氨基)-5-硝基二苯酮（**3**），在氨存在下（**3**）与乌洛托品环合即得硝西泮（**1**）。

参考文献

1. 李安良，居一春. 硝基安定的合成 [J]. 中国医药工业杂志. 1994，25（12）：531-533

2. Oscar K, Norbert S, Henryk S. L. 2-amino-2′-halo-5-nitro benzophenones [P]. US3203990（A），1965-08-31

3. Deibuitsudo E. B, Deibuitsudo D. R, Deibuitsudo E. P. Manufacture Of Frame For Game Racket [P]. JP7241915（A），1995-09-19

第十一章
解热镇痛药及非甾体抗炎药

第一节 解热镇痛药

呱西替沙（Guacetisal）

呱西替沙（1）中文化学名为 2-乙酰氧基苯甲酰-(2-甲氧基)苯酯；英文化学名为 2-Me-thoxyphenyl-2-acetoxybenzoate；分子式：$C_{16}H_{14}O_5$；分子量：286.28。本品 1981 年在意大利首次上市，口服后在脂酶的作用下脱去乙酰基，然后在肝脏中分解成水杨酸和愈创木酚，因此，本品同时具有抗炎、解热和祛痰作用。CAS：55482-89-8。

合成路线举例：

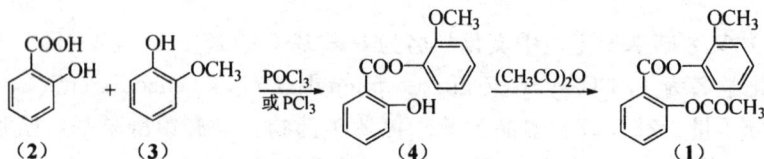

本品以水杨酸（2）或其钠盐为原料与愈创木酚（3）在 $POCl_3$ 作用下发生酯化反应缩合生成水杨酰愈创木酚酯（4），（4）再与醋酐进行乙酰化即制得呱西替沙（1）。

参考文献

1. Olsson J. Method And Apparatus For Raising The Spark Energy In Capacitive Ignition Systems [P]. Se529860（C2），2007-12-11

2. 孙长安，张交联，郭晓东. 呱西替柳的合成 [J]. 中国医药工业杂志，1990，21（9）：387-388

3. Papini P, Bramanti G, Dondi G. Enzymatic and nonenzymatic in vitro hydrolysis of 2-methyl-2-[2-(methoxy)phenoxy]-4H-1,3-benzodioxin-4-one and 2-methoxyphenyl O-acetylsalicylate. J. Boll chim Farm 1980，119（4）：197-202（CA 1981，94：121039u）

贝诺酯（Benorylate）

贝诺酯（1）又名扑炎痛、苯乐来，中文化学名为 2-乙酰氧基苯甲酸对乙酰氨基苯酯；英文化学名为 4-Acetamidophenyl-2-acetoxybenzoate；分子式：$C_{17}H_{15}NO_5$；分子量：313.30。本品是非甾体类抗风湿、解热镇痛药，是阿司匹林与扑热息痛缩合得到的互联体前药，口服进入体内后，经酯酶作用，释放出阿司匹林和扑热息痛而产生药效，因此，它既有阿司匹林的解热镇痛抗炎作用，又保持了扑热息痛的解热作用，并产生协同作用。CAS：5003-48-5。

合成路线举例：

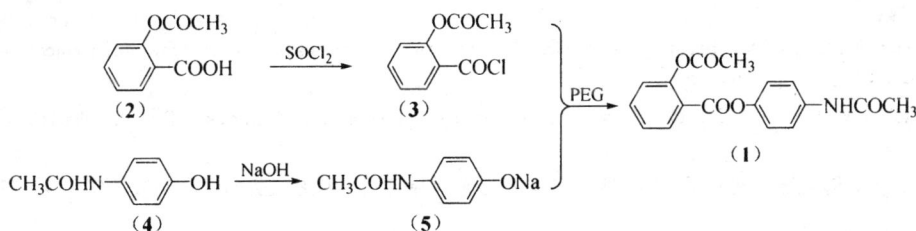

（2）　　　　　　（3）　　　　　　　　（1）

（4）　　　　　　（5）

本品先以阿司匹林（乙酰水杨酸，**2**）为原料在二氯亚砜作用下生成酰氯（**3**），再以扑热息痛（对乙酰氨基酚，**4**）在 NaOH 作用下生成相应的钠盐（**5**），（**3**）和（**5**）在相转移催化剂 PEG 作用下缩合成酯即得贝诺酯（**1**）。

参考文献

1. 刘抚梅. 药物化学 ［M］. 北京：中国医药科技出版社，2003
2. 计志忠. 化学制药工艺学 ［M］. 北京：中国医药科技出版社，2003

阿司匹林（Aspirin）

阿司匹林（**1**）中文化学名为 2-(乙酰氧基)苯甲酸；英文化学名为 2-(Acetoxy) benzoic acid；分子式：$C_9H_8O_4$；分子量：180.16。本品属于水杨酸类解热镇痛药，常见的作用是解热、镇痛、抗炎、抗风湿，可用于头痛、牙痛、肌肉痛、神经痛、痛经及感冒发热；也可用于急性风湿热，使患者退热，关节红、肿、痛缓解；对类风湿关节炎患者，也可迅速止痛、消炎，减轻关节损伤。CAS：50-78-2。

合成路线举例：

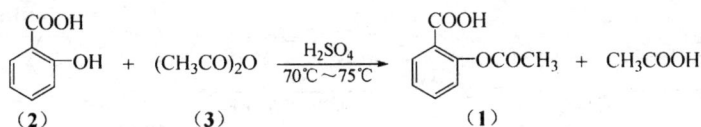

（2）　　　　　　（3）　　　　　　　　　　　（1）

本品是以水杨酸（**2**）为原料，在浓硫酸或浓磷酸的催化下用醋酐（**3**）进行乙酰化反应即制得阿司匹林（**1**）。

参考文献

1. 王润玲. 药物化学 ［M］. 北京：中国医药科技出版社，2006

扑热息痛（Paracetamol）

扑热息痛（**1**）中文化学名为对乙酰氨基酚；英文化学名为 N-(4-Hydroxyphenyl) acetamide；分子式：$C_8H_9NO_2$；分子量：151.16。本品是常用的解热镇痛药，解热作用与阿司匹林相似，镇痛作用较小，无抗炎抗风湿作用，是乙酰苯胺类药物中最好的品种。CAS：103-90-2。

合成路线举例：

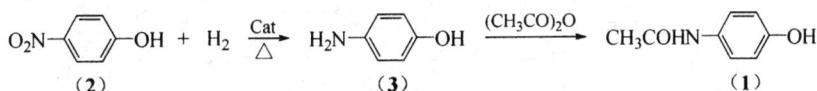

（2）　　　　　　　　　　（3）　　　　　　　　　　（1）

本品是以对硝基苯酚（**2**）、醋酐为原料在钯炭等催化剂的作用下催化氢化并经对羟基苯乙酮的重排法一步即合成扑热息痛（**1**）。

参考文献

1. Beller Matthias Dr，Strutz Heinz Dr. Process for the preparation of aminophenylacetates［P］. EP0582929（A1），1994－02－16

2. Strauss C. R，Gurr P，Cablewski T. Preparation Of N-Aryl Amides［P］. WO9401394（A1），1994－01－20

3. 陈光勇，陈旭冰，刘光明. 对乙酰氨基酚的合成进展［J］. 西南国防药学，2007，17（1）：114－117

第二节　非甾体抗炎药

依托考昔（Etoricoxib）

依托考昔（**1**）中文化学名为 5-氯-2-(6-甲基吡啶-3-基)-3-(4-甲基磺酰苯基)吡啶或 5-氯-6′-甲基-3-[4-(甲磺酰基)苯基]-2,3′-联吡啶；英文化学名为 5-Chloro-2-(6-methylpyridin-3-yl)-3-(4-methylsufonyl)-pyridine 或 5-Chloro-6′-methyl-3-(4-(methylsulfonyl)phenyl)-2,3′-bipyridine；分子式：$C_{18}H_{15}ClN_2O_2S$；分子量：358.84。本品 2002 年上市，是一种高选择性环氧化酶COX-2抑制剂，具有抗炎镇痛的疗效、适用于牙科术后疼痛、急性痛风性关节炎、强直性脊柱炎、类风湿性关节炎、骨关节炎等。CAS：202409-33-4。

合成路线举例：

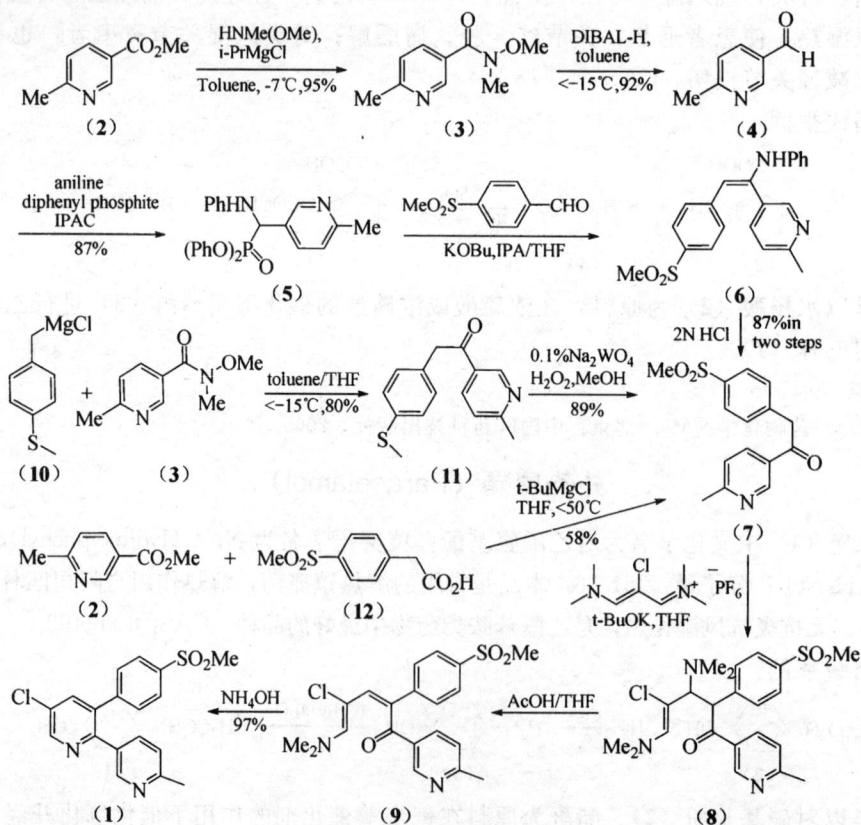

本品以 6-甲基烟酸甲酯（**2**）为原料和二甲氧基甲胺发生酯交换得到 N-甲氧基-N,6-二甲基烟酰胺（**3**），（**3**）经 DIBAL-H 还原得到 6-甲基烟醛（**4**），（**4**）与醋酸异丙酯、苯胺、二苯磷酸酯反应得到二苯基(6-甲基吡啶-3-基)(苯氨基)甲基磷酸酯（**5**），（**5**）和对甲磺酸苯甲醛发生 Horner-Wittig 反应得到（E)-N-(1-(6-甲基吡啶-3-基)-2-(4-(甲磺酰)苯基)乙烯基)苯胺（**6**），（**6**）经水解得到 1-(6-甲基吡啶-3-基)-2-(4-(甲磺酰)苯基)乙酮（**7**），（**7**）与 2-氯-N,N-二甲基氨基丙二烯二甲铵六氟磷盐发生缩合反应得到(Z)-4-氯-3,5-双(二甲基氨基)-1-(6-甲基吡啶-3-基)-2-(4-(甲磺酰)苯基)戊-4-烯-1-酮（**8**），（**8**）经酸性水解消除得到(2Z,4Z)-4-氯-5-(二甲基氨基)-1-(6-甲基吡啶-3-基)-2-(4-(甲磺酰)苯基)戊-2,4-二烯-1-酮（**9**），（**9**）在 NH_4OH 中回流闭环即得到依托考昔（**1**）。

其中中间体（**7**）也可由以下两种方法制备：以格氏试剂（**10**）和 N-甲氧基-N,6-二甲基烟酰胺（**3**）发生缩合反应得到 1-(6-甲基吡啶-3-基)-2-(4-(甲基硫)苯基)乙酮（**11**），（**11**）经 H_2O_2 氧化制得（**7**）或以 6-甲基烟酸甲酯（**2**）和对甲磺酸苯乙酸（**12**）经格氏反应也可制得。

　　参考文献

1. Jin Li and Kevin K. -C. Liu Synthetic Approaches to the 2002 New Drugs. J. Mini-Reviews in Medicinal Chemistry，2004，4：207 – 233

2. Manimaran T，Impastato F. J. Resolution of racemic mixtures [P]. US4968837，1990 – 11 – 06

3. Sleevi M. C，Mainaskinian G，Moses M. Substituted 2-aminotetralins [P]. US5382596，1995 – 01 – 17

伐地考昔（Valdecoxib）

伐地考昔（**1**）中文化学名为 4-(5-甲基-3-苯基-异噁唑基)苯磺酰胺；英文化学名为 4-(5-Methyl-3-phenylisoxazol-4-yl) benzenesulfonamide；分子式：$C_{16}H_{14}N_2O_3S$；分子量：314.36。本品于 2002 年在美国上市，为非甾体抗炎药（NSAID），主要通过抑制环氧合酶（COX-2），进而抑制致炎性前列腺素的合成，用于缓解骨关节炎（OA）和成人类风湿性关节炎（RA）的体征和症状，治疗原发性痛经。CAS：181695-72-7。

合成路线举例：

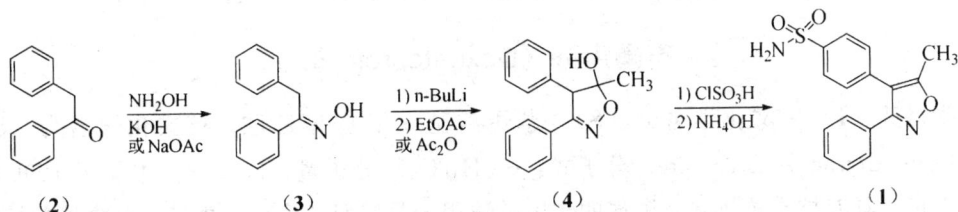

本品以二苯乙酮（**2**）为原料在碱性条件下和 NH_2OH 反应得到相应的肟（**3**），（**3**）和 n-BuLi、EtOAc 或 Ac_2O 发生缩合环合反应得到化合物 5-甲基-3,4-二苯-4,5-二氢异噁唑-5-醇（**4**），（**4**）与氯磺酸发生磺酰化反应再氨解即得到目标化合物伐地考昔（**1**）。

　　参考文献

1. Rogers R. S，Talley J. J，Brown D. L. Substituted Isoxazoles For The Treatment Of Inflammation [P]. EP 0809636（A1），1997 – 12 – 03

呱氨托美丁（Amtolmetin Guacil）

呱氨托美丁（**1**）中文化学名为 N-[[1-甲基-5-(4-甲基苯甲酰基)-1H-吡咯-2-基]乙酰基]甘氨酸-2-甲氧基苯基酯；英文化学名为 2-Methoxyphenyl-2-(1-methyl-5-(4-methylbenzoyl)-1H-pyrrole-2-acetylamino)acetate；分子式：$C_{24}H_{24}N_2O_5$；分子量：420.46。本品是意大利希格玛托（Sigma-Tuo）和梅多生（Medosan）公司应用组合化学技术开发的非甾体抗炎药，1998 年在意大利上市，适用于风湿性关节炎、类风湿性关节炎等。CAS：87344-06-7。

合成路线举例：

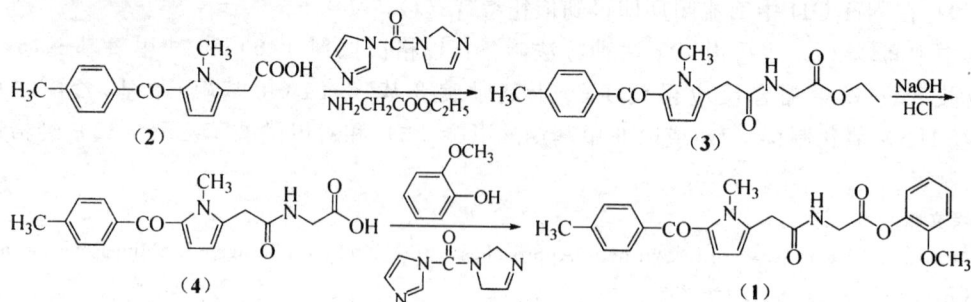

本品以 1-甲基-5-(对甲基苯甲酰)-吡咯-2-乙酸（**2**）为原料在 N，N-羰基二咪唑催化下与甘氨酸乙酯缩合反应得 1-甲基-5-(对甲基苯甲酰)-吡咯-2-乙酰甘氨酸乙酯（**3**），（**3**）经两步水解得 1-甲基-5-(对甲基苯甲酰)-吡咯-2-乙酰甘氨酸（**4**），（**4**）在 N，N-羰基二咪唑催化下与愈创木酚成酯即制得呱氨托美丁（**1**）。

参考文献

1. Anzalone, Sergio. Use of the compound-2-methoxyphenyl-2-Methyl-5P-methylbenzoyl-pyrrol-2-acetamido acetate for the production of an anti-inflammatory drug with prevention of gastric hypersecretion and renal impairment [P]. EP：1310250A1，1997 - 08 - 08

2. Sigma T. I，Medosan I. B. Crystalline polymorphic form of 1-methyl-5-p-toluoylpyrrple-2-acetamidoacetic acid guaiacyl ester（MED 15）[P]. US6288241（B1），2001 - 09 - 11

右酮洛芬（Dexketoprofen）

右酮洛芬（**1**）中文化学名为（S)-3-苯甲酰基-α-甲基-苯乙酸；英文化学名为（S)-3-Benzoyl-α-methylbenzene acetate；分子式：$C_{16}H_{14}O_3$；分子量：254.28。本品于 1996 年在西班牙上市，具有抗炎抗风湿，镇痛的作用，适用于骨骼肌的疼痛，痛经，牙痛等急性锐痛的治疗。CAS：156604-79-4。

合成路线举例：

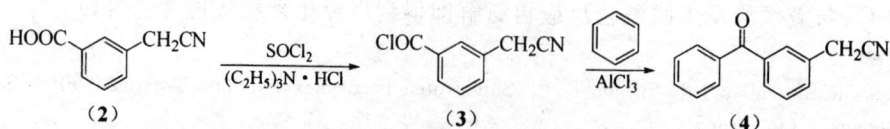

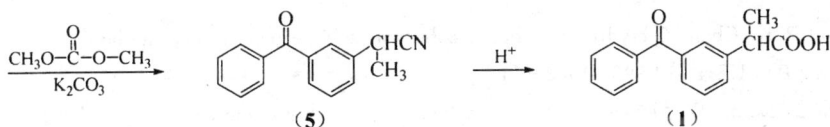

本品以 3-氰甲基苯甲酸（**2**）为起始原料，与氯化亚砜反应生成 3-氰甲基苯甲酰氯（**3**），（**3**）和苯经傅克反应得到 2-(3-苯甲酰基苯基)乙腈（**4**），（**4**）用碳酸二甲酯试剂进行单甲基化得到 3-苯甲酰基-α-甲基-苯乙腈（**5**），（**5**）经酸性水解得右酮洛芬（**1**）。

参考文献

1. Liu J, Farmer J. D, Lanews Jr. et al. Calcineurin is a common target of cyclophlin2chclosporin A and FKBP2FK506 complexes. J. Cell, 1991, 66 (4)：807 - 815

2. Carganico G, Mauleon C. D, Garcia P. M, Luisa. A. Novel Arylpropionic derivative, a process for the preparation and the use there of as an analgesic agent [P]. WO9411332 (A1), 1994 - 05 - 26

巴柳氮二钠 （Balsalazide Disodium）

巴柳氮二钠（**1**）中文化学名为对-[[对-(N-羟乙基)氨甲酰基]苯偶氮基]水杨酸二钠二水合物；英文化学名为 Disodium(E)-3-(4-((3-carboxy-4-hydroxyphenyl) diazenyl)benzamido)propanoate dihydrate；分子式：$C_{17}H_{13}N_3Na_2O_6$；分子量：401.28。本品早已在几个国家上市，并于 2000 年 6 月获得美国 FDA 许可，商品名为 Colazide。属于 5-氨基水杨酸的新前体药物，用作轻至中度活动性溃疡性结肠炎的一线治疗，具有良好的疗效及耐受性。CAS：82101-18-6。

合成路线举例：

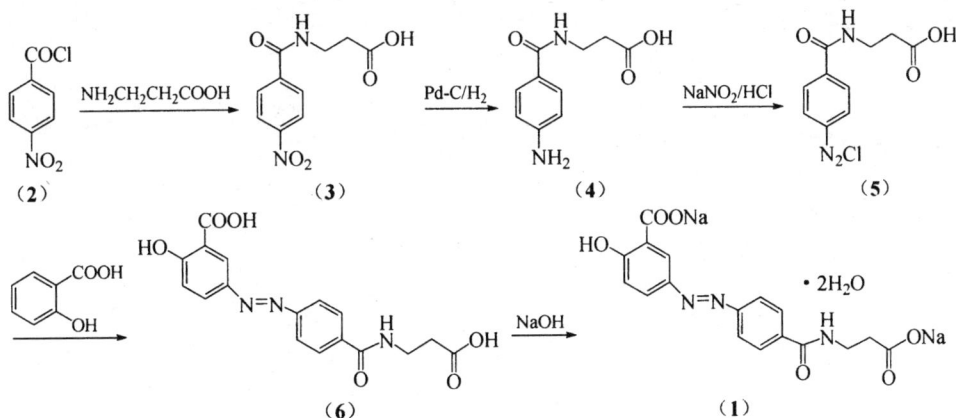

本品以对硝基苯甲酰氯（**2**）为起始原料，经与 β-氨基丙酸缩合生成 N-对硝基苯甲酰-β-丙氨酸（**3**），（**3**）经钯炭/氢气还原成 N-对氨基苯甲酰-β-丙氨酸（**4**），（**4**）与 $NaNO_2/HCl$ 反应制得重氮盐（**5**），（**5**）再与水杨酸偶合制得巴柳氮（**6**），（**6**）最后与氢氧化钠成盐制得巴柳氮二钠（**1**）。

参考文献

1. Rnsalind P. K. Chan. 2-Hydroxy-5-phenylazobenzoic acid derivatives and method of treating ulcerative colitis therewith [P]. US 4 412 992, 1983 - 11 - 01

2. William B, Donna B, Marvin J, et al. Analogs of pteroylglutamic acid. iv. replacement of glutamic acid by other amino acids. J. Am Chem Soc, 1949, 71 (9): 3014

3. Biorex L. L. 2-Hydroxy-5-phenylazobenzoic acid derivatives [P]. GB2080796 (A), 1982 - 02 - 10

第十二章

镇 痛 药

盐酸瑞芬太尼（Remifentanil Hydrochloride）

盐酸瑞芬太尼（**1**）中文化学名为 3-{4-甲氧羰基-4-[(1-氧丙基)-苄氨基]-1-六氢吡啶}丙酸甲基酯盐酸盐；英文化学名为 4-(Methoxycarbonyl)-4-[(1-oxoproyl)-phenyamino]-1-piperidinepropanoic acid methyl ester hydrochloride；分子式：$C_{20}H_{28}N_2O_5 \cdot HCl$；分子量：412.91。本品是由 Glaxo Well-come 公司研制的一个新型超短时麻醉性镇痛药，1996 年 8 月首次在德国上市，是最新的 μ 阿片受体激动剂，药效强，起效迅速，剂量容易控制，安全可靠，是符合发展要求而研制的新型镇痛药，因它含有 1 个酯的结构，故易被体内的酯酶快速水解，且止痛效果好。CAS：132539-07-2。

合成路线举例：

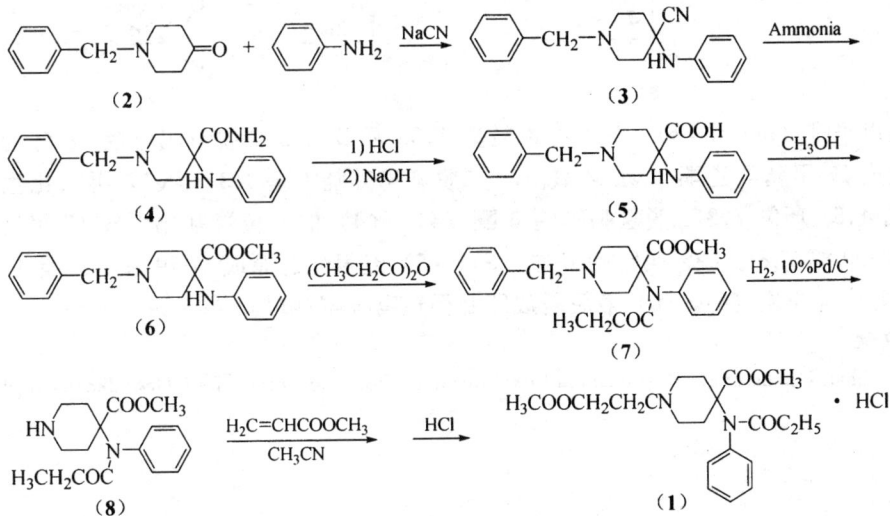

本品以 1-苄基-4-哌啶酮（**2**）为起始原料与苯胺、冰醋酸、氰化钠发生缩合反应得 1-苄基-4-氰基-4-苯胺基哌啶（**3**），（**3**）水解得相应酰胺（**4**），（**4**）进一步水解得 1-苄基-4-苯胺基哌啶-4-羧酸（**5**），（**5**）与无水甲醇酯化得 1-苄基-4-甲氧羰基-4-丙酰苯胺基哌啶（**6**），（**6**）和丙酸酐发生氮原子上的酰化反应得到化合物（**7**）后用 Pd/C 还原得 4-甲氧羰基-4-丙酰苯胺基哌啶（**8**），（**8**）与丙烯酸甲酯发生加成后与盐酸成盐即得盐酸瑞芬太尼（**1**）。

参考文献

1. 耿志宇，许幸. 瑞芬太尼的临床药理学 [J]. 国外医学·麻醉学与复苏分册，2004，25（4）：

2. Patel S. S, Spencer C. M. Remifentanil. Drugs，1996，52（3）：417－427

3. Feldman P. L，Brackeen M. F. A novel rout to the 4-arilido-4-(methoxycarbonyl) piperidine class of analgetics. J. Org Chem，1990，55（13）：4207－4209

羟吗啡酮（Oxymorphone）

羟吗啡酮（**1**）中文化学名为 17-甲基-3,14-二羟基-4,5α-环氧-9β-羟基-吗啡喃-6-酮；英文化学名为 5α-4,5-Epoxy-3,14-dihydroxy-17-methyl-morphinan-6-one；分子式：$C_{17}H_{19}NO_4$；分子量：301.34。本品 2006 年在美国上市，临床上用于中度至重度疼痛的止痛，也可用于产科止痛，静注可用于辅助麻醉。CAS：76-41-5。

合成路线举例：

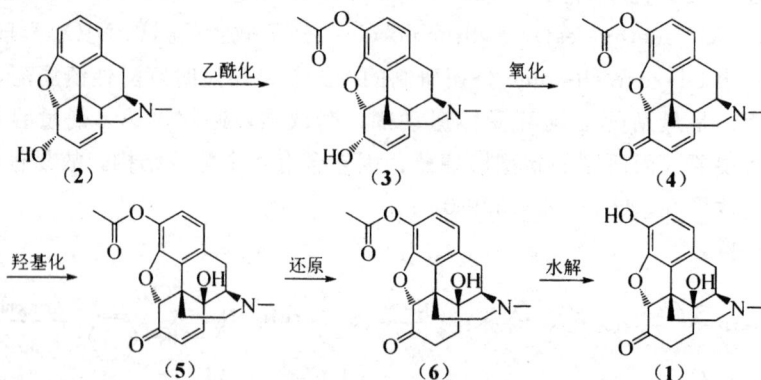

（2）　　　　　　　　　　（3）　　　　　　　　　　（4）

（5）　　　　　　　　　　（6）　　　　　　　　　　（1）

本品以吗啡（morphine）17-甲基-3-羟基-4,5α-环氧-7,8-二脱氢吗啡喃-6α-醇为原料，经乙酰化生成 17-甲基-3-乙酯-4,5α-环氧-7,8-二脱氢吗啡喃-6-醇（**3**），（**3**）再氧化生成 17-甲基-3-乙酯-4,5α-环氧-7,8-二脱氢吗啡喃-6-酮（**4**），（**4**）的 9 位羟基化生成 17-甲基-3-乙酯-4,5α-环氧-9β-醇-7,8-二脱氢吗啡喃-6-酮（**5**），（**5**）经氢化还原成 17-甲基-3-乙酯-4,5α-环氧-9β-羟基-吗啡喃-6-酮（**6**），（**6**）最后脱羧即制得羟吗啡酮（**1**）。

参考文献

1. Bao-Shan Huang et al. Preparation of oxymorphone from morphine [P]. US5922876，1999－07－13

第十三章
降血脂药

瑞舒伐他汀钙（Rosuvastatin Calcium）

瑞舒伐他汀钙（**1**）中文化学名为（＋）-(3R,5S)-7-[4-(4-氟苯基)-6-异丙基-2-(N-甲基-N-甲磺酰基氨基)嘧啶-5-基]-3,5-二羟基-6-(E)-庚烯酸钙；英文化学名为（3R,5S,6E)-7-[4-(4-Fluorophenyl)-6-(1-methylethyl)-2-[N-methyl(N-methylsulfonyl) amino]-5-pyrimidinyl]-3,5-dihydroxy-6-heptenoic calcium；分子式：$(C_{22}H_{27}FN_3O_6S)_2Ca$；分子量：1001.14。本品于2003年上市，为HMGCoA还原酶抑制剂，适用于高脂血症和高胆固醇血症。CAS：147098-20-2。

合成路线举例：

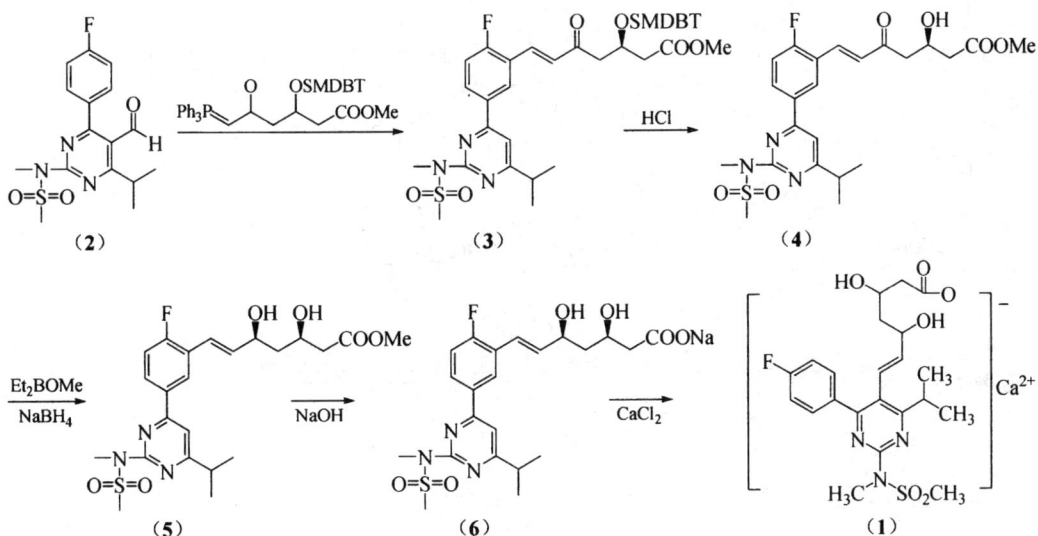

本品以4-(4-氟苯基)-6-异丙基-2-(N-甲基-N-甲磺酰基氨基)嘧啶-5-甲醛（**2**）为起始原料与（R)-3-[(叔丁基二甲基硅烷基)氧基]-5-氧代-6-三苯基膦己酸甲酯进行缩合反应得到（**3**），（**3**）再经去保护得（**4**），（**4**）经顺式还原得化合物（**5**），（**5**）水解得（**6**），（**6**）成钙盐即得最终产品瑞舒伐他汀钙（**1**）。

参考文献

1. Kentaro H. K, Teruyuki I. O, Haruo K. K, et al. Pyrlmidine derivatives [P]. USP：5260440, 1993－11－19

2. H. 科伊克，M. 卡巴基，N. P. 泰勒，等. (E)-6-{2-[4-(4-氟苯基)-6-异丙基-2-[甲基(甲磺酰基)氨

基]嘧啶-基]-乙烯基}(4R,6S)-2,2-二甲基[1,3]二氧杂-4-基)乙酸叔丁酯的制备方法［P］. CN：1340052A，2002－3－13

3. Toshiro Konoike, Yoshitaka Araki. Practical synthesis of chiral synthons for the preparation of HMG2CoA reductase inhibitors. J. Org Chem, 1994, 59（25）：7849－7854

匹伐他汀钙（Pitavastatin Calcium）

匹伐他汀钙（1）中文化学名为（3R,5S,6E)-（＋)-7-[2-环丙基-4-(4-氟苯基)喹啉-3-基]-3,5-二羟基-6-庚烯酸钙盐；英文化学名为 Bis[(3R,5S,6E)-7-(2-cyclo-prop-yl-4-(4-flu-orophenyl)-3-quinolyl)-3,5-dihydroxy-6-he-ptoic acid]（＋)a-phencthylamine salt；分子式：$C_{25}H_{23}CaFNO_4$；分子量：460.53。本品又名伊伐他汀（Itavastatin）、NK-104、尼伐他汀（Nisvastatin），系日本 Nissan Chem 公司研制的 HMG-CoA 还原酶抑制剂，2003 年首次在日本上市，用于治疗包括家族性在内的高脂血症，是化学全合成的他汀类降血脂药，是具有两个不对称碳原子的旋光异构体的钙盐，具有显著降低低密度脂蛋白胆固醇（LDL-C）效应，其作用与阿托伐他汀相似，而强于其他 5 种他汀类药物。CAS：147526-32-7。

合成路线举例：

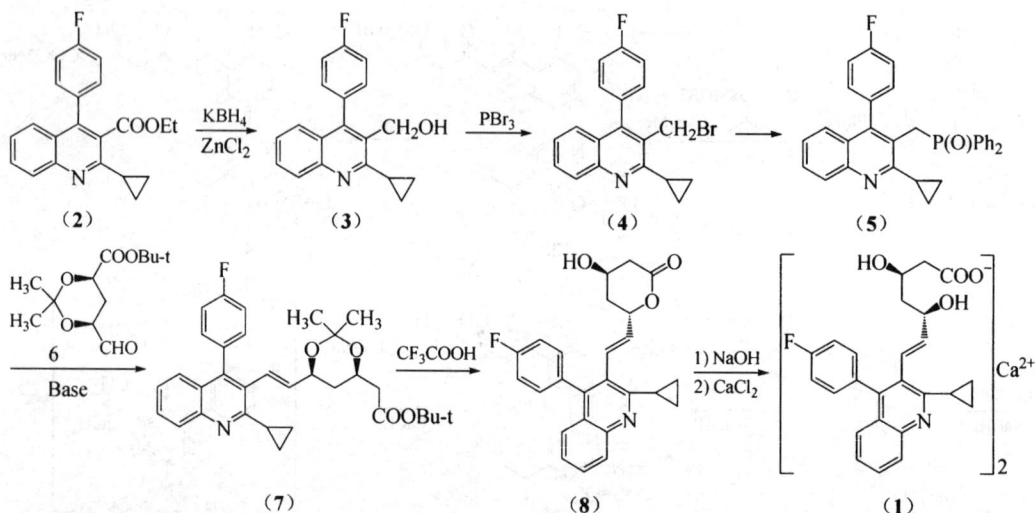

本品以 2-环丙基-4-(4-氟苯基)-喹啉-3-羧酸乙酯（2）为原料经 KBH$_4$/ZnCl$_2$ 还原得到 2-环丙基-4-(4-氟苯基)喹啉-3-甲醇（3），（3）经溴代得到 3-溴甲基-2-环丙基-4-(4-氟苯基)喹啉（4），（4）与乙氧基二苯基膦反应制得膦叶立德 2-环丙基-3-(二苯基氧膦甲基)-4-(4-氟苯基)喹啉（5），（5）与(3R,5S)-6-氧代-3,5-二羟基-3,5-O-亚异丙基己酸叔丁酯（6）进行 Wittig-Hornor 反应得到（3R,5S,6E)-7-[2-环丙基-4-(4-氟苯基)-喹啉-3-基]-3,5-二羟基-3,5-O-亚异丙基-6-庚烯酸叔丁酯（7），（7）脱保护并内酯化得到（4R,6S,E)-6-[2-环丙基-4-(4-氟苯基)-喹啉-3-基-乙烯基]-4-羟基-3,4,5,6-四氢-2H-吡喃-2-酮（8），（8）水解成盐制得 HMG-CoA 还原酶抑制剂类降血脂药物匹伐他汀钙（1）。

参考文献

1. 蔡正艳，周伟澄. 匹伐他汀钙的合成 [J]. 中国医药工业杂志，2007，38（3）：177-180

2. Miyachi N，Yanagawa Y，Iwasaki H，et al. A novel synthetic method of HMG-CoA reductase inhibitor NK-104 via a hydroboration-cross coupling sequence. J. Tetrahedron Lett，1993，34（51）：8267-8270

3. Fujikawa Y，Suzuki M，Iwasaki H，et al. Quinoline type mevalonolactones [P]. EP304063，1989-02-22（CA 1989，111：134010）

依替米贝（Ezetimibe）

依替米贝（**1**）中文化学名为（3R,4S)-1-(4-氟苯基)-3-((S)-3-(4-氟苯基)-3-羟基丙基)-4-(4-羟基苯基)氮杂环丁-2-酮；英文化学名为（3R,4S)-1-(4-Fluorophenyl)-3-((3S)-3-(4-fluorophenyl)-3-hydroxypropyl)-4-(4-hydroxyphenyl)azetidin-2-one；分子式：$C_{24}H_{21}F_2NO_3$；分子量：409.43。本品于 2002 年上市，为氮杂环丁烷酮类胆固醇吸收抑制剂，能有效降低血脂，并能通过 MAPKs 介导 Caveolin1、CyclinD1 及 NFκB 信号通路抑制动脉粥样硬化。CAS：163222-33-1。

合成路线举例：

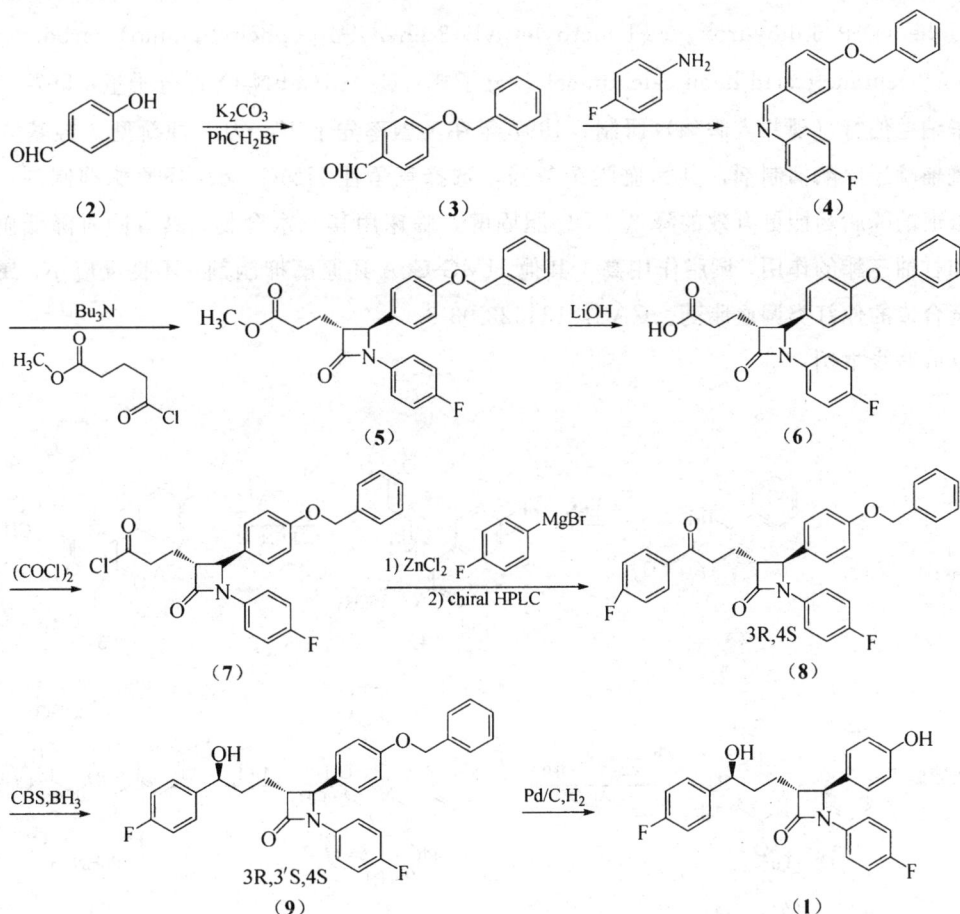

本品以 4-羟基苯甲醛（**2**）为原料和溴苄发生醚化反应生成 4-苄氧基苯甲醛（**3**），（**3**）与 4-氟苯胺脱水缩合得到（Z)-N-(4-(苄氧基)苯甲烯)-4-氟苯胺（**4**），（**4**）与 4-(氯甲酰)丁酸甲酯加成环合得到相应的反式-氮杂环丁酮（**5**），（**5**）进一步水解成相应的羧酸（**6**）后和光气进行酰氯化反应得到 3-((2R,3R)-2-(4-(苄氧基)苯基)-1-(4-氟苯基)-4-氮杂环丁酮-3-基)丙酰氯（**7**），（**7**）的酰氯与格氏试剂发生反应生成化合物（**8**），（**8**）经手性拆分后用 BH₃ 还原成相应的醇（**9**），最后氢解脱苄基即得到依替米贝（**1**）。

参考文献

1. Rosenblum S. B, Dugar S, Burnett D. A, et al. Hydroxy-substd. azetidinone cpds. useful as hypo-cholesterolemic agents [P]. EP 0720599；JP 1996509989；US 5631365；WO 9508532

阿托伐他汀钙（Atorvastatin Calcium）

阿托伐他汀钙（**1**）中文化学名为［R-(R*，R*)]-2-(4-氟苯基)-β,δ-二羟基-5-(1-甲基乙基)-3-苯基-4-[(苯胺基)-羰基]-1H-吡咯-1-庚酸钙盐；英文化学名为［R-(R*,R*)]-2-(4-Fluorophenyl)-β,6-dihydroxy-5-(1-methylethyl)-3-phenyl-4-[(phenyl-amino) carbonyl]-1H-pyrrole-1-heptanoic acid hemi calcium salt；分子式：$C_{33}H_{34}CaFN_2O_5$；分子量：597.71。本品由华纳兰伯特（现并入辉瑞）研制，1997 年在英国率先上市，为一种新型 3-羟基-3-甲基戊二酰辅酶还原酶抑制剂，其为血脂调节药，选择竞争性 HMG-CoA 还原酶抑制剂，较其他已报道的降脂药能更有效的降低 LDL-胆固醇，临床用其三水合物，具有同时降低血清胆固醇和甘油三酯的作用，调脂作用高于其他 HMG-CoA 还原酶抑制剂，不良反应小，属于第三代全合成的他汀类调血脂药。CAS：134523-03-8。

合成路线举例：

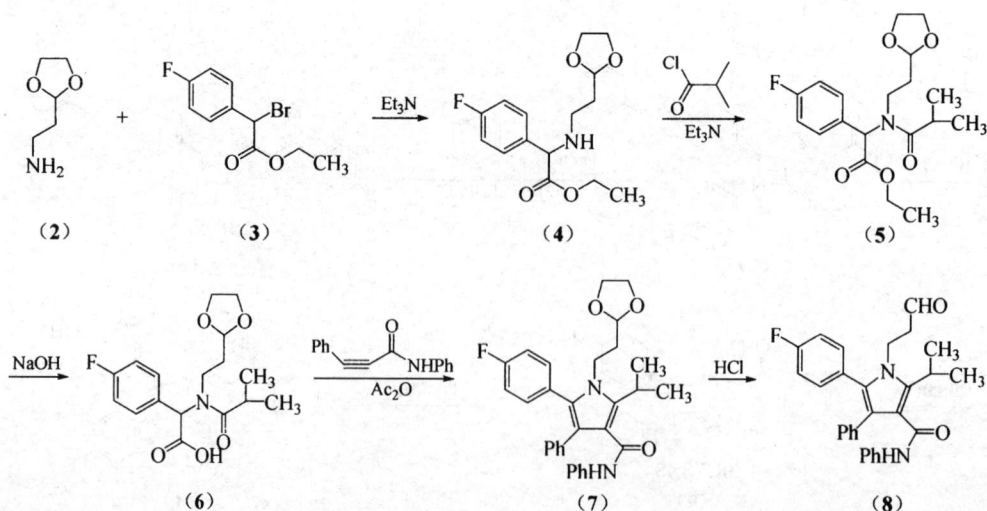

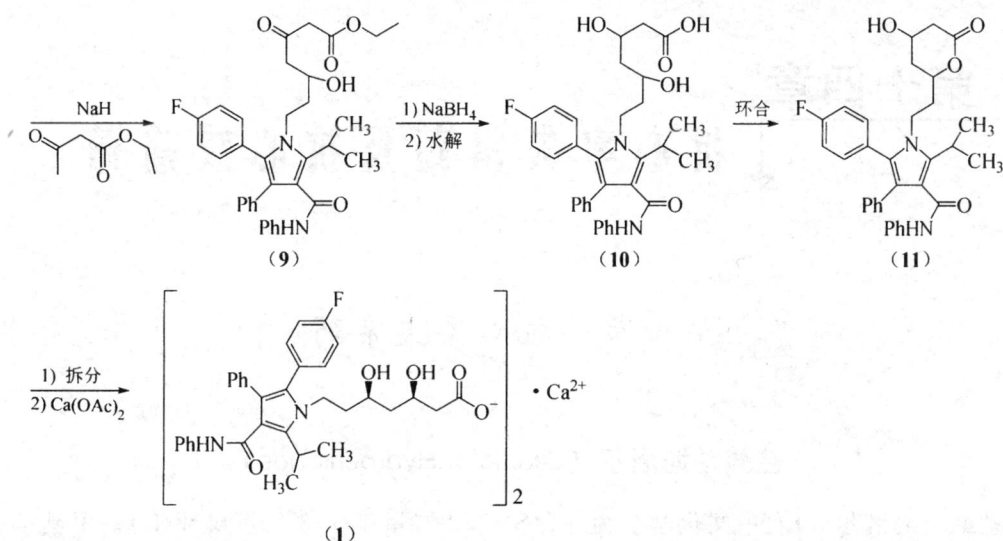

本品以 3-氨基丙醛缩乙二醇（**2**）为原料和 2-溴-2-（4-氟苯基）乙酸乙酯（**3**）反应，在氮原子上发生烃化反应得到（**4**），（**4**）与异丁酰氯反应在氮原子上发生酰化反应得到（**5**），（**5**）在碱性条件下经水解生成相应的羧酸（**6**），（**6**）和 N-苯基苯乙炔基甲酰胺缩合环合得到吡咯化合物（**7**），（**7**）用盐酸水解缩醛还原成相应的醛（**8**），（**8**）在 NaH 作用下和乙酰乙酸乙酯发生缩合反应得到化合物（**9**），（**9**）用 NaBH₄ 还原再水解生成相应的羧酸（**10**），（**10**）发生分子内脱水环合得到化合物（**11**），（**11**）经手性拆分后成盐即得到阿托伐他汀钙（**1**）。

参考文献

1. Both B. D，Arbor A. Trans-6-[2-(3-or4-carboxamido-sub-stituedpyrrol-1-yl)alkyl]-4-hydroxypyran-2-one inhibitors of cholesterol synthesis [P]. US4681893，1987 - 07 - 21

2. Roth B. D，Arbor A. MICH. [R-(R* R*)]-2-(4-fluorophe-nyl)-β,γ-dihydroxy-5-(1-methylethyl-3-phenyl-4-[(phenylami-no) carbonyl]-1H-pyrrole-1-heptanoic acid，its lactone form and salts thereof [P]. US5273995，1993 - 12 - 28

3. Nelson J. D，Pamment M. D. Process for preparing 5-(4-flu-orophenyl)-1-[(2R,4R)-4-hydroxy-6-oxo-tetrahydro-pyran-2-yl) ethyl]-2-isopropyl-4-phenyl-1H-pyrrole-3-carbexylic acid phenylamide [P]. WO 2004 089894，2004 - 10 - 21

第十四章
抗心率失常药及抗心绞痛药

第一节　抗心率失常药

盐酸兰地洛尔（Landiolol Hydrochloride）

盐酸兰地洛尔（**1**）中文化学名为 [(4S)-2,2-二甲基-1,3-二氧戊环-4-基]甲基 3-[4-[(2S)-2-羟基-3-[2-(吗啉-4-甲酰氨基)乙基氨基]丙氧基]苯基]丙酸酯盐酸盐；英文化学名为 [(4S)-2,2-Dimethyl-1,3-dioxolan-4-yl]methyl-3-[4-[(S)-2-hydroxy-3-(2-morpho-lino-carbonylamino) ethyl amino] propoxy] phenylpropionate monohydrochloride；分子式：$C_{25}H_{39}N_3O_8 \cdot HCl$；分子量：546.09。本品于 2002 年在日本上市，为选择性 β_1 受体阻断药，主要对存在于心脏的 β_1 受体起拮抗作用，通过抑制由儿茶酚胺引起的心搏数增加，改善心动过速性心律失常，适用于手术时发生心动过速性心律失常（包括心房纤颤、心房扑动、窦性心动过速）的紧急治疗。CAS：144481-98-1。

合成路线举例：

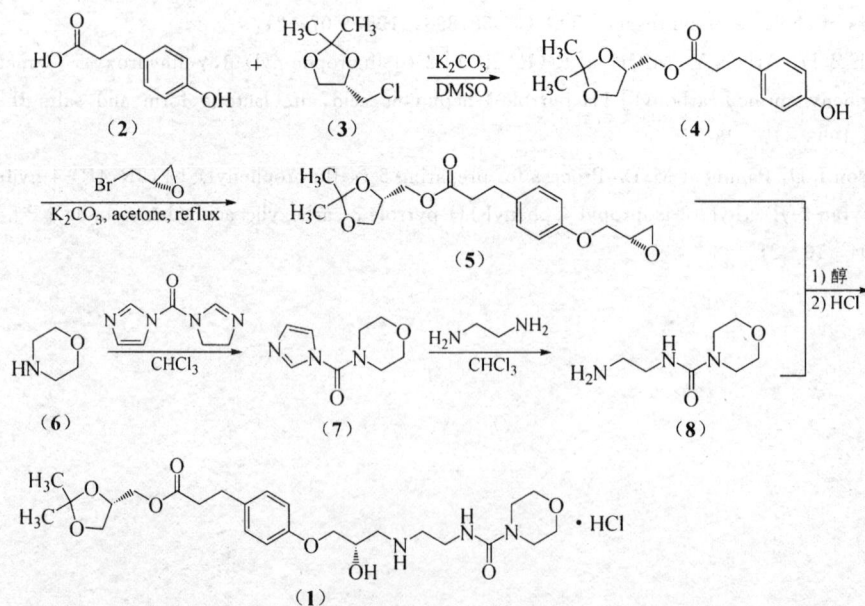

（1）

本品先以 3-(4-羟基苯基)丙酸（**2**）为原料和丙酮缩（氯甲基乙二醇）（**3**）反应生成对羟基苯丙酸酯（**4**），（**4**）与（S）-2-(溴甲基)环氧乙烷发生取代生成对-(环氧基甲基)醚苯丙酸酯（**5**）；另外以吗啉（**6**）为原料和二咪唑酮缩合生成咪唑吗啉酮（**7**），（**7**）和乙二胺反应得到 N-(2-氨乙基)吗啉-4-甲酰胺（**8**）；最后（**8**）和（**5**）发生缩合后与盐酸成盐即得到盐酸兰地洛尔（**1**）。

参考文献

1. Iguchi S，Kawamura M，Miyamoto T. Novel esters of phenylalkanoic acid [P]. EP 0397031；JP 1991072475；JP 1994073044；US 5013734

阿替洛尔（Atenolo）

阿替洛尔（**1**）中文化学名为 4-(2-羟基-3-异丙胺基丙氧基)苯乙酰胺；英文化学名为 2-(4-(2-Hydroxy-3-(isopropylamino)ethoxy)phenyl)acetamide；分子式：$C_{13}H_{20}N_2O_3$；分子量：252.31。本品 1980 年 6 月首次在奥地利上市，是英国帝国化学公司创制的选择性 β-受体阻滞剂，临床上具有显著的长效降压和减慢心率的效果。CAS：29122-68-7。

合成路线举例：

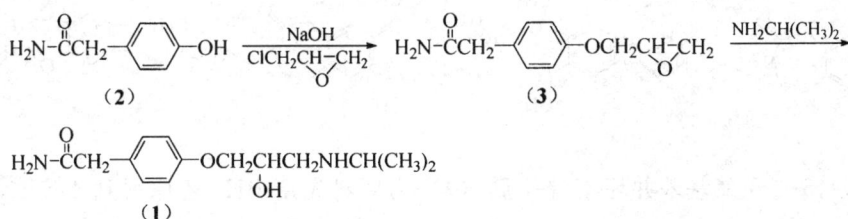

本品是以对羟基苯乙酰胺（**2**）为原料，与环氧氯丙烷在碱性条件下发生醚化反应生成 3-(4-乙酰氨基)苯胺基-1,2-环氧丙烷（**3**），（**3**）再与异丙胺发生开环缩合即生成阿替洛尔（**1**）。

参考文献

1. 崔艳霞，姜卫国，李淑芬. 阿替洛尔的合成 [J]. 中国药物化学杂志，1996，6（1）：62－63

第二节　抗心绞痛药

盐酸伊伐布雷定（Ivabradine Hydrochloride）

盐酸伊伐布雷定（**1**）中文化学名为 7,8-二甲氧基-3-(3-[[(1S)(4,5-二甲氧基苯并环丁烷-1-基)甲基]-甲氨基]丙基)-1,3,4,5-四氢化-2 氢-苯并氮杂䓬-2-酮盐酸盐；英文化学名为 (S)-3-(3-(((4,5-Dimethoxy-1,2-dihydrocyclo-butabenzen-1-yl)methyl)(methyl)amino)propyl)-7,8-dimethoxy-4,5-dihydro-1H-benzo[d]azepin-2(3H)-one hydrochloride；分子式：$C_{27}H_{37}N_2O_5 \cdot HCl$；分子量：505.05。本品于 2006 年上市，用于禁用或不耐受 β 受体阻断

剂、窦性心律正常的慢性稳定型心绞痛患者，是第一个窦房结 If 电流选择特异性抑制剂，它单纯减缓心率的作用是近 20 年来稳定型心绞痛治疗药物最重要的进步。CAS：155974-00-8。

合成路线举例：

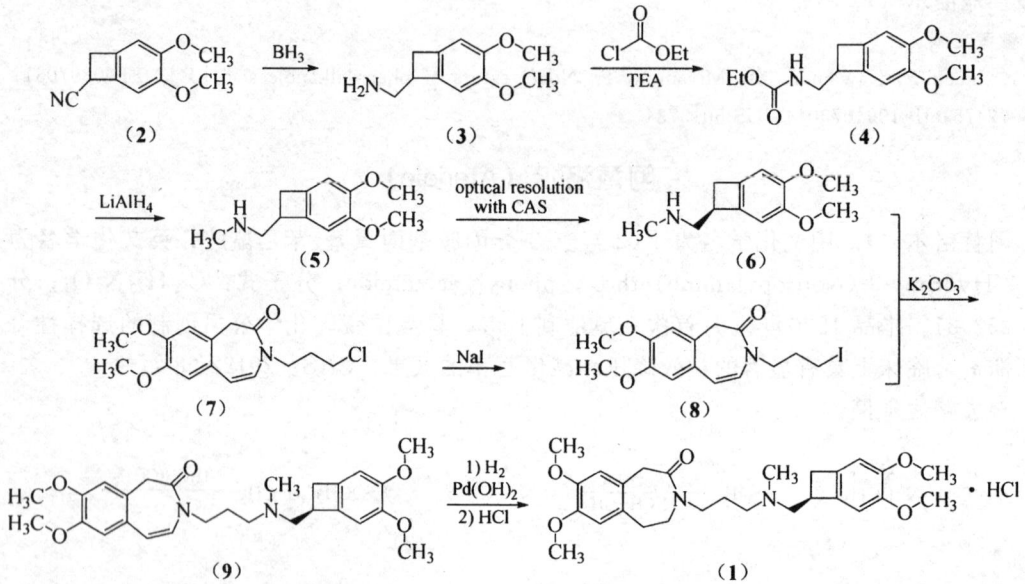

本品以 4,5-二甲氧基苯并环丁烷-1-腈（**2**）为原料先用 BH₃ 还原得到 4,5-二甲氧基苯并环丁烷-1-甲胺（**3**），（**3**）与氯乙酸乙酯发生酰化反应生成相应的酰胺（**4**），（**4**）用 LiAlH₄ 还原得到 N-(4,5-二甲氧基苯并环丁烷-1-亚甲基)-N-甲胺（**5**），（**5**）经手性拆分得到 (S)-N-(4,5-二甲氧基苯并环丁烷-1-亚甲基)-N-甲胺（**6**）；再以 3-(3-氯丙基)-7,8-二甲氧基-2,3-二氢-1H-3-苯并氮杂草-2-酮（**7**）为原料和 NaI 发生碘取代反应生成 3-(3-碘丙基)-7,8-二甲氧基-2,3-二氢-1H-3-苯并氮杂草-2-酮（**8**）；（**8**）和（**6**）反应得到缩合物（**9**），（**9**）经氢化还原后与盐酸成盐即得到目标化合物盐酸伊伐布雷定（**1**）。

参考文献

1. Peglion J. L，Vian J，Vilaine J. P，et. al. Benzocyclobutyl-or indanyl-alkyl-amino-alkyl substd. 3-benzazepin-2-ones useful in the treatment of cardiovascular diseases [P]. EP 0534859；FR 2681862；JP 1993213890；US 5296482

雷诺嗪（Ranolazine）

雷诺嗪（**1**）中文化学名为 1-[3-(2-甲氧基苯氧基)-2-羟丙基]-4-[(2,6-二甲基苯基)氨甲酰甲基]哌嗪；英文化学名为 N-(2,6-Dimethylphenyl)-4-[2-hydroxy-3-(2-methoxyphenoxy)propyl-piperazine-1-yl] acetamide；分子式：C₂₄H₃₃N₃O₄；分子量：427.54。本品于 2006 年上市，具有抗心绞痛和抗心肌缺血作用，是治疗心绞痛和心力衰竭的心血管药物。

CAS：95635-55-5。

合成路线举例：

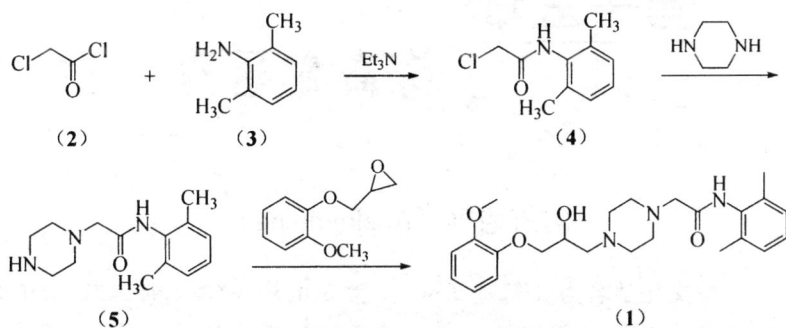

本品以 2,6-二甲氧基苯胺（2）为原料与氯乙酰氯（3）发生酰化反应生成 N-(2,6-二甲基苯基)氯乙酰胺（4），然后将（4）和哌嗪溶于乙醇中，在回流状态下反应得到化合物 N-(2,6-二甲基苯基)-2-哌嗪乙酰胺（5），（5）与 3-(2-甲氧基苯氧基)-1,2-环氧丙烷反应，即得到雷诺嗪（1）。

参考文献

1. Chaitman B. R，Pepine C. J，Parker J. O，et al. Effects of ranolazine with atenolol, amlodipine, or diltiazem on exercise tolerance and angina frequency in patients with severe chronicangina：a randomized controlled controlled trial. J. Am Med Assoc，2004，291：309 – 316

2. Pepine C. J，Wolff A. A. A controlled trial with a novel antiischemic agent, ranolazine, in chronic stable angina pectoris that is responsive to conventional antianginal agents. J. Cardiol，1999，84：46 – 50

3. Stone P. H，Gratsiansky N. A，Blokhin A，et al. Antianginal efficacy of ranolazine when added to treatment with amlodipine：the ERICA (efficacy of ranolazine in chronic angi2na) trial. J. Am Coll Cardiol，2006，48：566 – 575

第十五章

抗高血压药

阿折地平（Azelnidipine）

阿折地平（**1**）中文化学名为 2-氨基-1,4-二氢-6-甲基-4-(3-硝基苯基)-3,5-吡啶二羧酸-3-(1-二苯甲基-3-氮杂环丁基)-5-异丙酯；英文化学名为 2-Amino-1,4-dihydro-6-methyl-4-(3-nitrophenyl)-3,5-pyridinedicarboxyl-icacid-3-[1-(diphenylmethyl)-3-azetidinyl]-5-(methyle-thyl)ester；分子式：$C_{33}H_{32}N_4O_6$；分子量：580.63。本品是日本 Daiichi Sankyo 公司研发的二氢吡啶类长效钙拮抗剂，2003 年首次在日本上市，可选择性作用于 L-型钙通道，临床主要用于治疗轻度或中度的原发性高血压、肾障碍伴高血压及重症高血压等疾病。CAS：123524-52-7。

合成路线举例：

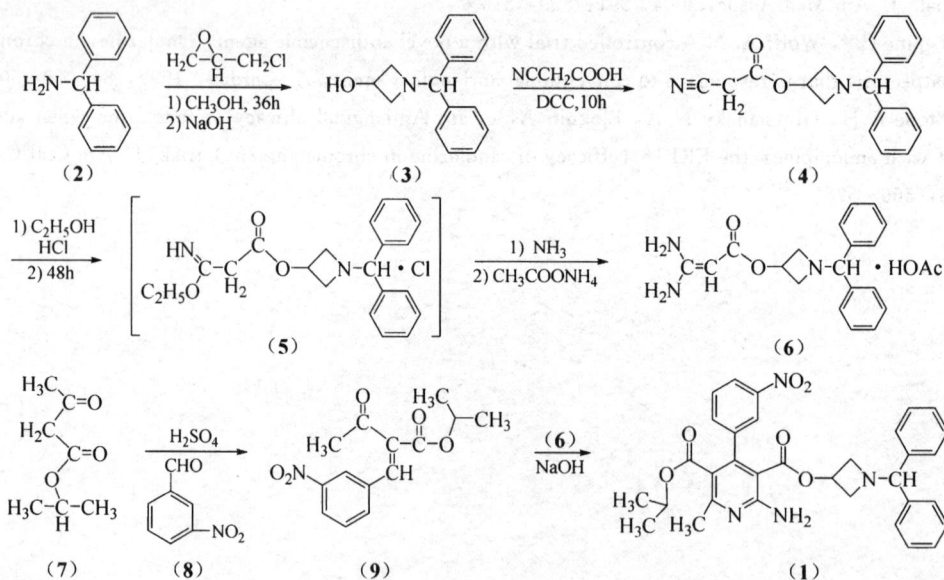

本品以二苯甲基胺（**2**）为原料和环氧氯丙烷发生反应，分子内环合得 1-二苯甲基-3-氮杂环丁醇（**3**），（**3**）与氰乙酸在 DCC 作用下生成氰乙酸 1-二苯甲基-3-氮杂环丁酯（**4**），（**4**）用乙醇醇解得到的亚氨（**5**），（**5**）依次经氨气和乙酸铵处理得（**3**），3-二氨基丙烯酸 1-二苯甲基-3-氮杂环丁酯乙酸盐（**6**）；另用乙酰乙酸异丙酯（**7**）为原料与间硝基苯甲醛（**8**）在浓硫酸催化下（以等摩尔乙酸和哌啶制得的盐作为催化剂）脱水，制得 2-(3-硝基苯亚甲

基)乙酰乙酸异丙酯（**9**）；（**6**）和（**9**）经 Michael 加成环合得阿折地平（**1**）。

参考文献

1. Wellington K, Scott L. J. Azelnidipine. J. Drugs, 2003, 63 (23): 2613 – 2621

2. Gaetner V. R. Cyclization of 1-alkylamino-3-halo-2-alkanolsto 1-alkyl-3-azetidinols. J. Tetrahedron Lett, 1966, 39: 4691 – 4694

3. Anderson A. G, Lok R. The synthesis of azetidine-3-carboxylicacid. J. Org Chem, 1972, 37 (24): 3953 – 3955

依普利酮（Eplerenone）

依普利酮（**1**）中文化学名为 9α,11α-环氧-17β-羟基-3-氧代孕甾-4-烯-7α,21-二羧酸甲酯-γ-内酯；英文化学名为 (7α,11α,17α)-Pregn-4-ene-7,21-dicarboxylic acid-9,11-epoxy-17-hydroxy-3-oxo-γ-lactone-methyl ester；分子式：$C_{24}H_{30}O_6$；分子量：414.49。本品于 2002 年上市，是一种选择性醛甾酮抑制剂（SAB），能特异性地抑制激素醛甾酮的功能，是治疗高血压和其他心血管病的新型药物。CAS：107724-20-9。

合成路线举例：

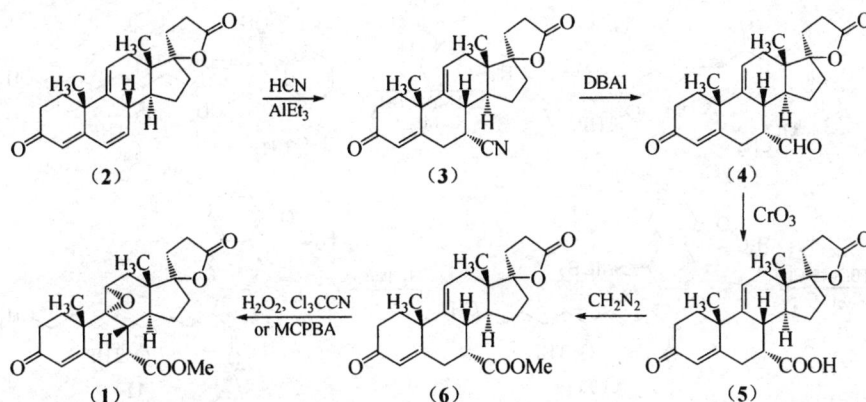

本品以（2′R,8S,10R,13S,14S)-10,13-二甲基-1,8,10,12,13,14,15,16-八氢-3′H-螺[环戊二烯并[a]菲-17,2′-呋喃]-3,5′(2H,4′H)-二酮（**2**）为原料与 HCN 加成得到相应的氰化物（**3**），（**3**）水解生成相应的醛（**4**），（**4**）用 CrO_3 氧化成羧酸（**5**），（**5**）与重氮甲烷反应生成甲酯（**6**），用 H_2O_2 作氧化剂，（**6**）的 9 和 11 位发生环氧化即生成目标化合物依普利酮（**1**）。

参考文献

1. Grob J, Kaldova J. 20-Spiroxanes and analogues having an open ring E, processes for their manufacture, and pharmaceutical preparations thereof [P]. EP 0122232；ES 8602846；ES 8705459；ES 8705460；ES 8705461；JP 1984231100；US 4559332

曲前列环素（Treprostinil）

曲前列环素（**1**）中文化学名为 2-((1R,2R,3αS,9αS)-2-羟基-1-((S)-3-羟基辛基)-2,3,

3α,4,9,9α-六氢-1H-环戊烷[b]萘-5-基氧基)乙酸；英文化学名为 2-((1R,2R,3αS,9αS)-2-Hydroxy-1-((S)-3-hydroxyoctyl)-2,3,3α,4,9,9α-hexahydro-1H-cyclopenta [b]naphthalen-5-yloxy)acetic acid；分子式：$C_{23}H_{34}O_5$；分子量：390.51。本品于 2002 年在美国上市，为一种肺动脉高压治疗新药。欧洲和美国研究者发现，使用皮下注射曲前列环素钠长期治疗，可改善肺动脉高压（PAH）和不能手术的慢性血栓栓塞性肺动脉高压（CTEPH）患者的运动耐力和症状。CAS：81846-19-7。

合成路线举例：

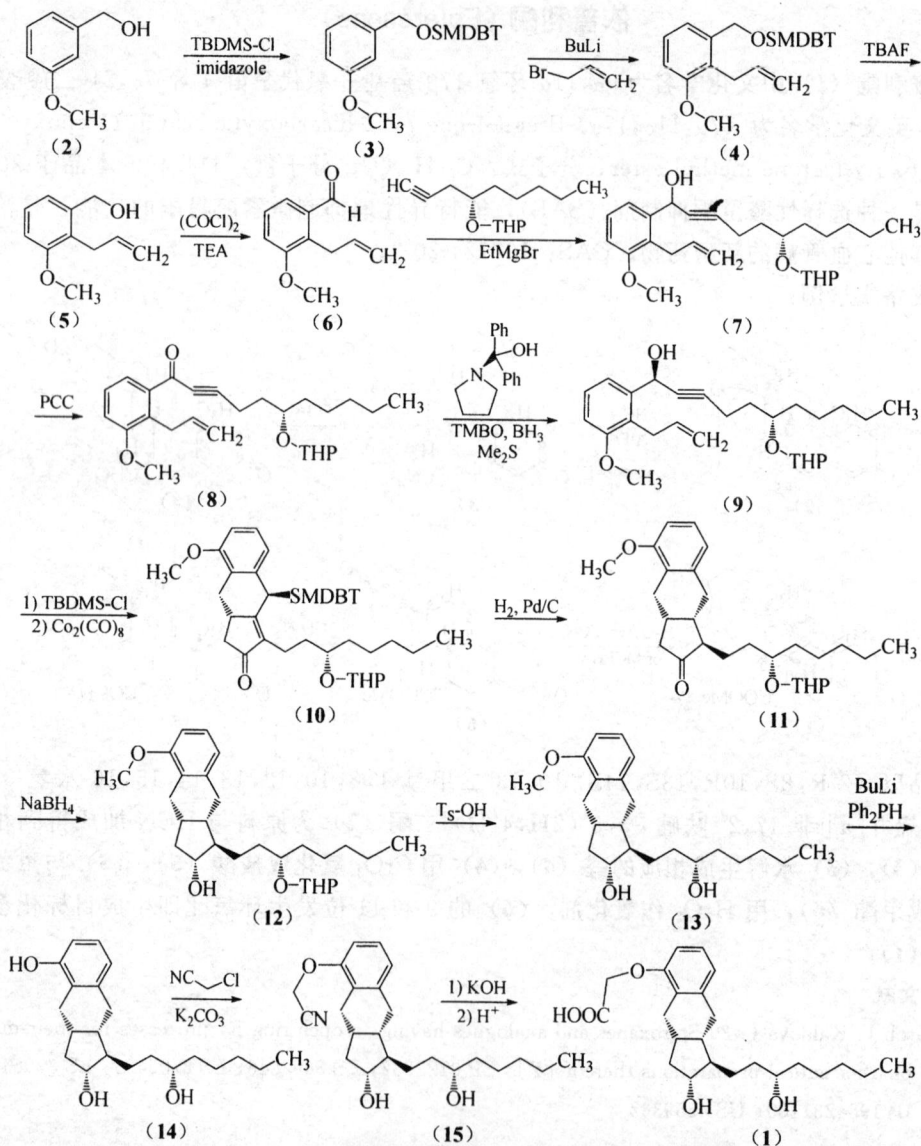

本品以 3-羟甲基苯甲醚（2）为原料和 TBDMS-Cl 反应得到相应的羟基被保护的硅醚（3），（3）和 3-溴-1-丙烯发生取代得到化合物（4），（4）在 TBAF 作用下水解去保护基得到

2-烯丙基-3-羟甲基苯甲醚（**5**），（**5**）经氧化得到 2-烯丙基-3-甲氧基苯甲醛（**6**），（**6**）与手性 1-癸炔反应生成相应的炔加成产物（**7**），（**7**）苄位上的醇羟基用 PCC 氧化成相应的酮（**8**），（**8**）在二苯（吡咯烷-1-基）甲醇中经手性还原得到手性化合物（**9**），（**9**）先经 TB-DMS-Cl 取代后在 Co₂(CO)₈ 作用下环合得到化合物（**10**），（**10**）经进一步还原得到化合物（**11**），（**11**）的羰基经 NaBH₄ 还原得到相应的醇（**12**），（**12**）经碱性消除得到（1R，2R，3αS,9αS)-1-((S)-3-羟基辛基)-5-甲氧基-2,3,3α,4,9,9α-六氢-1H-环戊烷[b]萘-2-醇（**13**），（**13**）在 BuLi 作用下消除得到（1R,2R,3αS,9αS)-1-((S)-3-羟基辛基)-2,3,3α,4,9,9α-六氢-1H-环戊烷[b]萘-2,5-二醇（**14**），（**14**）的酚羟基与 2-氯乙腈发生选择性醚化反应生成 2-((1R,2R,3αS,9αS)-2-羟基-1-((S)-3-羟基辛基)-2,3,3α,4,9,9α-六氢-1H-环戊烷[b]萘-5-基氧基)乙腈（**15**），（**15**）的氰基经碱水解，酸化成为游离羧酸即得曲前列环素（**1**）。

参考文献

1. Rao M. S, Staszewski J. P, Guo L, et al. Process for stereoselective synthesis of prostacyclin derives [P]. WO 9921830

2. Sorbera L. A, Castar J, Rabasseda X. UT-15. J. Drugs Fut 2001, 26 (4): 364

奥美沙坦酯（Olmesartan Medoxomil）

奥美沙坦酯（**1**）中文化学名为 2,3-二羟基-2-丁烯基-4-(1-羟基-1-甲基乙基)-2-丙基-1-[4-(2-1H-四唑-5-苯基)苄基]咪唑-5-羧酸酯环-2,3-碳酸酯；英文化学名为（5-Methyl-2-oxo-2H-1,3-dioxol-4-yl)-methyl-4-(2-hydroxypropan-2-yl)-2-propyl-1({4-[2-(2H-1,2,3,4-tetrazol-5-yl)-phenyl]phenyl}methyl)-1H-imidazole-5-carboxylate；分子式：C₂₉H₃₀N₆O₆，分子量 558.59。本品于 2002 年上市，为血管紧张素Ⅱ受体拮抗剂，具有优异的降压作用，用于抗高血压。CAS：144689-63-4。

合成路线举例：

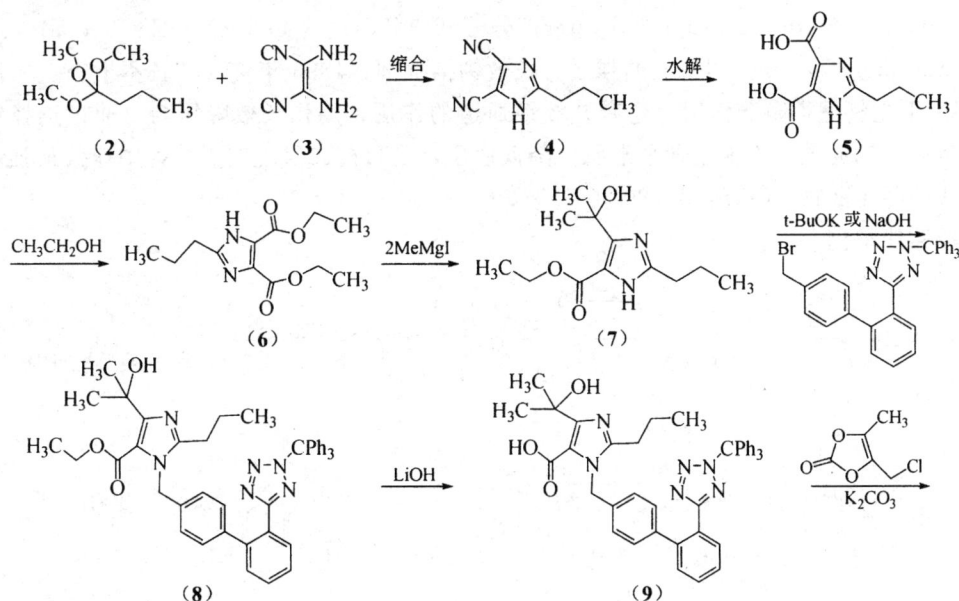

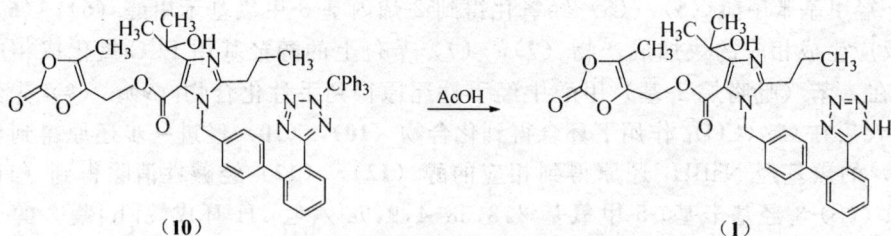

（10） → AcOH → （1）

本品以原丁酸三甲酯（**2**）为原料和（Z）-2,3-二氨基丁烯二腈（**3**）发生环合反应生成 2-丙基咪唑-4,5-二腈（**4**），（**4**）经酸水解生成咪唑二甲酸（**5**），（**5**）在酸性条件下和乙醇发生酯化反应得到咪唑二甲酸二乙酯（**6**），（**6**）与两分子的格氏试剂反应得到 4-(1-羟基-1-甲基乙基)-2-丙基咪唑-5-甲酸乙酯（**7**），（**7**）与 5-[4′-(溴甲基)二苯基-2-基]-1-(三苯甲基) 四氮唑发生氮原子上的烃化反应生成 4-(1-羟基-1-甲基乙基)-2-丙基-1-[2′-[1-(三苯甲基)-5-四氮唑]二苯-4-基甲基] 咪唑-5-甲酸乙酯（**8**），（**8**）经碱性水解得到 4-(1-羟基-1-甲基乙基)-2-丙基-1-[2′-[1-(三苯甲基)-5-四氮唑]二苯-4-基甲基]咪唑-5-甲酸（**9**），（**9**）与氯甲基间二氧杂环戊烯酮发生取代反应得到相应的酯（**10**），（**10**）经消除反应即得到目标化合物奥美沙坦酯（**1**）。

参考文献

1. Yanagisawa H, Shimoji Y, Fujimoto K, et al. Angiotensin II antagonist 1-biphenylmethylimidazole cpds. and their therapeutic use [P]. EP 0503785；EP 0545912；JP 1993078328；US 5616599

阿雷地平（Aranidipine）

阿雷地平（**1**）中文化学名为 1,4-二氢-2,6-二甲基-4-(2-硝基苯基)-3,5-吡啶二羧酸甲基-2-氧代丙基酯；英文化学名为 1,4-Dihydro-2,6-dimethyl-4-(2-nitrophenyl)-3,5-pyri-dine-dicarboxylic acid methyl 2-oxopropyl ester；分子式：$C_{19}H_{20}N_2O_7$；分子量：388.37。本品是日本 Maruko Seiyaku 公司研发的强效、长效钙拮抗剂，1996 年首次在日本上市。本品兼有 L 型和 T 型钙通道阻滞作用，还有开放钾通道的作用，用作长效降压药，通过选择性阻断电压依赖性钙通道，松弛血管平滑肌，降低血压，是目前二氢吡啶类药物中疗效最强，作用最持久的降压药物。CAS：86780-90-7。

合成路线举例：

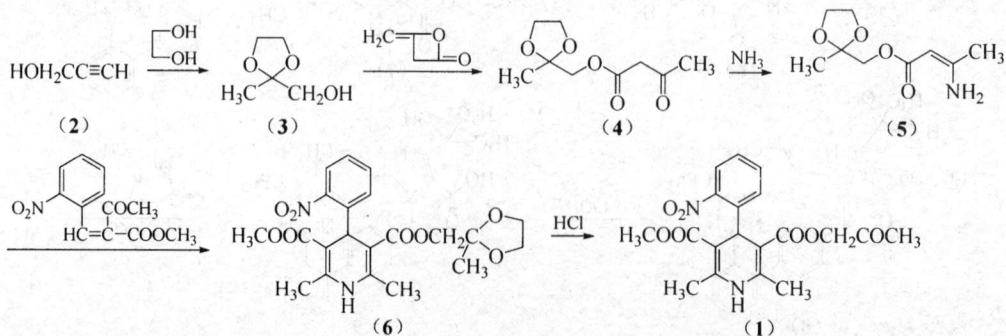

本品以炔丙醇（**2**）为原料和乙二醇加成得酮缩乙二醇（**3**），（**3**）和双乙烯酮加成开环得乙酰乙酸-2-酮缩乙二醇丙酯（**4**），（**4**）经氨气胺化得 3-氨基-2-丁烯酸-2-酮缩乙二醇丙酯（**5**），（**5**）与 2-(2-硝基亚苄基)-3-氧代丁酸甲酯经缩合、水解得阿雷地平（**1**）。

参考文献

1. 汪啸洋. 世界上市新药［M］. 北京：化学工业出版社，2006：134－136

2. Ohno S, Komatsu O, Mizukoshi K, et al. Synthesis of a symmetricaryl-1,4-dihydro-2,6-dimethyl-3,5-pyridine-dicarboxylates with vasodilating andantihypertensive activities. J. Chem Pharm Bull（Tokyo），1986，34（4）：1589－1606

3. Ohno S, Mizukoshi K, Komatsu O, et al. 1,4-Dihydropyridinecompounds［P］. US4446325. 1984－05－01.（CA 1983，99：88063）

西尼地平（Cilnidipine）

西尼地平（**1**）中文化学名为 1,4-二氢-2,6-二甲基-4-(3-硝基苯基)-3,5-吡啶二羧酸-2-甲氧乙酯(E)-肉桂酯；英文化学名为 1,4-Dihydro-2,6-dimethyl-4-(3-nitro-phenyl)-3,5-pyridinedicarboxylic acid-2-methoxyethyl(2E)-3-phenyl-2-propenyl ester；分子式：$C_{27}H_{28}N_2O_7$；分子量：492.52。本品由日本 Fujirebio 公司研制并于 1996 年上市，属于 1,4-二氢吡啶类钙拮抗剂，是一种新型兼有 L 型和 N 型钙通道阻滞作用的亲脂性很强的钙通道拮抗剂，可阻滞钙离子内流，并能抑制细胞内钙离子的释放，从而起长效降压作用，降压作用优于硝苯地平。CAS：132203-70-4。

合成路线举例：

路线一：

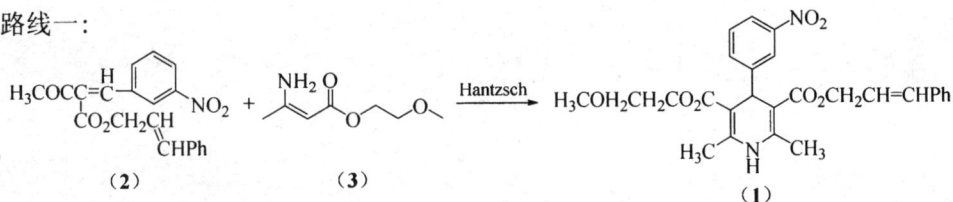

路线二：

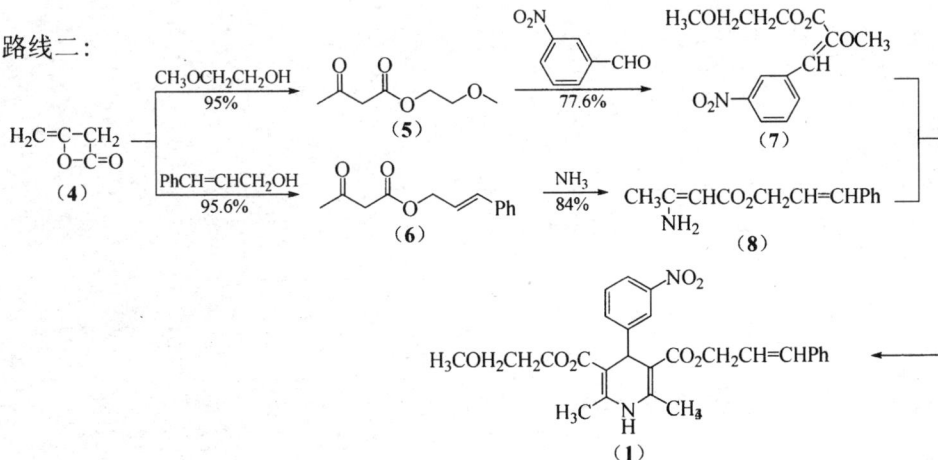

路线一：欧洲专利报道以 2-(3-硝基亚苄基)乙酰乙酸肉桂酯（**2**）和 3-氨基-2-丁烯酸-2-甲氧基乙酯（**3**）进行 Hantzsch 环化反应即制得 1,4-二氢-2,6-二甲基-4-(3-硝基苯基)-3,5-吡啶二羧酸-2-甲氧基乙酯(E)-肉桂酯（西尼地平，**1**）。

路线二：以双烯酮（**4**）为原料，经不同酯化反应分别制得乙酰乙酸 2-甲氧基乙酯（**5**）和乙酰乙酸肉桂酯（**6**），（**5**）与间硝基苯甲醛缩合生成的 2-(3-硝基亚苄基)乙酰乙酸 2-甲氧基乙酯（**7**）和（**6**）的氨化产物 3-氨基-2-丁烯酸肉桂酯（**8**）进行 Hantzsch 环合反应制得西尼地平（**1**）。

参考文献

1. Kutsuma T, Ikawa H, Sato Y. 1,4-dihydropyridine derivatives, methods for their production and pharmaceutical compositions comprising the same [P]. EP0161877 (A2), 1985 – 11 – 21

2. Mealy N, Castaner J. Cilnidipine. J. Drugs Future, 1996, 21 (3)：249 – 253

3. Kutsuma T, Ikawa H, Sato Y. 1,4-Dihydropyridine derivatives and pharmaceutical compositions comprising them [P]. EP：161877, 1985 – 11 – 21. (CA 1986, 104：207168x)

第十六章

抗 肿 瘤 药

地西他滨（Decitabine）

地西他滨（**1**）中文化学名为 1-(β-D-2-脱氧核糖)-4-氨基-1,3,5-三嗪 2-(1H)-酮；英文化学名为 4-Amino-1-(2-deoxy-β-D-erythro-pentofuranosyl)-1,3,5-triazin-2-(1H)-one；分子式：$C_8H_{12}N_4O_4$；分子量：228.21。本品由 MGI Pharma 公司开发，商品名为 Dacogen，本品分别于 2006 年 4 月和 5 月由欧洲 EMEA 和美国 FDA 批准上市，是用于治疗原发性和继发性骨髓增生异常综合征（MDS）的药物。CAS：2353-33-5。

合成路线举例：

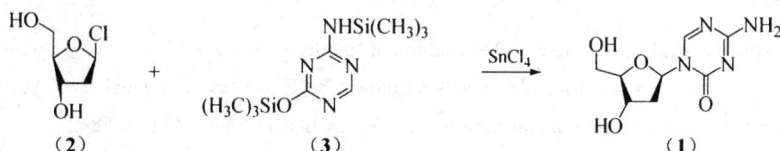

本品以氯代脱氧核糖（**2**）与三甲基硅烷保护的二氢-S-三嗪（**3**）为原料在 $SnCl_4$ 的催化作用下缩合即得到产物地西他滨（**1**）。

参考文献

1. 陈娜，董金华. 地西他滨（decitabine）[J]. 中国药物化学杂志，2007，17（3）：196

2. Piskala A，Synackova M，Tomankova H，et al. Direct synthesis of 5-azapyridine-2′-deoxy-ribonucleosides. Hydrolysis of 5-aza-2′-deoxycytidine. J. Nucl Acid Res，1978，54：109－113

3. Creusot F，Acs G，Christman J. K. Inhibition of DNA methyltransferase and induction of friend erythroleukemic cell differentiation by 5-azacytidine and 5-aza-2′-deoxycytidine. J. BiolChem，1982，257：2041

达沙替尼（Dasatinib）

达沙替尼（**1**）中文化学名为 N-(2-氯-6-甲基苯基)-2-[[6-[4-(2-羟乙基)-1-哌嗪基]-2-甲基-4-嘧啶基]氨基]-5-噻唑甲酰胺一水合物；英文化学名为 N-(2-Chloro-6-methylphenyl)-2-[[6-[4-(hydroxyethyl)-1-piperazinyl]-2-methyl-4-pyrimidinyl]amino]-5-thia-zolecarboxamide，monohydrate；分子式：$C_{22}H_{26}ClN_7O_2S \cdot H_2O$；分子量：506.02。本品商品名为 Sprycel，是由百时美施贵宝公司研发的一种口服酪氨酸激酶抑制剂，于 2006 年 6 月 28 日通过美国 FDA 的优先审批，用于对既往治疗失败或不耐受的成人慢性髓性白血病（CML）的所有病期患者，同时还用于治疗对其他疗法耐药或不耐受的费城染色体阳性的急性淋巴细胞性白血病成人患者。CAS：863127-77-9。

合成路线举例：

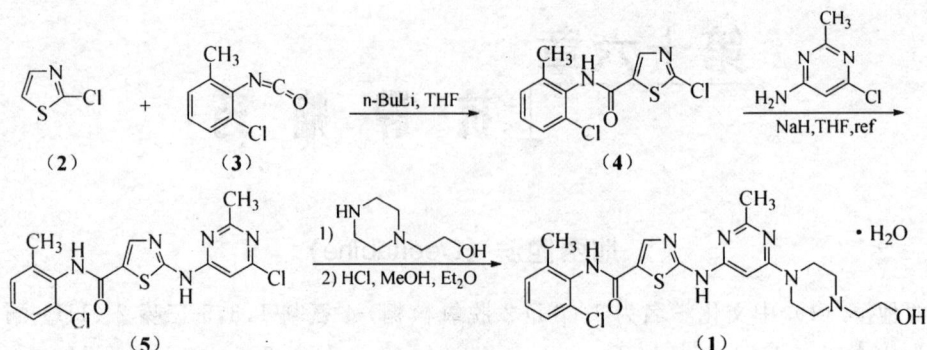

本品以 2-氯噻唑（**2**）和 2-氯-6-甲基苯基异氰酸（**3**）为起始原料，THF 为溶剂，在正丁基锂存在下缩合得到酰胺（**4**），（**4**）与 4-氨基-6-氯-2-甲基嘧啶在 NaH 存在条件下回流反应，得到 N-(2-氯-6-甲基苯基)-2-[6-[4-氯-2-甲基-4-嘧啶基]氨基]-5-噻唑甲酰胺（**5**），（**5**）与 1-(2-羟乙基哌嗪)反应后在乙醚溶液中酸化即得达沙替尼（**1**）。

参考文献

1. Lombardo L. J, et al. Discovery of N-(2-chloro-6-methylphenyl)-2-(6-(4-(2-hydroxyethyl)-piperazin-1-yl)-2-methylpyrimidin-4-ylamino) thiazole-5-carboxamide （BMS-354825），a Dual Src/Abl kinase lnhibitor with potent antitumor activity in preclinical assays. J. Med Chem, 2004，47：6658

2. Shan N. P. Dasatinib. J. Dru gsof Today, 2007，43（1）：5

3. Tokarskij S, et al. The structure of dasatinib (BMS-354825) bound to activated ABL kinase domain e-lucidates itsinhibitory activity against imatinib-resistant ABL mutants. J. Cancer Res, 2006，66（11）：5790

奈拉滨（Nelarabine）

奈拉滨（**1**）中文化学名为 2-氨基-9-β-D-阿糖呋喃糖腺嘌呤-6-甲氧基-9H-嘌呤；英文化学名为 9beta-D-Arabinofuranosyl-6-methoxy-9H-purin-2-amine；分子式：$C_{11}H_{15}N_5O_5$；分子量：297.27。2005 年 10 月 28 日 FDA 快速通道批准葛兰素史克公司的奈拉滨在美国上市，用于治疗至少两种治疗方案无效或治疗后复发的 T 细胞急性白血病。CAS：121032-29-9。

合成路线举例：

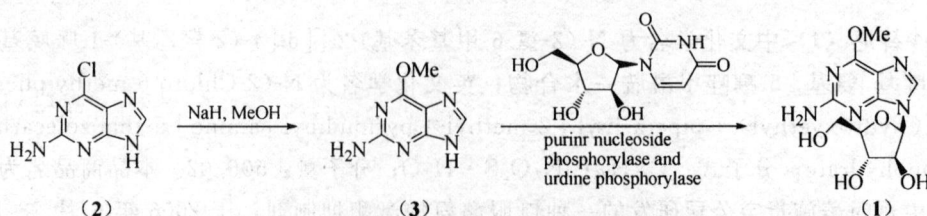

本品以 6-氯-2-氨基嘌呤（**2**）为原料，在氢化钠存在下与甲醇发生甲基化反应得到 6-O-甲基鸟嘌呤（**3**），（**3**）与阿糖尿苷发生 N 原子上的取代反应即得到奈拉滨（**1**）。

参考文献

1. Krenitsky T. A, Koszalka G. W, Jones L. A, et al. Antiviral cpds. [P]. AU 8816718；EP 0294114；JP 1988310831；US 5424295；US 5539098

苹果酸舒尼替尼（Sunitinib Malate）

苹果酸舒尼替尼（**1**）中文化学名为 N-(2-(二乙基氨基)乙基)-5-((Z)-(5-氟-1,2-二氢-2-氧代-3H-吲哚-3-亚基)甲基)-2,4-二甲基-1H-吡咯-3-甲酰胺苹果酸盐；英文化学名为 N-(2-(Diethylamino)ethyl)-5-((Z)-(5-fluoro-1,2-dihydro-2-oxo-3H-indol-3-ylidene) methyl)-2,4-dimethyl-1H-pyrrole-3-carboxamide malate；分子式：$C_{22}H_{27}FN_4O_2 \cdot C_4O_5H_6$；分子量：532.56。本品是美国辉瑞公司研发的多靶点酪氨酸激酶受体抑制剂，其苹果酸盐于 2006 年在美国上市，临床用于治疗胃肠道基质肿瘤和转移性肾细胞癌。本品是一种新型双重作用及多靶点的口服药物，可抑制肿瘤生长和阻断肿瘤的血供，从而使肿瘤失去继续分裂和生长的能力。CAS：341031-54-7。

合成路线举例：

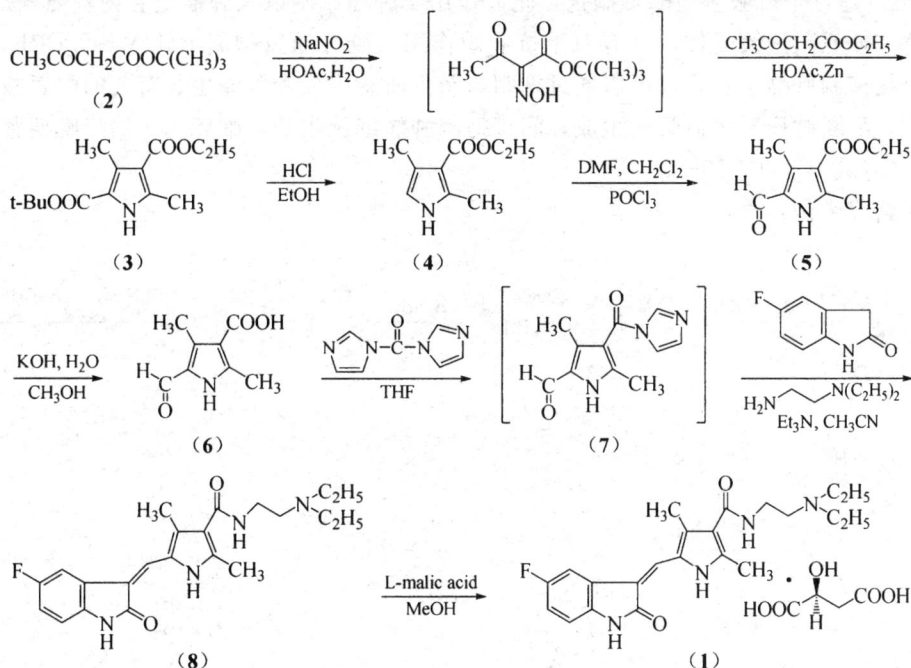

本品以乙酰乙酸叔丁酯（**2**）为起始原料，通过 Knorr 吡咯合成法得到 3,5-二甲基-1H-吡咯-2,4-二羧酸-2-叔丁酯-4-乙酯（**3**），（**3**）经水解、脱羧反应得到 2,4-二甲基-1H-吡咯-3-羧酸乙酯（**4**），（**4**）经 Vilsmeier 甲酰化得 5-甲酰基-2,4-二甲基-1H-吡咯-3-羧酸乙酯（**5**），（**5**）经酯水解反应得中间体 5-甲酰基-2,4-二甲基-1H-吡咯-3-羧酸（**6**），（**6**）与碳酰二咪唑反应生成 5-甲酰基-2,4-二甲基-1H-吡咯-3-酰基咪唑（**7**），（**7**）不经分离直接用"一锅煮"方法与 5-氟吲哚啉-2-酮和 2-(二乙氨基)乙二胺缩合后与苹果酸成盐即得到苹果酸舒尼替尼（**1**）。

参考文献

1. Jin Qing-wu, Mauragis M. A, May P. D. Process for preparing amino carbonyl pyrrolylmethylide-neindoli-nones from indolinones, imidazolcarbonylpyrrole carboxaldehydes, and amines [P]. WO2003/070725, 2003 - 08 - 23

2. Hawley M, Fleck T. J, Leck T. J, Prescott S. P, et al. Chrystals including a malic acid salt of N-[2-(diethyl-amino) ethyl]-5-[(5-fluoro-2-oxo-3H-indole-3-ylidene) methyl]-2,4-dimethyl-1H-pyrrole-3-carbox-amide, processes for its preparations and compositions thereof [P]. WO2003/016305A1, 2003 - 02 - 27

3. 刘彪，林蓉，廖健宇，等. 舒尼替尼的合成 [J]. 中国医药工业杂志，2007，38（8）：539 - 542

对甲苯磺酸索拉非尼（Sorafenib Tosylate）

对甲苯磺酸索拉非尼（**1**）中文化学名为 N-[4-氯-3-(三氟甲基)苯基]-N$_1$-[4-[2-(N-甲基氨甲酰基)-4-吡啶基氧基]苯基]脲对甲苯磺酸盐；英文化学名为 4-(4-(3-(4-Chloro-3-(trifluoromethyl)phenyl)ureido)phenoxy)-N-methylpicolinamide-4-methyl benzenesulfonate；分子式：$C_{28}H_{24}ClF_3N_4O_6S$；分子量：637.03。本品由德国 Bayer 公司研发，2005 年获美国 FDA 批准，是首个口服多激酶抑制剂，靶向作用于肿瘤细胞以及肿瘤血管内丝氨酸/苏氨酸激酶受体和酪氨酸激酶受体，具有双重抗肿瘤作用，既可通过抑制 Raf/MEK/ERK 信号传导通道直接抑制肿瘤生长，也可以通过抑制与新生血管生成和肿瘤生长有关的酪氨酸激酶受体的活性，阻断肿瘤新生血管的生成，间接抑制肿瘤细胞生长，临床用于治疗晚期肾细胞癌（RCC）。CAS：475207-59-1。

合成路线举例：

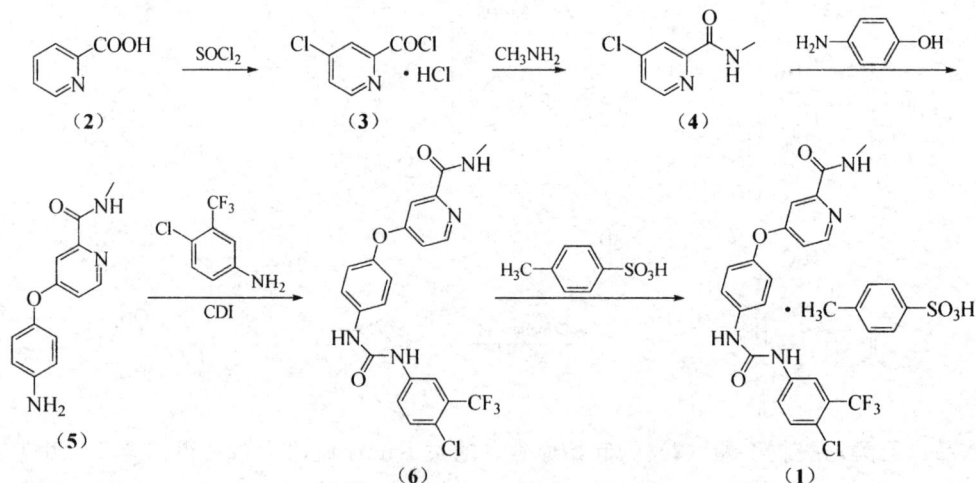

本品以 2-烟酸（**2**）为原料与氯化亚砜进行酰氯化和氯取代"一锅"反应得 4-氯-2-吡啶甲酰氯盐酸盐（**3**），（**3**）与甲胺反应得 N-甲基-(4-氯-2-吡啶基)甲酰胺（**4**），（**4**）在碱性条件下与对氨基苯酚发生反应得 4-(4-氨基苯氧基)-2-(甲基氨甲酰基)吡啶（**5**），（**5**）与 4-氯-3-(三氟甲基)苯胺在 1,1′-羰基二咪唑（CDI）存在下发生分子间缩合生成索拉非尼（**6**），（**6**）与对甲苯磺酸成盐即制得对甲苯磺酸索拉非尼（**1**）。

参考文献

1. Bankston D，Dumas J，Natero R. et al. A scaleable synthesisof Bay 43-9006：a potent raf kinase inhibitor for thetreatment of cancer. J. Org Process Res Dev，2002，6（6）：777－781

2. Riedl B，Dumas J，Khire U. et al. Omega-carboxyarylsub stituted diphenyl urea s as raf inhibitors ［P］. US2003207872，2003－11－06（CA 2003. 139：364958）

3. Wilhelm S，Dumas J，Ladouceur G. et al. Diaryl ureas withkinase inhibiting activity ［P］：WO，2004 11 3274. 2004－12－29（CA 2005，142：93545）

吉非替尼（Gefitinib）

吉非替尼（**1**）中文化学名为 N-(3-氯-4-氟苯基)-7-甲氧基-6-(3-吗啉丙氧基)喹唑啉-4-胺；英文化学名为 N-(3-Chloro-4-fluorophenyl)-7-methoxy-6-(3-(morpholin-3-yl) propoxy) quinazolin-4-amine；分子式：$C_{22}H_{24}ClFN_4O_3$；分子量：446.90。本品由阿斯利康公司开发，2003 年获 FDA 批准在美国上市，目前已在 30 多个国家获准使用，2005 年 2 月在我国上市，商品名为易瑞沙（Iressa），是一种合成的苯胺喹唑啉化合物，用于治疗非小细胞性肺癌的新一代靶向性抗肿瘤药，是一种针对表皮生长因子受体 （EGFR)-酪氨酸激酶抑制剂，适用于治疗既往接受过化学治疗的局部晚期或转移性非小细胞肺癌 （NSCLC）患者。CAS：184475-35-2。

合成路线举例：

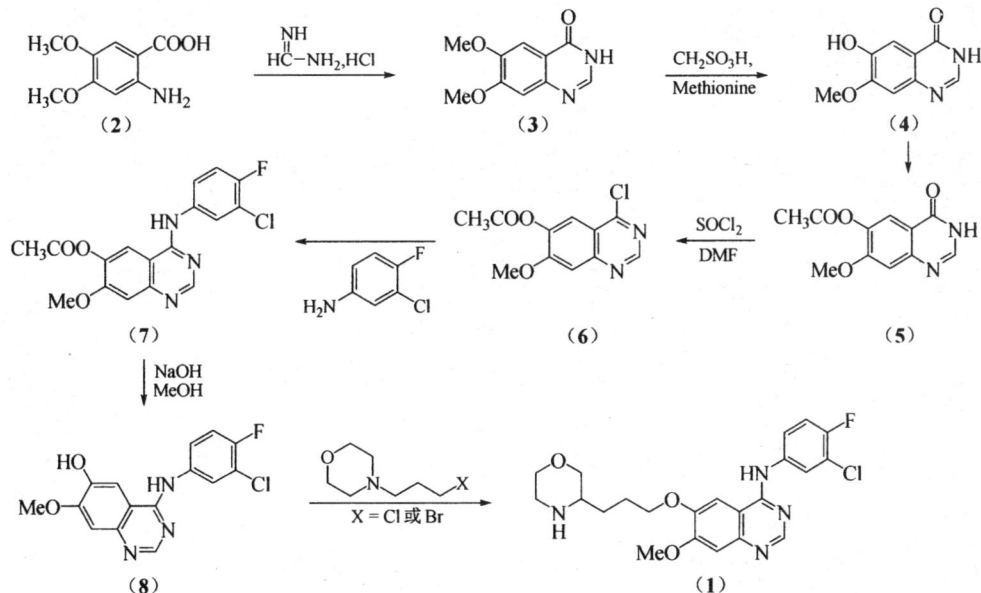

本品以 2-氨基-4,5-二甲氧基苯甲酸 （**2**）为原料与盐酸甲脒反应得到 6,7-二甲氧基-3H-喹唑啉-4-酮 （**3**），（**3**）与吗啉试剂经选择性去甲基化反应生成 6-羟基-7-甲氧基-3H-喹唑啉-4-酮 （**4**），（**4**）与醋酸酐发生乙酰化反应得到 6-乙酰氧基-7-甲氧基-3H-喹唑啉-4-酮 （**5**），（**5**）与 $SOCl_2$ 经氯取代反应得到产物 6-乙酰氧基-4-氯-7-甲氧基-喹唑啉盐酸盐 （**6**），（**6**）与 3-氯-4-氟苯胺发生 Ullmann 反应得 6-乙酰氧基-4-(3-氯-4-氟苯胺基)-7-甲氧基喹唑啉盐酸盐

（**7**），（**7**）经碱性水解生成 4-(3-氯-4-氟苯胺基)-6-羟基-7-甲氧基喹唑啉（**8**），（**8**）与氯丙基吗啉或溴丙基吗啉发生醚化反应后即制得目标产物吉非替尼（**1**）。

参考文献

1. 金波，陈国华，邹爱峰. 吉非替尼的合成 [J]. 中国药科大学学报，2005，36（1）：92-94
2. Kieth H. G. Quinazoline derivatives [P]. US 5770599
3. 刁圆圆，张庆文. 吉非替尼的合成 [J]. 中国医药工业杂志，2008，39（6）：401-403

第十七章

抗病毒药

达芦那韦（Darunavir）

达芦那韦（**1**）中文化学名为 [（1S,2R）-3-[[（4-氨基苯）磺酰]（2-甲基丙基）氨基]-2-羟基-1-（苄基）丙基]-氨基甲酸(3R,3αS,6αR)-六氢呋喃并[2,3-b]呋喃-3-基单乙酸酯；英文化学名为 N-[3-[N-(4-Aminophenylsulfonyl)-N-isobutylamino]-1 (S)-benzyl-2 (R)-hydroxypropyl]carbamic acid (3R,3αS,6αR)-perhydrofuro[2,3-b]furan-3-yl ester；分子式：$C_{27}H_{37}N_3O_7S$；分子量：547.67。本品由强生公司（Johnson & Johnson）的分公司 Tibotec 公司开发，2006 年 6 月 7 日在美国首次获得上市批准，并于 2006 年 7 月 15 日在美国首次上市，同年在加拿大上市。本品与 100mg 利托那韦（ritonavir）联合给药并合用其他抗逆转录病毒药物的用药方案适用于经抗逆转录病毒药物治疗的成人 HIV 感染者（如对多种蛋白酶抑制剂耐药的 HIV-1 感染者）。CAS：206361-99-1。

合成路线举例：

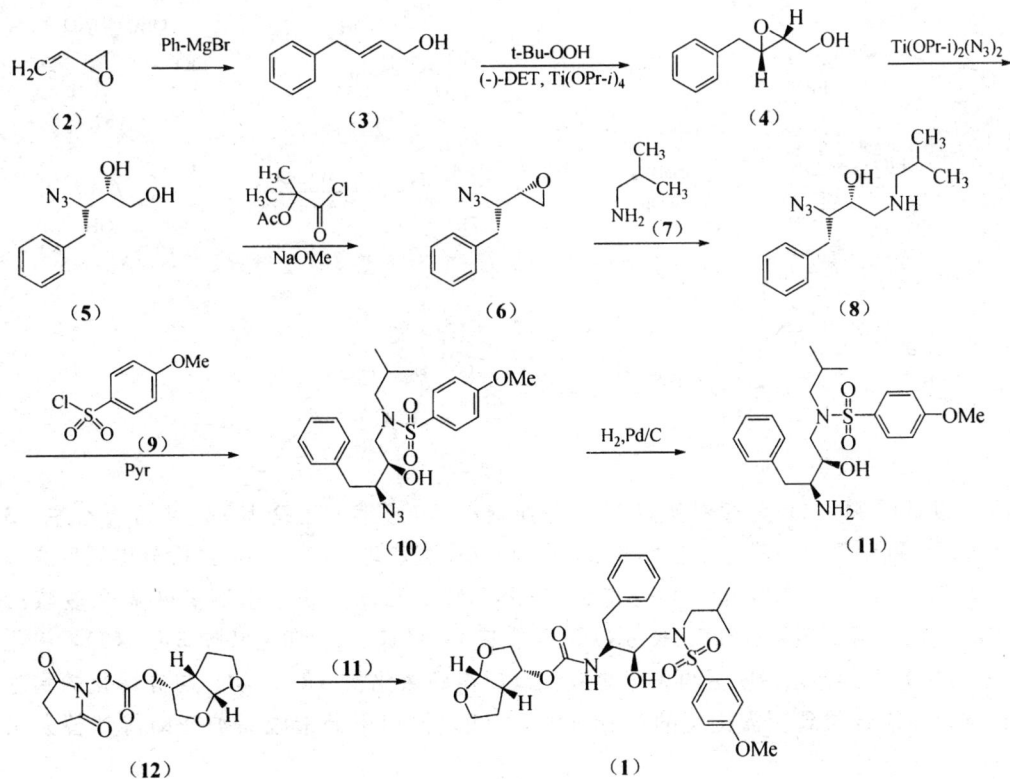

本品以环氧丁烯（2）为原料与格式试剂反应后水解生成（3），（3）的环侧链上的双键用叔丁基过氧醇氧化得到（4），（4）与 Ti(OPr-i)$_2$(N$_3$)$_2$ 反应开坏生成叠氮二醇（5），（5）经两步催化后，末端的连二醇环合得到（6），（6）与 2-甲基丙胺（7）加热生成（8），（8）与对甲氧基苯磺酰氯（9）缩合得对甲氧基苯磺酰胺（10），（10）用钯炭催化氢化叠氮基被还原得到（11），（11）最后与（12）反应得到终产物达芦那韦（1）。

参考文献

1. Hussain K. A, Gulnik S. V, Ghosh A. K. Multi-drug resistant retroviral protease inhibitors and associated methods [P]. WO9967254

替比夫定（Telbivudine）

替比夫定（1）中文化学名为 1-[(2S,4R,5S)-4-羟基-5-羟甲基四氢呋喃-2-基]-5-甲基-1H-嘧啶-2,4-二酮；英文化学名为 1-[(2S,4R,5S)-4-Hydroxy-5-hydroxy-methyltetra-hydro-furan-2-yl]-5-methyl-1H-pyrimidine-2,4-dione；分子式：C$_{10}$H$_{14}$N$_2$O$_5$；分子量：242.23。本品由诺华公司开发研制，2006 年 10 月在美国上市，为天然胸腺嘧啶脱氧核苷的 L-对映体，是人工合成的胸腺嘧啶脱氧核苷类抗乙肝病毒 HBV 药物，用于有病毒复制证据及有血清转氨酶（ALT 或 AST）持续升高或有肝组织活动性病变证据的慢性乙型肝炎成年患者。CAS：3424-98-4。

合成路线举例：

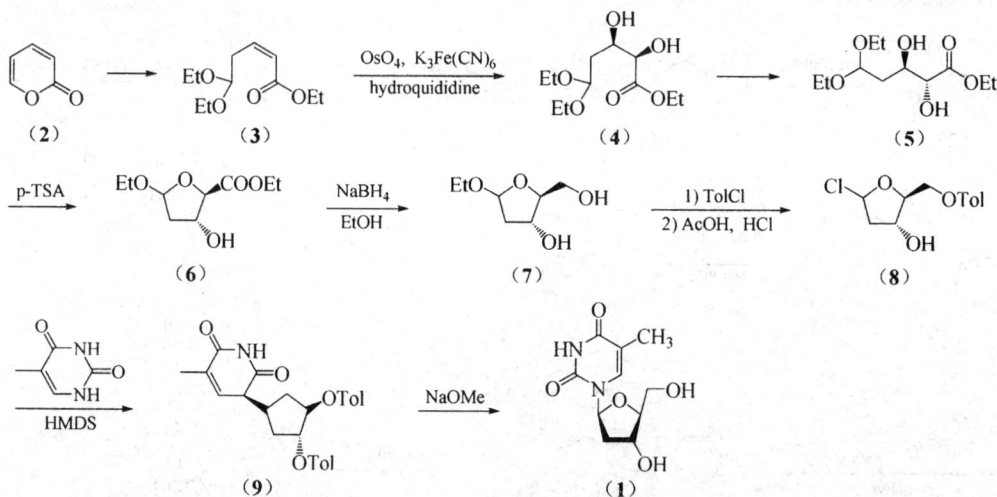

本品以吡喃酮（2）为原料经过开环得到（Z)-5-(醛缩二乙醇基)-2-戊烯酸乙酯（3），（3）用 OsO$_4$ 氧化得到 5-醛缩二乙醇基-2,3-二羟基戊酸乙酯（4），（4）经拆分得到反式邻二醇（5），（5）在 p-TSA 作用下环合得到（2R,3R)-5-乙氧基-3-羟基四氢呋喃-2-羧酸乙酯（6），（6）经 NaBH$_4$ 还原得到（2R,3R)-5-乙氧基-2-(羟基甲基)四氢呋喃-3-醇（7），将化合物（7）羟甲基上的羟基保护后再发生氯取代反应得到氯化物（8），（8）与硅烷化的胸腺嘧啶立体选择性缩合得到所需构型的核苷（9），（9）再用甲醇钠脱保护基即得替夫比定（1）。

参考文献

1. 刘晓东，胡春. 替夫比定（telbiudine）[J]. 中国药物化学杂志，2007，17（5）：335

2. Storer R，Mossa A，Wangj Y，et al. Synthesis of β-L-2-deoxy-nucleosides [P]. WO2005/003374，2005－01－13

恩替卡韦（Entecavir）

恩替卡韦（**1**）中文化学名为 2-氨基-9-[（1S,3S,4S）-4-羟基-3-羟甲基-2-亚甲基环戊基]-1,9-氢-6-H-嘌呤-6-酮；英文化学名为 2-Amino-9-（（1S,3R,4S）-4-hydroxy-3-（hydroxymethyl）-2-methylenecyclopentyl）-3H-purin-6（9H）-one；分子式：$C_{12}H_{15}N_5O_3$；分子量：277.28。本品于 2005 年上市，为鸟嘌呤核苷类似物，对乙肝病毒（HBV）多聚酶具有抑制作用。用于治疗慢性病毒性乙型肝炎，目前治疗慢性乙肝的一线用药，抗病毒效果最好，耐药率最低，适用于病毒复制活跃，血清转氨酶 ALT 持续升高或肝脏组织学显示有活动性病变的慢性成人乙型肝炎的治疗。CAS：142217-69-4。

合成路线举例：

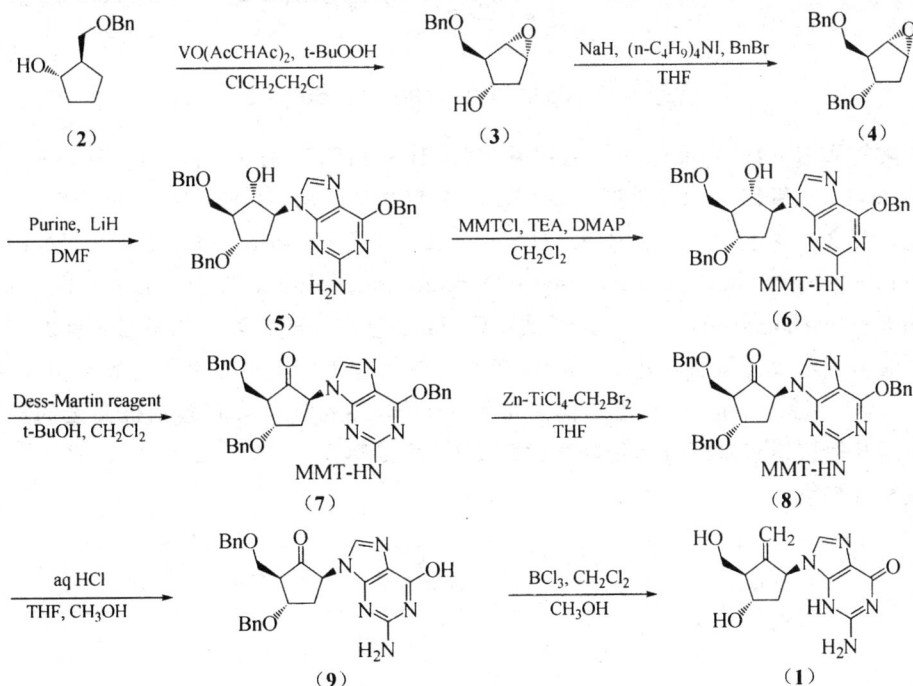

（2）（3）（4）（5）（6）（7）（8）（9）（1）

本品以（1S-反式）-2-[（苯甲氧基）甲基]-3-环戊烯-1-醇（**2**）为起始原料，用叔丁基过氧醇作氧化剂进行环氧化反应得到 [1S-（1α,2α,3β,5α）]-2-[（苯甲氧基）甲基]-6-氧杂二环[3,1,0]己-3-醇（**3**），在相转移催化条件下，（**3**）用溴苄保护羟基得 [1S-（1α,2α,3β,5α）]-3-（苯甲氧基）-2-[（苯甲氧基）甲基]-6-氧杂二环[3.1.0]己烷（**4**），（**4**）与嘌呤碱定向加成得 [1S-（1α,2β,3α,5β）]-5-[2-氨基-6-（苯甲氧基）-9H-嘌呤-9-基]-3-（苯甲氧基）-2-[（苯甲氧基）甲基]环戊醇（**5**），（**5**）用对甲氧基苯基二苯基氯甲烷保护氨基得到 [1S-（1α,2β,3α,5β）]-5-

[2-[[(4-甲氧基苯基)-二苯甲基]氨基]-6-(苯甲氧基)-9H-嘌呤-9-基]-3-(苯甲氧基)-2-[(苯甲氧基)甲基]环戊醇 (6)，(6) 经 Dess-Martin 试剂氧化得 [2R-(2α,3β,5α)]-5-[2-[[(4-甲氧基苯基)-二苯甲基]氨基]-6-(苯甲氧基)-9H-嘌呤-9-基]-3-(苯甲氧基)-2-[(苯甲氧基)甲基]环戊酮 (7)，(7) 经烯化试剂亚甲基化得 [1S-(1α,3α,4β)]-N-[(4-甲氧基苯基)-二苯甲基]-6-(苯甲氧基)-9-[2-亚甲基-4-苯甲氧基-3-[(苯甲氧基)甲基]环戊基]-9H-嘌呤-2-胺 (8)，(8) 脱氨基保护得 [1S-(1α,3α,4β)]-2-氨基-1,9-二氢-9-[2-亚甲基-4-苯甲氧基-3-[(苯甲氧基)甲基]环戊基]-6H-嘌呤-6-酮 (9)，(9) 脱羟基保护得恩替卡韦 (1)。

参考文献

1. 李荣东，乔娟，王福东，黄萍. 抗乙肝病毒药物恩替卡韦的合成 [J]. 中南药学，2008，6 (3)：292-295

2. Bisacchi G. S, Chao S. T, Bachard C, et al. BMS-200475, a novel carbocyclic-2′-deoxyguanosine analog with potent and selective anti-Hepatitis B Virus activity in vitro. J. Bioorg Med Chem Lett, 1997, 7 (2)：127-132

3. Bisacchi G. S, Sundeen J. E. Improved process for preparing the antiviral agent [1S-(1α, 3α, 4β)]-2-amino-1, 9-dihydro-9-[4-hydroxy-3-(hydroxymethyl)-2-methylenecyclopentl]-6H-purine-one [P]：WO98/09964. 1998-03-12

硫酸阿扎那韦 (Atazanavir Sulfate)

硫酸阿扎那韦 (1) 中文化学名为甲基 (5S,10S,11S,14S)-11-苄-5-叔丁基-10-羟基-15,15-二甲基-6,13-二氧代-8-(4-(吡啶-2-基)苄基)-2-草酸-4,7,8,12-四阿扎十六烷-14-氨基甲酸酯硫酸盐；英文化学名为：Methylm-((2S)-1-((2S,3S)-3-hydroxy-4-((2S)-2-(Methoxycarbonyl)amino-((4-pyridin-2-ylphenyl)methyl)amino)-phenylbutan-2-yl)amino)-3,3-dimethyloxobutan-2-yl)carbamate sulfate；分子式：$C_{38}H_{54}N_6O_6 \cdot H_2SO_4$；分子量：802.93。本品由美国百时美施贵宝公司研制开发，2003 年 6 月首次在美国上市，为蛋白酶抑制剂 (protease inhibitors)，通过干扰 HIV 蛋白酶来抑制 HIV-1 的复制，从而起到抗艾滋病病毒的作用，主要与其他抗逆转录病毒药物联用治疗 HIV 病毒感染。CAS：229975-97-7。

合成路线举例：

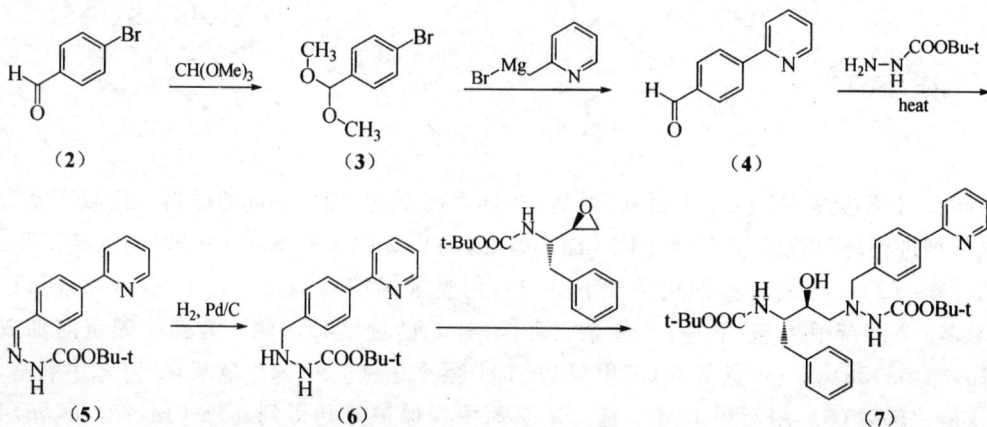

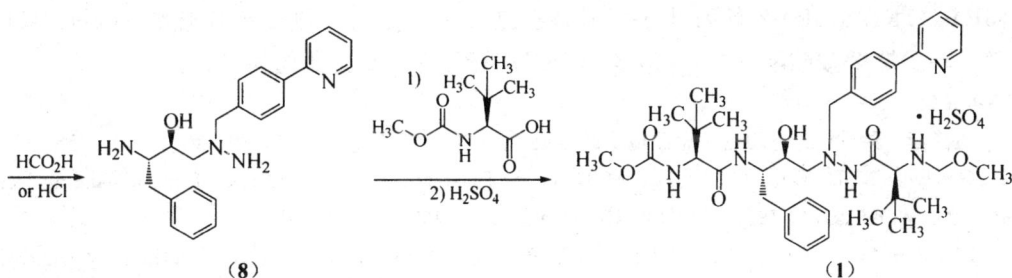

本品以 4-溴苯甲醛（**2**）为原料与原甲酸三乙酯反应生成 4-溴-苯甲醛缩二甲醇（**3**），（**3**）经格氏反应后水解得到 4-(2-吡啶基)苯甲醛（**4**），（**4**）和叔丁氧羰基保护的肼发生缩合反应得到相应的化合物腙（**5**），（**5**）经催化氢化还原得到连胺（**6**），（**6**）与氨基已被叔丁氧羰基保护的环氧基苯乙胺反应得到 N-取代化合物（**7**），（**7**）经酸性水解脱保护基得到（**8**）后与两分子的 (S)-2-(甲氧羰基氨基)-3,3-二甲基丁酸脱水缩合，再与硫酸成盐即得到目标产物硫酸阿扎那韦（**1**）。

参考文献

1. Bold G, Fassler A, Capraro H. G, et al. New aza-dipeptide analogues as potent and orally absorbed HIV-1 protease inhibitors: candidates for clinical development. J. Med Chem, 1998, 41 (18): 3387 - 3401

恩曲他滨（Emtricitabine）

恩曲他滨（**1**）中文化学名为 4-氨基-5-氟-1-[(2R,5S)-2-羟甲基-1,3-氧硫杂戊环-5-基]-2(1H)-嘧啶酮；英文化学名为 4-Amino-5-fluoro-1-((2R,5R)-2-(hydroxymethyl)-1,3-oxathiolan-5-yl)pyridin-2(1H)-one；分子式：$C_9H_{11}FN_2O_3S$；分子量：246.26。本品是由美国 Gilead Sciences 公司开发的 HIV 逆转录酶抑制剂，2003 年 7 月首次在美国上市，临床用于治疗艾滋病。CAS：143491-57-0。

合成路线举例：

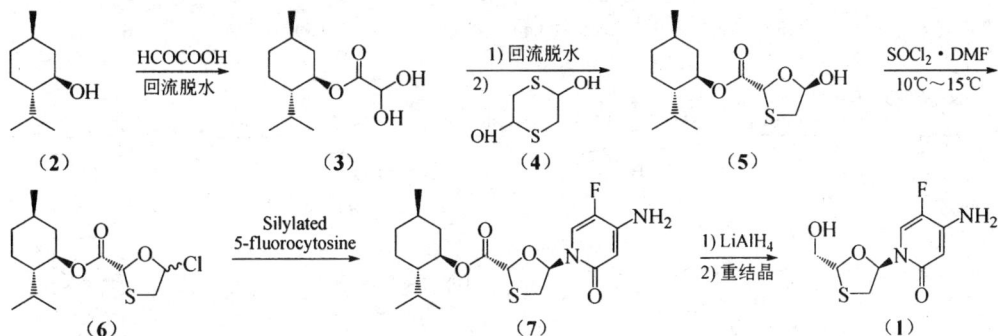

本品以 (1R,2S,5R)-2-异丙基-5-甲基环己醇（**2**）为原料和水合乙醛酸发生酯化反应得到 (1R,2S,5R)-2-异丙基-5-甲基环己基-2,2-二羟基醋酸酯（**3**），（**3**）与 2,5-二噻烷-1,4-二醇（**4**）反应得到 (2R,5R)-((1R,2S,5R)-2-异丙基-5-甲基环己基)-5-羟基-1,3-氧硫杂环戊烷-2-羧酸酯（**5**），（**5**）与氯化亚砜进行卤代反应得 (2R,5R)-((1R,2S,5R)-2-异丙基-5-甲基环己基)-5-氯-1,3-氧硫杂戊烷-2-羧酸酯（**6**），（**6**）和硅烷保护的 5-氟胞嘧啶反应得到

(2R,5R)-((1R,2S,5R)-2-异丙基-5-甲基环己基) 5-(4-氨基-5-氟-2-氧代吡啶-1(2H)-基)-1,3-氧硫杂环戊烷-2-羧酸酯（7），（7）经 LiAlH$_4$ 还原即得到恩曲他滨（1）。

参考文献

1. 孟静芳，吴雪松，岑均达. 恩曲他滨的合成 [J]. 中国医药工业杂志，2005，36（10）：589 – 590

2. Goodyear M. D, Dwyer P. O, Hill M. L, et al. Diastereoselective synthesis of oxathiolane nucleoside analogs [P]. WO9529174, 1995 – 11 – 02 (CA 1996, 124: 146759)

3. Mansour T, Jin H. L, Tse AH L, et al. Process for the diastereoselective synthesis of nucleosides [P]. EP515157, 1992 – 11 – 25 (CA 1993. 118: 213450)

阿巴卡韦（Abacavir）

阿巴卡韦（1）中文化学名为（1S,4R)-4-[2-氨基-6-(环丙胺基)-9H-嘌呤-9-基]-2-环戊烯-1-甲醇；英文化学名为（(1S,4R)-4-(2-Amino-6-(cyclopropylamino)-9H-purin-9-yl)cyclopent-2-enyl) methanol；分子式：C$_{14}$H$_{18}$N$_6$O；分子量：286.33。本品是由 GlaxoSmith Kline 公司研发的抗艾滋病药物，其硫酸盐的片剂和口服液（商品名 Ziagen）于 1999 年在美国上市，其有良好的抗 HIV 活性，交叉耐药性较小，与拉米夫定（Lamivudine，3TC）、齐多夫定（Zidovuding，AZT）联用可发挥协同作用，是当今抗艾滋病"鸡尾酒疗法"的重要成分之一，它是一种核苷类逆转录酶抑制剂，通过抑制 HIV 逆转录酶，引起断链，阻止病毒复制而起效。阿巴卡韦有着体外抗 HIV 活性强、生物利用度佳、易渗入中枢神经系统等特点，对细胞色素 P450 酶无影响，耐药性产生较慢，适用于与其他抗病毒药物联合应用治疗 HIV 感染。CAS：136470-78-5。

合成路线举例：

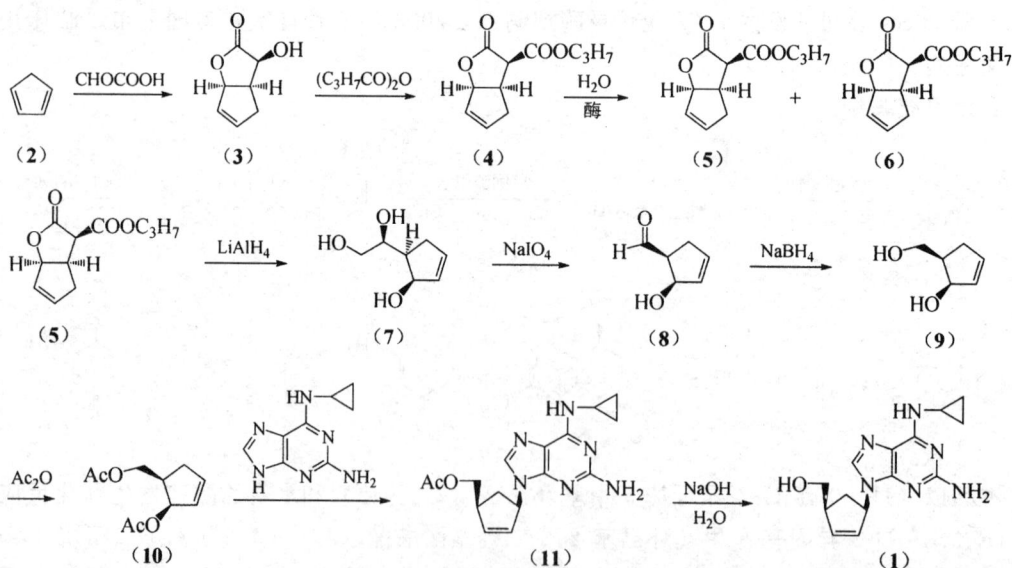

本品以环戊二烯（2）为原料和乙醛酸发生 Diels-Alder 反应生成（±）-4-endo-4-羟基-2-氧杂二环[3.3.0]辛-7-烯-3-酮（3），（3）用丁酸酐酰化后用脂肪酶 Amano PS 进行立体选择

性水解制得（1R,4S,5R)-(一)-4-endo-4-羟基-2-氧杂二环[3.3.0]辛-7-烯-3-酮（**5**），溶于水；而右旋体（**6**）不被水解，是油状物，二者可通过离心法方便地分离。用 LiAlH$_4$ 将（**5**）中的两个酯键还原生成（1R,5S,1'S)-5-(1',2'-二羟基乙基)-环戊-2-烯-1-醇（**7**），（**7**）再经 NaIO$_4$ 氧化生成（**8**），（**8**）用 NaBH$_4$ 还原生成（1R,2R)-2-羟基环戊-3-烯-1-甲醇（**9**），（**9**）用乙酸酐酰化后生成（**10**），（**10**）在四(三苯基膦)钯的催化下与 2-氨基-6-环丙胺基-9H-嘌呤（2-氨基-6-环丙胺基-9H-嘌呤由 2-氨基-6-氯-9H-嘌呤和环丙胺缩合生成)缩合生成（**11**），（**11**）直接用 NaOH 水解即可制得阿巴卡韦（**1**）。

参考文献

1. 王峥，施振华，周伟澄. 阿巴卡韦的合成 [J]. 中国医药工业杂志，2007，38（1)：1－4

2. 姚永波，冯文华，张越. 抗艾滋病药物阿巴卡韦的合成 [J]. 河北工业科技，2006，23（1)：27－30

3. 王峥，周伟澄. 阿巴卡韦合成路线图解 [J]. 中国医药工业杂志，2005，36（11)：720－722

安普那韦（Amprenavir）

安普那韦（**1**）中文化学名为（3S)-四氢-3-呋喃 N-[(1S,2R)-3-(4-氨基[N-异丁基苯磺酰胺基)-1-苯基-2-羟基丙基]氨基甲酸酯；英文化学名为 [(1S,2R)-3-[[(4-Aminophenyl)sulfonyl](2-methylpropyl)amino]-2-hydyl-(phenylmethyl)propyl]carbamic acid(3S)-tetrahydro-3-furanyl ester；分子式：C$_{25}$H$_{34}$N$_4$O$_6$S；分子量：518.63。本品是由英国 Glaxo-Smith 公司开发的第 5 代抗逆转病毒蛋白酶抑制剂，于 1999 年 5 月在美国和日本上市。由于其生物利用度高，半衰期比其他所有蛋白酶抑制剂都长，与核苷类转录酶抑制剂联用，可广泛用于治疗艾滋病。CAS：161814-49-9。

合成路线举例：

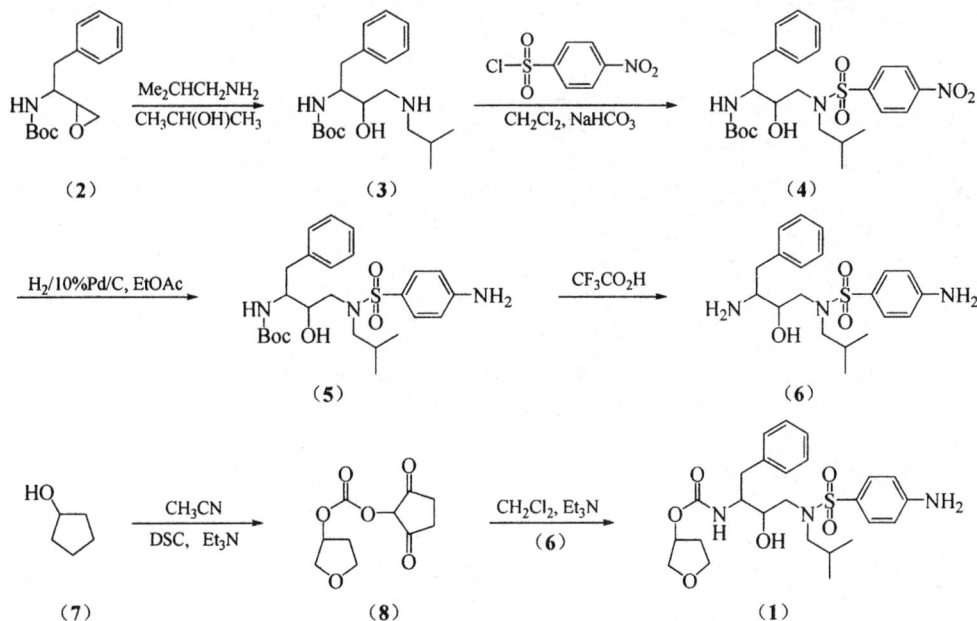

　　本品先用氨基被叔丁氧羰基保护的 1-环氧基-2-苯乙胺（**2**）为原料，与异丁基胺反应生成（**3**），（**3**）与对硝基苯磺酰氯发生酰化反应生成（**4**），（**4**）用 Pd/C 催化氢化得到（**5**），（**5**）用三氟乙酸脱保护后得到 4-氨基-N-[（2R，3S)-3-氨基-2-羟基-4-苯基]-N-异丁基苯磺酰胺（**6**）；另外以呋喃醇（**7**）为原料和乙腈、DSC、三乙胺反应生成（S)-3-羟基四氢呋喃琥珀酰亚胺基碳酸酯（**8**）；然后（**6**）与（**8**）缩合即得到安普那韦（**1**）。

参考文献

1. 吴问根，王尔华. HIV 逆转录酶抑制剂研究进展 [J]. 药学进展，1996，20（1）：11-15

2. Kim B Moon, Sung Jin Bae, Soon M. So, et al. Synthesis of a chiral aziridine derivative as a versatile intermediate for HIV protease inhibitors. J. Org Lett, 2001, 3（15）：2349-2351

第十八章
抗菌药及抗真菌药

第一节　抗　菌　药

替加环素（Tigacycline）

替加环素（**1**）中文化学名为 9-（N-叔丁基甘氨酰氨基）-6-去甲基-6-去氧-7-（二甲氨基）四环素；英文化学名为 （4S,4αS,5αR,12αS)-9-(N-tert-Butyl-glycylamino)-4,7-bis(dime-thyl-amino)-3,10,12,12α-tetrahydroxy-1,11-dioxo-1,4,4α,5,5α,6,11,12-octahydro-naphthacene-2-carboxamide 或 9-(N-tert-Butylgly cylamido)-6-demethyl-6-deoxy-7-(dimethylamino) tetracycline；分子式：$C_{29}H_{39}N_5O_8$；分子量：585.65。美国于 2005 年 6 月 17 日批准美国惠氏公司的替加环素（Tigecycline，商品名 Tygacil 注射用替加环素）上市，欧盟于 2006 年 5 月批准上市。本品为四环素类抗生素，对耐四环素的大肠杆菌、金黄色葡萄球菌、粪肠球菌和淋病奈瑟菌有良好的活性，对大多数革兰阳性菌包括耐甲氧西林和耐红霉素的金黄色葡萄球菌都有良好的活性。CAS：220620-09-7。

合成路线举例：

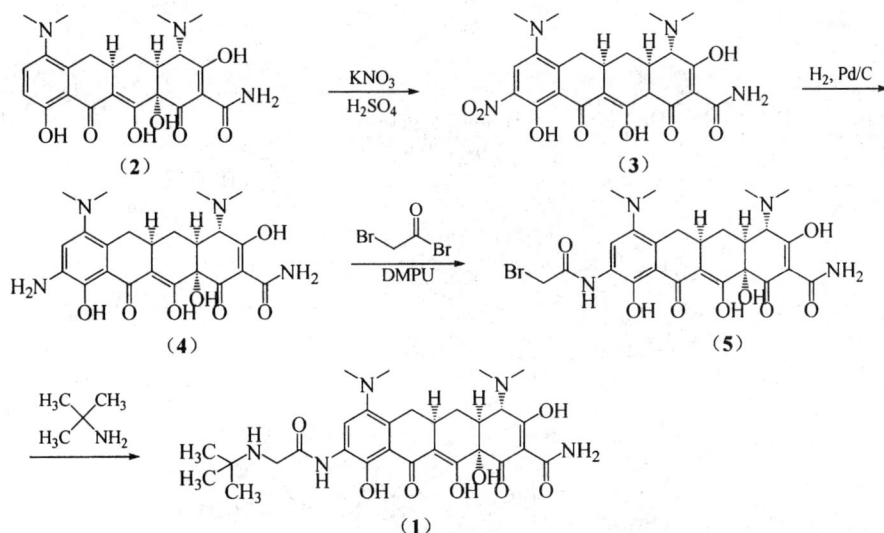

本品以 6-去甲基-6-去氧-7-（二甲氨基）四环素（**2**）为原料与硝酸钾和硫酸发生硝化反应

生成 9-硝基-6-去甲基-6-去氧-7-(二甲氨基)四环素（**3**），（**3**）用 Pd/C 为催化剂进行催化氢
化还原得 9-氨基-6 去甲基-6-去氧-7-(二甲氨基)四环素（**4**），（**4**）与溴乙酰溴发生酰化反应
得到 9-(溴乙酰氨基)-6-去甲基-6-去氧-7-(二甲氨基)四环素（**5**），（**5**）与叔丁基胺发生 N 原
子上的烃化反应即得到替加环素（**1**）。

参考文献

1. Sum P. E, Lee V. J, Testa R. T, et al. A new generation of potent antibacterial agents through modi-
fication of 9-aminotetracyclines. J. Med Chem 1994, 37 (1)：184 - 8

甲磺酸吉米沙星（Gemifloxacin Mesilate）

甲磺酸吉米沙星（**1**）中文化学名为 7-[3-(氨甲基)-4-(甲氧亚氨基)吡咯烷-1-基]-1-环丙
基-6-氟-4-氧代-1,4-二氢-1,8-二氮杂萘-3-羧酸甲磺酸盐；英文化学名 7-(3-Aminomethyl)-4-
(methoxyimino-pyrrolidin-1-yl)-1-cyclopropyl-6-fluoro-4-oxo-1,4-dihydro-[1,8] naphthyri-
dine-3-carboxylic acid mesylate；分子式：$C_{18}H_{20}FN_5O_4 \cdot CH_3SO_3H$；分子量：485.49。本
品是韩国 LG 公司研制的第四代氟喹诺酮类抗菌新药，是氟喹诺酮在 C_7 位被吡咯烷取代的
衍生物，于 2003 年 4 月由美国批准上市，商品名 Factive。吉米沙星对 DNA 拓扑异构酶Ⅳ
有较高的亲和力，比早期的喹诺酮类抗菌药抗菌谱宽，尤其能抗 G^+ 菌如肺炎链球菌，在治
疗耐甲氧西林葡萄球菌以及呼吸道疾病的关键致病菌如流感嗜血杆菌、卡他莫拉菌方面也显
示出优越性，并且不受 β-内酰胺酶影响，在药动学和光毒性方面都较环丙沙星好。CAS：
210353-53-0。

合成路线举例：

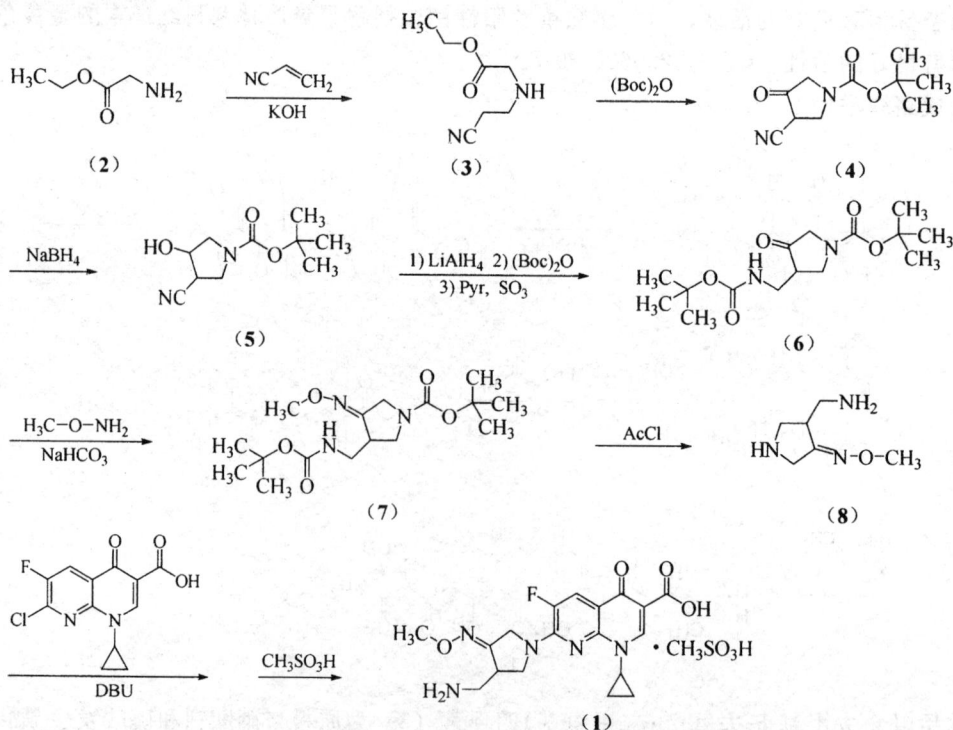

（**1**）

本品以甘氨酸乙酯（**2**）为原料和 2-丙烯氰缩合得到 N-(2-氰乙基)甘氨酸乙酯（**3**），（**3**）与叔丁氧基碳酸酐反应并环合生成相应的吡咯烷酮（**4**），（**4**）经 $NaBH_4$ 还原得到相应的吡咯烷醇（**5**），（**5**）用 $LiAlH_4$ 将氰基还原得游离氨基再用叔丁氧羰基保护氨基，再经吡啶/SO_3 复合物氧化得到化合物吡咯烷酮（**6**），（**6**）与 O-甲基羟氨反应脱水缩合生成相应的化合物肟（**7**），（**7**）用三氟乙酸脱保护基得到 4-(氨甲基)吡咯-3-酮-O-甲基肟（**8**），（**8**）在 DBU 作用下与 7-氯-1-环丙基-6-氟-4-氧代-1,4-二氢-1,8-萘啶-3-羧酸反应后和甲磺酸成盐即得到甲磺酸吉米沙星（**1**）。

参考文献

1. Kim Y. K, Chang J. H, Choi H, et al. Novel fluoroquinolone antibacterial agents containing oxime-substituted (aminomethyl) pyrrolidines：Synthesis and antibacterial activity of LB-20304. J. Med. Chem. 1997，40，(22)：3584-93

霉酚酸（Mycophenolic Acid）

霉酚酸（**1**）中文化学名为 E-4-甲基-6-(1,3-二氢-7-甲基-4-羟基-6-甲氧基-3-氧代-5-异苯并呋喃基)-4-己烯酸；英文化学名为 6-(1,3-Dihydro-7-hydroxy-5-methoxy-4-methyl-1-ox-oisobenzofuran-6-yl)-4-methyl-4-hexanoic acid；分子式：$C_{18}H_{20}FN_5O_4$；分子量：389.38。本品由瑞士罗氏（Roche）制药有限公司开发，1995 年 8 月首次在美国上市。霉酚酸（MPA）是霉酚酸酯（MMF）脱酯后具有免疫抑制活性的代谢物，通过阻断嘌呤的从头合成途径，选择性地抑制 T 和 B 淋巴细胞的增殖而发挥免疫抑制效应，临床用于抗肿瘤、抗病毒、免疫抑制、抗牛皮癣和抗炎等，同时本品对革兰阳性细菌、皮肤真菌与病毒具有生物活性，并具有选择性免疫抑制作用，这种机制是与霉酚酸对核苷酸合成的选择性抑制相关。CAS：24280-93-1。

合成路线举例：

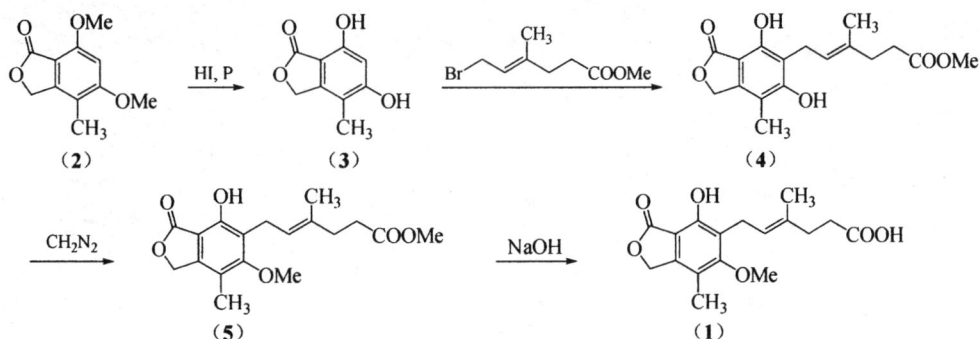

本品是以 5-甲基-2,4-二甲氧基邻苯甲酸内甲酯（**2**）为原料，与碘化氢、红磷反应脱甲基生成 5-甲基-2,4-二羟基邻苯甲酸内甲酯（**3**），在氧化汞存在条件下（**3**）与 4-甲基-6-溴-四烯酸甲酯反应，侧链连接到（**3**）母环的两羟基间的碳上得到化合物（**4**），然后（**4**）与重氮甲烷进行选择性甲基化反应得到相应的化合物（**5**），最后在氢氧化钠水溶液中（**5**）侧链

上的酯基发生水解即得到霉酚酸（**1**）。

参考文献

1. Allison A. C, Eugui E. M. Immunosupp ressive and other effects of mycophenolic acid and an ester p rodrug, mycophenolate mofetil. J. Immunol Rev, 1993, 136：5 - 28

2. Sievers T. M, Rossi S. J, Ghobrial RM, et al. Mycophenolate mofetil. J. Pharmacotherapy, 1997, 17（6）：1178 - 1197

3. Casta r J, Hillier K. Mycophenolic acid. J. Drugs Fut 1978, 3（8）：594

巴洛沙星（Balofloxacin）

巴洛沙星（**1**）中文化学名为（±）-1-环丙基-6-氟-8-甲氧基-7-(3-甲氨基-1-哌啶基)-4-氧代-1,4-二氢喹啉-3-羧酸二水合物；英文化学名为 1-Cyclopropyl-6-fluoro-1,4-dihydro-8-methoxy-7-(3-methylaminopiperidin-1-yl)-4-oxoquinoline-3-carboxylic acid dihydrate；分子式：$C_{20}H_{24}FN_3O_4 \cdot 2H_2O$；分子量：425.45。本品属于新一代喹诺酮类药物，是日本中外制药与韩国 choongwac 制药联合研究开发的新型广谱高效抗菌药，于 2002 年 3 月在韩国上市，对 G^+ 菌、G^- 菌及厌氧菌具广谱抗菌活性，尤其对葡萄球菌、肺炎球菌、肠球菌等的活性优于诺氟沙星、氧氟沙星和环丙沙星，对衣原体和支原体的抑制作用也优于环丙沙星，对分支杆菌，巴洛沙星的抗菌效应比氧氟沙星、诺氟沙星、环丙沙星和妥舒沙星弱，与洛美沙星相似。由于巴洛沙星在其母核的 8 位引入了-甲氧基，使其不仅增加了对 G^+ 菌的抗菌活性，而且避免或减少光过敏或光毒性及细胞毒性，同时由于本品脑脊液中的转移率较低，因而也降低了对中枢神经系统的不良反应。CAS：127294-70-6。

合成路线举例：

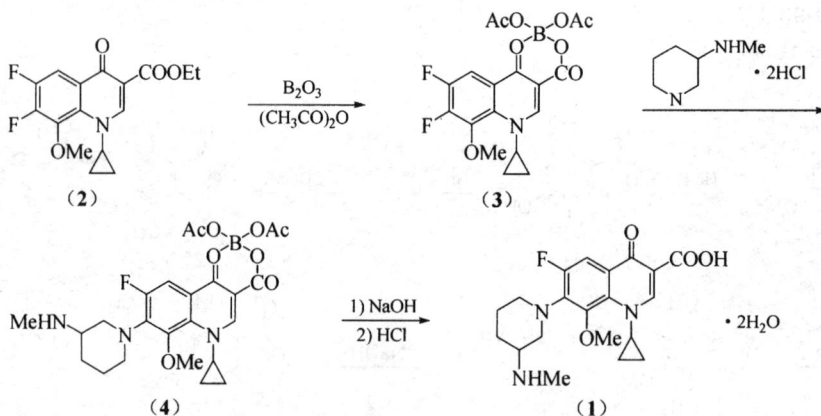

本品合成可由 1-环丙基-6,7-二氟-8-甲氧基-4-氧代-1,4 二氢喹啉-3-羧酸乙酯（**2**）与乙酐、氧化硼反应得到相应的化合物（**3**），（**3**）再与 3-氨甲基哌啶缩合得到 7-氟被氨甲基哌啶取代后的化合物（**4**），（**4**）先经碱性水解再酸化即得到巴洛沙星（**1**）。

参考文献

1. Nakane T, Nakajima C, Mitsuhashi S. In viro antibacterial activity of balofloxacin. J. Nippon Kagaku

Ryoho Gakkai Zasshi, 1995, 43 (S25)：1-9

2. 赵文镜，张国英，蔡伟. 巴洛沙星的合成 [J]. 江苏药学与临床研究，2005，13 (6)：11-12

3. Nagano Hiroyuki, Suzuki Nobuyuki. Crystals of quinolone-carboxylic acid derivative [P]. JP 05271221, 1993-10-19

甲磺酸帕珠沙星（Pazufloxacin Methanesulfonate）

甲磺酸帕珠沙星（**1**）中文化学名为 （一）-(3S)-10-(1-氨基环丙基)-9-氟-3-甲基-7-氧代-2,3-二氢-7H-吡啶[1,2,3-de][1,4]苯并噁嗪-6-羧酸甲磺酸盐；英文化学名为 (3S)-10-(1-Aminocyclopropyl)-9-fluoro-2,3-dihydro-3-methyl-7-oxo-7H-pyrido [1,2,3-de]-1,4-benzoxazine-6-carboxylic acid methanesulfonate；分子式：$C_{16}H_{15}FN_2O_4 \cdot CH_3SO_3H$；分子量：414.41。本品于 2002 年上市，为第四代喹诺酮类抗菌药，为 DNA 拓扑异构酶抑制剂。作用机理是使细菌的 DNA 无法形成超螺旋结构，导致细菌细胞无法分裂和增殖而死亡。体内抗菌活性研究表明，本品对金黄色葡萄球菌、甲氧西林耐药株、肺炎链球菌、大肠杆菌、肺炎杆菌黏质沙雷菌和铜绿假单胞菌等的抗菌活性强于氧氟沙星，适用于革兰阳性菌和阴性菌感染，如支气管及肺部感染、细菌性痢疾、泌尿系统、皮肤和软组织等感染。CAS：127045-41-4。

合成路线举例：

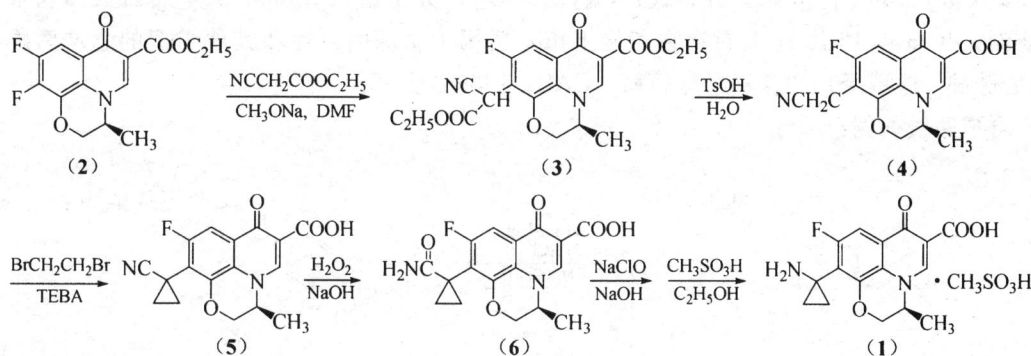

本品以左氧氟沙星中间体 （S)-9,10-二氟-3-甲基-7-氧代-2,3-二氢-7-H 吡啶[1,2,3-de][1,4]苯并噁嗪-6-羧酸乙酯（**2**）为起始原料，经与氰乙酸乙酯进行亲核取代反应得到（S)-10-(氰基乙氧羰基)-9-氟-3-甲基-7-氧代-2,3-二氢-7H-吡啶[1,2,3-de][1,4]苯并噁嗪-6-羧酸乙酯（**3**），（**3**）水解脱去侧链羧基得到（S)-10-氰基甲基-9-氟-3-甲基-7-氧代-2,3-二氢-7H-吡啶[1,2,3-de][1,4]苯并噁嗪-6-羧酸（**4**），（**4**）与 1,2-二溴乙烷环合得到（S)-10-(1-氰基环丙基)-9-氟-3-甲基-7-氧代-2,3-二氢-7H-吡啶[1,2,3-de][1,4]苯并噁嗪-6-羧酸（**5**），（**5**）经水解、Hoffman 降解得到（S)-10-(1-氨甲酰基环丙基)-9-氟-3-甲基-7-氧代-2,3-二氢-7H-吡啶[1,2,3-de][1,4]苯并噁嗪-6-羧酸（**6**），（**6**）与甲磺酸成盐得产品甲磺酸帕珠沙星（**1**）。

参考文献

1. 钟国琛，李家明. 甲磺酸帕珠沙星的合成 [J]. 安徽化工，2006，4：30－31

2. 刘艳飞，黄可龙，彭东明. 甲磺酸帕珠沙星的合成工艺改进 [J]. 中国药物化学杂志，2005，15（6）：344－350

3. Narita H，Todo Y，Nitta J，et al. Preparation，testing andformulation of oxopyridobenzoxazine carboxylates，ben-zothiazine carboxylates，and quinoxaline carboxylates as antibacterials [P]. DE3913245，1989－11－02

第二节　抗 真 菌 药

阿尼芬净（Anidulafungin）

阿尼芬净（**1**）中文化学名为 1-((4R,5R)-4,5-二羟基-N$_2$-((4″-戊氧基)(1,1′:4′,1″-萜苯基)-4-基)羰基)-L-鸟氨酸-棘球白素 B；英文化学名为 4（R），5（R）-Dihydroxy-N$_2$-(4″-pentyloxy-p-terphenyl-4-ylcarbonyl)-L-ornithyl-L-threonyl-[4（R）-hydroxy]-L-prolyl-[4（S）-hydroxy-4-(4-hydroxyphenyl)]-L-threonyl-L-threonyl-[3（S）-hydroxy-4（S）-methyl]-L-proline-C-1.6-N-5.1-cyclic peptide；分子式：C$_{58}$H$_{73}$N$_7$O$_{17}$；分子量：1140.27。本品由美国礼来公司研制，2006 年 12 月 15 日首次在美国上市，适用于念珠菌血症和其他类型的念珠菌感染（腹腔脓肿，腹膜炎）和食管念珠菌病。CAS：166663-25-8。

合成路线举例：

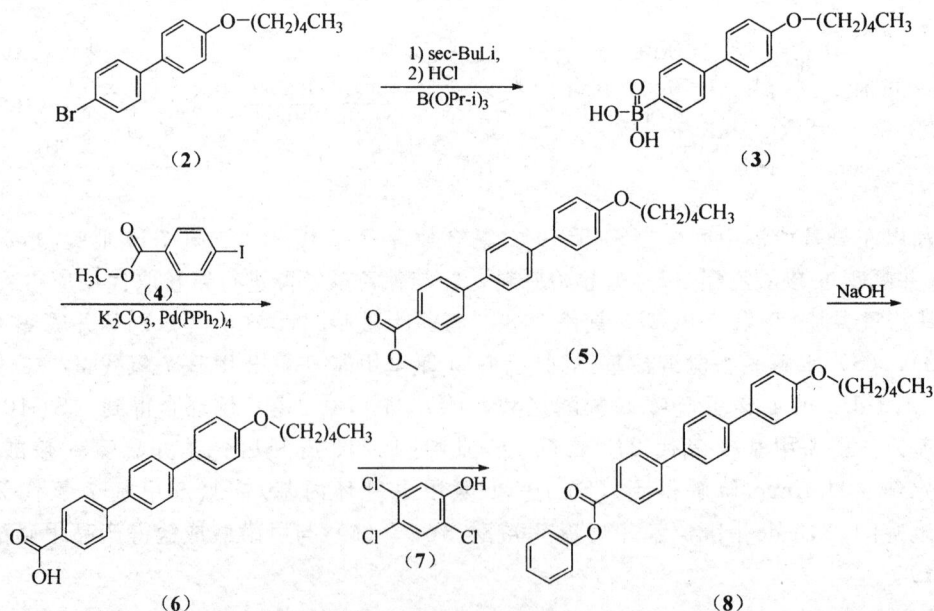

（9）　　　　　　　　　　　　　　　　　（10）

（11）

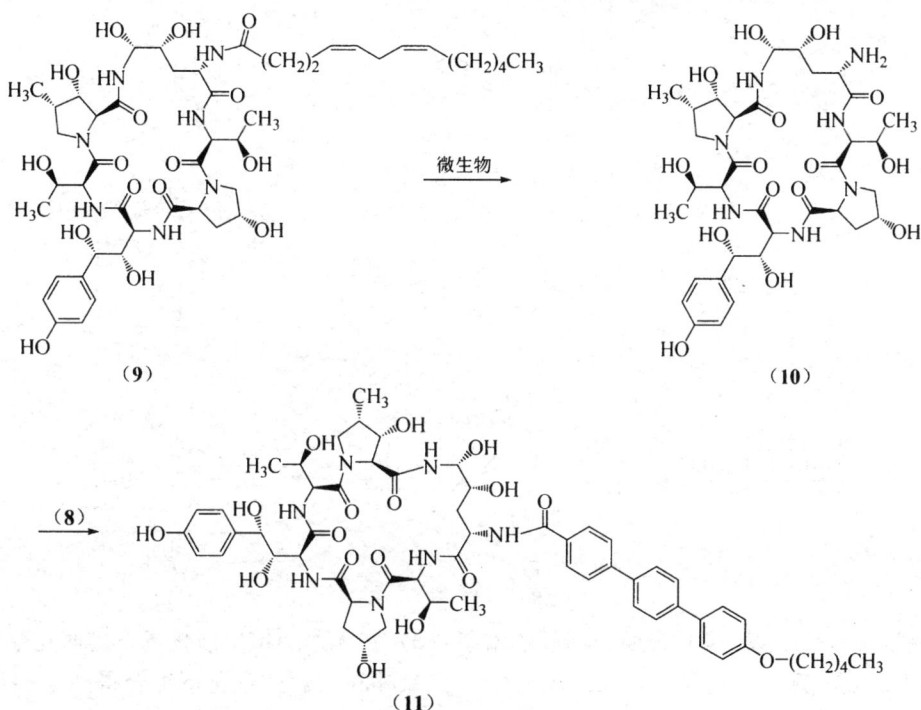

本品先以 4-溴-4′-（戊氧基）联苯（**2**）在 THF/环丁烷溶剂中，sec-丁基锂和三异丙氧基硼的作用下，再经盐酸水解得到 4′-（戊氧基）联苯基-4-硼酸（**3**），（**3**）和 4-碘苯甲酸甲酯（**4**）在回流甲苯中，铅试剂和 K_2CO_3 作用下缩合得 4″-（戊氧基）-对三联苯基-4-甲酸甲酯（**5**）。在含 2N NaOH 的二噁烷中回流，（**5**）发生水解得其游离酸（**6**），最后（**6**）在 DMF 中，DCC 作用下，与 2,4,5-三氯苯酚（**7**）成酯得（**8**）。另外以棘白菌素 B（**9**）为原料在微生物作用下，环外酰胺键水解去侧链得到相应的环状肽（**10**），（**10**）与化合物（**8**）再在 DMF 中重新成环即得阿尼芬净（**1**）。

参考文献

1. Burkhardt Frederick J, Debono Manuel. Cyclic peptide antifungal agents and process for preparation thereof [P]. US6384013, 2002-05-07

福司氟康唑（Fosfluconazole）

福司氟康唑（**1**）中文化学名为 2,4-二氟-α,α-二（1H-1,2,4-三唑-1-基甲基）苯甲醇磷酸二氢酯；英文化学名为 2,4-Difluoro-α,α-bis（1H-1,2,4-triazol-1-ylmethyl）benzyl alcohol, dihydrogen phosphate(ester)；分子式：$C_{13}H_{13}F_2N_6O_4P$；分子量：386.25。本品由美国辉端公司中央研究所开发，2003 年 10 月在日本上市，是氟康唑的磷酸酯前体药物，为细胞膜合成抑制剂，具有优良的水溶性，静脉给药后在体内酯酶作用下完全水解成氟康唑，发挥药理作用，适用于治疗呼吸道、食道、泌尿道的深部真菌感染。CAS：194798-83-9。

合成路线举例：

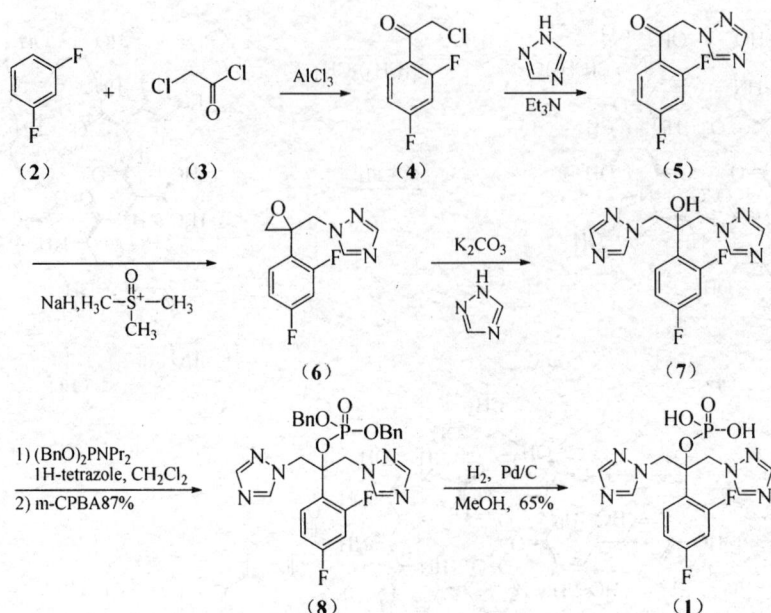

本品以 1,3-二氟苯（2）为原料和氯乙酰氯（3）在无水 AlCl₃ 催化下发生傅克酰化反应生成 α-氯-2,4-二氟苯乙酮（4），（4）和 1,2,4-三氮唑在三乙胺催化下缩合得到 α-(1H-1,2,4-三氮唑-1-基)-2,4-二氟苯乙酮（5），（5）在 NaH 作用下和碘化三甲氧硫缩合得到 1-[2-(2,4-二氟苯)-2,3-环氧丙基]-1H-1,2,4-三氮唑（6），（6）再次与 1,2,4-三氮唑缩合得到 2-(2,4-二氟苯)-1,3-二(1H-1,2,4-三氮唑-1-基)2-丙醇（7），（7）先和二苯基二异丙基氨基磷酸酯反应后再和间氯过氧苯甲酸氧化磷酸酯反应得到相应的化合物（8），（8）经催化氢化还原即得到福司氟康唑（1）。

参考文献

1. 邹栩，汤卫国. 1996—2004 年世界上市新药 [M]. 上海：第二军医大学出版社，2004

2. Richardson, K. (Pfizer Inc.)；Triazoles [P]. GB 2099818；US 4404216

3. Bentley A, Buttrs M, Green S. P, et al. O'Con-nor G, Skuse J. J. Org. Process Res. Dew.，2002，6：109-112

第十九章

抗　生　素

厄他培南钠（Ertapenem Sodium）

厄他培南钠（**1**）中文化学名为 4R,5S,6S-[[(3S,5S)-5-[[(3-羧苯基)氨基]酰基]-3-吡咯烷基]硫]-6-[(1R)-1-羟乙基]-4-甲基-7-氧-1-氮杂双环[3.2.0]庚-2-烯-2-羧酸钠盐；英文化学名为 (1R,5S,6S)-2-[2(S)-[N-(3-Carboxyphenyl)carbamoyl]pyrrolidin-4(S)-yl-sulfanyl]-6-[1(R)-hydroxyethyl]-1-methyl-1-carba-2-penem-3-carboxylic acid monosodium salt；分子式：$C_{22}H_{24}N_3O_7SNa$；分子量：497.50。本品于 2002 年 4 月首次在美国上市，适用于治疗成人的多种细菌感染，包括腹内感染、皮肤和皮肤组织感染、尿路感染、妇产科感染及肺炎。CAS：153832-38-3。

合成路线举例：

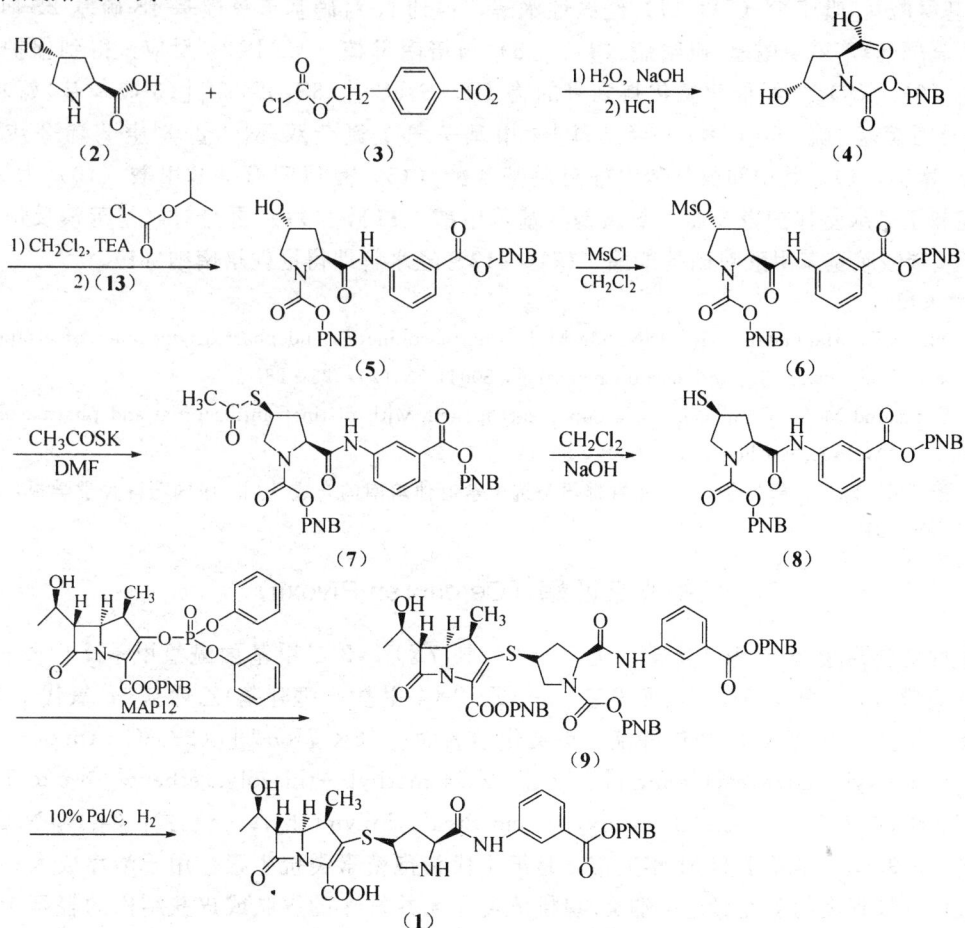

（13）的合成路线：

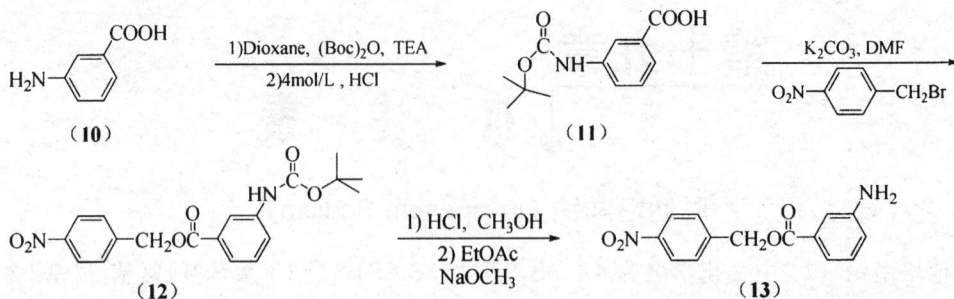

本品以 4R-羟基-L-脯氨酸（2）为原料，在碱性条件与对硝基苄氧羰酰氯反应保护氨基得到 N-对硝基苄氧羰基-4R-羟基-L-脯氨酸（4），（4）用异丙氧羰酰氯活化后与氨基被对硝基苄氧羰基（PNB）保护的间氨基苯甲酸对硝基苄酯（13）反应得到中间体 N-对硝基苄氧羰基-4R-羟基-2S-[（3-对硝基苄氧酰基）苯基氨酰基]吡咯烷（5），（5）用甲烷磺酰氯酰化得到 N-对硝基苄氧羰基-4R-甲磺酰基-2S-[（3-对硝基苄氧酰基）苯基氨酰基]吡咯烷（6），（6）与硫代醋酸钾反应得到乙酰基保护的 N-对硝基苄氧羰基-4S-乙酰硫基-2S-[（3-对硝基苄氧酰基）苯基氨酰基]吡咯烷（7），（7）经碱性水解，得到 N-对硝基苄氧羰基-4S-硫基-2S-[（3-对硝基苄氧酰基）苯基氨酰基]吡咯烷（8），（8）与培南母核（MAP12）反应，得到保护的厄他培南（9），（9）再经催化氢化得到目的物 4R,5S,6S-[[（3S,5S)-5-[[（3-羧苯基）氨基]酰基]-3-吡咯烷基]硫]-6-[（1R)-1-羟乙基]-4-甲基-7-氧-1-氮杂双环[3.2.0]庚-2-烯-2-羧酸钠（厄他培南钠，1）。其中间氨基苯甲酸对硝基苄酯（13）是以间氨基苯甲酸（10）为原料，氨基经叔丁氧羰基保护得 3-叔丁氧羰基氨基苯甲酸（11），（11）再与对硝基苄溴反应得到 3-叔丁氧羰酰胺基苯甲酸对硝基苄酯（12），（12）经水解即得厄他培南纳（1）。

参考文献

1. Nix D. E, Majumdar A. K, DiNubile M. J. Pharmacokinetics and pharmacodynamics of ertapenem：an overview for clinicians. J. Antimicrob Chemother，2004，53（2）：23－28

2. Hammond M. L. Ertapenem：a group 1 carbapenem with distinct antibacterial and pharmacological properties. J. Antimicrob Chemother，2004，53（2）：7－9

3. 张义凤，陈昊，彭久合，等. 碳青霉烯类抗生素厄他培南的合成 [J]. 中国药科大学学报，2007，38（4）：305－310

头孢妥仑匹酯（Cefditoren Pivoxil）

头孢妥仑匹酯（1）中文化学名为（－)-(6R,7R)-2,2-二甲基丙酰氧甲基-7-[（Z)-2-(2-氨基-4-噻唑基)-2-甲氧基亚氨乙酰氨基]-3-[（Z)-2-(4-甲基-5-噻唑基)乙烯基]-8-氧代-5-硫杂-1-氮杂二环[4.2.0]辛-2-烯-2-羧酸酯；英文化学名为：（6R,7R)-7-[[（2Z)-(2-Amino-4-thiazolyl)(methoxyimino)acetyl]amino]-3-[（1Z)-2-(4-methyl-5-thiazolyl)ethenyl]-8-oxo-5-thia-1-azabicyclo[4.2.0]oct-2-ene-2-carboxylic acid Pivaloyloxymethyl；分子式：$C_{26}H_{29}N_5O_7S_3$；分子量：619.73。本品于 2001 年上市，是第 4 代头孢菌素类抗生素，用于治疗成人和青少年的慢性支气管炎的急性恶化、咽炎/扁桃体炎和无并发症的皮肤或皮肤结构的轻至中度感

染。CAS：117467-28-4。

合成路线举例：

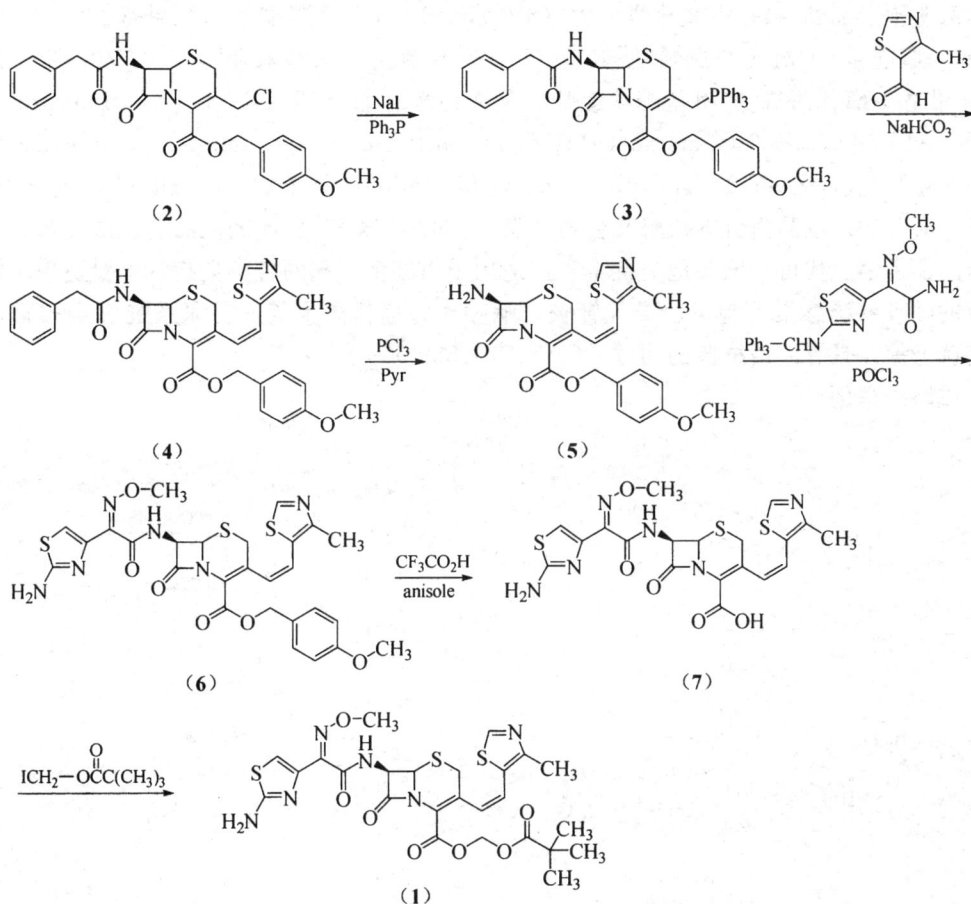

本品以 3-(氯甲基)-7-(苯乙酰胺基)-3-头孢烯-4-羧酸对甲氧苄酯（**2**）为原料，在 NaI 作用下和三苯磷反应取代氯原子得到 3-(三苯磷甲基)-7-(苯乙酰胺基)-3-头孢烯-4-羧酸对甲氧苄酯（**3**），（**3**）和 4-甲基噻唑-5-甲醛缩合得到 3-[2(Z)-(4-甲基噻唑-5-基）乙烯基]-7-(苯乙酰胺基)-3-头孢烯-4-羧酸对甲氧苄酯（**4**），（**4**）在 PCl₃ 和吡啶作用下消除 N 上的保护基得 3-[2(Z)-(4-甲基噻唑-5-基）乙烯基]-7-胺基-3-头孢烯-4-羧酸对甲氧苄酯（**5**），（**5**）与 2-(甲氧亚氨基)-2-[2-(三苯甲基氨基）噻唑-4-基]乙酸缩合得到 3-[2(Z)-(4-甲基噻唑-5-基）乙烯基]-7-[2(Z)-(甲氧亚氨基)-2-(2-三苯甲基氨基）噻唑-4-基)乙酰胺基]-3-头孢烯-4-羧酸对甲氧苄酯（**6**），（**6**）在三氟醋酸作用下水解得到 3-[2(Z)-(4-甲基噻唑-5-基）乙烯基]-7-[2(Z)-甲氧亚氨基)-2-(2-三苯甲基氨基）噻唑-4-基)乙酰胺基]-3-头孢烯-4-羧酸（**7**），（**7**）与特戊酸碘甲酯发生酯化反应即得到头孢妥仑匹酯（**1**）。

参考文献

1. Sakagami K，Tamura A，Yoshida T，et al. Synthesis and oral activity of ME1207，a new orally active cephalosporin. J. Antibiot 1990，43（8）：1047

盐酸头孢卡品酯 (Cefcapene Pivoxil Hydrochloride)

盐酸头孢卡品酯 (**1**) 中文化学名为 (6R,7R)-3-[[(氨基羰酰基)氧]甲基]-7-[[(2Z)-2-(2-氨基-4-噻唑基)-1-氧代-2-戊烯基]氨基]-8-氧代-5-硫杂-1-氮杂双环[4.2.0]辛-2-烯-2-羧酸 (2,2-二甲基-1-氧代丙氧基)甲基酯盐酸盐；英文化学名为 (6R,7R)-3-[[(Amino-carbonyl)oxy]methyl]-7-[[(2Z)-2-(2-amino-4-thiazolyl)-1-oxo-2-pentenyl]amino]-8-oxo-5-thia-1-azabicyclo[4.2.0]oct-2-ene-2-carboxylic acid hydrochloride；分子式：$C_{23}H_{29}N_5O_8S_2 \cdot HCl$；分子量：604.10。本品由日本盐野义公司开发，1997 年以 Flomox 的商品名首次上市。盐酸头孢卡品酯是第三代可口服头孢类抗生素，适用于由细菌引起的各类炎症，主要适用于敏感菌所致的呼吸系统感染如肺炎、支气管炎、咽喉炎、扁桃体炎等，泌尿系统感染如肾盂肾炎、膀胱炎等，具有广谱抗菌的功效。CAS：135889-00-8。

合成路线举例：

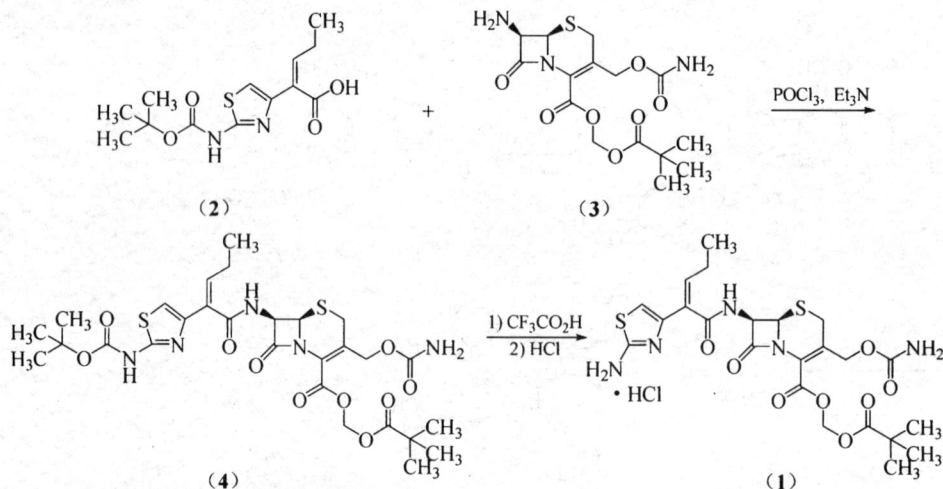

本品以 (2Z)-[2-(叔-丁基氧羰基氨基)噻唑-4-基]-2-戊烯酸 (**2**) 为原料和 7-氨基-3-(氨甲酰基氧甲基)-3-头孢-4-羧酸特戊酰甲基酯 (**3**) 在 POCl₃ 作用下发生缩合加成反应得到相应的酰胺 (**4**)，(**4**) 在三氟乙酸作用下脱保护基，再与盐酸成盐即得到盐酸头孢卡品酯 (**1**)。

参考文献

1. Hamashima Y, Ishikura K, Minami K, Kubota T, Yoshida T. Alkenamidocephalosporin esters [P]. BE 0904517；CH 669600；DE 3610581；ES 8800237；ES 8801922；FR 2579597；GB 2173194；JP 1987000089；US 4731361

硫酸头孢噻利 (Cefoselis Hydrogen Sulfate)

硫酸头孢噻利 (**1**) 中文化学名为 (6R,7R)-3-{[3-氨基-2-(2-羟乙基)-2H-吡唑-1-1-基]甲基}-7-[(Z)-2-(2-氨基-4-噻唑基)-2-(甲氧亚氨基)乙酰氨基]-8-氧代-5-硫杂-1-氮杂双环[4.2.0]辛-2-烯-3-甲酸硫酸盐；英文化学名为 (6R,7R)-7-[[(2Z)-2-(2-Amino-1,3-thiazol-4-yl)-2-methoxyiminoacetyl]amino]-3-[[2-(2-hydroxyethyl)-3-iminopyrazol-1-yl]methyl]-8-

oxo-5-thia-1-azabicyclo[4.2.0]oct-2-ene-2-carboxylic acid sulfate；分子式：$C_{19}H_{22}N_8O_6S_2$ · H_2SO_4；分子量：620.64。本品为新的第四代注射用头孢菌素类抗生素，由日本藤泽药品工业公司和美国 Johnson & jonhson 公司共同研制开发，于 1998 年上市，其对耐甲氧西林的金黄色葡萄球菌和对铜绿假单胞菌具有优良的抗菌作用。CAS：122841-10-5。

合成路线举例：

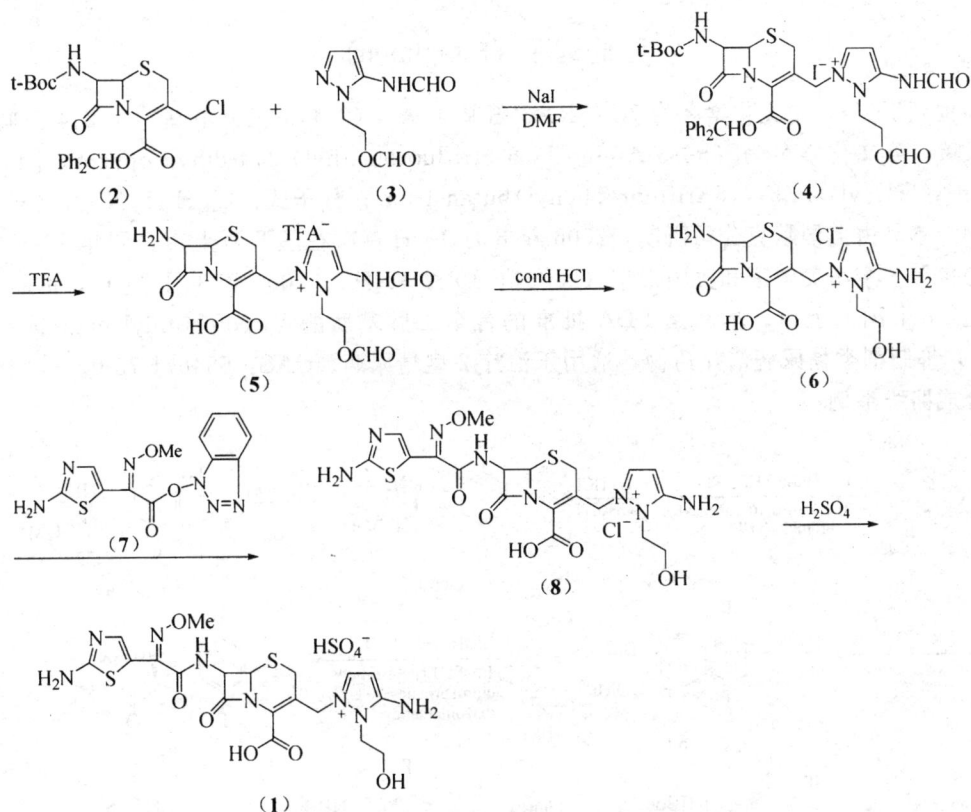

本品以 3-氯甲基-7-叔丁氧羰基氨基-3-头孢烯-4-二苯甲基羧酸酯（2）为起始原料，与5-甲酰氨基-1-(2-甲酰氧乙基)吡唑（3）缩合得 3-[3-甲酰氨基-2-(2-甲酰氧乙基)-1-吡唑甲基]-7β-叔丁氧羰基氨基-3-头孢烯-4-二苯甲基羧酸酯碘盐（4），（4）经三氟乙酸脱保护基得7β-氨基-3-[3-甲酰氨基-2-(2-甲酰氧乙基)-1-吡唑甲基]-3-头孢烯-4-羧酸三氟乙酸盐（5），（5）经浓盐酸再次去保护基，得到 7β-氨基-3-[3-氨基-2-(2-羟乙基)-吡唑甲基]-3-头孢烯-4-羧酸盐酸盐（6），（6）经提纯后与 2-(2-氨基-4-噻唑基)-(Z)-2-甲氧亚氨基乙酸（7）缩合得到 3-[3-氨基-2-(2-羟乙基)-吡唑甲基]-7β-[2-(2-氨基咪唑 4 基)-2-(甲氧亚胺)乙酰胺]-3-头孢烯-4-羧酸盐酸盐（8），（8）与硫酸成盐得硫酸头孢噻利（1）。

参考文献

1. 孟红，赵平，刘志友，等. 一种头孢烯类锑盐化合物及其制备方法和以该化合物合成硫酸头孢吡唑的方法 [P]. CN：1613860A，2005－05－11

2. 薛峰，居沈贵，姚虎卿. 硫酸头孢噻利合成工艺研究 [J]. 中国新药杂志，2005，14（3）：322－324

3. Sakane K，Kawabata K，Miyai K，et al. Fujisawa Pharmaceutical CO.，LTD. New cephem compound and a process for preparation thereof [P]. EP0307804A2，1988－09－09

第二十章

降 血 糖 药

西他列丁（Sitagliptin）

西他列丁（**1**）中文化学名为 7-[（3R）-3-氨基-1-氧-4-（2,4,5-三氟甲基）]-1,2,4-三唑[4,3-a]哌嗪；英文化学名为（R）-3-Amino-1-(6-(trifluoromethyl)-3,4-dihydropyrrolo [1,2-a] pyrazin-2(1H)-yl)-4-(2,4,5-trifluorophenyl)butan-1-one；分子式：$C_{18}H_{17}F_6N_3O$；分子量：405.34。本品由美国默克公司研制，2006 年 8 月 15 日首次在墨西哥上市，同年 10 月在巴西和秘鲁等 8 个南美国家和美国上市（2006 年 10 月 16 日）。2007 年 3 月 26 日，本品获准在欧盟 27 个国家上市。本品是 FDA 批准的首个二肽基肽酶Ⅳ（dipeptidyl peptidase Ⅳ，DPP-4）抑制剂类糖尿病治疗药物，适用于治疗 2 型糖尿病。CAS：654671-78-0。

合成路线举例：

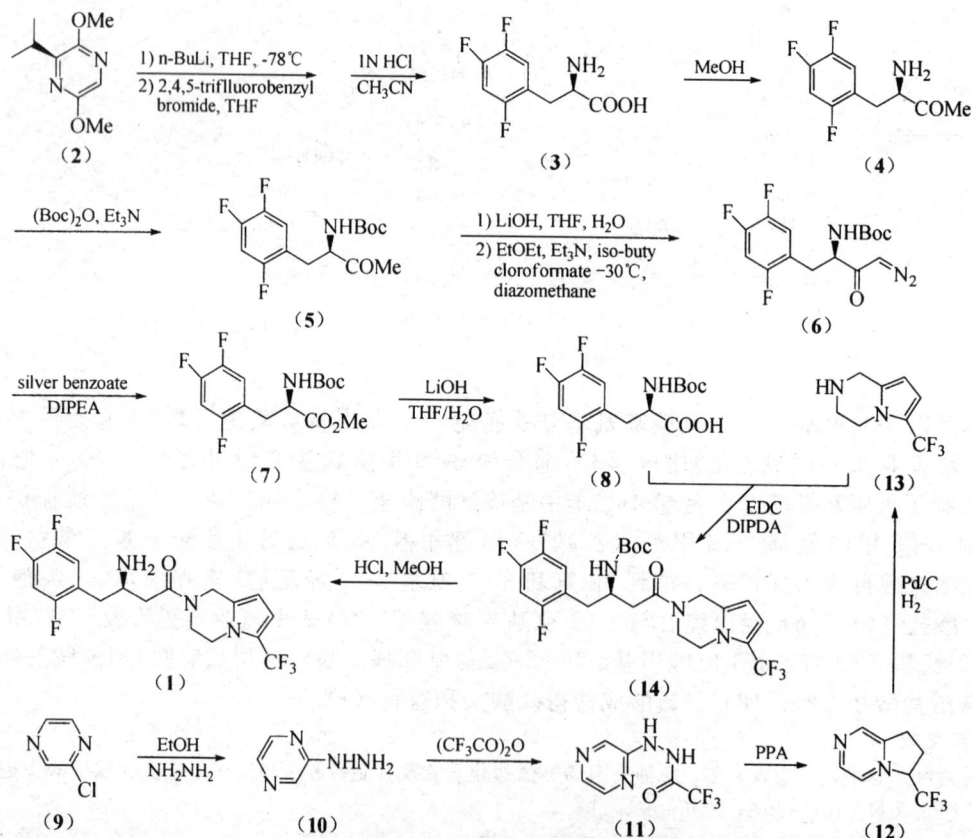

本品先以三取代吡嗪（**2**）为原料先在 THF 溶剂和极低温度下被正丁基锂还原，再与2,4,5-三氟苄溴反应在酸性条件下水解得（**3**），（**3**）与甲醇发生酯化反应得（**4**），（**4**）的氨

基用叔丁氧羰基保护得（**5**），（**5**）经两步得重氮化物（**6**），（**6**）在二异丙基乙基胺和有机银催化下得甲酯（**7**），（**7**）再经还原得羧酸（**8**）；再以氯代吡嗪（**9**）为原料和肼反应得到肼吡嗪（**10**），（**10**）经三氟甲基醋酐酰化得到酰肼（**11**），（**11**）在 PPA 作用下环合得（**12**），（**12**）经催化脱氢反应得到杂环化合物（**13**）；（**8**）与杂环化合物（**13**）碱性条件下缩合得（**14**），最后脱保护得目标化合物西他列丁（**1**）。

参考文献

1. Kim Sung Gyu，Yoo Seo Hong. Novel crystalline form of sitagliptin hydrochloride. KR20070111099，2007 - 11 - 21

米格列奈（Mitiglinide）

米格列奈（**1**）中文化学名为（2S)-2-苄基-3-(顺-六氢-2-异二氢吲哚基羰基)丙酸钙盐二水合物；英文化学名为 (＋)-Monocalcium bis[(2S)-2-benzyl-3-(cis-hexahydro-isoindolin-2-ylcarbonyl)-propionate]dehydrate；分子式：$(C_{19}H_{24}NO_3)_2Ca \cdot 2H_2O$；分子量：704.80。本品由日本橘生药品工业株式会社合成，于 2002 年 12 月申请用于 2 型糖尿病患者控制餐后血糖，并正在美国、加拿大、墨西哥进行Ⅲ期临床研究，2004 年在日本上市，用于治疗 2 型糖尿病，其作用机制类似磺酰脲，但起效速度更快，且半衰期短，既有利于降低糖尿病患者的餐后血糖，又可避免持续降糖引发的血糖过低。CAS：207844-01-7。

合成路线举例：

路线一：

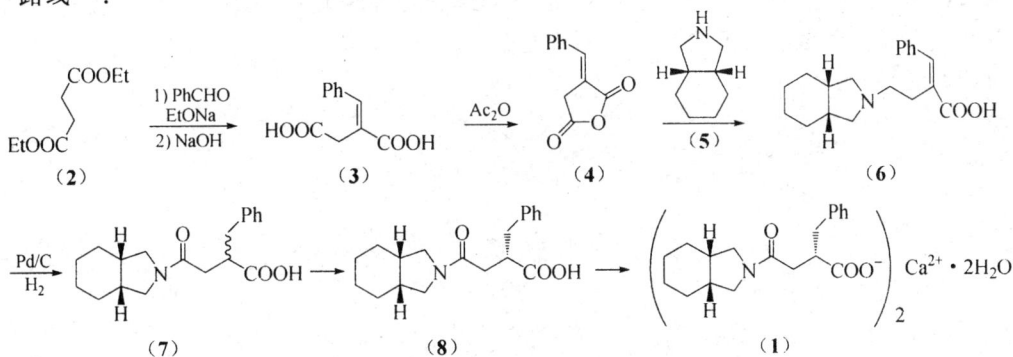

路线二：

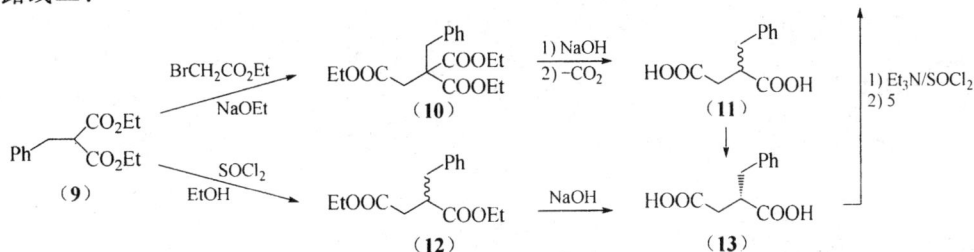

路线一：本品以丁二酸二乙酯（**2**）为原料与苯甲醛经 Stobbe 缩合、水解制得（E)-2-苯乙烯丁二酸（**3**），（**3**）在醋酐作用下脱水成酸酐（E)-3-苯乙烯二氢呋喃-2,5-二酮（**4**），（**4**）与顺-八氢异吲哚（**5**）缩合得到化合物（**6**）后经还原得到消旋酸 2-苄基-3-(顺-六氢-2-

异二氢吲哚基羰基)丙酸（**7**），（**7**）经拆分得（**8**）后成盐即得到米格列奈（**1**）。

路线二：以苄基丙二酸二乙酯（**9**）为原料与溴乙酸乙酯缩合得到的 3,3-二(乙氧羰基)-4-苯丁酸乙酯（**10**），（**10**）经水解、脱羧得到消旋的苄基丁二酸（**11**），直接拆分或酶拆分得（S）-2-苄基丁二酸（**13**）或由（**9**）经中间体（**12**）反应得到（**13**），（**13**）与羟基琥珀酰亚胺或咪唑反应得到活性中间体，最后与（**5**）缩合、成盐得米格列奈（**1**）。

参考文献

1. 黄伟，岑均达，姚岚. 米格列奈的合成 [J]. 中国医药工业杂志，2005，36（5）：257 - 259

2. Yamaguchi T, Yanagi T, Hokari H, et al. Preparation of optically active succinic acid derivatives. I. Optical resolution of 2-benzyl-3-(cis-hexahydroisoindolin-2-ylcarbony1)-propionicacid. J. ChemPharmBull，1997，45（9）：1518 - 1520

3. Yamaguchi T, Yanagi T, Hokari H, et al. Preparation of optically active succinic acid derivatives. II. Efficient and practical synthesis of KAD-1229. J. Chem Pharm Bull 1998. 46（2）：337 - 340

那格列奈（Nateglinide）

那格列奈（**1**）中文化学名为 N-(反-4-异丙基环己烷羰基)-D-苯丙氨酸；英文化学名为 N-(trans-4-isopropylcyclohexyl-1-carbonyl)-D-phen-ylanine；分子式：$C_{19}H_{27}NO_3$；分子量：317.42。本品由 Ajinomoto，Yamanouchi 和 Roussel-Morishitu 等 3 家公司联合研制开发，由 HMR 公司和 Yamanouchi 公司于 1999 年在日本上市，是一种新型的餐时非磺酰脲类血糖调节剂，可口服，作用快速，适用于 2 型糖尿病。那格列奈的作用依赖于胰岛 β 细胞的功能，通过与 β 细胞膜上的 ATP 敏感性 K^+ 通道受体结合并将其关闭，使细胞去极化，钙通道开放，钙内流，刺激胰岛素的分泌，降低血糖。CAS：105816-04-4。

合成路线举例：

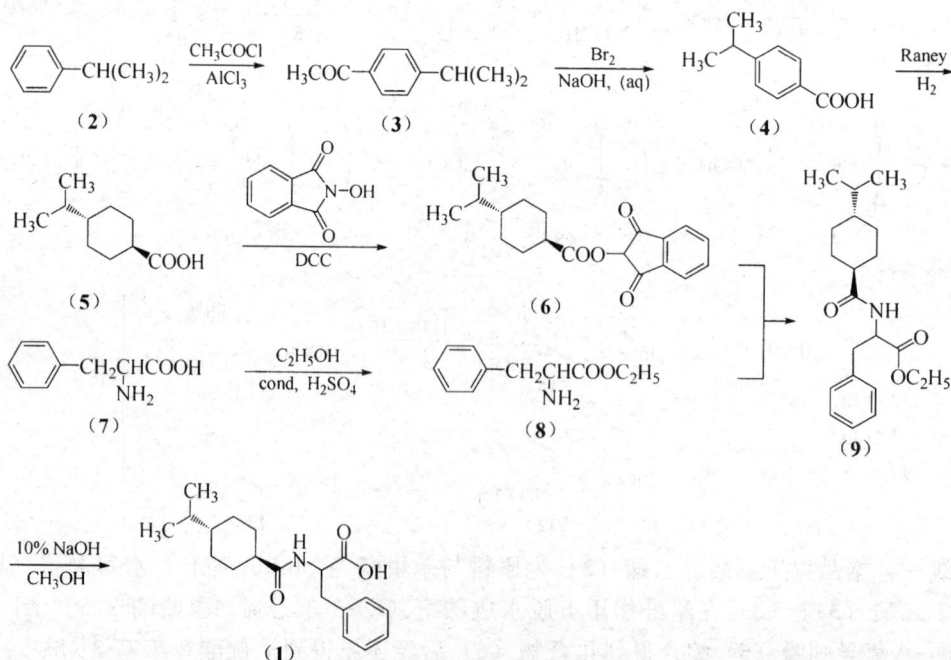

本品先以异丙基苯（**2**）为原料，在无水三氯化铝的催化下与乙酰氯发生傅-克酰化反应得到 4-异丙基苯乙酮（**3**），（**3**）在溴水和 NaOH 稀溶液中发生卤仿反应得到 4-异丙基苯甲酸（**4**），（**4**）在 Raney-Ni 催化下发生还原氢化反应得到反-4-异丙基环己烷甲酸（**5**），（**5**）在二环己基碳二亚胺的作用下和 N-羟基邻苯二甲酰亚胺反应得到活性酯（**6**）；另外以 α-氨基苯丙酸（**7**）为原料和乙醇发生酯化反应得到 D-苯丙氨酸乙酯（**8**）；将（**6**）与（**8**）进行酰化反应再水解即得到那格列奈（**1**）。

参考文献

1. Toyoshima S, Seto Y. Hypoglycemic agent［P］. EP0196222（A2），1986 - 10 - 01

2. Shinki H, Nishikawa M, Sato Y, et al. N-(cyclohexylcarbonyl)-D-phenylalanines and related compounds. A new class of oral hypoglycemic agent.. J. Med Chem, 1989, 32 (7): 1436 - 1441

3. 潘满根，刘克良，仲伯华. 那格列奈及其类似物的研究进展［J］. 中国新药杂志，2002，11（8）：585 - 588

瑞格列奈（Repaglinide）

瑞格列奈（**1**）中文化学名称为（S）-α-乙氧基-4-[2-[[3-甲基-1-[2-(1-哌啶基)苯基]丁基]氨基]-2-氧乙基]-苯甲酸；英文化学名称为 3-Ethoxy-4-ethoxycarbonyl-benzoic acid 或（±）3-Methyl-1-(2-(1-piperidinyl)phenyl)butylamine；分子式：$C_{27}H_{36}N_2O_4$；分子量：452.59。本品由丹麦诺和诺德公司和德国勃林格殷格翰姆公司联合开发，于 1998 年 4 月在美国首次上市，同年 10 月在英国上市，其为糖尿病治疗药，非磺酰脲类促胰岛素释放剂，用于饮食控制及运动锻炼不能有效控制高血糖的 2 型糖尿病（非胰岛素依赖性）患者。本品与胰岛 β 细胞膜外依赖 ATP 的钾离子通道上的 36kDa 蛋白特异性结合，使钾通道关闭，β 细胞去极化，钙通道开放，钙离子内流，促进胰岛素分泌，其作用快于磺酰脲类，故餐后降血糖作用较快。CAS：135062-02-1。

合成路线举例：

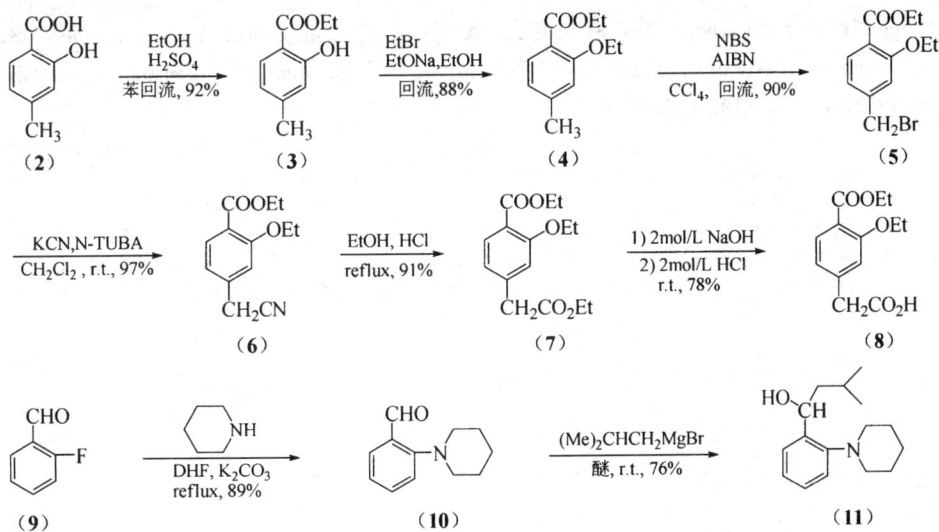

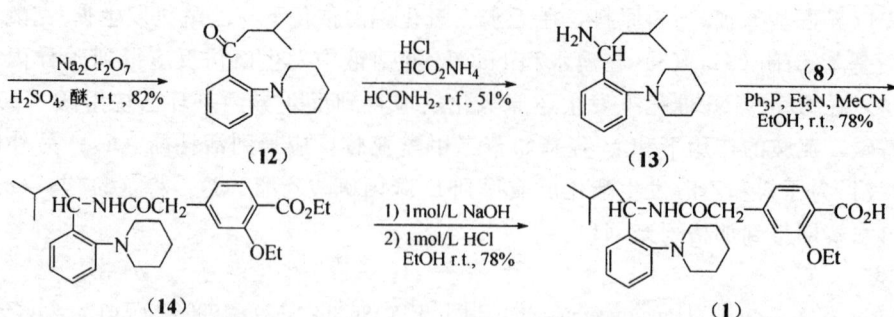

本品是以 4-甲基水杨酸（2）为原料和乙醇在浓硫酸催化下羧基发生酯化反应得 4-甲基水杨酸乙酯（3），（3）和乙醇钠作用进一步使酚羟基酯化生成 4-甲基-2-乙氧基苯甲酸乙酯（4），（4）芳环上的甲基用 NBS 溴代生成 4-溴甲基-2-乙氧基苯甲酸乙酯（5），（5）在相转移催化剂 N-苄基三正丁基氯化铵催化下和 KCN 发生取代反应生成 4-氰甲基-2-乙氧基苯甲酸乙酯（6），（6）在乙醇中回流，氰基水解并同时发生酯化反应得到 4-乙酸乙酯-基-2-乙氧基苯甲酸乙酯（7），（7）经碱性水解后酸化得到 4-乙酸乙酯基-2-乙氧基苯甲酸乙酯（8）；另外以 2-氟苯甲醛（9）和哌啶为原料，回流反应生成 2-哌啶基苯甲醛（10），（10）和异丁基溴化镁发生格氏加成反应生成 1-邻哌啶基苯基-3-甲基丁醇（11），（11）的醇羟基用 KMnO₄ 氧化得到 1-邻哌啶基苯基-3-甲基丁酮（12），（12）与碳酸胺盐反应后再还原生成（1-哌啶基）-1-苯基-3-甲基丁胺（13），将（13）和化合物（8）缩合生成 S（＋）-2-乙氧基-4-{2-[(3-甲基-1-(2-(1-哌啶基)苯基)丁基)氨基]-2-氧代乙基}苯甲酸乙酯（14），（14）经碱性水解后酸化即得到瑞格列奈（1）。

参考文献

1. Grell W, Greischel A, Zahn G. (s)(＋)-2-ethoxy-4-[n-[1-(2-piperidinophenyl)-3-methyl-1-butyl]aminocarbonyl-methyl]benzoic acid [P]. WO1991 EP01147 19910621, 1993－01－07

2. Grell W, Hurnaus R, Griss G, et al. Repaglinide and Related Hypoglycemic Benzoic Acid Derivatives. J. Med Chem, 1998, 41：5219－5246

3. Nijhuis W H N, Verboom W, El-Fadl A. A, et al. Stereochemical Aspects of the "tert-Amino Effect". 1. Regio-selectivity in the Synthesis of Pyrrolo [1,2-α] quinolines and Benzo [c] quinolizines. J. Org Chem, 1989, 54 (1)：199－209

第二十一章
其他新药

一、充血性心力衰竭治疗新药

莫扎伐普坦（Mozavaptan）

莫扎伐普坦（**1**）中文为化学名为 5-(二甲基氨基)-1-[4-(2-甲基苯甲酰胺基)苯甲酰]-2,3,4,5-四氢-1H-苯并氮杂䓬；英文化学名为 N-(4-(5-(Dimethylamino)-2,3,4,5-tetrahydro-1H-benzo[b]azepine-1-carbonyl)phenyl)-2-methylbenzamide；分子式：$C_{27}H_{29}N_3O_2$；分子量：427.54。本品于 2006 年 7 月在日本上市，该药为新型 V_2 受体拮抗剂，具有尿水排泄作用，能够提高血 Na^+ 浓度，产生有益的血液动力学变化，口服方便，没有药物快速减敏、高钠血症及明显的副作用，治疗 CHF 低钠血症是安全，有效的，适用于充血性或慢性心力衰竭。CAS：137975-06-5。

合成路线举例：

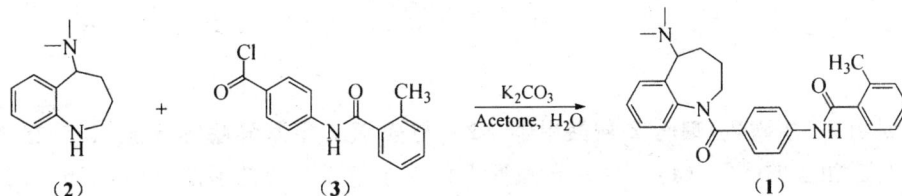

本品是用 5-(二甲基氨基)-2,3,4,5-1H-苯并氮杂䓬（**2**）和 4-(2-甲基苯甲酰胺基)苯甲酰氯（**3**）在丙酮-水以及 K_2CO_3 的催化作用下缩合即得到莫扎伐普坦（**1**）。

参考文献

1. Ogawa H，Miyamoto H，Kondo K. et al. Benzoheterocyclic cpds. [P]. EP 0450097；JP 1992154765；WO 9105549

西他生坦钠（Sitaxsentan Sodium）

西他生坦钠（**1**）中文化学名为 N-(4-氯-3-甲基异噁唑-5-基)-2-[2-(6-甲基-1,3-苯并二氧-5-基)乙酰]噻吩-3-磺酰钠；英文化学名为 N-(4-Chloro-3-methyl isoxazol-5-yl)-2-(2-(6-methylbenzo[1,3-d]dioxol-5-yl)acetyl)thiophene-3-sulfonamide；分子式：$C_{18}H_{14}ClN_2O_5S_2Na$；分子量：476.89。2007 年 3 月，澳大利亚治疗品管理局（Australian Therapeutic Goods Administration，TGA）批准 Encysive Pharmaceuticals 公司的内皮素 A 受体阻断剂西他生坦钠片（sitaxentan sodium，Thelin）上市。本品能减轻患者肺动脉高压症状（提高 NYHA/WHO功能级别）和改善肺动脉高压血液动力学状态，是首个选择性内皮素 A 受体

阻断剂类治疗肺动脉高压的口服制剂，其对原发性肺动脉高压和由结缔组织疾病引起的肺动脉高压有效。在安慰剂对照临床研究中，本品最常出现的不良反应是头痛、外周水肿和鼻充血，其他不良反应有眩晕、失眠、恶心、上腹部疼痛、呕吐、消化不良、腹泻、乏力、肌痉挛和凝血酶原降解时间延长等。CAS：210421-74-2。

合成路线举例：

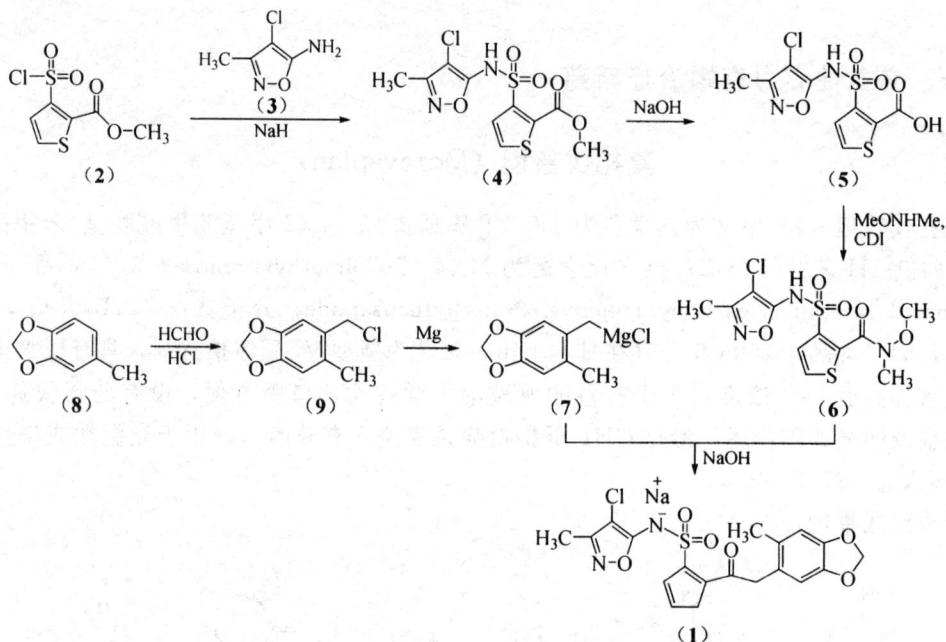

本品是由 3-（氯磺酰）噻吩-2-羧酸甲酯（**2**）与-4-氯-3-甲基异噁唑-5-胺（**3**）在 NaH 的作用下缩合成相应的磺胺（**4**），（**4**）在碱性条件下水解得相应的羧酸（**5**），（**5**）在 CDI 作用下与 N-甲氧基甲氨发生酰化得到相应的酰胺（**6**），（**6**）与格氏试剂（（6-甲基苯并[1,3-d]二氧杂-5-基）甲基）氯化镁（**7**）发生反应即得西他生坦钠（**1**）。其中（**7**）是由化合物（**8**）经氯甲基化反应后与 Mg 反应制得的格式试剂。

参考文献

1. Okun I, Keller K. M, Brock T, et al. Discovery of TBC11251, a potent, long acting, orally active endothelin receptor-A selective antagonist. J. Med Chem 1997, 40 (11)：1690－97

二、减肥药

盐酸利莫那班（Nimonabant Hydrochloride）

盐酸利莫那班（**1**）中文化学名为 5-(4-氯苯基)-1-(2,4-二氯苯基)-4-甲基-N-(哌啶-1-基)-1H-吡唑-3-甲酰胺盐酸盐；英文化学名为 5-(4-Chlorophenyl)-1-(2,4-dichlorophenyl)-4-methyl-N-(piperidin-1-yl)-1H-pyrazole-3-carboxamide hydrochloride；分子式：$C_{22}H_{21}Cl_3N_4O \cdot HCl$；分子量：500.25。本品是由法国 Sanofi-Aventis 公司开发的，2006 年首次在英国上

市，临床用作减肥药，同时对戒烟和戒酒的治疗也已进入Ⅲ期临床。CAS：158681-13-1。

合成路线举例：

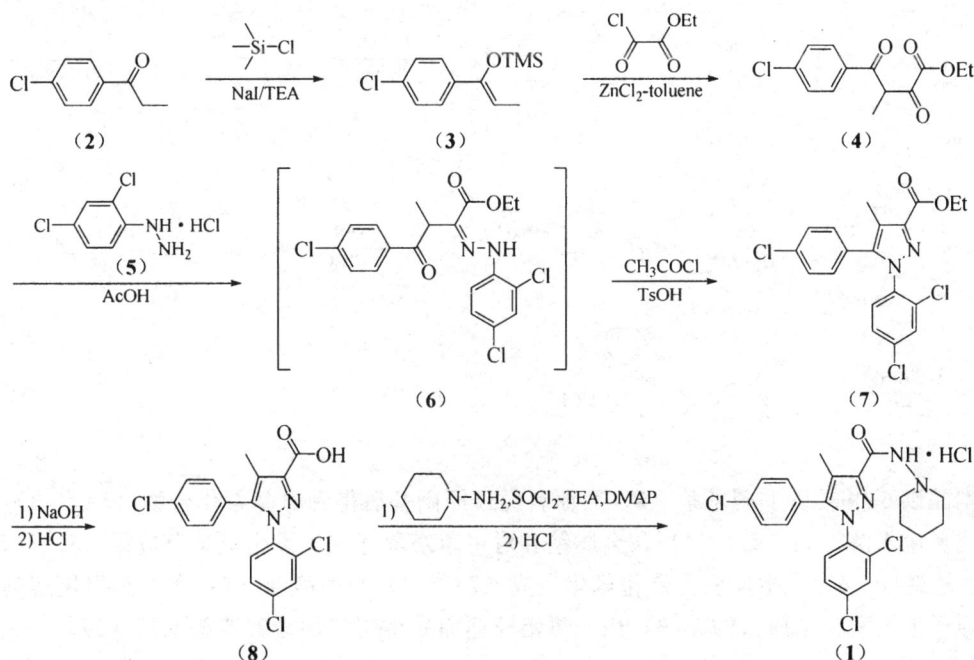

本品以对氯苯丙酮（**2**）为原料经硅烷化保护制得 1-(4-氯苯基)-1-三甲基硅氧基丙烯（**3**），（**3**）与草酰氯单乙酯缩合得到 4-(4-氯苯基)-3-甲基-2,4-二氧代丁酸乙酯（**4**），（**4**）和 2,4-二氯苯肼盐酸盐（**5**）脱水成腙制得二氯苯腙（**6**），（**6**）直接以对甲苯磺酸为催化剂闭环缩合得到 5-(4-氯苯基)-1-(2,4-二氯苯基)-4-甲基吡唑-3-羧酸乙酯（**7**），（**7**）碱性条件下水解得 5-(4-氯苯基)-1-(2,4-二氯苯基)-4-甲基吡唑-3-羧酸（**8**），（**8**）再经酰胺化、成盐得盐酸利莫那班（**1**）。

参考文献

1. 汤立合，陶林，陈合兵，等. 盐酸利莫那班的合成［J］. 中国医药工业杂志，2007，38（4）：252－254

三、抗帕金森病药

盐酸罗替戈汀（Rotigotine Hydrochloride）

盐酸罗替戈汀（**1**）中文化学名为 (S)-5,6,7,8-四氢-6-[丙基[2-(2-噻吩基)乙基]氨基]-1-萘酚盐酸盐；英文化学名为 5,6,7,8-Tetrahydro-6-[propyl[2-(2-thienyl)]amino]-1-naphalenol-hydrochloride；分子式：$C_{19}H_{25}NOS \cdot HCl$；分子量：351.94。本品由比利时 UCB 公司研制，获得欧盟批准于 2006 年 4 月 1 日首次在英国上市，稍后在奥地利、丹麦、德国及爱尔兰上市，为非麦角类 $D_3/D_2/D_1$ 多巴胺激动剂，通过激活脑内尾状壳核的 D_3、D_2 和 D_1 受体发挥治疗效应，适用于治疗早期特发性帕金森病的体征和症状，作为单一疗法或与左旋多巴联合用药。CAS：99755-59-6。

合成路线举例：

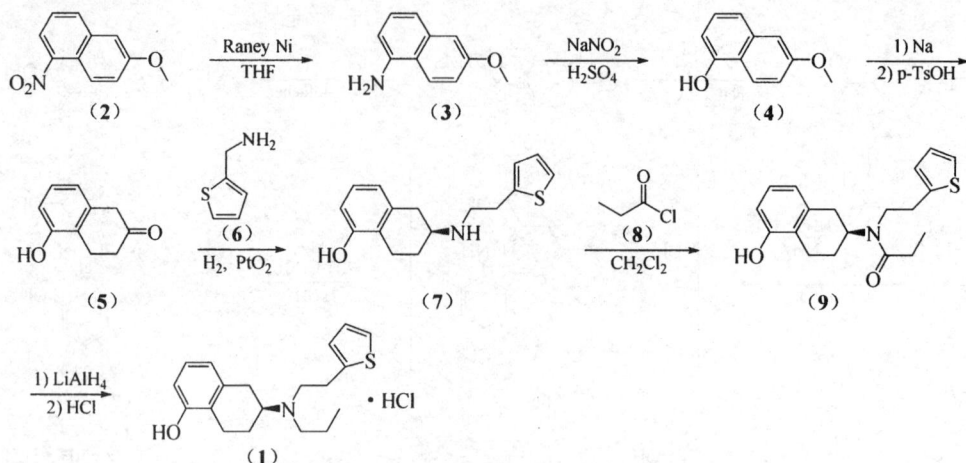

本品以 6-甲氧基-1-硝基萘（**2**）为原料经还原硝基后得到氨基萘化合物（**3**），（**3**）发生重氮化反应水解得到（**4**），（**4**）在金属钠和对甲苯磺酸存在下发生氢解反应得（**5**），（**5**）与2-氨甲基噻吩（**6**）发生反应再催化氢化生成（**7**），（**7**）与丙酰氯（**8**）在二氯甲烷溶剂中发生氮原子上的酰化生成（**9**），（**9**）用四氢铝锂还原后得终产物盐酸罗替戈汀（**1**）。

参考文献

1. Horn Alan S. Substituted 2-aminotetralins [P]. US4564628, 1986 – 01 – 14
2. Manimaran T, Impastato F. J. Resolution of racemic mixtures [P]. US 4968837, 1990 – 11 – 06

甲磺酸雷沙吉兰（Rasagiline Mesylate）

甲磺酸雷沙吉兰（**1**）中文化学名为（R）-N-2-丙炔基-1-氢化茚胺甲磺酸盐；英文化学名为(R)-N-2-Propynyl-1-indanamine methanesulfonate；分子式：$C_{12}H_{13}N \cdot CH_3SO_3H$；分子量：267.34。本品由以色列 Teva 公司研发，2005 年 3 月在以色列上市，适用于特发性帕金森病的症状和体征的治疗，作为初始单药治疗或左旋多巴的辅助治疗。CAS：161735-79-1。

合成路线举例：

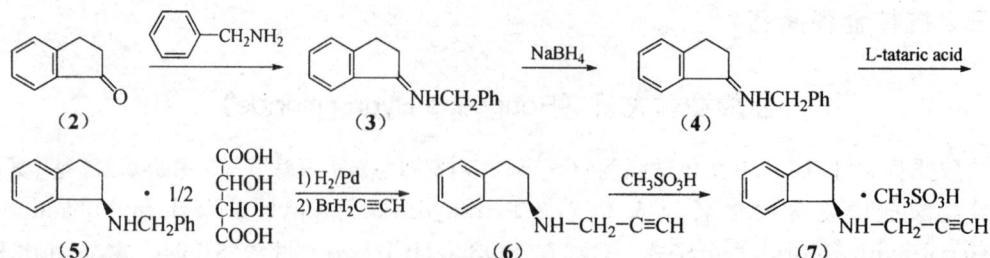

本品以 1-茚酮（**2**）为原料与苄胺缩合得到 1-茚苄胺（**3**），（**3**）经 NaBH4 还原得到 N-苄基-2,3-二氢-1H-茚-1-胺（**4**），（**4**）经拆分得到（**5**），（**5**）经催化氢化还原后再与 3-溴丙炔反应得到（R）-N-2-丙炔基-1-氢化茚胺（**6**），（**6**）与甲磺酸成盐即得目标产物甲磺酸雷沙

吉兰（**1**）。

参考文献

1. LILP. New drugs approved by US FDA in 2006 [J]. 国际医药动态，2007，1：26

2. Lee B. T, et al. Process for the synthesis of enantiomeric（propyny-lamino）indan derivatives by asymmetric reduction of indanones tochiral indanols and subsequent amination with propargylamine [P]. US2006/199974，2006 - 09 - 07

盐酸布地品（Budipine Hydrochloride）

盐酸布地品（**1**）中文化学名为 1-叔丁基-4,4-二苯基哌啶盐酸盐；英文化学名为 1-tert-Butyl-4,4-diphenylpiperidine hydrochloride；分子式：$C_{21}H_{27}N \cdot HCl$；分子量：329.95。本品由德国 Byk Gulden 公司创制，1997 年在德国上市。本品与抑制多巴胺的再摄取有关，几乎无抗胆碱能活性，能改善帕金森病症状，适于与其他抗帕金森病药联合用药。CAS：57982-78-2。

合成路线举例：

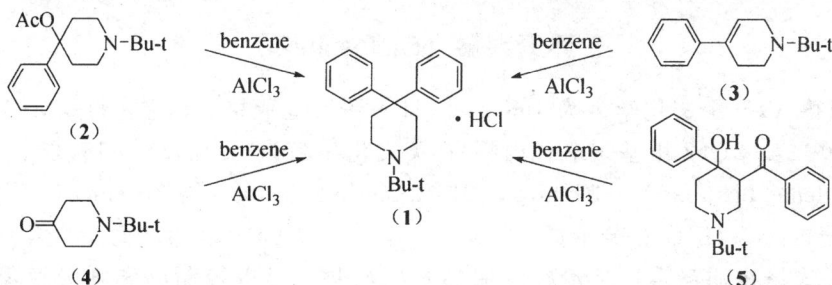

本品分别以 1-叔丁基-4-苯基吡啶-4-基醋酸酯（**2**）、1-叔丁基-4-苯基-1，2，3，6-四氢哌啶（**3**）、1-叔丁基哌啶-4-酮（**4**）、（1-叔丁基-4-羟基-4-苯基哌啶-3-基）苯基甲酮（**5**）为原料分别在三氯化铝催化作用下和苯发生傅克烷基化反应后与盐酸成盐都可制得产品盐酸布地品（**1**）。

参考文献

1. Koch H，Budipine. J. Drugs Fut. 1985，10（8）：621

2. Iizuka J，Fischer R. Beeinflussungdes parkinson-tremor durch budipin. J. Nervenarzt，1986，57（2）：184

3. 孙斌. 抗帕金森病新药——托卡朋与恩他卡朋 [J]. 医药导报，2003，22（2）：71 - 74

恩他卡朋（Entacapone）

恩他卡朋（**1**）中文化学名为（2E)-2-氰基-3-(3,4-二羟基-5-硝基苯基)-N,N-二乙基-2-丙烯酰胺；英文化学名为（2E)-2-Cyano-3-(3,4-dihydroxy-5-nitrophenyl)-N,N-diethyl-2-propenamide；分子式：$C_{14}H_{15}N_3O_5$；分子量：305.29。本品于 1999 年 3 月在英国上市，属于儿茶酚-O-甲基转移酶（COMT）抑制剂，它是一种可逆的、特异性的、主要作用于外周的 COMT 抑制剂，与左旋多巴制剂同时使用。CAS：130929-57-6。

合成路线举例：

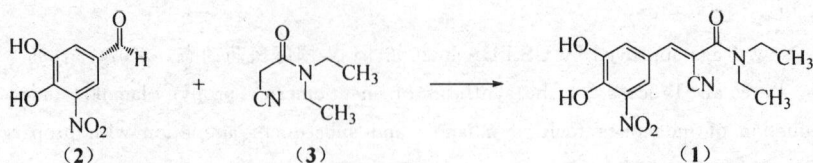

（2）　　　　　（3）　　　　　　　　（1）

本品以 3,4-二羟基-5-硝基苯甲醛（**2**）和 N,N-二乙基-氰乙酰胺（**3**）为原料，在弱碱性条件下经过克脑文格尔反应生成 2-氰基-N,N-二乙基-3-(3,4-二羟基-5-硝基苯基)丙烯酰胺顺反两种异构体，经纯化即得到目标产物恩他卡朋（**1**）。

参考文献

1. 熊远珍，吴淑芳，周南进. 恩他卡朋的合成 [J]. 中国现代应用药学杂志，2005，22（6）：456

2. Baumulier Theodore. Machines and methods for making cushioning dunnage products by crumping paper [P]. EP 426468（CA：115：214830）

四、抗哮喘药

环索奈德（Ciclesonide）

环索奈德（**1**）中文化学名为 16α,17-[(1R)-环己基亚甲二氧基]-11β,21-二羟基孕-1,4-二烯-3,20-二酮-21-(2-甲基-1-氧代丙酮)；英文化学名为 (11β,16α)-16,17-[[(R)-Cyclohexylmethylene] bis (oxy)]-11-hydroxy-21-(2-methyl-1-oxoproxy) pregna-1,4-diene-3,20-dione；分子式：$C_{32}H_{44}O_7$；分子量：540.69。本品于 2005 年上市，商品名为 Alvesco，是新一代吸入式糖皮质激素，是治疗哮喘的基础药物，可以控制肺和呼吸道炎症。CAS：126544-47-6。

合成路线举例：

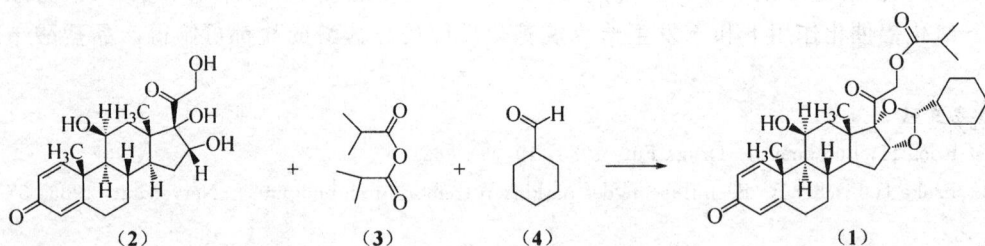

（2）　　　　　（3）　　　（4）　　　　　　　　（1）

本品将 7,8,11,12,13,15,16,17-八氢-11,16,17-三羟基-17-(2-羟乙酰基)-10,13-二甲基-6H-环戊烷[a]菲-3(9H,10H,14H)-酮（**2**）、异丁酸酐（**3**）和环己醛（**4**）用强酸（质量分数为 37%～70%高氯酸）作催化剂，经过一"锅"反应即制得环索奈德（**1**）。

参考文献

1. 应明华，关定伟，陈鸿鹏. 一锅法制备泼尼松龙衍生物 [P]. 中国 1699395，2005 - 11 - 23

2. 姚鹏，宫平. 环索奈德（ciclesonide）[J]. 中国药物化学杂志 [J]. 2007，17（5）：337

3. Calatayud J, Conde J. R, Luna M. Preparation of pregna-1,4-diene-3,20-dione-16-17-acetal-esters as local antiinflammatories [P]. DE 4129535，1992 - 12 - 03

五、止吐药

盐酸帕洛诺司琼（Palonosetron Hydrochloride）

盐酸帕洛诺司琼（**1**）中文化学名为（3αS）-2-[（3S）-1-氮杂双环[2.2.2]辛烷基]-2,3,3α,4,5,6-六氢-1-氧代-1H-苯并[de]异喹啉盐酸盐；英文化学名为（3αS）-2-[（3S）-1-Azabi-cyclo[2.2.2]oct-3-yl]-2,3,3α,4,5,6-hexahydro-1-oxo-1H-benz[de]isoqui-noline hydrochloride；分子式：$C_{19}H_{24}N_2O \cdot HCl$；分子量：332.87。本品是由瑞士 Helsinn 公司研发，2003 年 7 月首次在美国上市，是一种新型高选择性、高亲和性的 $5\text{-}HT_3$ 受体阻滞剂，临床用于治疗中、重度致吐性化疗药物引起的急性、延迟性恶心和呕吐，因其具有疗效高、毒副作用小、半衰期长（约 40 小时）、用药剂量小等特点而备受关注。CAS：135729-62-3。

合成路线举例：

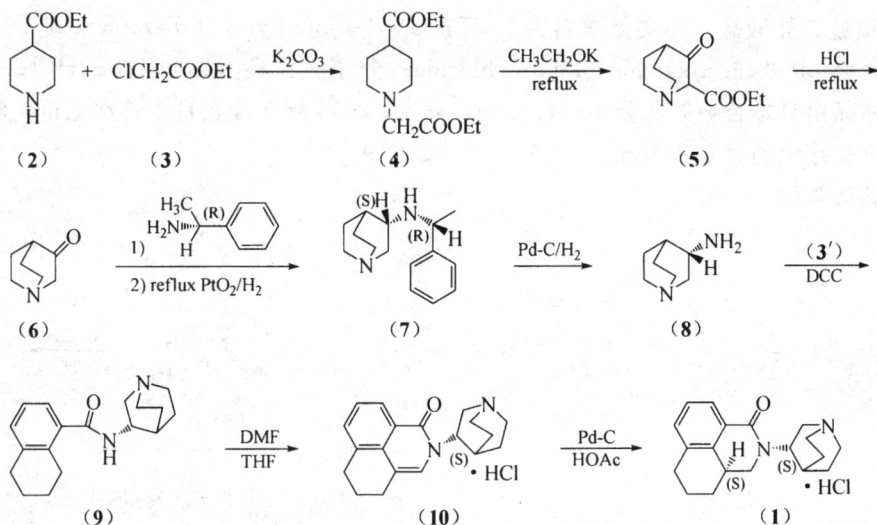

（3′）的合成路线：

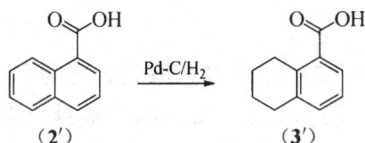

本品先以 4-哌啶甲酸乙酯（**2**）、氯乙酸乙酯（**3**）在无水 K_2CO_3 存在下反应生成 N-乙酸乙酯-4-哌啶甲酸乙酯（**4**），（**4**）与无水甲苯、金属钾及乙醇回流得（**5**），（**5**）经酸水解、脱羧得 3-奎宁环酮（**6**），（**6**）与（R）-α-苯乙胺回流得到肟，肟在 PtO_2 催化下常压氢化得关键中间体 3S-3-[R-1-苯基乙胺基]奎宁环（**7**），（**7**）经 Pd-C 催化、氢化还原得到 S-3-胺基奎宁环（**8**）；然后（**8**）与 5,6,7,8-四氢-1-萘甲酸（**3′**）及二环己基二亚胺（DCC）反应得 S-N-(3-奎宁环基)-5,6,7,8-四氢萘甲酰胺（**9**），（**9**）溶于干燥的四氢呋喃（THF）后加入二甲

基甲酰胺（DMF）反应得 S-2-(3-奎宁环基)-2,4,5,6-四氢-1H-苯并[d,e]异喹啉-1-酮盐酸盐 (10)，(10) 与冰醋酸、Pd(OH)$_2$-C 反应即得最终产物盐酸帕洛诺司琼 (1)。其中 5,6,7,8-四氢-1-萘甲酸 (3′) 是以 1-萘甲酸 (2′) 为原料，在冰醋酸中经 10% Pd-C 催化、氢化还原得到。

参考文献

1. 吕庆淮，修文华，吴忠联. 帕洛诺司琼的合成 [J]. 中国新药杂志，2007，16 (13)：1027-1029

2. Acob B，Clark Robin D，Eglen Richard M. et al. Tri-cyclic5-HT3receptorantagonists [P]. US5202333，1993-04-13

3. Koichi Y，Kiyoshi T. Process for producing optically activebenzene-sulfonamide derivatives [P]. EP 0380144，1990-08-01

盐酸吲地司琼 （Indisetron Hydrochloride）

盐酸吲地司琼 (1) 中文化学名为氮-(3,9-二甲基-3,9-二氮杂二环[3.3.1]壬-7-基)-1H-吲哚-3-甲酰胺二盐酸盐；英文化学名为 N-(Endo-3,9-dimethyl-3,9-diazabicyclo[3.3.1]non-7-yl)-1H-indazole-3-carboxamide dihydrochloride；分子式：C$_{18}$H$_{27}$N$_5$O·2HCl；分子量：402.36。本品由日本杏林制药公司 （Kyorin） 研发，2004 年 9 月在日本首次上市，临床应用于预防癌症化疗中的恶心和呕吐。CAS：160472-97-9。

合成路线举例：

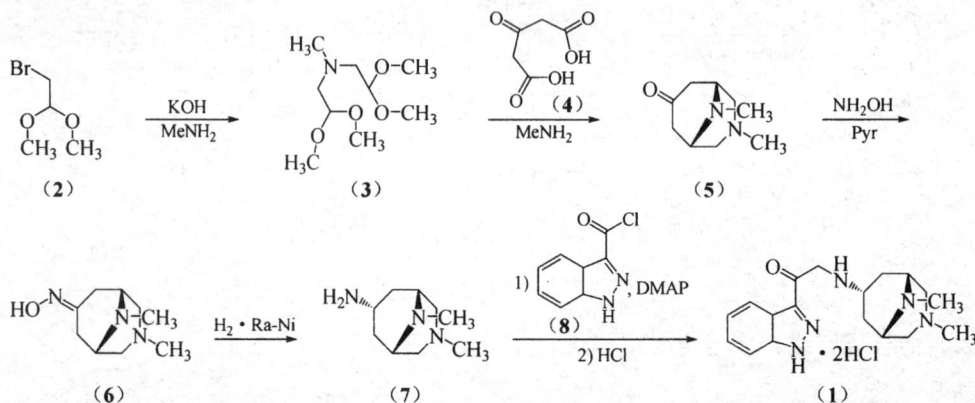

本品是以溴代乙醛缩二甲醇 (2) 和甲胺为原料，在氢氧化钾的乙二醇溶液中回流缩合生成二-(乙醛缩二甲醇基)-甲胺 (3)，(3) 与丙酮二羧酸 (4) 和甲胺进一步缩合生成 3,9-二甲基-3,9-二氮杂二环[3.3.1]壬-7-酮 (5)，(5) 与羟胺/吡啶反应生成 3,9-二甲基-3,9-二氮杂二环[3.3.1]壬-7-肟 (6)，(6) 在乙醇中以镭镍为催化剂下通入氢气还原为 3,9-二甲基-3,9-二氮杂二环[3.3.1]壬-7-胺 (7)，(7) 与吲哚-3-酰氯 (8) 在 4-二甲氨基吡啶作用下缩合后再与两分子盐酸成盐即制得盐酸吲地司琼 (1)。

参考文献

1. 朱华，须媚. 止吐药吲地司琼 (indisetron) [J]. 世界临床药物，2006，27 (3)：188

2. Kikuchi H，Satoh H，Yahata N，Hagihara K，Hayakawa T，Mino S，Yanai M. (Nisshin Flour Mill-

ing Co., Ltd.)；Azabicyclo derivs. and their use as antiemetics [P]. EP 0469449；JP 1993310749；US 5187166

甲磺酸多拉司琼 (Dolasetron Methanesulfonate)

甲磺酸多拉司琼（**1**）中文化学名为（2α,6α,8α,9αβ）-1H-吲哚-3-羧酸八氢-3-氧-2,6-亚甲基-2H-喹嗪-8-基酯单甲磺酸盐；英文化学名为 1H-Indole-3-carboxylic acid trans-2,6-methanooctahydro-3-oxo-2H-quinolizin-8-yl ester monomethanesulfonate 或 1H-Indole-3-carboxylic acid（2alpha,6alpha,8alpha,9abeta）-2,6-methano-3-oxooctahydro-2H-quinolizin-8-yl ester monomethanesulfonate；分子式：$C_{20}H_{20}N_2O_3 \cdot CH_3SO_3H$；分子量：420.48。本品由 Hoechst Marion Roussd 公司开发，1998 年 1 月在澳大利亚首次上市，同年 6 月在美国上市，为 5-羟色胺受体拮抗剂，口服和静脉注射对防治癌症化疗引起的恶心或呕吐均有效，也可用于预防和治疗术后恶心或呕吐。不良反应与昂丹司琼和格拉司琼类似，有轻微的头痛、头昏，可出现剂量相关的短暂的心电图变化，通常临床症状不明显，可自行恢复。CAS：115956-13-3。

合成路线举例：

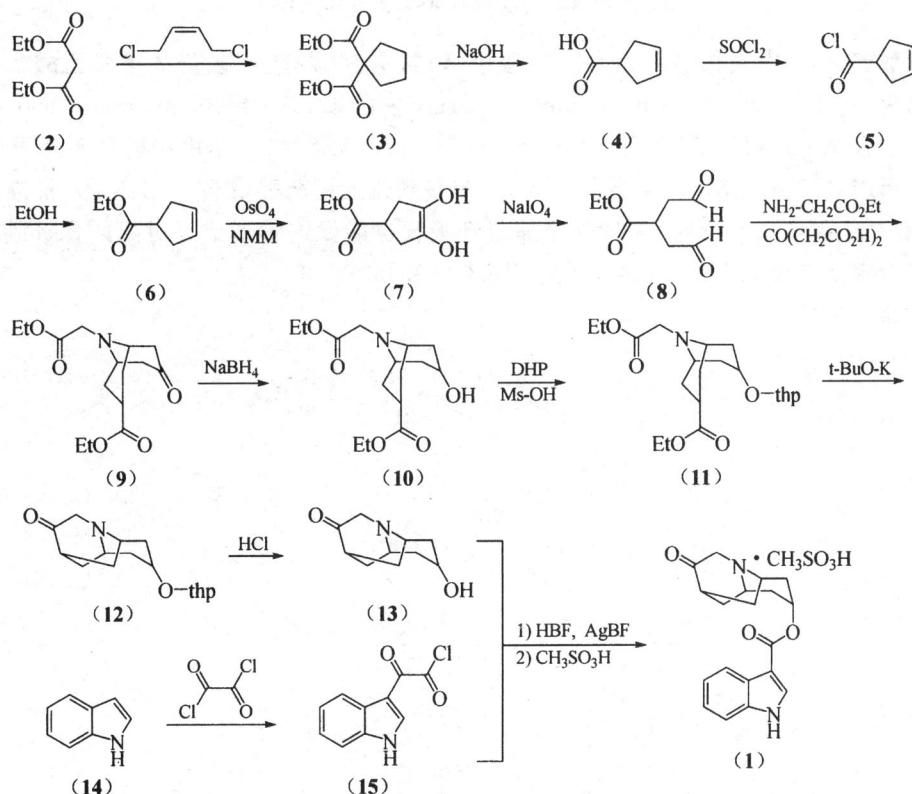

本品以丙二酸二乙酯（**2**）为原料与 1,4-二氯-2-丁烯发生环合反应得到丙二酸二乙酯衍生物（**3**），（**3**）在碱性条件下水解、脱羧基生成 3-环戊烯-1-羧酸（**4**），（**4**）与 $SOCl_2$ 发生

卤代反应生成 3-环戊烯-1-甲酰氯（**5**），（**5**）与乙醇发生酯化反应得到 3-环戊烯-1-甲酸乙酯（**6**），（**6**）用 OsO_4 作氧化剂氧化得到二醇（**7**），（**7**）再用高碘酸钠进一步氧化开环得到相应的二醛（**8**），（**8**）和甘氨酸乙酯、丙酮二羧酸环合得到 9-氮杂双环[3.3.1]壬烷衍生物（**9**），（**9**）用硼氢化钠还原成相应的醇（**10**），（**10**）和二氢吡喃在甲磺酸存在下反应得到吡喃醚（**11**），（**11**）用 t-BuOK 催化环合生成三环酮（**12**），（**12**）在盐酸作用下脱保护基得到三环醇（**13**），（**13**）与 2-(1H-吲哚-3-基)-2-氧代乙酰氯（**15**）发生消除缩合后与甲磺酸成盐即得到甲磺酸多拉司琼（**1**）。其中 2-(1H-吲哚-3-基)-2-氧代乙酰氯（**15**）是由吲哚与草酰氯反应制得。

参考文献

1. Gittos M. W, Fatmi M. Potent 5-HT3 antagonists incorporating a novel bridged pseudopelletierine ring system. J. Actual Chim Ther 1989, 16, 187

2. Gittos M. W. Esters of hexadydro-8-hydroxy-2,6-methano-2H-quinolizin-3(4H)-one and related compounds [P]. EP0266730 (A1), 1988-05-11

六、抗骨质疏松症药

雷尼酸锶（Strontium Ranelate）

雷尼酸锶（**1**）中文化学名为 5-[二(羧甲基)氨基]-2-羧基-4-氰基-3-噻吩乙酸二锶；英文化学名为 5-[Bis(carboxymethyl)amino]-2-carboxy-4-cyano-3-thiophene-acetic acid strontium salt；分子式：$C_{12}H_6N_2O_8SSr_2$；分子量：513.49（无水物）。是由法国制药公司 Servier 研制的骨形成刺激剂，其口服混悬剂于 2004 年获欧盟人用药委员会（CHMP）批准在欧盟 27 国上市，商品名 Protelos。本品既能抑制骨吸收也能促进骨形成，对降低骨折风险、增强骨强度及密度有较好疗效，耐受性好。CAS：135459-87-9。

合成路线举例：

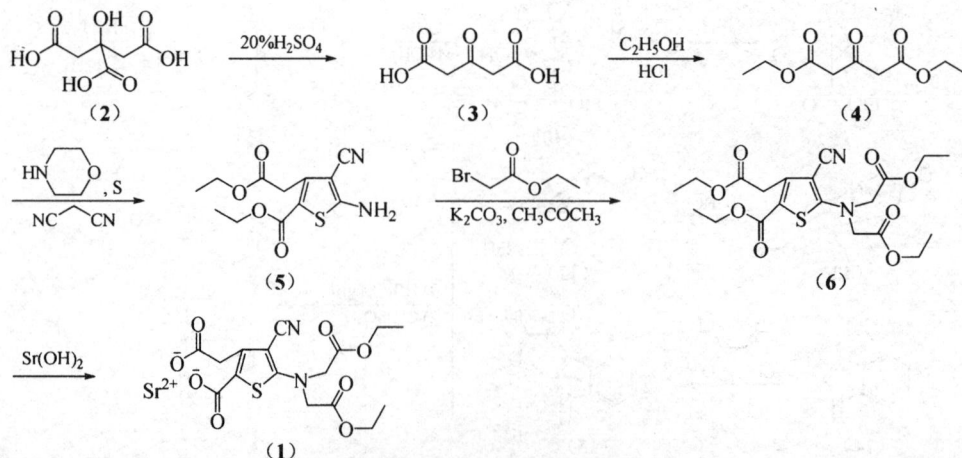

本品以廉价的枸橼酸（**2**）为起始原料，经脱羧得到丙酮二羧酸（**3**），（**3**）在通有氯化氢气体的无水乙醇中酯化得到丙酮二羧酸二乙酯（**4**），（**4**）与丙二腈、吗啉和硫进行环合反

应得到 5-氨基-4-氰基-3-(2-乙氧基-2-氧代乙基)-2-噻吩甲酸乙酯（5），（5）与溴乙酸乙酯经烷基化反应得到 5-[二(2-乙氧基-2-氧代乙基)氨基]-4-氰基-3-(2-乙氧基-2-氧代乙基)-2-噻吩甲酸乙酯（6），（6）经氢氧化锶水解成盐即得到目标产物雷尼酸锶（1）。

参考文献

1. Wierzbicki M, Bonnet J. Divalent metal salts of 2-N,N-dicarboxymethylamino-3-cyano-4-carboxym-ethyl-thiophene-5-carboxylic acid [P]. US5128367P, 199-03-06. CA 1991, 115: 92057

2. Gewald K, Schinke E, Battcher H. 2-Amino-thiophene aus methylenaktiven nitrilen, carbonylverb-indungen und schwefel. J. Chem Ber, 1966, 99: 94-99

3. Wierzbicki M, Gagniant D, Gagniant P. N327-Ractivit deamino-2-thiophnes. Applicationlasynthsede quelquthin 2,3-b pyrroles. J. Bull Soc Chim France, 1975, 7 (8): 1786-1792

伊班膦酸钠（Ibandronate）

伊班膦酸钠（1）中文化学名为 1-羟基-3-(N-甲基-N-正戊基)-氨基-亚丙基二膦酸单钠盐一水合物；英文化学名为 [1-Hydroxy-3-(N-methyl-N-pentylamino) propylidene] bisphos-phonic acid monosodium salt monohydrate；分子式：$C_9H_{22}NO_7P_2Na \cdot H_2O$；分子量：395.23。本品是二膦酸盐类化合物，属一类新药，1996 年在德国上市，为骨吸收抑制剂，用于乳腺癌骨转移患者的治疗，也是新型骨质疏松治疗药物。与同类二膦酸盐类衍生物比较，伊班膦酸钠的药效更显著，是目前最有效的双膦酸类药物，抗骨重吸收作用强度是阿仑膦酸钠的 5 倍，用于治疗高钙血症，副作用较小。CAS：138926-19-9。

合成路线举例：

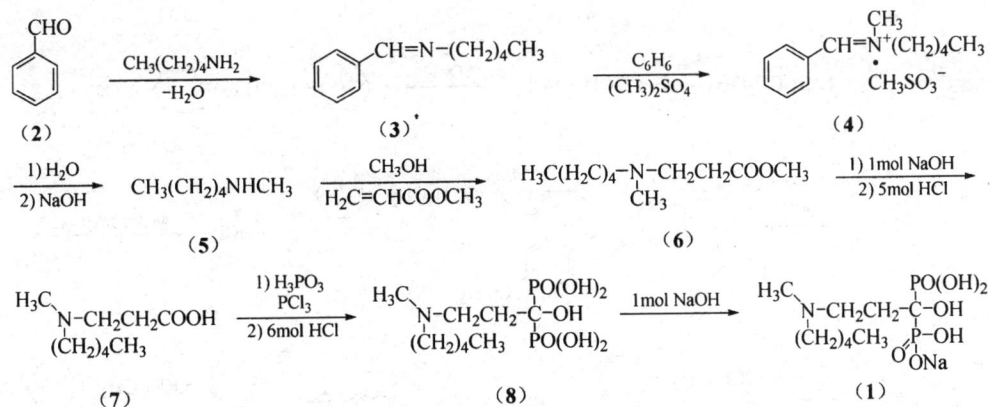

本品是以苯甲醛（2）和戊胺缩合脱去一个水分子水得到 N-戊基苄亚胺（3），（3）用硫酸二乙酯进行甲基化反应得到（4），（4）水解制备 N-甲基戊胺（5），（5）与丙烯酸甲酯加成得到 N,N-戊基-甲基-丙酸甲酯（6），（6）经水解制备 3-(N-甲基戊胺基)-丙酸（7），（7）经膦酸化（氯苯溶剂）制得伊班膦酸（8），再与 NaOH 反应成盐制得伊班膦酸钠（1）。

参考文献

1. Fleisch H. Bisphosphonates pharmacology and use in the treatment of tumour induced hypercalcaemic and metastatic bone disease. J. Drugs, 1991, 42 (6): 919-944

2. Gall R. Preparation of diphosphonic acid derivatives for treating calcium metabolic disorders [P]. DE 3623397, 1987 - 06 - 16

3. John JL, Ario DH, Philip SK. N-methylbutylamine [M]. Org Syn, (coll vol Ⅳ). New York: John Wiley & Sons, 1963. 736 - 739

盐酸雷洛昔芬（Raloxifene Hydrochloride）

盐酸雷洛昔芬（**1**）中文化学名为[6-羟基-2-(4-羟基苯基)-苯并[b]噻吩-3-基][4-[2-(1-哌啶基)乙氧基]苯基]甲酮盐酸盐；英文化学名为 trans-[6-Hydroxy-2-(4-hydroxyphenyl)-2,3-dihydro-1-benzo[b]thiophen-3-yl][4-[2-(1-piperidinyl)ethoxy]phenyl]methanone hydrochloride；分子式：$C_{28}H_{27}NO_4S \cdot HCl$；分子量：510.04。本品是由美国礼来公司开发的一个新型选择性雌激素受体调节剂，目前已在美国、英国和巴基斯坦等国上市，用于治疗和预防骨质疏松症。CAS：215673-36-2。

合成路线举例：

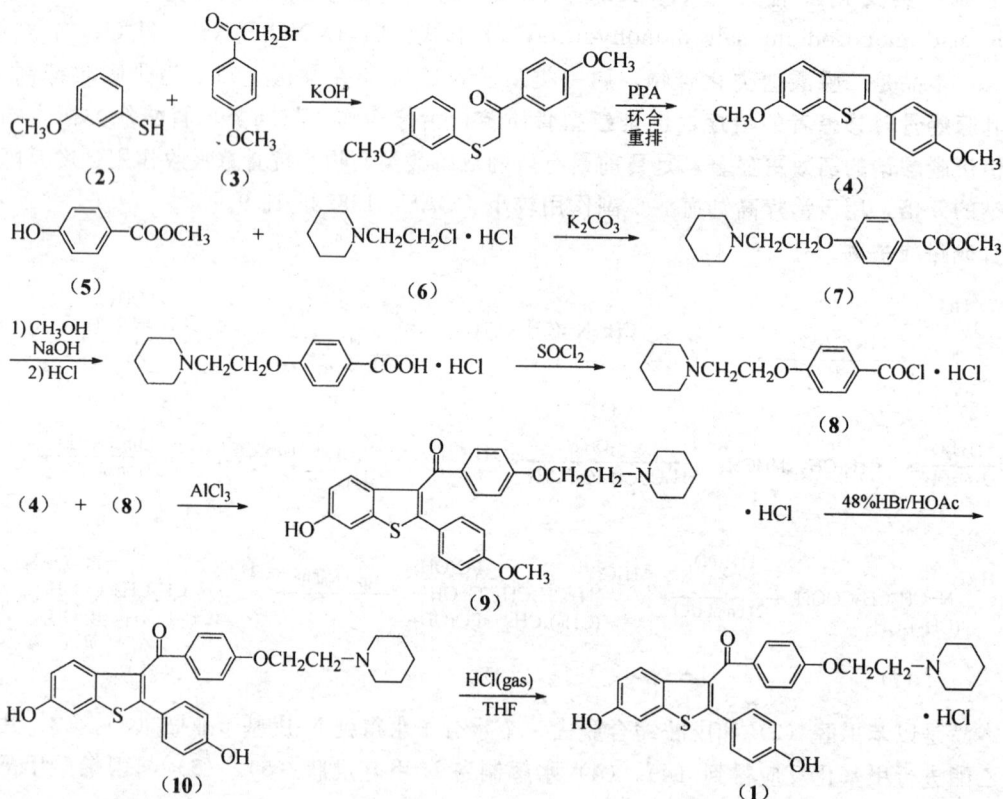

本品是以 3-甲氧基苯硫酚（**2**）和 4-甲氧基-α-溴代苯乙酮（**3**）为起始原料，经取代、环合、重排反应，制得 6-甲氧基-2-(4-羟基苯基)苯并[b]噻吩（**4**）；再用对羟基苯甲酸甲酯（**5**）和 1-(2-氯乙基)哌啶盐酸盐（**6**）为原料反应生成 4-[2-(1-哌啶基)乙氧基]苯甲酸甲酯盐酸盐（**7**）然后进行水解和氯代反应制得 4-[2-(1-哌啶基)乙氧基]苯甲酰氯盐酸盐（**8**）；

以上制得的化合物（**4**）与（**8**）进行 Friedel-Crafts 反应得到［6-羟基-2-（4-甲氧基苯基）-苯并［b］噻吩-3-基］［4-［2-（1-哌啶基）乙氧基］苯基］甲酮（**9**），（**9**）用 48％HBr 脱甲基，通入氯化氢气体即得到盐酸雷洛昔芬（**1**）。

参考文献

1. 宋艳玲，赵燕芳，孟艳秋，等. 盐酸雷洛昔芬的合成改进［J］. 中国新药杂志，2005，14（7）：58－60

利塞膦酸钠（Risedronate Sodium）

利塞膦酸钠（**1**）中文化学名为［1-羟基-2-（3-吡啶基）亚乙基］二膦酸单钠盐；英文化学名为［1-Hydroxy-2-（3-pyridinyl）ethylidene］bisphosphonic acid monosodium salt；分子式：$C_7H_{10}NNaO_7P_2$；分子量：305.09。本品是由美国 Octer & Gamble 公司和德国 Hoechst Marion Roussel 司联合研发的一种吡啶二膦酸盐类骨吸收抑制剂，1998 年首次在美国上市，临床用于治疗变形性骨炎，其后又获 FDA 许可用于预防和治疗绝经后妇女的骨质疏松症，也可用于预防高危人群的骨质疏松症。CAS：115436-72-1。

合成路线举例：

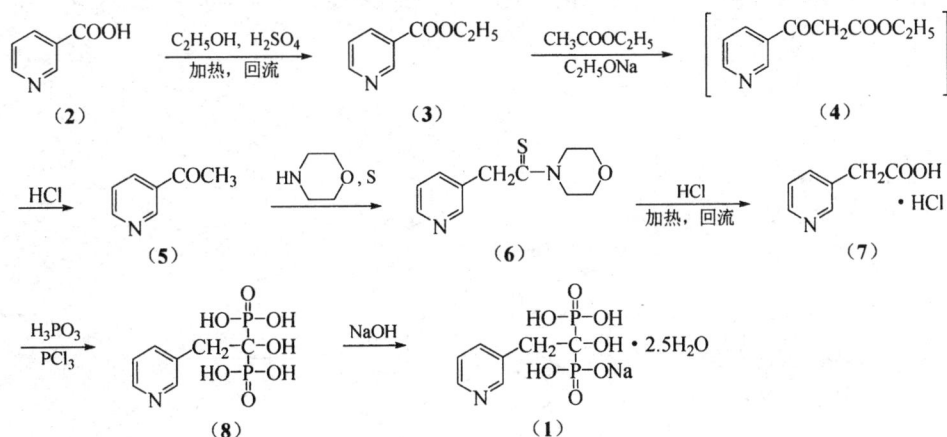

本品以烟酸（**2**）为原料，和乙醇发生酯化反应得到烟酸乙酯（**3**），（**3**）和乙酸乙酯经 Claisen 缩合生成烟酰乙酸乙酯（**4**），（**4**）经酸性水解得到 1-（吡啶-3-基）乙酮（**5**），（**5**）和吗啉、硫发生 Willgerodt-Kindler 反应得到 1-吗啉-2-（吡啶-3-基）乙硫酮（**6**），（**6**）经酸性水解得到 3-吡啶乙酸盐酸盐（**7**），（**7**）和磷酸、PCl₃ 缩合得到化合物（**8**）再与 NaOH 成盐即得到利塞膦酸钠（**1**）。

参考文献

1. Benedict J. J, Perkins C. M. Pharmaceutical compositions containing geminal diphosphonates［P］. EP 0186405（A2），1986－07－02

2. Wieczorek M, Stawinski T, Chrulski K. Aprocess for the preparation of risedronic acid［P］. EP1243592，2002－09－25（CA 2002，137：247819）

七、抗血栓药

希美加群（Ximelagatran）

希美加群（**1**）中文化学名为 2-((R)-1-环己基-2-((S)-2-(4-(N-羟基亚胺甲酰基)苄基氨甲酰基)氮杂环丁烷-1-基)-2-氧代乙氨基)乙酸乙酯；英文化学名为 Ethyl-2-((R)-1-cyclohexyl-2-((S)-2-(4-(N-hydroxycarbamimidoyl) benzylcarbamoyl) azetidin-1-yl)-2-oxoethylamino)acetate；分子式：$C_{24}H_{35}N_5O_5$；分子量：473.57。本品于 2004 年首次在美国上市，是一种新型的凝血酶抑制剂，用作抗血栓药。CAS：192939-46-1。

合成路线举例：

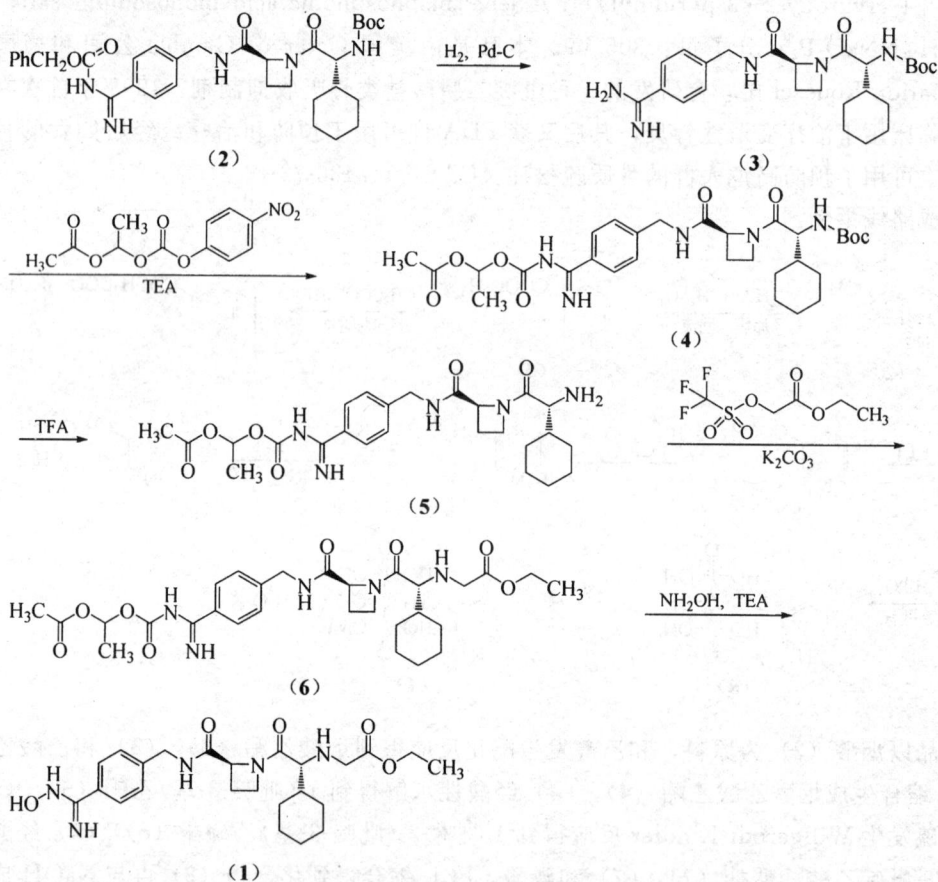

本品用氨基分别被叔丁氧羰基和苄氧羰基保护的化合物（**2**）为原料，Pd/C 催化氢解脱去其中的苄氧羰基保护基得到相应的苯甲脒衍生物（**3**），（**3**）在三乙胺存在条件下和 1-((4-硝基苯氧基)甲酸酯)乙酸乙酯发生氮原子上的酰化反应生成相应的酰胺（**4**），（**4**）在三氟乙酸作用脱氨基保护基得到游离氨基（**5**），（**5**）与 2-(三氟甲基磺酰氧基)乙酸乙酯缩合得到 2-((1R)-2-((2S)-2-(4-(N-((1-乙酰氧基乙氧基)羰基)亚胺甲酰基)苄基氨甲酰基)氮杂环丁烷-1-基)-1-环己基-2-氧乙氨基)乙酸乙酯（**6**），（**6**）和羟胺反应即得到希美加群（**1**）。

参考文献

1. Bay M, Silvestre J. S, Sorbera L. A, Castar J. J. Melagatran and Ximelagatran. Drugs Fut 2001，26 (12)：1155

八、抗尿失禁药

氢溴酸达非那新（Darifenacin Hydrobromide）

氢溴酸达非那新（**1**）中文化学名为（S）-2-[1-[2-(2,3-二氢苯并呋喃-5-基)乙基]-3-吡咯烷基]-2,2-二苯基乙酰胺氢溴酸盐；英文化学名为（R）-2-(1-(2-(2,3-Dihydrobenzofuran-5-yl)ethyl)pyrrolidin-3-yl)-2,2-diphenylacetamide hydrobromide，分子式：$C_{28}H_{30}N_2O_2 \cdot HBr$；分子量：507.46。本品是瑞士 Novartis 公司研发的选择性毒蕈碱 M_3 受体拮抗剂，2005 年首次在德国上市，临床用于治疗尿失禁、尿急和尿频等膀胱活动过度症，耐受性好，不良反应少。CAS：133099-07-7。

合成路线举例：

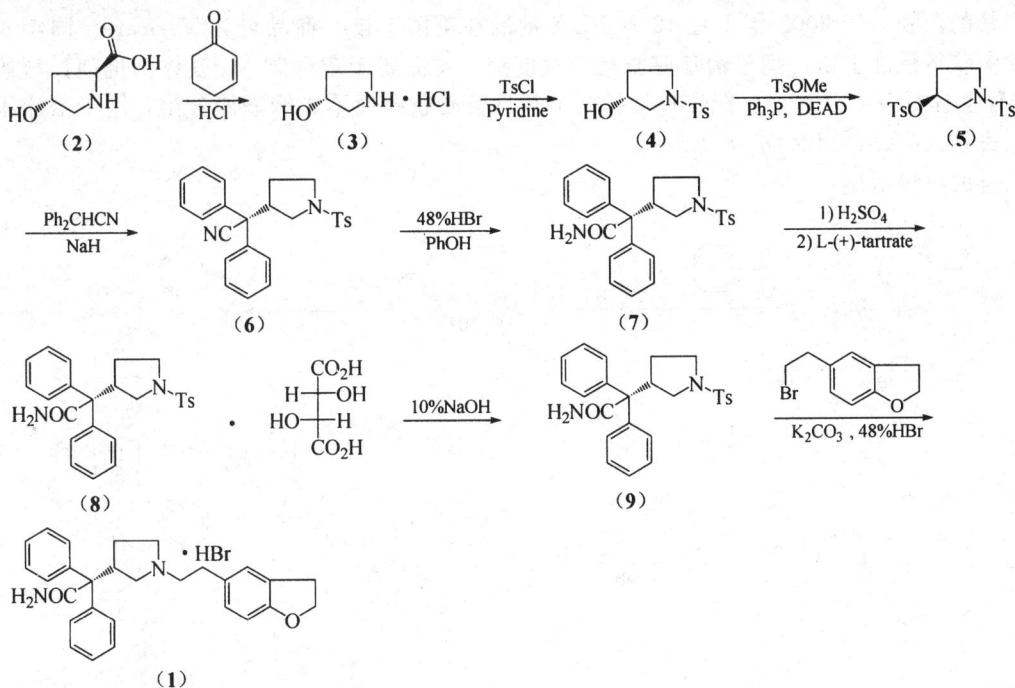

本品是以反式-4-羟基-L-脯氨酸（**2**）为原料，经脱羧生成 3-(R)-(－)-羟基四氢吡咯盐酸盐（**3**），（**3**）与对甲苯磺酰氯反应生成 1-对甲苯磺酰基-3-(R)-(－)-羟基四氢吡咯（**4**），（**4**）与对甲苯磺酸甲酯经 Mitsunobu 反应生成 1-对甲苯磺酰基-3-(S)-(－)-对甲苯磺酰氧基四氢吡咯（**5**），（**5**）与二苯乙腈缩合生成 3-(S)-(＋)-(1-氰基-1,1-二苯基甲基)-1-对甲苯磺酰基四氢吡咯（**6**），（**6**）水解生成 3-(S)-(＋)-(1-氰基-1,1-二苯基甲基)四氢吡咯（**7**），（**7**）与 L-(＋)-酒石酸成盐得（**8**），（**8**）碱化制得关键中间体 3-(S)-(－)-(1-氨甲酰基-1,1-二苯

基甲基)四氢吡咯（**9**），（**9**）与 5-(2-溴乙基)-2,3-二氢苯并呋喃缩合、成盐制得氢溴酸达非那新（**1**）。

参考文献

1. Nunn P. A, Greengrass P. M, Newgreen D. T, et al. The binding profile of the novel muscarinic receptor antagonist the five cloned human muscarinic receptors expressed in CHO cells. J. Br J Pharmacol，1996，117（suppl）：130P

2. Newgreen D. T, Anderson D. W, Carter A. J. Darifenacin：a novel bladder-selective muscarinic antagonist for the treatment of urge incontinence. J. Urol, 1996, 155（suppl. 5）：156

3. Cross P. E, Mackeazie A. R. Preparation of pyrrolidine derivatives as muscarinic receptor antagonists [P]. EP0338054，1990－11－19（CA 1991，114：247125）

琥珀酸索非那新（Solifenacin Succinate）

琥珀酸索非那新（**1**）中文化学名为 1-氮杂双环[2.2.2]辛烷-8-基-(1S)-1-苯基-3,4-二氢-1H-异喹啉-2-甲酸酯琥珀酸盐；英文化学名为(1S)-Phenyl-1,2,3,4-tetrahydroisoquinoline-2-carboxylic acid (3R)-quinuclidinyl ester monosuccinate；分子式：$C_{23}H_{26}N_2O_2 \cdot C_4H_6O_4$；分子量：480.5578。本品是由日本山之内（Yamanouchi）制药公司开发的新型治疗尿频、尿失禁的药物，于 2005 年 1 月 19 日 FDA 批准在美国上市，商品名为 Vesicare，同年 8 月在欧洲获得批准上市，用于治疗膀胱活动过度症。本品属于蕈毒碱 M_3 受体拮抗剂，与蕈毒碱 M_3 受体具有高亲和力，能选择性抑制节律性膀胱收缩而不影响唾液分泌，用于治疗尿频与尿失禁。CAS：242478-38-2。

合成路线举例：

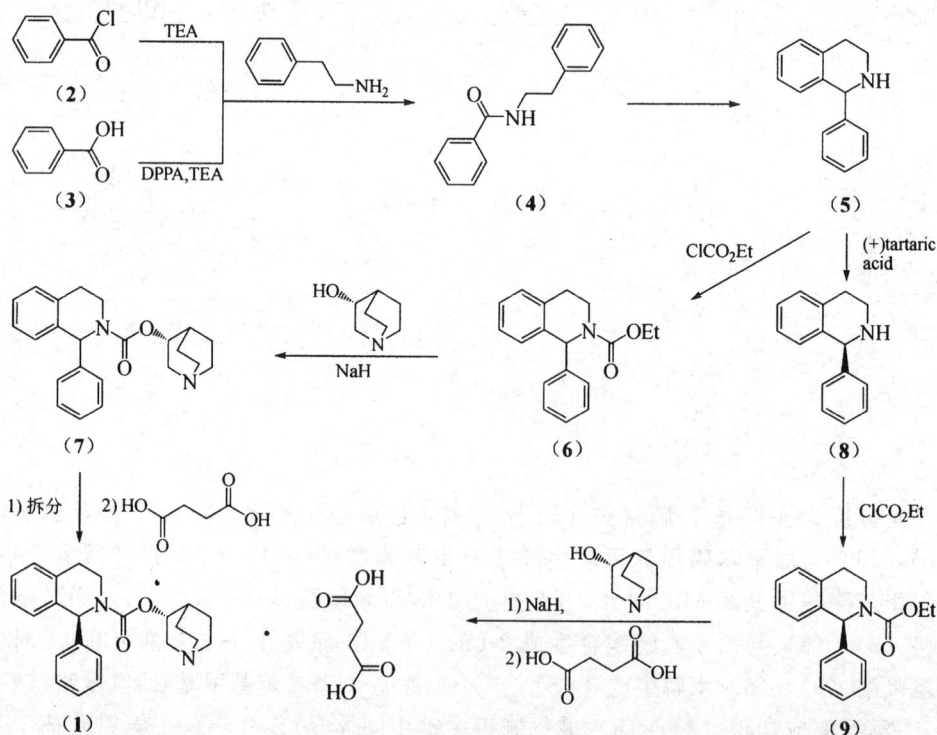

　　本品是以苯甲酰氯（**2**）或苯甲酸（**3**）与苯乙胺反应生成 N-苯乙基苯甲酰胺（**4**），（**4**）经催化环合后催化氢化还原得到 1-苯基-1,2,3,4-四氢异喹啉（**5**），（**5**）与氯甲酸乙酯反应生成 1-苯基-1,2,3,4-四氢异喹啉-2-甲酸乙酯（**6**），（**6**）与喹咛环烷-3(R)-醇反应生成相应的奎宁环基酯（**7**），（**7**）经过手性拆分后与琥珀酸成盐即得到琥珀酸索非那新（**1**）。或者是由（**5**）先经过手性拆分得到（S）-1-苯基-1,2,3,4-四氢异喹啉（**8**），（**8**）再与氯甲酸乙酯反应生成（S）-1-苯基-1,2,3,4-四氢异喹啉-2-甲酸乙酯（**9**），（**9**）再与喹咛环烷-3(R)-醇反应生成相应的酯后与琥珀酸成盐即得产物琥珀酸索非那新（**1**）。

参考文献

1. Mealy N, Castar J. YM-905. J. Drugs Fut 1999，24（8）：871

酒石酸托特罗定（Tolterodine L-Tartrate）

　　酒石酸托特罗定（**1**）中文化学名为（R）-N,N-二异丙基-3-(2-羟基-5-甲苯基)-3-苯丙胺，L-(＋)-酒石酸盐；英文化学名为（＋)-(R)-3-(2-Hydroxy-5-methyl-phenyl)-N,N-diisopropyl-3-phenylpropylamine L-tartrate（1∶1）；分子式：$C_{22}H_{31}NO \cdot C_4H_6O_6$；分子量：475.5783。本品是 Pharmacia & UP john 公司研制开发的新型竞争性 M 受体拮抗剂，对膀胱的选择性明显强于对唾液腺的选择性，其对膀胱收缩的抑制约为对唾液腺的 20 倍。1998 年首先在瑞士上市，同年在英国和美国上市，1999 年在法国上市。目前，已被广泛提倡用于治疗膀胱逼尿肌过度兴奋应引起的尿频、尿急、尿失禁症状。口干为最常见的副作用，头痛、眼球干燥、便秘和消化不良等副作用发生率较小。CAS：124937-52-6。

　　合成路线举例：

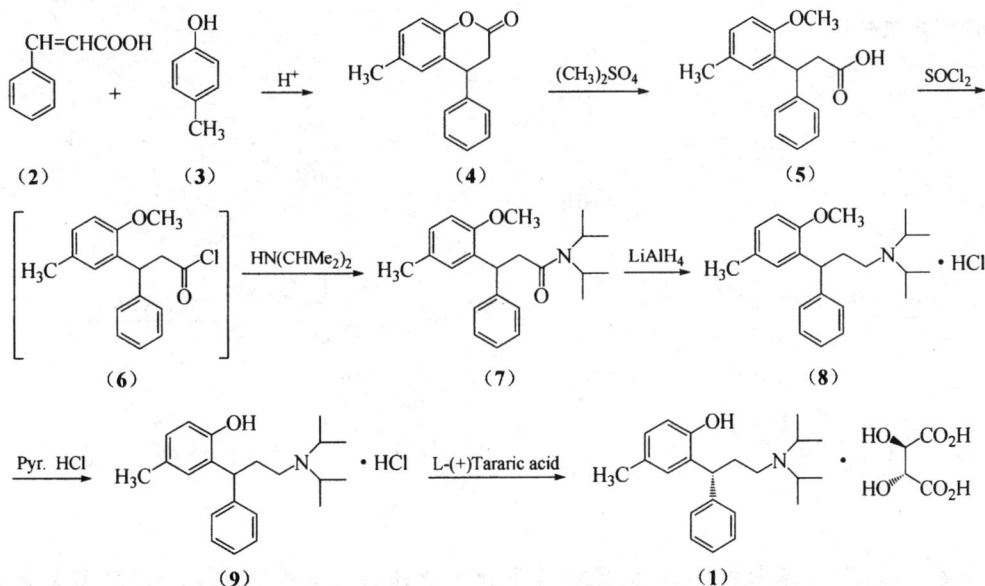

　　本品以肉桂酸（**2**）和对甲酚（**3**）为原料，在四氢萘中，以浓硫酸为催化剂，缩合生成 4-苯基-6-甲基-3,4-二氢香豆素（**4**），（**4**）用硫酸二甲酯进行甲基化制得 3-(2-甲氧基-5-甲基苯基)-3-苯基丙酸（**5**），（**5**）用二氯亚砜为氯化剂进行反应得酰氯（**6**），（**6**）和二异丙胺在

室温下进行酰胺化反应得化合物 N,N-二异丙基-3-(2-甲氧基-5-甲基苯基)-3-苯基丙酰胺（7），（7）不精制直接用 LiAlH₄ 进行还原即得 N,N-二异丙基-3-(2-甲氧基-5-甲基苯基)-3-苯丙胺盐酸盐（8），（8）和吡啶盐酸盐进行脱甲基反应，得化合物 N,N-二异丙基-3-(2-羟基-5-苯基)-3-苯基丙胺盐酸盐（9），以 L-(＋)-酒石酸为拆分试剂对化合物（9）进行拆分即得到酒石酸托特罗定（1）。

参考文献

1. Carol J, Stephen A, Julia A. J. Drugs, 1998, (6) 55：814 – 823

2. 周辛波. 抗尿失禁药托特罗定及其类似物的合成 [D]. 沈阳药科大学, 2001

3. Jonsson, N. A., Sparf, B. A. 3,3-Diphenylpropylamines and pharmaceutical compositions thereof [P]. EP0325571 A1, 1989 – 06 – 26

九、眼科治疗用药

酒石酸溴莫尼定（Brimonidine Tartrate）

酒石酸溴莫尼定（1）中文化学名为 5-溴-N(4,5-二氢-1H-咪唑-2-基)-6-喹喔啉胺酒石酸盐；英文化学名为 5-Bromo-N-(4,5-dihydro-1H-imidazol-2-yl)-6-quinoxalinamine tartrate；分子式：$C_{11}H_{10}BrN_5 \cdot C_4H_6O_6$；分子量：442.2244。本品是一种新型的 α-肾上腺素能受体激动剂，由美国 Allergan 公司研制开发，1996 年首次在美国上市，1997 年在英国上市，商品名为 Alplaagan。本品具有显著的降眼压作用，主要用于开角型青光眼的治疗。CAS：79570-19-7。

合成路线举例：

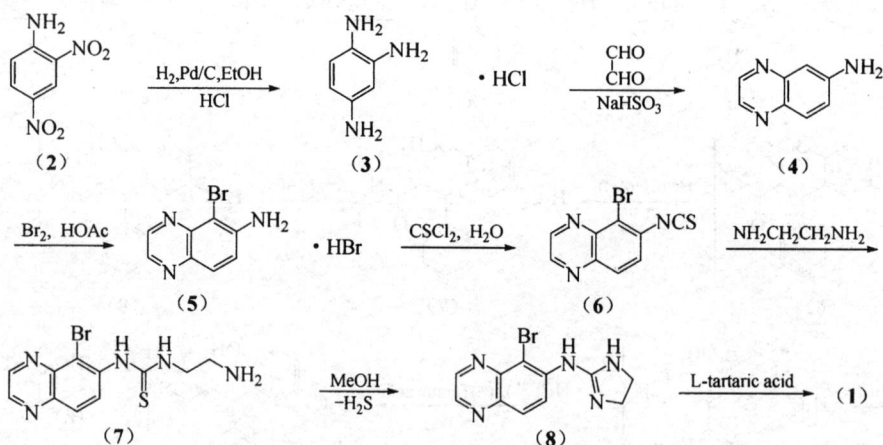

本品以 2,4-二硝基苯胺（2）为原料经催化氢化还原反应得到 1,2,4-三氨基苯盐酸盐（3），（3）与乙二醛环合得 6-氨基喹喔啉（4），（4）经溴代得 5-溴-6-氨基喹喔啉氢溴酸盐（5），（5）经异硫氰化取代得 5-溴-6-异硫氰酸喹喔啉（6），（6）与乙二胺缩合得 5-溴-6-[N-(2-氨基乙基)硫脲基]喹喔啉（7），（7）经环合即得到溴莫尼定游离碱（8），最后（8）再与

L-酒石酸在丙酮中成盐得酒石酸溴莫尼定（**1**）。

参考文献

1. Serle J. B，Sceidl S，Wang R. F，el al. Selectise agadrcnecgie ngonists B-HT S$_2$O and UK 14304-18 effectd on aqueous humer dymnmics in monkeys. J. Arch ophthalmal. 1991，109（8）：1158－1162

2. 赵军阳. Brimonidine-青光眼药物的最新进展 [J]. 国外医学眼科学分册，1997，21（15）：290－295

3. 葛宗明，王存德，胡跃飞，等. 酒石酸溴莫尼定的合成 [J]. 中国医药工业杂志，2002，33（1）：1－3

十、呼吸系统药物

西维来司钠（Sivelestat Sodium）

西维来司钠（**1**）中文化学名为 N-[2-[4-(新戊酰氧基)苯磺酰胺基]苯甲酰基]甘氨酸钠盐四水合物；英文化学名为 N-[2-[4-(tert-Butoxycarbonyloxy)phenyl-sulfonamido]benzoyl]glycine sodium salt tetrahydrate；分子式：$C_{20}H_{21}N_2NaO_7S \cdot 4H_2O$；分子量：528.51。本品于 2002 年在日本上市，是弹性蛋白酶抑制剂，能选择性地抑制中性粒细胞释放 NE，改善呼吸功能，是日本小野公司（Ono）开发的全球首个治疗伴有全身性炎症反应综合征（systemic inflammatory response syndrome，SIRS）的急性肺损伤的药物。CAS：201677-61-4。

合成路线举例：

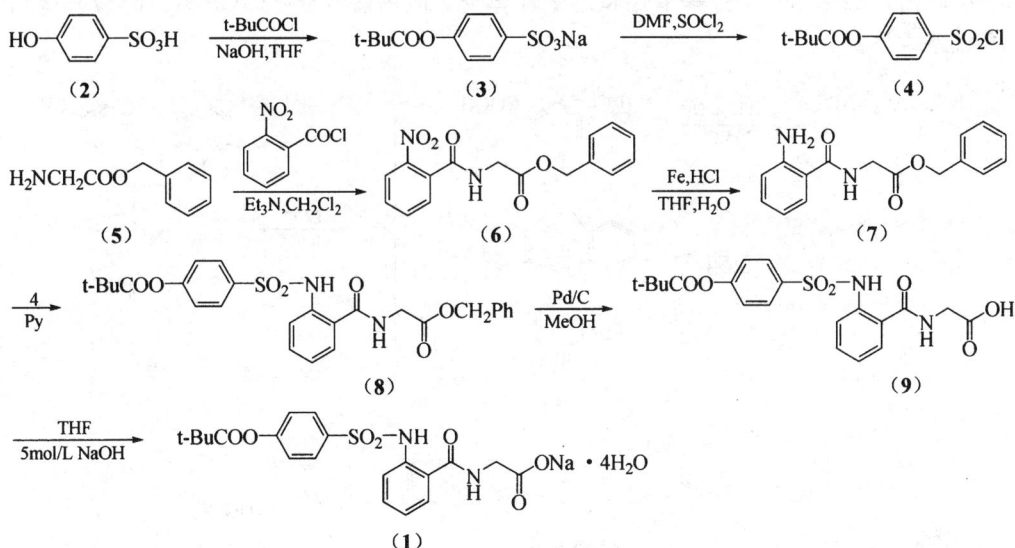

本品先以 4-羟基苯磺酸（**2**）为原料和 2,2-二甲基丙酰氯在氢氧化钠存在下酰化制得 4-(2,2-二甲基丙酰氧基)苯磺酸钠（**3**），然后（**3**）与氯化亚砜反应即得 4-(2,2-二甲基丙酰氧基)苯磺酰氯（**4**）；另外以甘氨酸苄酯（**5**）为原料和 2-硝基苯甲酰氯缩合得 N-(2-硝基苯甲酰基)甘氨酸苄酯（**6**），（**6**）经铁粉还原制得 N-(2-氨基苯甲酰基)甘氨酸苄酯（**7**），（**7**）再

与 4-(2,2-二甲基丙酰氧基)苯磺酰氯（**4**）在吡啶存在下缩合制得 N-[2-[4-(2,2-二甲基丙酰氧基)苯磺酰胺基]苯甲酰基]甘氨酸苄酯（**8**），（**8**）经 Pd/C 脱苄基后以氢氧化钠成盐即得西维来司钠（**1**）。

参考文献

1. Lee C. R, Plosker G. L，McTavish D. Trorisetron. A review of its pharmacodyamic and pharmacokinetic properties and therapeutic potential as an antiemetic. J. Drugs, 1993，46（5）：925 – 943

2. Aapro M. S. 5-HT$_3$ receptor antagonists：an overview of their present stuatus snd fruture potential in cancer therapy-induced emesis. J. Drugs, 1991，42（4）：551 – 568

3. Zomer P, Langenberg C. J, Bruign K. M, Tropisetron for postoperative nausea and vomiting in patients after gynecological surgery. J. Annals of Oncology, 1993，4：S47

十一、抗过敏药和抗溃疡药

富马酸卢帕他定（Rupatadine Fumarate）

富马酸卢帕他定（**1**）中文化学名为 8-氯-6,11-二氢-11-[1-[（5-甲基-3-吡啶基）甲基]-4-哌啶亚基]-5H-苯并[5,6]环庚烷并[1,2-b]吡啶富马酸盐；英文化学名为 5H-Benzo[5,6]cyclohepta[1,2-b]pyridine,8-chloro-6,11-dihydro-11-[1-[（5-methyl-3-pyri-dineyl) methyl]-4-piperidinylidene]-(2E)-2-butenedioate fumarate，分子式：$C_{30}H_{30}ClN_3O_4$，分子量：532.03。本品由西班牙 Uriach 制药公司研发，2003 年首次在西班牙上市，是具有拮抗血小板活化因子活性的抗组胺药，临床用于治疗季节性和过敏性鼻炎，应用前景良好。CAS：158876-82-5。

合成路线举例：

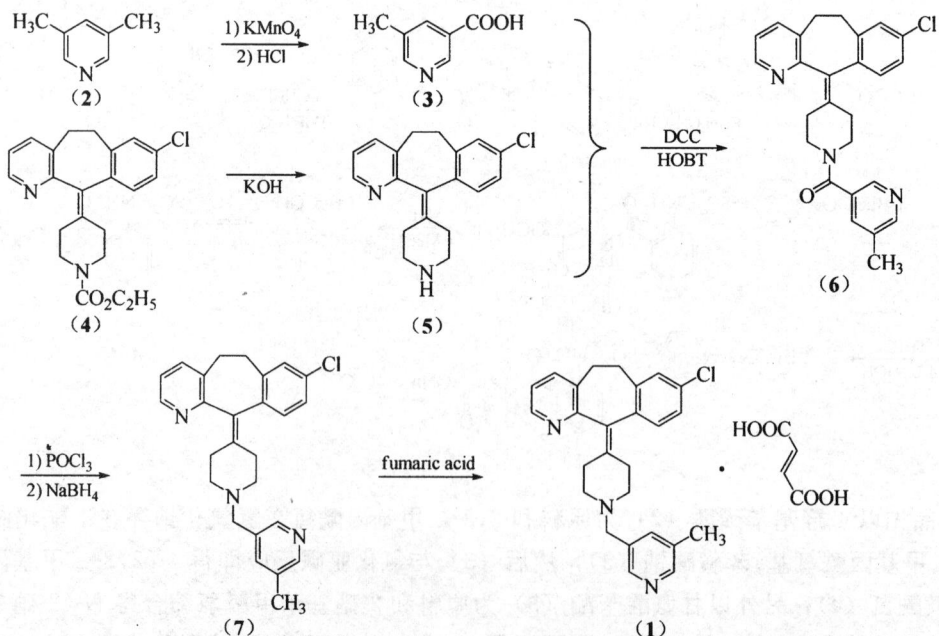

本品以 3,5-二甲基吡啶（**2**）为起始原料，用 $KMnO_4$ 氧化得 5-甲基烟酸（**3**）；再用氯雷他定（**4**）为原料先经氢氧化钾碱性水解得 8-氯-6,11-二氢-11-（4-哌啶亚基）-5H-苯并[5,6]环庚烷并[1,2-b]吡啶（**5**），（**5**）与 5-甲基烟酸（**3**）缩合得 8-氯-6,11-二氢-11-[1-（5-甲基烟酰基）-4-哌啶亚基]-5H-苯并[5,6]环庚烷并[1,2-b]-吡啶（**6**），（**6**）经 $POCl_3/NaBH_4$ 还原得（**7**），（**7**）在甲醇中与富马酸成盐即得富马酸卢帕他定（**1**）。

参考文献

1. Garcia-Rafanell J. Rupatadine fumarate. UR-12592 fumarate. Antiallergic. Histamine and PAF antagonist. J. Drugs Future, 1996, 21 (10): 1032–1036

2. Bryant HU, Grese TA. Methods for inhibiting bone lossusing pyrolidine and piperidine substituted benzopyrans [P]. US5407947, 1995–04–18. (CA 1995, 123: 988)

3. 陈建华，李劲，苏为科. 富马酸卢帕他定的合成 [J]. 中国医药工业杂志，2007，38（10）：686–688

雷马曲班（Ramatroban）

雷马曲班（**1**）中文化学名为（R)-3[[(4-氟苯)磺酰]氨基]-1,2,3,4-四氢化-9H-咔唑-9-丙酸；英文化学名为（R)-3-[3-(4-Fluorophenylsulfonamido)-3,4-dihydro-1H-carbazol-9 (2H)-yl]propanoic acid；分子式：$C_{21}H_{21}FN_2O_4S$；分子量：416.47。本品于 2001 年在日本上市，为抗过敏药，高效选择性 TXA_2/PGH_2 受体拮抗剂，可与平滑肌和血小板的 TXA_2 受体特异性结合。本品的抗过敏反应基于抑制血管通透性和鼻黏膜高敏性及防止其他炎症过敏性反应发生。CAS：116649-85-5。

合成路线举例：

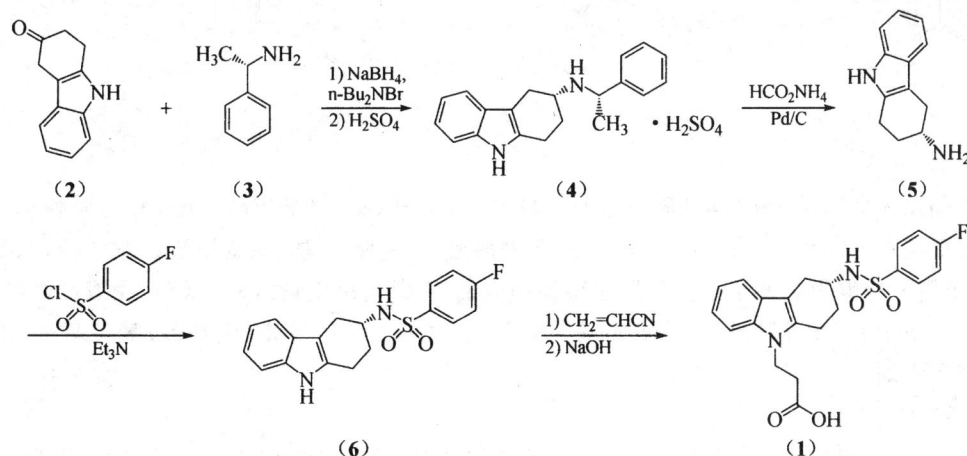

本品以 3-羰基-1,2,3,4-四氢咔唑（**2**）和 S-苯乙胺（**3**）缩合得到相应的胺的非对映异构体（**4**），（**4**）在甲酸铵盐存在下经 Pd/C 还原得到游离氨基化合物（**5**），（**5**）与 4-氟苯磺酰氯反应得到相应的磺酰胺（**6**），（**6**）与丙烯腈加成后进一步水解即得到雷马曲班（**1**）。

参考文献

1. Gardiner P. J, Boberg M, Fiedler V. B. et al. Bay u 3405. J. Drugs Fut. 1991, 16 (8): 701

咪唑斯汀（Mizolastine）

咪唑斯汀（**1**）中文化学名为 2-[[1-[1-(4-氟苄基)-1H-苯并咪唑-2-基]-4-哌啶基]甲胺基]-4(1H)-嘧啶酮；英文化学名为 2-((1-(1-(4-Fluorobenzyl)-1H-benzo[d]imidazol-2-yl) piperidin-4-yl)(methyl)amino)pyrimidin-4(3H)-one；分子式：$C_{24}H_{25}FN_6O$；分子量：432.49。本品于 1998 年在德国上市，商品名：皿治林，是一个具有双重作用的、新型第二代组胺 H_1 受体拮抗剂，具有高度选择性、起效快、作用强、持久、副作用少的特点。咪唑斯汀不仅有高效的抗组胺 H_1 受体作用，而且还有显著的抗炎作用，使它在治疗过敏性及炎症性疾病时比其他抗组胺药物有着明显的优越性。咪唑斯汀对荨麻疹有显著疗效，还可用于皮炎的治疗。CAS：108612-45-9。

合成路线举例：

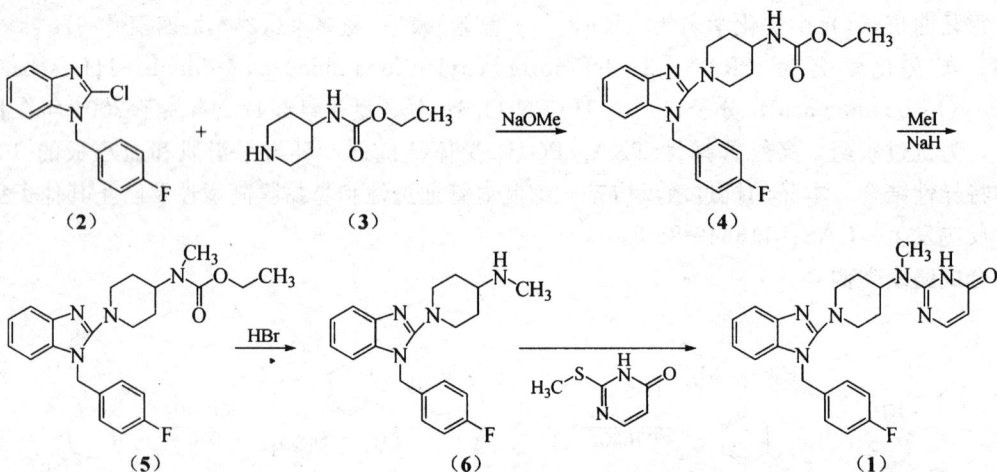

本品以 2-氯-1-(4-氟苄基)苯并咪唑（**2**）与 N-(4-哌啶)氨基甲酸乙酯（**3**）为原料，二者发生消除反应缩合得到 N-[1-[1-(4-氟苄基)苯并咪唑-2]哌啶-4-基]氨基甲酸乙酯（**4**），（**4**）在 NaH 作用下与碘甲烷发生甲基化反应得到相应的 N-甲基衍生物（**5**），（**5**）经酸性水解得到 [1-[1-(4-氟苄基)苯并咪唑-2]哌啶-4-基]-N-甲胺（**6**），（**6**）与 2-(甲基硫)嘧啶基-4 酮缩合即得到咪唑斯汀（**1**）。

参考文献

1. Jean B, Gerard D, Philippe M. Benzimidazole derivatives and pharmaceutical compositions containing them [P]. US：4820710, 1989 - 04 - 11, JP：62061979, 1987 - 03 - 18.（CA 1987, 107：7211）

2. Janssens F, Torremans J, Janssen M, et al. New antihistaminic N-heterocyclic 4-piperidinamines. Ⅱ. Synthesis and antihistaminic activity of 1-[(4-fluorophenyl) methyl]-N-(4-piperidinyl)-1H-benzimidazol-2-amines. J. Med Chem, 1985, 28 (12)：1934 - 19

3. Janssens F, Torremans J, Janssen M, et al. New antihistaminic N-heterocyclic 4-piperidinamines. 1.

Synthesis and antihistaminic activity of N-(4-piperidinyl)-1H-benzimidazol-2-amines. J. MedChem，1985，28 (12)：1925－1933

乙溴替丁（Ebrotidine）

乙溴替丁（**1**）中文化学名为 N-[[[2-[[[2-[（氨基亚氨基甲基）-氨基]-4 噻唑基]甲基]硫]乙基]氨基]亚甲基]-4-溴苯磺酰胺；英文化学名为 （E)-N-[2-[2-(Diaminomethyl-eneamino)thiazol-4-ylmethylsulfanyl]ethylaminomethylene]-4-bromobenzenesulfonamide；分子式：$C_{14}H_{17}BrN_6O_2S_3$；分子量：477.42。本品于 1997 年在西班牙上市，为抗溃疡药，组胺 H_2 受体阻滞剂，是新一代具有胃黏膜保护作用和抗幽门螺杆菌作用的 H_2 受体拮抗剂，适用于治疗胃十二指肠溃疡、反流性食管炎、根除幽门螺杆菌及防止非甾体抗炎药引起的胃十二指肠溃疡。CAS：100981-43-9。

合成路线举例：

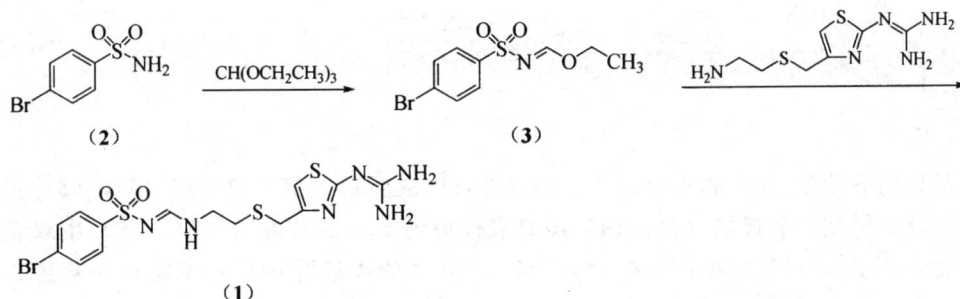

本品以 4-溴苯磺酰胺（**2**）为原料与原甲酸三乙酯反应得到 （E)-N-4-溴苯磺酰亚胺基甲酸乙酯（**3**），（**3**）与 2-[4-[[（2-氨甲基）硫]甲基]-2-噻唑]胍缩合即得到乙溴替丁（**1**）。

参考文献

1. Foguet R, Anglada L, Castello J. M, Sacristan A, Ortiz J. A Sulfonamidines, a process for preparing them and pharmaceutical compositions containing them [P]. EP0159012（A2），1985－10－23

十二、血小板增多治疗药

盐酸阿那格雷（Anagrelide Hydrochloride）

盐酸阿那格雷（**1**）中文化学名为 6,7-二氯-1,5-二氢-咪唑并[2,1-b]喹唑啉-2(3H)酮单盐酸盐；英文化学名为 6,7-Dichloro-1,2,3,5-tetrahydroimidazo[2,1-b]quinazolin-2-one hydrochloride；6,7-Dichloro-3,5-dihydroimidazo[2,1-b]quinazolin-2(1H)-one hydrochloride 或 6,7-Bichloro-1,5-dihydroimidazo[2,1-b]quinazolin-2(3H)-one hydrochloride；分子式：$C_{10}H_7Cl_2N_3O \cdot HCl$；分子量：292.55。本品由 Roberts Pharmaceuticals 公司开发，1997 年获准在美国上市，该药为 cAMP 磷酸二酯酶抑制剂，选择性强，无白细胞减少、贫血及可疑致白血病的严重副作用，目前用于治疗与血小板增多有关的各种病症，是第一个被批准用于特发性血小板增多症的药物。临床试验表明，阿那格雷可以有效降低各种慢性骨髓增生性

疾病（CMPD）增高的血小板，尤其对原发性血小板增多症有效。CAS：58579-51-4。

合成路线举例：

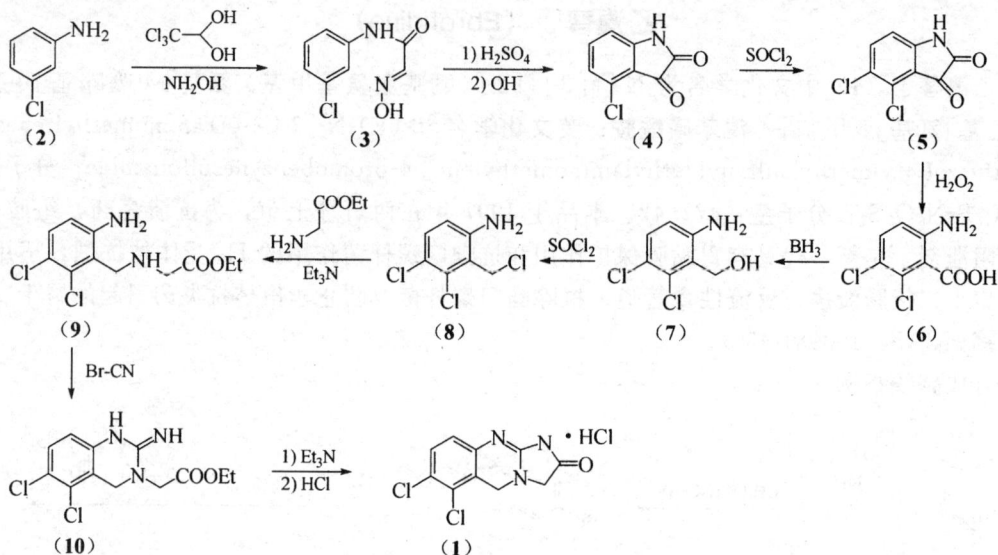

本品以间氯苯胺（**2**）和水合氯醛、羟氨缩合生成肟基-3-氯乙酰苯胺（**3**），（**3**）在浓硫酸作用下环合得到 4-氯靛红（**4**），（**4**）经氯取代得到 4,5-二氯靛红（**5**），（**5**）用双氧水氧化开环得到 6-氨基-2,3-二氯苯甲酸（**6**），（**6**）结构中的羧基用 BH_3 还原得到 6-氨基-2,3-二氯苯甲醇（**7**），（**7**）苄位上的羟基发生氯取代生成 3,4-二氯-2-（氯甲基）苯胺（**8**），（**8**）与甘氨酸乙酯反应得到 6-氨基-2,3-二氯苯甲胺乙酸乙酯（**9**），（**9**）与溴化氰环合得到（5,6-二氯-2-亚氨基-1,2-二氢喹唑啉-4(3H)-基）醋酸乙酯（**10**），（**10**）在三乙胺作用下脱水环合再与盐酸成盐即得到盐酸阿那格雷（**1**）。

参考文献

1. Jenks T. A, Beverung W. N. Jr, Partyka R. A.（Bristol-Myers Squibb Co.）；Preparation of 6,7-dichloro-1,5-dihy-droimidazo[2,1-b]quinazolin-2(3H)-one. CA 1137474

十三、抗老年痴呆药

盐酸多奈哌齐（Donepezil Hydrochloride）

盐酸多奈哌齐（**1**）中文化学名为 1-苄基-4-[（5,6-二甲氧基-1-茚酮-2-）甲基]哌啶盐酸盐；英文化学名为 1-Benzyl-4-[(5,6-dimethoxy-1-oxoindan-2-yl)]methyl)piperidine hydrochloride；分子式：$C_{24}H_{29}NO_3 \cdot HCl$；分子量：415.96。本品由日本卫材公司开发，已于 1997 年在美国上市，作为新一代治疗 AD 的胆碱酯酶抑制剂，能有效改善轻至中度 AD 患者临床症状，具有高度的胆碱酯酶选择性，副作用小，未发现其具有肝毒性。CAS：120011-70-3。

合成路线举例：

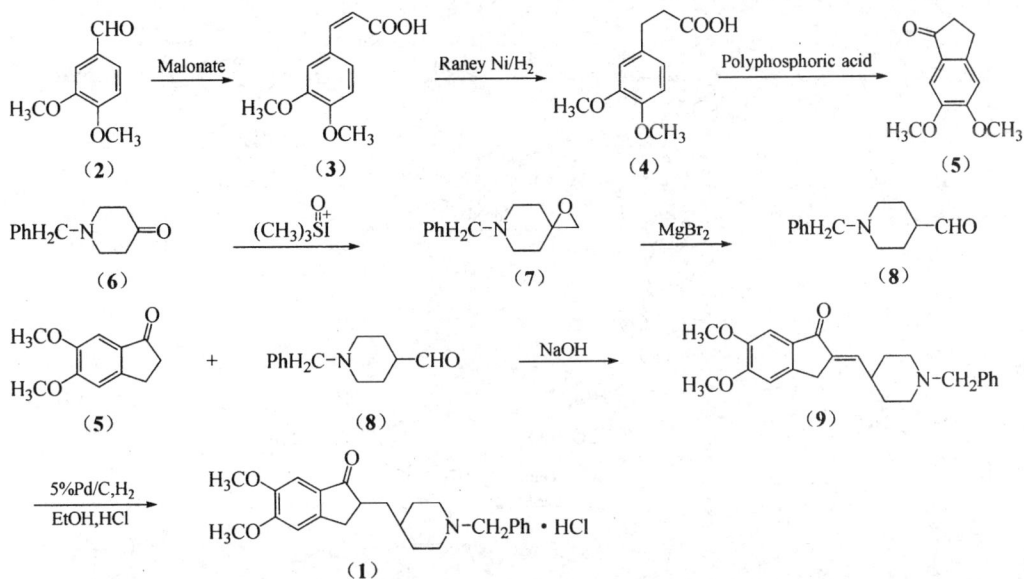

本品首先用 3,4 二甲氧基苯甲醛（**2**）为原料与丙二酸发生缩合反应生成（Z)-3-(3,4-二甲氧基苯基)丙烯酸（**3**），（**3**）经雷尼镍催化氢化得化合物 3-(3,4-二甲氧基苯基)丙酸（**4**），（**4**）用多聚磷酸进行脱水环合得 5,6-二甲氧基-1-茚酮（**5**）；然后苄基哌啶酮（**6**）与碘化三甲基亚砜盐在氢氧化钠的作用下制得苄基哌啶环氧乙烷（**7**），（**7**）在溴化镁的催化下重排生成 N-苄基哌啶-甲醛（**8**）；化合物（**5**）和化合物（**8**）在氢氧化钠作用下发生 Aldol 缩合、脱水得到 1-苄基-4-[(5,6-二甲氧基-1-茚酮-2-)亚甲基]哌啶（**9**），（**9**）用 5％Pd-C 催化还原并与盐酸成盐即得到目标化合物盐酸多奈哌齐（**1**）。

参考文献

1. Sugimoto H，Tsuchiya Y，HigurashiK，et al. Cyclik amine compounds and pharmacentical use ［P］. US 5100901，1992－03－31

2. Lensky S. Process for the preparation of benzyl-piperidylmethyl-indanones ［P］. US 5606064，1997－02－25

3. Ilmura Y. Process for production of donepezil derivative ［P］. US 6252081，2001－01－26

十四、抗偏头痛药

夫罗曲坦（Frovatriptan）

夫罗曲坦（**1**）中文化学名为（R)-3-(甲氨基)-2,3,4,9-四氢-1H-咔唑-6-甲酰胺；英文化学名为（R)-3-(Methylamino)-2,3,4,9-tetrahydro-1H-carbazole-6-carboxamide；分子式：$C_{14}H_{17}N_3O$；分子量 243.30。本品由英国 Vernalis 公司开发，后转给爱尔兰 Elen 公司，2002 年 6 月首次在美国上市，现已在德国和英国上市，为 5-羟色胺激动剂，临床应用于成人有或无先兆性偏头痛急性发作的治疗，不良反应轻微。CAS：158747-02-5。

合成路线举例：

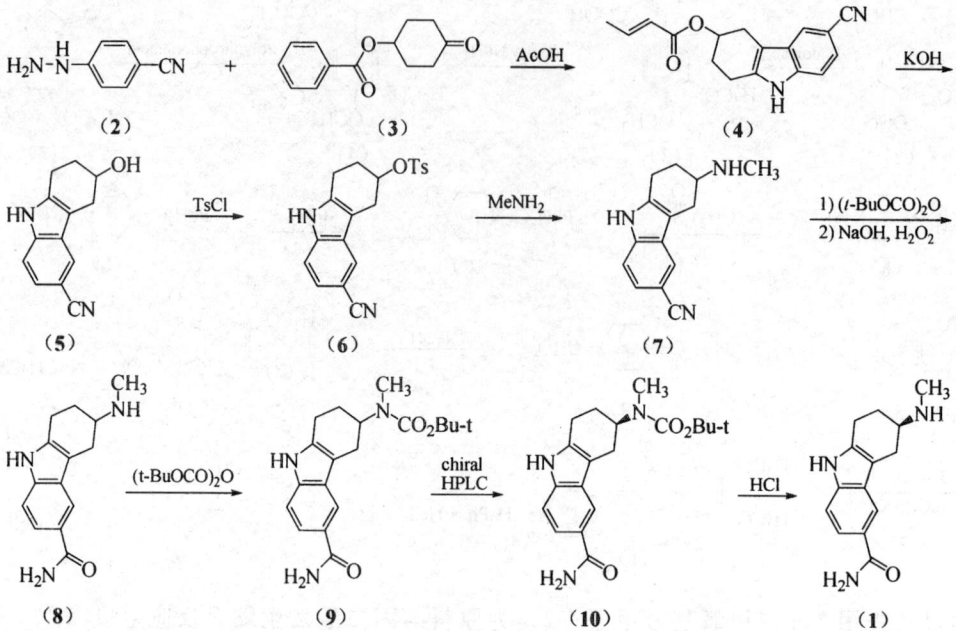

本品以 4-氰基苯肼（**2**）与 4-(苯甲酰氧基)环己酮（**3**）为原料，经 Borsche 四氢咔唑合成法合成 6-氰基-2，3，4，9-四氢-1H-咔唑-3-苯甲酸酯（**4**），（**4**）经碱性水解得相应 3-羟基-2，3，4，9-四氢-1H-咔唑-6-腈（**5**），（**5**）与磺酰氯发生取代反应生成 3-磺酰氧基-2，3，4，9-四氢-1H-咔唑-6-腈（**6**），（**6**）与甲胺反应生成 3-甲氨基-2，3，4，9-四氢-1H-咔唑-6-腈（**7**），（**7**）经水解腈基生成相应的酰胺（**8**），（**8**）亚氨上的氢用叔丁氧羰基保护得到相应的化合物（**9**），（**9**）经手性拆分得到异构体（**10**），（**10**）在酸性条件下水解即得到夫罗曲坦（**1**）。

参考文献

1. 崔银珠，刘萍，边强. 抗偏头痛药——夫罗曲坦［J］. 世界临床药物，2003，24（11）：699－701

2. Graul A，Leeson P，Castar J. SB-209509/VML-251. J. Drugs Fut 1997，22（7）：725

阿莫曲坦（Almotriptan）

阿莫曲坦（**1**）中文化学名为 3-(2-二甲胺乙基)-5-(1-吡咯烷基磺酰甲基)-1H-吲哚；英文化学名为 N，N-Dimethyl-2-[5-(pyrrolidin-1-ylsulfonylmethyl)-1H-indol-3-yl]-ethana mine 或 3-[2-(Dimethylamino)ethyl]-5-(pyrrolidin-1-ylsulfonylmethyl)-1H-indole；分子式：$C_{17}H_{25}N_3O_2S$；分子量：335.46。本品由（西班牙）Almirall-Prodesfarma 公司研制，于 2000 年 9 月首次在西班牙上市，是第五个上市的曲坦类新药，是经结构改造开发的新型第二代选择性 5-HT1B/1D 受体激动剂，它克服了舒马曲坦的某些不良反应，具有很高的血管选择性，耐受性好，可以替代其他曲坦类药物治疗中度或严重的偏头痛，有较广阔的市场前景。目前由美国强生公司等研制开发的阿莫曲坦（Almotriptan，Axert/Almogran）以及其他几种曲坦类药物占据大部分偏头痛药物市场。CAS：154323-57-6。

合成路线举例：

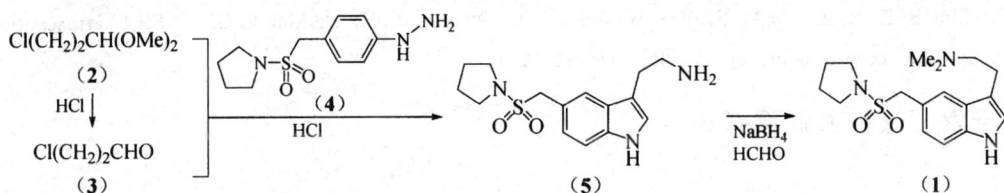

本品以 3-氯丙醛缩二甲醇（**2**）水解得到 3-氯丙醛（**3**），（**2**）或（**3**）都可和 4-(1-吡咯烷基磺酰甲基)-1-苄肼(**4**)缩合生成 3-(2-二甲乙基)-5-(1-吡咯烷基磺酰甲基)-1H-吲哚（**5**），（**5**）经 NaBH$_4$ 还原并与甲醛加成环合即得到阿莫曲坦（**1**）。

参考文献

1. Keam S. J, Goa K. L, Figgitt D. P. Almotriptan, a review of its use in migraine. J. Drugs, 2002, 62 (2)：387 - 414

2. Brooke D. F. Review of almotriptan：a 5-HTIB/ID agonist. J. Drug Forecast, 2002, 27（2）：83 - 94

3. Fernandez Forner D, Puig Duran C, Prieto Soto J, Vega Noverola A, Moragues Mauri J.（Almirall Prodesfarma, SA）; Indol derivs. for the treatment of migraine ［P］. EP 0605697；JP 1994511261；US 5565447；WO 9402460

十五、钙调节药

盐酸西那卡塞（Cinacalcet Hydrochloride）

盐酸西那卡塞（**1**）中文化学名为 N-[1(R)-(1-萘基)乙基]-N-[3-[3-(三氟甲基)苯基]丙胺]盐酸盐；英文化学名为 N-[1(R)-(1-Naphthyl)ethyl]-N-[3-[3-(trifluoromethyl)phenyl] propyl]amine hydrochloride；分子式：C$_{22}$H$_{22}$F$_3$N · HCl；分子量：393. 8777。本品于 2004 年在美国上市，作为降钙剂，用于甲状旁腺功能亢进，并可以降低血清 PTH 水平，从而调节钙磷代谢，还可以治疗甲状旁腺癌引起的高钙血症。CAS：364782-34-3。

合成路线举例：

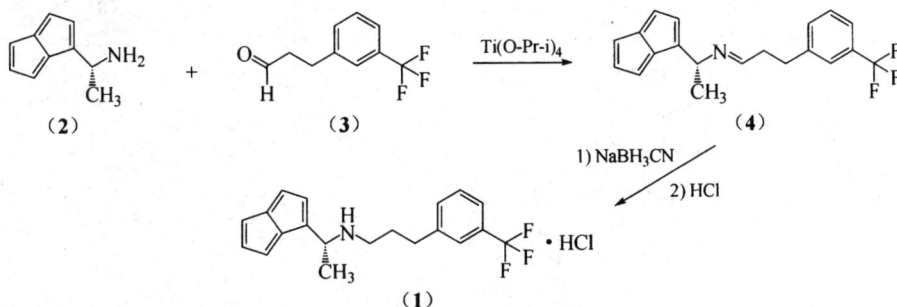

本品以（R)-(1-萘基)乙胺（**2**）和 3-[3-(三氟甲基)苯基]丙醛（**3**）通过四异丙氧钛反应生成了相应的亚胺（**4**），该亚胺经氰基硼氢化钠还原并与盐酸成盐即得到盐酸西那卡塞（**1**）。

参考文献

1. Bay M, Castar R. M, Sorbera L. A. Cinacalcet Hydrochloride. J. Drugs Fut 2002, 27（9）：831

2. Moe S. T, Balandrin M. F, Van Wagenen B. C, Nemeth E. F, DelMar E. G. (NPS Pharmaceuticals, Inc.); Calcium receptor-active cpds. [P]. US 6211244

十六、低钠血症治疗药

盐酸考尼伐坦（Conivaptan Hydrochloride）

盐酸考尼伐坦（**1**）中文化学名为 N-4-[（4,5-二氢-2-甲基咪唑[4,5-d][1-苯氮杂䓬-6(1H)-基]-酰基]-苯基-[1,1'-二苯基]-2-酰胺盐酸盐；英文化学名为 N-[4-(2-Methyl-1,4,5,6-tetrahydroimidazo[4,5-d][1] benzazepin-6-ylcarbonyl) phenyl] biphenyl-2-carboxamide hydrochloride；分子式：$C_{32}H_{26}N_4O_2 \cdot HCl$；分子量：535.04。本品由日本 Astellas 公司研制，2006 年 4 月 26 日首次在美国上市，为精氨酸血管加压素（AVP）V_{1A}/V_2 受体的非肽双重阻断剂，适用于低钠血症的治疗。CAS：168626-94-6。

合成路线举例：

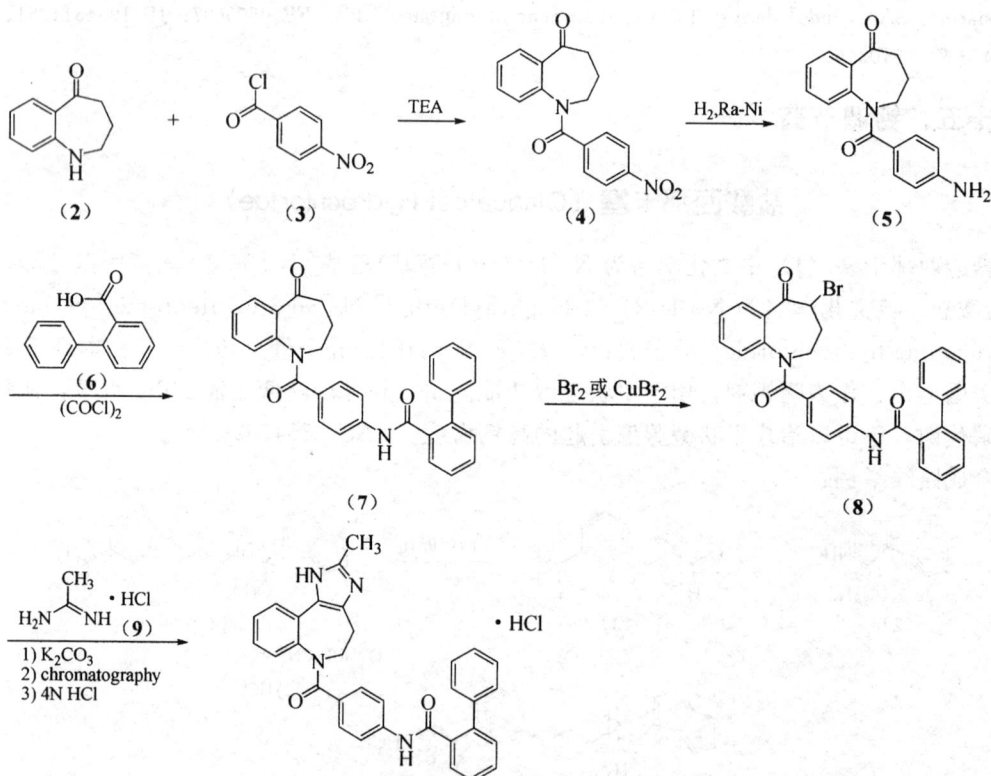

本品在二氯甲烷溶剂中，三乙胺存在下，用 4-硝基苯甲酰氯（**3**）将苯氮杂䓬酮化合物（**2**）酰化得化合物（**4**），（**4**）在甲醇溶剂中用 Raney-Ni 催化氢化，硝基还原成氨基得（**5**），（**5**）在草酰氯的存在下和二苯基-2-羧基（**6**）发生酰化反应得酰胺化合物（**7**），用 Br_2 或 $CuBr_2$ 将（**7**）溴化得 α-溴代酮化合物（**8**），（**8**）与乙脒盐酸盐（**9**）在 K_2CO_3 存在下、乙

腈溶剂中环化，得到粗产物，最后经硅胶柱分离出目标产物得盐酸考尼伐坦（**1**）。

参考文献

1. Tanaka Akihiro, Koshio Hiroyuki. Fused benzazepine derivative and pharmaceutical composition containing the same [P]. WO9503305，1995 - 02 - 02

十七、便秘治疗药

鲁比前列素（Lubiprostone）

鲁比前列素（**1**）中文化学名为（－）-7-[（2R，4αR，5R，7αR)-2-(1,1-二氟戊基)-2-羟基-6-氧代八氢化环戊烷[b]吡喃-5-基]庚酸；英文化学名为 7-[(2R，4αR，5R，7αR)-2-(1,1-Difluoropentyl)-2-hydroxy-6-oxooctahydrocyclopenta [b] pyran-5-yl] heptanoic acid；分子式：$C_{20}H_{32}F_2O_5$；分子量：390.46。本品由美国 Sucampo Pharmaceuticals 公司研制开发，2006 年 4 月 27 日首次在美国上市，适用于成人慢性特发性便秘的治疗。CAS：333963-40-9。

合成路线举例：

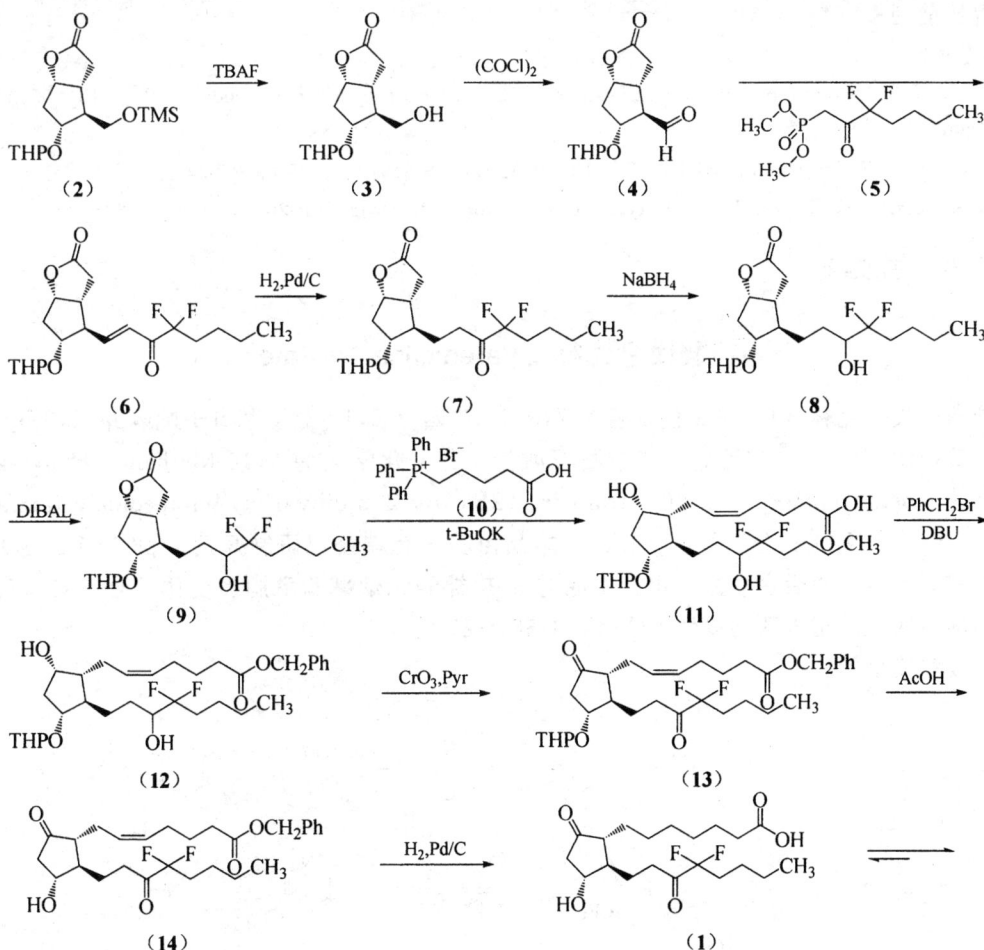

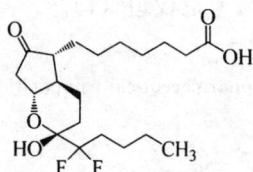

本品以内酯化合物（**2**）为原料在 THF 溶剂和 TBAF 存在下去除甲磺酰基得羟基产物（**3**），（**3**）在二氯甲烷和 DMSO 混合溶剂中被（COCl)$_2$ 氧化得醛基产物（**4**），（**4**）和磷酸酯化合物（**5**）在乙醇钛催化下缩合得到不饱和的二氟代酮化合物（**6**），在乙酸乙酯溶剂中，（**6**）在 Pd/C 催化下氢化得到饱和酮（**7**），在甲醇溶剂中，用 NaBH$_4$ 将（**7**）还原得到仲醇（**8**），再在甲苯中用二异丁基氢化铝（DIBAL）将（**8**）还原得邻羟基内醚（**9**），在 THF 中和 t-BuOK 存在下，（**9**）与化合物（**10**）缩合得前列腺素 F$_2\alpha$ 衍生物（**11**），在二氯甲烷溶剂中、苄溴和 DBU 存在下，（**11**）酯化得苄酯（**12**），在二氯甲烷和吡啶混合溶剂中，用 CrO$_3$ 将（**12**）氧化得 THP 保护的前列腺素 E$_2$ 衍生物（**13**），（**13**）经酸性水解得化合物（**14**），最后在乙酸乙酯中，Pd/C 和 H$_2$ 作用下，（**14**）同时发生酯基还原和双键还原得目标产物鲁比前列素（**1**）。

参考文献

1. Ueno R. Promotion of wound-healing with 15-keto-prostaglandin cpds. ［P］. EP 0503887；US 5252605

2. Ueno R. Endothelin antagonist ［P］. EP 0978284；US 6197821；WO 9927934

3. Sorbera L. A, Castar, J, Mealy N. E. Lubiprostone. J. Drugs Fut 2004, 29（4）：336

十八、戒烟药

酒石酸伐仑克林（Varenicline Tartrate）

酒石酸伐仑克林（**1**）中文化学名为 7,8,9,10-四氢-6,10-亚甲基-6H-吡嗪并[2,3-h][3]苯氮杂䓬(2R,3R)-2,3-二羟基丁二酸酒石酸盐；英文化学名为 6,10-Methano-6H-pyrazino[2,3-h][3]benzazepine-7,8,9,10-tetrahydro-(2R,3R)-2,3-dihydroxy-butanedioate tartrate；分子式：C$_{17}$H$_{19}$N$_3$O$_6$；分子量：361.35。本品由美国辉瑞公司研制开发，2006 年 8 月 1 日首次在美国上市，稍后在欧盟上市。本品与 $\alpha_4\beta_2$ 神经元烟碱乙酰胆碱受体结合，具有高亲和力和选择性，适用于帮助戒烟。CAS：375815-87-5。

合成路线举例：

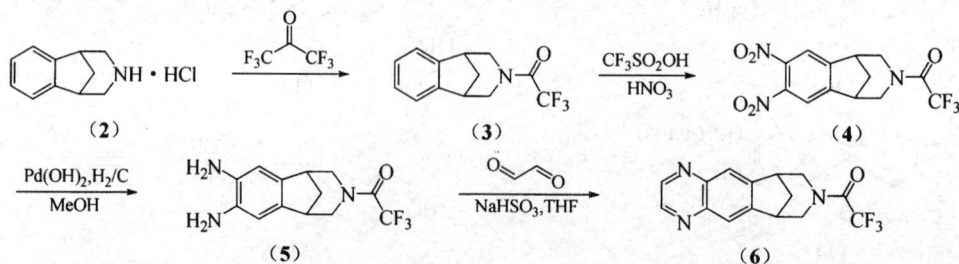

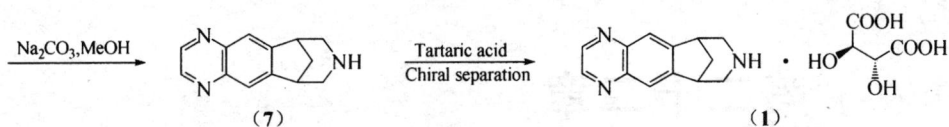

本品以化合物（**2**）为原料与六氟丙酮反应后生成（**3**），（**3**）在三氟甲基磺酸和硝酸的条件下硝化得到二硝基化合物（**4**），（**4**）加氢还原硝基后得到二氨基化合物（**5**），（**5**）与乙二醛环合生成吡秦衍生物（**6**），（**6**）在碳酸钠、甲醇条件下脱除三氟乙酰基生成（**7**），（**7**）与酒石酸反应后再手性分离得到终产物酒石酸伐仑克林（**1**）。

参考文献

1. 马培奇. 新颖助戒烟药伐仑克林及其临床地位 [J]. 中国医药技术与市场，2006，6（4）：31－34

2. Allen，Douglas J. M.；Casteel，Melissa Jean；Damon，David Burns；Houston，Travis Lee；Koztecki，Lien Helen. Preparation of polymorphs of nicotinic intermediates [P]. WO 2008060487

3. Coe，Jotham W. Pharmaceutical alkaloids：The search for an effective smoking cessation treatment. Abstracts of Papers，233rd ACS National Meeting，Chicago，IL，United States，March 25－29，2007

第二十二章
天然药物合成

α-细辛脑（Asarone）

α-细辛脑（**1**）又名 α-细辛醚，中文化学名为（E）-2,4,5-三甲氧基-1-丙烯基苯；英文化学名为（E）-1,2,4-Trimethoxy-5-(1-propenyl) benzene；分子式：$C_{12}H_{16}O_3$；分子量：208.25。最早发现存在于天南星科植物石菖蒲（*Acorus gramineus* Soland）的挥发油中，已证实 α-细辛脑有很强的药理活性，具止咳、祛痰、平喘、镇静、解痉以及抗惊厥作用，该药还具有降血脂和降胆固醇的作用。可作为心血管危象尤其是动脉粥样硬化的防治药，在抗肿瘤方面也显示了较好的前景。临床用作祛痰药。CAS：2883-98-9。

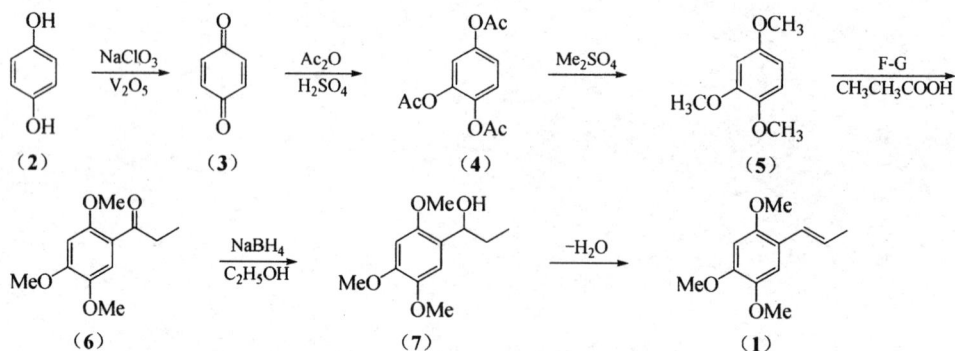

本品首先以对苯二酚（**2**）为原料，用氧化剂氧化得到对苯醌（**3**），（**3**）和醋酐经三乙酰化得到1,2,4-苯三酚三醋酸酯（**4**），（**4**）和硫酸二甲酯进行甲基化反应合成1,2,4-三甲氧基苯（**5**）。然后以1,2,4-三甲氧基苯（**5**）为原料直接用丙酸进行傅克-丙酰化反应、还原反应和脱水反应制得 α-细辛脑（**1**）。

参考文献

1. 陈毅平. 合成 α-细辛脑的新方法. CN 101195562 2008
2. 刘博纯. α-细辛脑原料生产工艺. CN 1511817A 2004

白黎芦醇（trans-Resveratrol）

白黎芦醇（**1**）又名反式三羟基芪，中文化学名为 5-(4-羟基苯乙烯基)苯-1,3-二醇；英文化学名为 trans-3,5,4′-Trihydroxystilbene；分子式：$C_{14}H_{12}O_3$；分子量：228.25。存在于葡萄等植物中，是植物的次生代谢产物，最初是以植保素的功能被人们发现。1997 年 Science 上登载了美国伊利诺斯大学药学院 John Pezzuto 博士领导的研究小组的研究报告，从几百种植物提取液中发现了一种新的抗癌物质（**1**），它除了可抑制 ADP 诱导的血小板聚集和低密度脂蛋白氧化、增加高密度脂蛋白水平、调节脂蛋白代谢从而降低血脂、防止血栓、使冠状动脉血栓造成的心脏病的死亡率大大降低外，（**1**）在生理代谢过程中具有强的抗氧化、抗突变作用；抑制环加氧酶（COX）和氢过氧化物酶；诱导人早幼粒细胞的白血病细胞分化等功能，所以它在癌细胞的起始、促进及扩展的三个阶段中均具有化学防癌活性，在小鼠的皮肤癌和乳腺癌模式实验中也具有很好的抑制效果，将是一种很有希望的化学防癌剂。CAS：501-36-0。

合成路线举例：

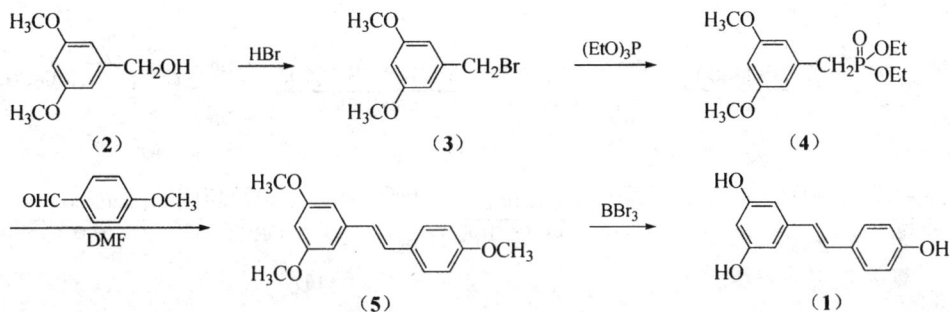

本品以 3,5-二甲氧基苯甲醇（**2**）为原料和氢溴酸回流反应得到 3,5-二甲氧基苄溴（**3**），（**3**）和亚磷酸三乙酯发生反应得到中间体亚磷酸苄酯（**4**）后在 DMF 溶剂中与对甲氧基苯甲醛反应得到（E)-1,3-二甲氧基-5-(4-甲氧基苯乙烯基)苯（**5**），（**5**）用 BBr$_3$ 脱甲基化反应即得到白黎芦醇（**1**）。

参考文献

1. 陈毅平，雷同康. 白黎芦醇合成路线图解 [J]. 中国医药工业杂志，2000，31（7）：334－335

2. Jeffery, T. Ferber, B. One-pot palladium-catalyzed highly chemo-, regio-, and stereoselective synthesis of trans-stilbene derivatives. A concise and convenient synthesis of resveratrol. J. Tetrahedron Lett 2003, 44 (1), 193

3. Guiso, M. , et al. A new efficient resveratrol synthesis. J. Tetrahedron Lett 2002, 43 (4), 597

丹参素 （Salvianic Acid）

丹参素 （**1**）中文化学名为 β-(3,4-二羟基苯基)乳酸；英文化学名为 3-(3,4-Dihydroxy-phenyl)-2-hydroxy-propanoic acid；分子式：C$_9$H$_{10}$O$_5$；分子量：198.17。丹参素是中药丹参的水溶性成分，又称丹参酸甲，具有扩张血管、增加冠脉血流量、抑制血小板聚集及抗凝、抗菌消炎及增强机体免疫、抗动脉粥样硬化及降血脂、抗血栓形成等作用。CAS：76822-21-4。

合成路线举例：

路线一：

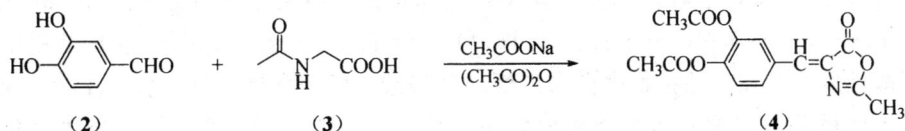

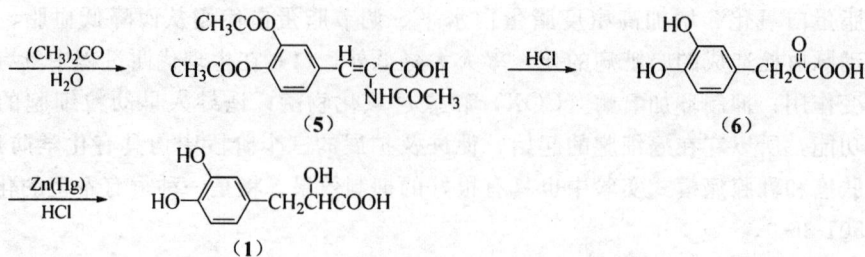

$$\xrightarrow[H_2O]{(CH_3)_2CO} \quad CH_3COO-\underset{CH_3COO}{\bigcirc}-CH=C-COOH \quad \xrightarrow{HCl} \quad HO-\underset{HO}{\bigcirc}-CH_2-\underset{O}{C}-COOH$$

$$\text{（5）} \qquad\qquad \text{（6）}$$

（5）NHCOCH₃ 处

$$\xrightarrow[HCl]{Zn(Hg)} \quad HO-\underset{HO}{\bigcirc}-CH_2CHCOOH$$

$$\text{（1）}$$

路线二：

$$HO-\underset{HO}{\bigcirc}-CHO \quad \xrightarrow[DMF]{BnCl/K_2CO_3} \quad BnO-\underset{BnO}{\bigcirc}-CHO \quad \xrightarrow[DMF/TEBAC]{ClCH_2CO_2CH_3/K_2CO_3} \quad BnO-\underset{BnO}{\bigcirc}-\overset{O}{\triangle}-CO_2CH_3$$

$$\text{（2）} \qquad\qquad \text{（7）} \qquad\qquad \text{（8）}$$

$$\xrightarrow[DMSO]{BF_3/Et_2O} \quad BnO-\underset{BnO}{\bigcirc}-CH=\underset{OH}{C}-CO_2CH_3 \quad \xrightarrow[CH_3OH/THF]{NaBH_4} \quad BnO-\underset{BnO}{\bigcirc}-CH_2\underset{OH}{CH}-CO_2CH_3 \quad \xrightarrow[H_2O]{NaOH/C_2H_5OH}$$

$$\text{（9）} \qquad\qquad\qquad \text{（10）}$$

$$BnO-\underset{BnO}{\bigcirc}-CH_2\underset{OH}{CH}-CO_2H \quad \xrightarrow{Pd-C/H_2} \quad HO-\underset{HO}{\bigcirc}-CH_2\underset{OH}{CH}-CO_2H$$

$$\text{（11）} \qquad\qquad\qquad \text{（1）}$$

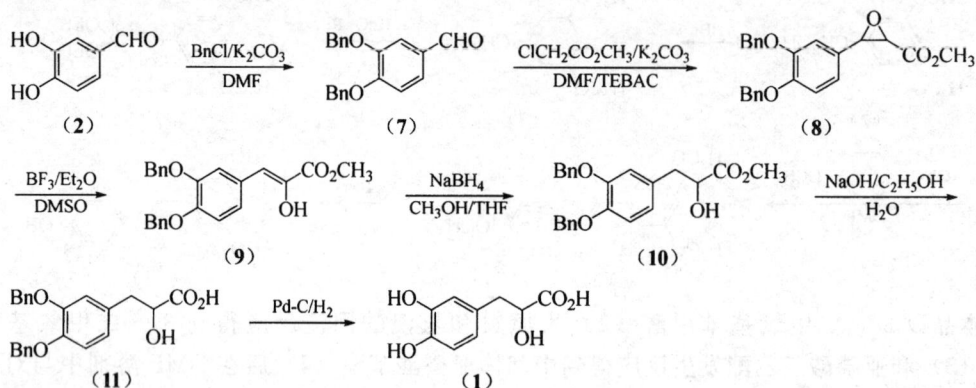

路线一：本品以 3,4-二羟基苯甲醛（2）和乙酰甘氨酸（3）为原料经缩合反应得到 2-甲基-4-(3,4-二乙酰氧基亚苄基)噁唑酮（4），（4）开环得到 α-乙酰胺基-β-(3,4-二乙酰氧基苯基)丙烯酸（5），（5）经酸性水解得到 β-(3,4-二羟基苯基)丙酮酸（6），（6）用锌汞齐还原得到丹参素（1）。

路线二：本品以 3,4-二羟基苯甲醛（2）为起始原料，经苄基保护得到 3,4-二苄氧基苯甲醛（7），（7）经 Darzens 环氧化反应得到 3-(3,4-二苄氧基苯基)环氧丙酸甲酯（8），（8）经 Lewis 酸开环得到 3-(3,4-二苄氧基苯基)-2-羟基-2-丙烯酸甲酯（9），（9）经 NaBH₄ 还原得到 3-(3,4-二苄氧基苯基)乳酸甲酯（10），（10）经碱性水解得到 3-(3,4-二苄氧基苯基)乳酸（11），（11）经氢化脱苄基得到目标产物丹参素（1）。

参考文献

1. 邓喜玲，陈学敏，江发寿. 丹参素的合成 [J]. 中国医药工业杂志，2005，36（9）：523-524

2. 童元峰，程永浩，吴松. dl-丹参素的合成 [J]. 中国药物化学杂志，2007，17（2）：92-94

3. Nagoya T A, Fujima Y K, Shimizu Y Y. Process for the preparation of α-hydroxy-β-phenypropionic acid derivatives and alkalimetal or ammonium salts thereof，US：3725437 [P]. 1973-04-03

阿魏酸（Furnalic Acid）

阿魏酸（1）中文化学名为 3-甲氧基-4-羟基肉桂酸；英文化学名为 3-(4-Hydroxy-3-methoxyphenl)propenoic acid；分子式：$C_{10}H_{10}O_4$；分子量：194.18。阿魏酸是常用中药川芎中的主要酸性成分，在其他植物中分布广泛。阿魏酸（阿魏酸钠）具有抗血小板聚集，抑制血小板 5-羟色胺释放，抑制血小板血栓素 A_2（TXA₂）的生成，增强前列腺素活性，有镇痛、缓解血管痉挛等作用；是生产用于治疗心脑血管疾病及白细胞减少等症药品的基本原料；它同时在人体中可起到健美和保护皮肤的作用。CAS：1135-24-6。

合成路线举例：

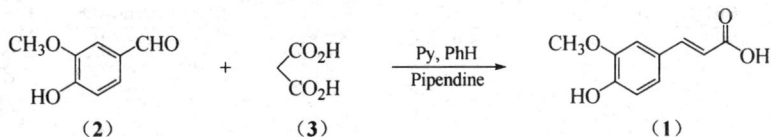

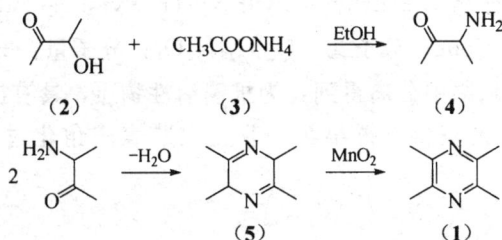

（2）　　　　　　　（3）　　　　　　　　　　　　　　　　　（1）

本品以香兰素（**2**）和丙二酸（**3**）为原料，用哌啶作催化剂经一步缩合即得到阿魏酸（**1**）。

参考文献

1. 张相年，向军，季波. 阿魏酸的合成研究［J］. 广东药学院学报，2001，17（2）：100－101

2. 张国旱，倪进树. 由谷维素制备阿魏酸的研究［J］. 化学试剂，1994，16（6）：379

3. 笪远峰，许燕萍. 反式阿魏酸的合成［J］. 中国医药工业杂志，1997，28（4）：188

川芎嗪（Ligustrazine）

川芎嗪（**1**）中文化学名为四甲基吡嗪；英文化学名为 2,3,5,6-Tetramethyl pyrazine；分子式：$C_8H_{12}N_2$；分子量：136.20。川芎嗪是从中药川芎中提取的生物碱，具有降压、扩张血管、溶栓的作用而被广泛用于心脑血管病变。近年发现其具有钙离子阻滞作用，以及化疗增敏逆转肿瘤细胞多药耐药的作用。CAS：1124-11-4。

合成路线举例：

（2）　　　　　　　（3）　　　　　　　　　　　（4）

（5）　　　　　　　　　（1）

本品以 3-羟基-2-丁酮（**2**）和乙酸铵（**3**）为原料发生氨基取代反应得到（**4**），（**4**）发生分子间脱水环合得到（**5**），（**5**）经 MnO_2 氧化即得到川芎嗪（**1**）。

参考文献

1. 张锋，车玲. 川芎嗪的新合成路线［J］. 第三军医大学学报，2007，29（23）：2294－2295

2. 王立英，娄卫东，段大航. 川芎嗪对心脑血管系统的药理作用研究进展［J］. 中国民康医学杂志，2006，18（2）：151－152

3. 赵剑华. 川芎嗪合成方法改进［J］. 中草药，1980，11（5）：198

槟榔碱（Arecoline）

槟榔碱（**1**）中文化学名为 N-甲基-1,2,5,6-四氢烟酸甲酯；英文化学名为 N-methyl-1,2,5,6-tetrahydro-methyl isonicotinate；分子式：$C_8H_{13}NO_2$；分子量：153.18。槟榔碱主要从植物中提取获得，是一种 M、N 受体激动剂，对中枢神经系统有拟胆碱作用，也可作为合成其他 M 受体激动剂的原料。CAS：300-08-3。

合成路线举例：

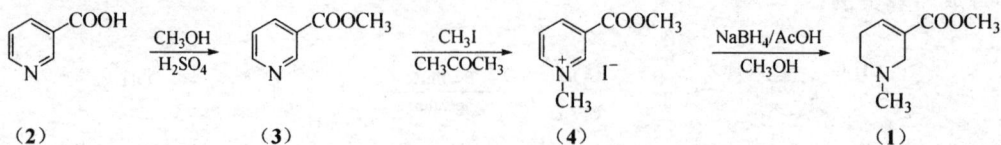

本品以烟酸（**2**）为原料和甲醇发生酯化反应得到烟酸甲酯（**3**），（**3**）与碘甲烷发生 N-甲基化反应得到碘化烟酸甲酯 N-甲基铵盐（**4**），（**4**）用乙醇作溶剂，采用硼氢化钠-乙酸体系对吡啶鎓盐进行还原即得到槟榔碱（**1**）。

参考文献

1. 黄胜堂，黄文龙，张惠斌. 槟榔碱合成工艺的改进 [J]. 中国医药工业杂志，2004，35（5）：265 - 266

2. Lawrence HK. Production of arecoline [P]. US：2506458，1947 - 01 - 24.（CA 1951，45：671c）

3. Kozello IO，Gashera AY，Makhsumov AG. Improvement of the synthesis of arecoline form nicotinic acid [J]. Khim Farm Zh，1976，10（11）：90 - 91

喜树碱（Camptothecin）

喜树碱（**1**）中文化学名为 4-乙基-4-羟基-1H-吡喃[3′,4′:6,7]氮茚[1,2]喹啉-3,14(4H,12H)-二酮；英文化学名为 4-Ethyl-4-hydroxy-1H-pyrano[3′,4′:6,7]indolizino[1,2-b]quinoline-3,14(4H,12H)-dione；分子式：$C_{20}H_{16}N_2O_4$；分子量：348.35。喜树碱是从珙桐科旱莲属植物喜树茎的提取物中分离得到，为抗癌活性物质，具有抗白血病和抑制肿瘤的活性，同时具有免疫抑制、抗病毒、抗早孕、改变皮肤表皮角化过程的作用。CAS：7689-03-4。

合成路线举例：

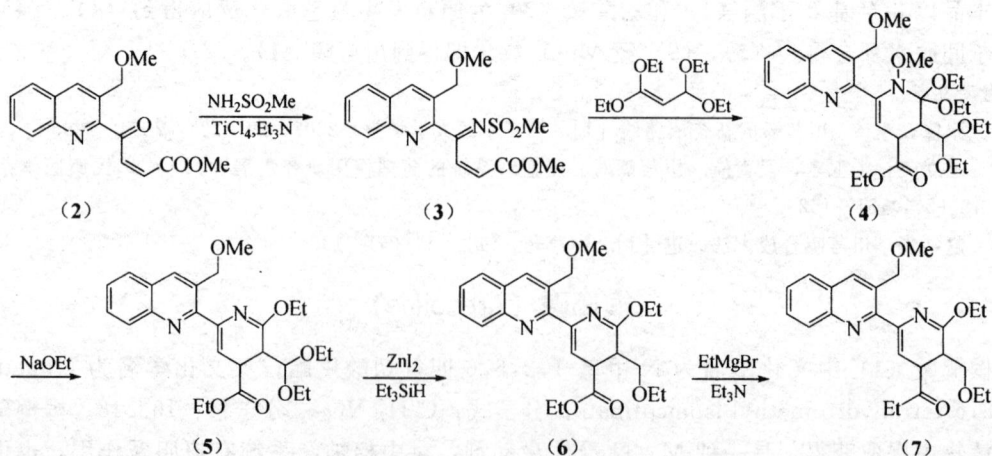

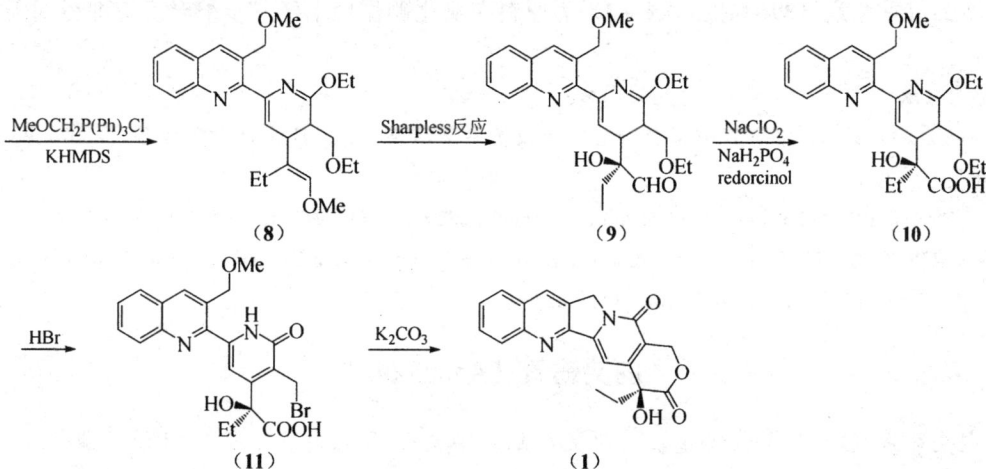

本品用化合物（2）经 Alder-Diels 缩合、水解、酯的格氏反应和 Wittig 反应等得到（8），再通过改进的 Sharpless 不对称双羟基化得到（9），从而引入手性中心。再经亚氯酸钠氧化、溴化氢溴代，最后在碳酸钾存在下闭 C、E 环得到喜树碱（1）。

参考文献

1. 邹艳红，聂丽娟，李群生. 喜树碱的合成研究进展 [J]. 江西化工，2006，(3)：13–16

2. Brian S. J. Blagg and Dale L. Boger. Total synthesis of (＋)-camptothecin [J]. Tetrahedron, 2002, 58 (32)：6343–6349

姜黄素（Curcumin）

姜黄素（1）中文化学名为（E,E)-1,7-双(4-羟基-3-甲氧基苯基)-1,6-庚二烯-3,5-二酮；英文化学名为（E,E)-1,7-Bis(4-hydroxy-3-methoxyphenyl)-1,6-heptadiene-3,5-dione；分子式：$C_{21}H_{20}O_6$；分子量：368.37。姜黄素是从姜科姜黄属植物姜黄根茎中提取的一种酚性色素，有重要的经济价值和广泛的药理作用，如抗氧化、抗炎、抗动脉粥样硬化、降血脂等。有报道指出姜黄素是有效的抗致突变剂，能够诱导细胞周期停滞和细胞凋亡，是一种很有发展前景的抗肿瘤药。CAS：458-37-7。

合成路线举例：

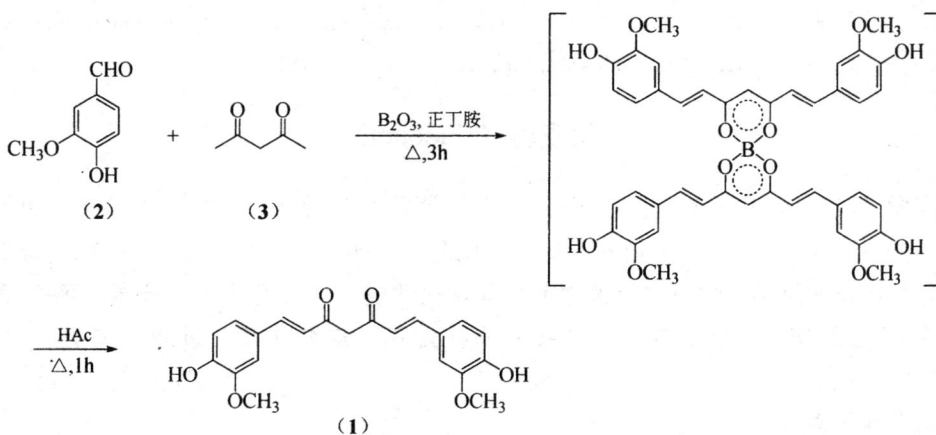

本品以香兰素（**2**）和戊二酮（**3**）为原料在氧化硼作用下经一步缩合反应即得到姜黄素（**1**）。

参考文献

1. 王玉玲，吴振. 姜黄素类化合物的合成及抗肿瘤活性 [J]. 广东药学院学报，2007，23（1）：33－36

2. BRANDESA. Synthesis of Curcumin and their analogs：WO，9716403 [P]. 1997－05－09

3. NURFINA AN. Synthesis of some symmetrical curcumin derivatives and their anti-inflammatory activity [J]. Eur J Med Chem，1997，32：321－328

白头翁素（Anemonin）

白头翁素（**1**）又名银莲花素、白头翁脑，中文化学名为反-1,7-二氧杂二螺[4.0.4.2]十二-3,9-二烯-2,8-二酮；英文化学名为 trans-1,7-Dioxadispiro[4.0.4.2]dodeca-3,9-diene-2,8-dione；分子式：$C_{10}H_2O_4$；分子量：192.16。白头翁素是白头翁、打破碗花花、威灵仙和石龙芮等中药中的活性成分，有较强的抗菌、抗真菌活性以及镇痛、镇静作用。临床用于治疗痢疾，并作为镇痛、镇静药。CAS：508-44-1。

合成路线举例：

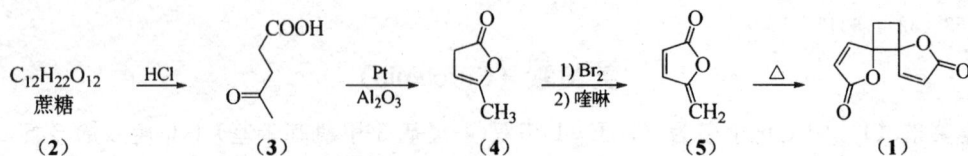

本品以蔗糖（**2**）为原料经酸性水解得到乙酰丙酸（**3**），用由 10％金属钯分散于三氧化铝中得到的催化剂将（**3**）脱水得到 α-当归内酯（**4**），（**4**）与溴反应再经喹啉脱溴化氢得原白头翁素（**5**），（**5**）两分子缩合即得到白头翁素（**1**）。

参考文献

1. 杜立春，胡昌奇. 白头翁素的合成 [J]. 中国医药工业杂志，2001，32（5）：201－202

2. Noboru S, Hiroshi K, Kazutosi Y. The synthesis of anemonin by the photochemical dimerization of protoanemonin [J]. Yukei Gosei Kagaku Kyokai Shi，1967，25（7）：582

丹皮酚（Paeonol）

丹皮酚（**1**）又名芍药酚（Peonol），中文化学名为 2-羟基-4-甲氧基苯乙酮；英文化学名为 2-Hydroxy-4-methoxy-acetophenon；分子式：$C_9H_{10}O_3$；分子量：166.17。丹皮酚是萝藦科植物徐长卿全草，牡丹皮等植物中的有效化学成分，具有抗炎、镇痛、解痉等作用。临床上用于风湿痛、胃痛、神经痛、某些癌症疼痛、皮肤瘙痒、过敏性皮炎、湿疹等。CAS：552-41-0。

合成路线举例：

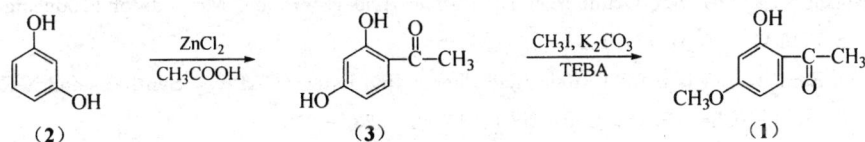

本品以间苯二酚（**2**）为原料，用冰醋酸及 $ZnCl_2$ 于 140℃～159℃ 单乙酰化得到 2,4-二羟基苯乙酮（**3**），（**3**）再以碘甲烷及碳酸钾在 TEBA（三乙基苄基氯化铵）相转移催化剂的催化下于 30℃～35℃ 选择性单甲基化即得到丹皮酚（**1**）。

参考文献

1. 方渡. 丹皮酚合成路线新探 [J]. 湖南中医学院学报，1988，8（3）：41
2. Mather. K. B. L, et al. J. Am. Chem. Soc.，1957，(19)：3582

咖啡酸苯乙酯（Caffeic Acid Phenylethyl Ester）

咖啡酸苯乙酯（**1**）中文化学名为 3-(3′,4′-二羟基苯基)-2-丙烯酸苯乙酯；英文化学名为 3-(3′,4′-Dihydroxyphenyl)-2-acrylic phenylethyl alcohol ester；分子式：$C_{17}H_{16}O_4$；分子量：284.31。咖啡酸苯乙酯是蜂胶中最主要的活性成分之一，是一种疗效好、副作用小的天然抗癌药，同时具有抗菌活性。CAS：115610-29-2。

合成路线举例：

路线一：

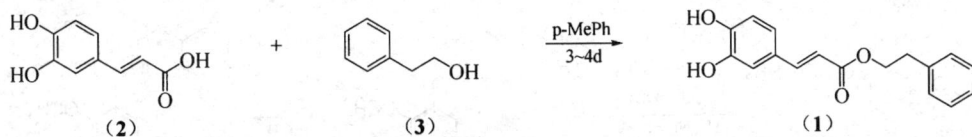

路线二：

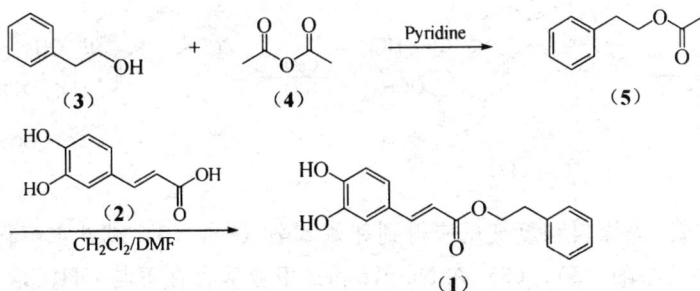

路线一：本品以咖啡酸（**2**）和苯乙醇（**3**）为原料，用对甲苯磺酸作催化剂，苯作脱水剂，回流脱水即得到咖啡酸苯乙酯（**1**）。

路线二：本品以苯乙醇（**3**）为原料，在吡啶催化下，与醋酸酐（**4**）发生酰化反应制得乙酸苯乙酯（**5**），（**5**）在溶剂中与咖啡酸（**2**）发生酯交换反应即得到（**1**）。

参考文献

1. 夏春年，胡惟孝. 天然抗癌药——咖啡酸苯乙醇酯的合成进展 [J]. 合成化学，2004，12（6）：545－550

2. Nakanishi K, Oltz E M, Grunberger D. Caffeic Acid Esters and Methods of Producing and Using Same [P]. US 5 008441, April 16, 1991

3. Son S, Emil B, Lewis B A. Caffeic Acid Phenylethyl Ester (CAPE): Synthesis and X-Ray Crystallographic Analysis [J]. Chem Pharm Bull, 2001, 49 (2): 236–238

黄连素 (Berberine)

黄连素 (1) 又名小檗碱, 中文化学名为 5,6-二氢-9,10-二甲氧苯基[g]-1,3-苯并间二氧杂环戊烯[5,6-a]喹嗪; 英文化学名为 5,6-Dihydro-9,10-dimethoxybenzo[g]-1,3-benzodioxolo[5,6-a]quinolizinium; 分子式: $C_{20}H_{17}NO_5$; 分子量: 335.36。黄连素最初由黄柏、黄连、三颗针等含小檗碱植物的树皮和根茎中提取而得, 是治疗肠炎、菌痢的传统用药, 历史悠久, 疗效确切, 临床上应用的黄连素有盐酸盐、硫酸盐、鞣酸盐等。CAS: 633-65-8。

合成路线举例:

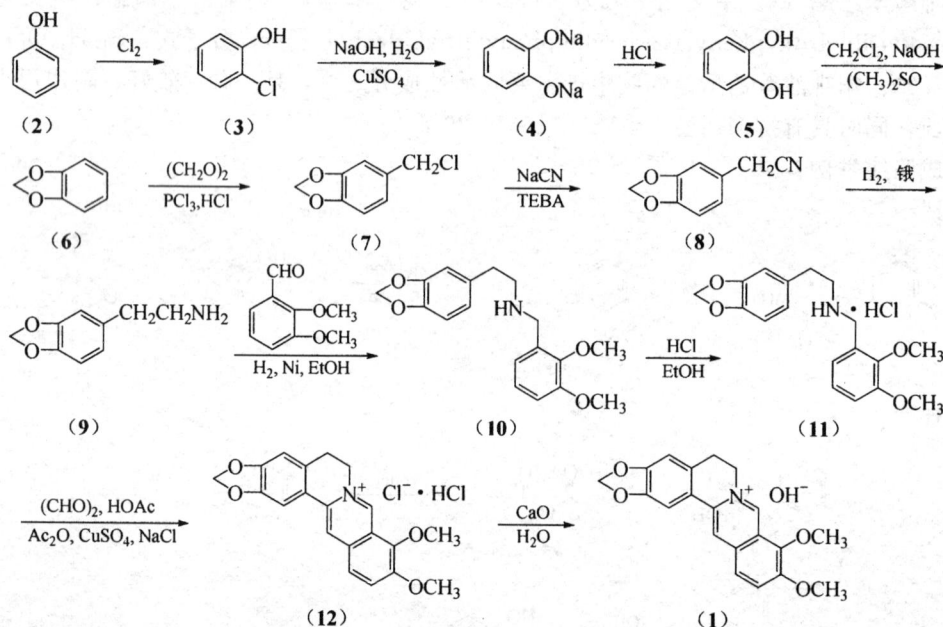

本品以苯酚 (2) 为原料和氯气反应得到邻氯苯酚 (3), (3) 碱性水解得儿茶酚钠 (4), (4) 用盐酸酸化得儿茶酚 (5), (5) 在 NaOH 和二甲亚砜存在下与 CH_2Cl_2 环合得到胡椒环 (6), (6) 经氯甲基化得到胡椒苄氯 (7), (7) 在 TEBA 存在下与 NaCN 作用得到胡椒乙氰 (8), (8) 发生催化氢化得到胡椒乙胺 (9), (9) 与 2,3-二甲氧基苯甲醛缩合并催化氢化得到 N-(2,3-二甲氧基苄基)胡椒乙胺 (10), (10) 与 HCl 成盐得到 N-(2,3-二甲氧基苄基)胡椒乙胺盐酸盐 (11), (11) 在冰乙酸、乙酐、硫酸铜、氯化钠存在下和 $(CHO)_2$ 缩合得到黄连素盐酸盐 (12), (12) 碱化即得到黄连素 (1)。

参考文献

1. 陈绍全, 林维凤, 臧家惠. 黄连素及其盐类的制备方法. CN 1312250A 2001

L-麻黄碱（L-Ephedrine）

L-麻黄碱（**1**）中文化学名为（1R,2S)-2-甲胺基-苯丙烷-1-醇，英文化学名为（1R,2S)-(－)-2-Methylamino-1-phenyl-1-propanol；分子式：$C_{10}H_{15}NO$；分子量：165.23。麻黄碱主要从麻黄草中提取得到，为一种拟交感神经药，临床用其盐酸盐治疗支气管哮喘和各种原因引起的低血压状态，尤其蛛网膜下麻醉及硬脊膜外麻醉引起的低血压，亦用于滴鼻消除黏膜充血。CAS：299-42-3。

合成路线举例：

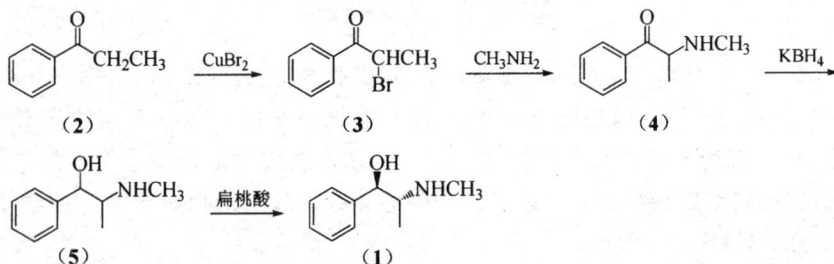

本品以苯丙酮（**1**）为原料与 $CuBr_2$ 反应得到 α-溴代苯丙酮（**2**），（**2**）与甲胺反应生成α-甲胺基苯丙酮（**3**），（**3**）经 KBH_4 还原得到1-苯基-2-甲胺基-丙醇（**4**），（**4**）用扁桃酸拆分即得到 L-麻黄碱（**1**）。

参考文献

1. 张莹，许激扬. l-麻黄碱的合成工艺改进［J］. 华西药学杂志，2006，21（2）：162－164
2. 李俐. 麻黄及其有效成分的研究进展［J］. 新疆医科大学学报，2003，26（6）：606－608
3. 查丽行，苏志国，张国政. 麻黄资源的利用与研究开发进展［J］. 植物学通报，2002，19（4）：396－405

东莨菪素（Scopoletin）

东莨菪素（**1**）中文化学名为7-羟基-6-甲氧基香豆素；英文化学名为7-Hydroxy-6-methoxy-coumarin；分子式：$C_{10}H_8O_4$；分子量：192.17。东莨菪素属香豆素类化合物，广泛存在于植物中，大部分的药用东莨菪素是从伞形科植物防风、白云花和旋花科植物丁公藤和光叶丁公藤中提取而来，具有消肿、抗炎、镇痛及平喘的作用。CAS：92-61-5。

合成路线举例：

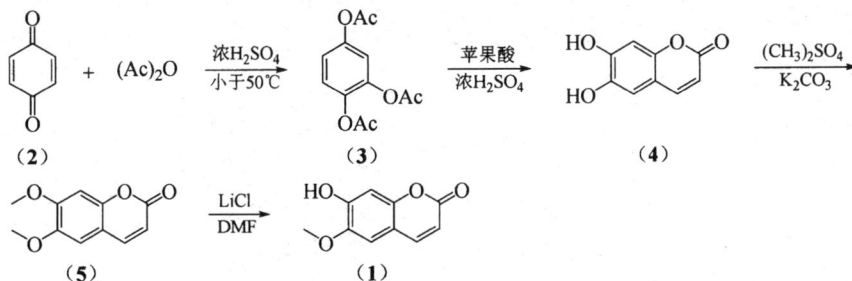

　　本品以对苯醌（**2**）为原料和醋酐发生酯化反应得到 1，2，4-三乙酰氧基苯（**3**），（**3**）和苹果酸环合得到 6，7-二羟基-2H-1-苯并吡喃-2-酮（**4**），（**4**）和硫酸二甲酯发生甲基化反应得到 6，7-二甲氧基香豆素（**5**），（**5**）在氯化锂作用下脱去一个甲基即得到东莨菪素（**1**）。

参考文献

1．方专，何光力，何菱. 微波辅助合成东莨菪素［J］. 华西药学杂志，2007，22（3）：302 - 303

2．Jan Demyttenaere, Stijn Vervisch, Silvia Debenedetti et al. Synthesis of virgatol and virgatenol, two naturally occurring coumarins from pterocaulon virgatum (L.) DC, and 7-(2,3-epoxy-3-methylbutoxy)-6-methoxycoumarin, isolated fromconyza obscura DC［J］. Synthesis，2004，11：1844 - 1848

腺嘌呤（Adenine）

　　腺嘌呤（**1**）中文化学名为 6-氨基嘌呤；英文化学名为 1H-Purin-6-amine；分子式：$C_5H_5N_5$；分子量：135.14。腺嘌呤存在于车前科植物平车前，苏铁科植物苏铁等植物中，是合成维生素 B_4（腺嘌呤磷酸盐）的主要原料，其磷酸盐有刺激白细胞增生的作用，用于防治各种原因引起的白细胞减少症，特别是由于肿瘤化疗、放射治疗及苯类等药物中毒所造成的白细胞减少症。CAS：73-24-5。

合成路线举例：

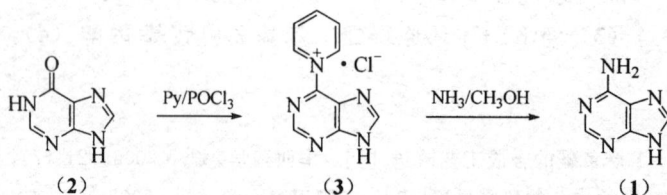

　　本品由次黄嘌呤（**2**）为原料，于无水吡啶中，在缩合剂三氯氧磷参与下反应得到中间体 N-嘌呤基-6-吡啶鎓氯化物（**3**），（**3**）和 NH_3/CH_3OH 在冰盐浴中反应即得到腺嘌呤（**1**）。

参考文献

1．林紫云，张启东，朱莉亚，等. 腺嘌呤的合成新法［J］. 中国医药工业杂志，2003，34（3）：111

2．Giner SA, Medrek L, Bendich A. Synthesis and biological activity of 9-β-D-ribofuranosyl-6-hydroxyl aminopurine［J］. J Med Chem，1966，9（1）：143 - 144

3．Sung WL. Chemical conversion of thymidine into 5-methyl-2'-deoxycytidine［J］. J Chem Soc Chem Commun，1981，（13）：1080 - 1089

下篇　药物合成设计原理

"合成设计"实际已成为有机合成方法论，即在有机合成的具体研究工作中对拟采用的种种方法进行评价和比较，从而确定一条最经济有效的合成路线；合成设计的思想方法和原理也属于有机合成原理的逻辑学范畴，它包括了对已知合成方法的归纳、演绎、分析和综合等逻辑思维形式，以及对研究中意外出现的结果所作的创造性思维方法。

就有机合成的思维方法而言，其想象力和创造性充分体现在复杂有机分子的合成方面。如今，复杂有机分子的全合成已不是不可捉摸的难题，但怎样在那些如同汪洋大海的合成反应与方法中找到有机化学家各种富有想象力和创造性的且最终符合实践检验的思路，并将它们收集整理成指导设计复杂分子（天然或化学药物）合成的概念性原则和方法？这无疑是一个比较困难的工作，同时又是一个十分重要的药物合成化学的分支学科——"合成设计"的任务。

作为有机合成的"艺术性"，就在于装配复杂分子的简练性、正确性和巧妙性。为了达到这个目的，必须对合成方法（包括合成策略、骨架建立、官能团转化和选择性控制等）作细致分析研究，从而找到理想或较理想的合成方法。但是合成设计不同于数学运算，没有固定的答案可循，只要是经济有效的达到目标化合物的路线都是合理的。关于这方面工作Corey自1967年起首先概括了合成设计的方法，提出了简化合成路线一系列原则、思维和工作方法，已成为"逆合成分析法"的重要基础。

颠茄酮合成所采用的有明显差异的合成线路，有力地说明了合成线路设计在整个工作中的重要性。

（1）Willstater合成路线：Willstater（1915年诺贝尔化学奖获得者）于1896年设计了一条以环庚酮为原料合成颠茄酮的路线，共21步，虽然线路中每步的收率都较高，但总收率仅为0.75％。

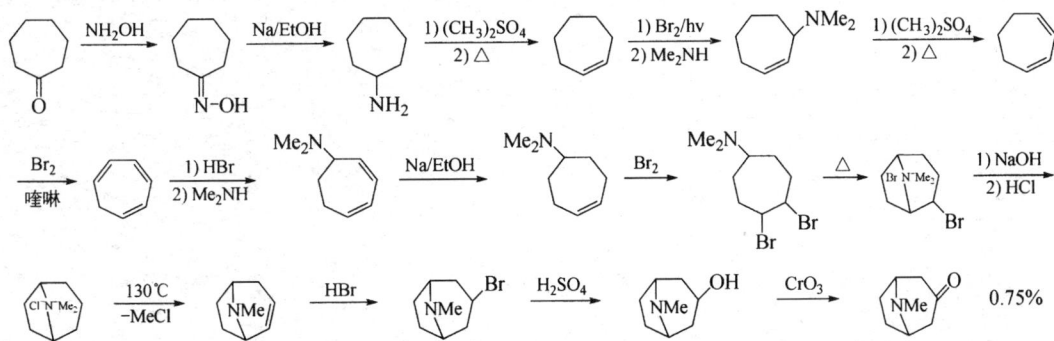

（2）Robinson合成路线：Robinson（1974年诺贝尔奖化学获得者）于1917年设计了一条以丁二醛、甲胺和3-氧代丙二酸钙为原料，Mannich反应为主要的合成路线，总收率

达 90%。

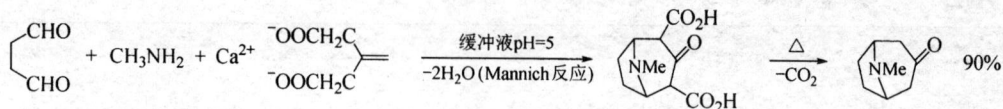

比较这两条合成线路可知：第二条比第一条要优越得多，不仅节约了很多设备和原材料，且总收率达 90%，这充分说明一条优越的合成路线将直接或间接地创造出更大的经济效益。

合成设计涉及的学科众多、内容丰富，限于篇幅，下面将选择合成设计方法学、逆向合成分析等方面内容进行重点介绍。

第二十三章

合成设计方法学

合成设计方法学是指在合成设计中的总体思维形式和规律，包括如何评价合成路线、选择合成策略等。

一、合成设计概述

1. 合成设计的"三部曲" 一个特定的靶分子的合成，第一步是对分子的结构特征和已知的理化性质进行收集和考察，以求合成的简化和避免不必要的弯路。第二步以获得的信息资料为基础，完成逆合成分析，采用一系列的"转化"，得出各种合成路线的合成元和易得的起始原料。再由合成元推导出合成所需的等效试剂或中间体。

逆合成分析的核心是"转化"，涉及两大类，即碳-碳键的转化和官能团的转化，靶分子骨架的"转化"（包括分子拆分、联结和重排）。

第三步是从合成的方向上进行审查，也就是对合成树的剪裁、取舍，以完成建立碳架、官能团配置和确立正确的立体结构等三大合成任务。当然，合成的经济性问题也不可忽略，只有这样才能筛选出最佳的合成设计路线。

2. 计算机辅助的合成路线设计 合成路线设计不仅需要化学工作者熟悉掌握成千上万个化学反应，还要有丰富的实践经验、科学预测能力和敏锐的直觉思维。随着计算机技术的发展、人工智能技术的日趋成熟，化学家期望借助计算机来辅助设计更合理更合逻辑的合成路线。自 1960 年以来，不仅形成了基于反应数据库的合成设计概念，还产生了第一个计算机辅助的合成设计程序——LHASA。该程序的工作原理与 Corey 的合成设计通法相吻合，可用此程序完成由靶分子出发直至得到商品化的合成原料的合成设计工作，对合成路线设计的科学发展起着巨大的推动作用。

3. 靶分子和"转化" 靶分子（target moleucle），即所要合成的有机药物分子，也被称目标分子。绝大多数有机药物的合成是多步反应过程，即由原料开始，通过一系列化学反应和一些中间体，最终得到靶分子。由于合成设计的思维方式和正向反应的方向相反，即由靶分子出发向"中间体"、"原料"进行逆向思考。为了区别，将有机合成反应用"→"表示，而将合成设计中的"转化"（transform），用"⇒"来表示。

靶分子⇒中间体 1⇒中间体 2⇒……⇒原料

4. 合成子及其等效试剂 "合成子"（synthon）是一个人为的、抽象化的概念，可能是实际存在的试剂或中间体，也可能是虚构的，是组成靶分子中间体的单元结构。根据形成碳-碳键的需要，合成子可以是离子形式，也可以是自由基或周环反应所需的中性分子。前两者合成子是不稳定的，其实际存在的形式称为"等效试剂"（equivalent reagent），而周环合成子和其等效试剂在形式上是完全相同的。在文献中常发生合成子和其等效试剂相混淆的现象，曾用"分子片段"（piece）作为单元结构形式或采用"合成砌块"（building block）一词，形象的把合成一个复杂分子比同建筑一座大厦那样地表达，具有合成子、等效试剂的含义。合成子分为以下几类：

（1）离子合成子：因大多数碳-碳键是通过离子型缩合反应形成，所以离子合成子是最常见的一种合成子形状。根据合成子的亲电或亲核性质，把合成子分为还原性或亲电性（接受电子的）和氧化性或亲核性（供电子的）两种，前者称为"a-合成子"，后者称为"d-合成子"，并把"a"、"d"写在合成子的中心碳原子上，它们的等效试剂可分别成为亲电和亲核试剂。

为了表示合成子中心碳原子和已存在的官能团之间的相对位置，在"a"或"d"的右上角标上不同的数字。若官能团本身所处的碳原子是活性的，称为 d^1 或 a^1-合成子；若官能团相邻 C_2 原子是活性的，称为 d^2 或 a^2-合成子，这样依此类推。没有官能团的烃基合成子，称为"烃化合成子"（alkyating synthon），用 R_d-或 R_a-合成子表示（其中 d 和 a 的含义同上）。另外，能和 d^n-或 a^n-合成子形成碳杂原子键的、具有正电荷或负电荷的杂原子，称为 a^0 或 d^0-合成子。见表 23-1、23-2。

表 23-1 不同类型合成子及其等效试剂

合成子类型		例 子	等效试剂	官能团
d-合成子	d^0	MeS	MeSH	SH
	d^1	—CN	KCN	CN
	d^2	H_2C—CHO	CH_3CHO	CHO
	d^3	—CO—NH_2	$LiCO$—NH_2	NH_2
	R_d	Me^-	MeLi	—
a-合成子	a^0	$^+PMe_2$	Me_2PCl	PMe_2
	a^1	MeC^+—OH	$Me_2C=O$	$C=O$
	a^2	$^+CH_2COMe$	$BrCH_2COMe$	$C=O$
	a^3	$^+CH_2$—$CH=COOR$	$CH_2=CH$—COOR	COOR
	R_a	Me^+	Me_3S^+Br	—

（2）自由基合成子：自由基合成子是通过自由基反应而形成的碳-碳键所需的自由基活性形式，以 r-合成子表示（见表 23-2）。

表 23-2 　　　　　　　　　　　　　　**靶分子·合成子·等效试剂关系实例**

	靶分子（TM）	合成子	等效试剂和反应条件
逆向单基团切断	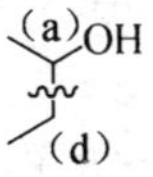 retro-Grignafd tranform	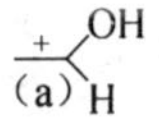	CH_3CHO + C_2H_5MgBr 1) 0℃(THF) 2) NH_4Cl/H_2O
逆向双基团切断 （异裂方式）	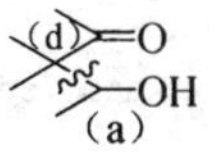 retro-Aldol tranform	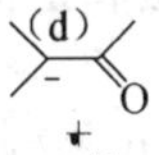 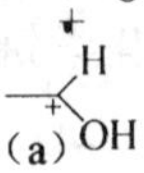	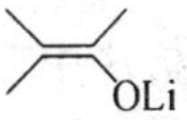 + CH_3CHO -78℃～r.t.(THE)
逆向双基团切断 （均裂方式）	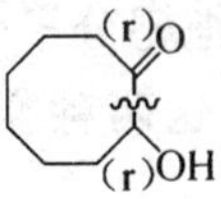 retro-acyloin tranform	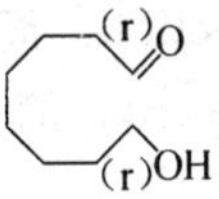	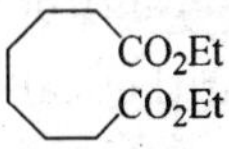 1) Na/Me_3SiCl 2) NH_4Cl/H_2O
逆向电环切断	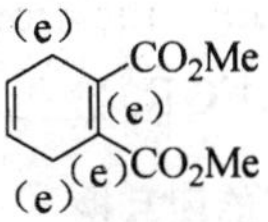 retro-Diels-Alder transform	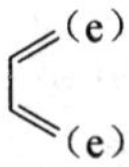 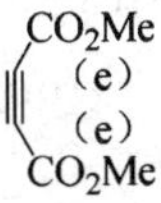	（合成子≡试剂） PhH/△,hydroquinone
逆向连接	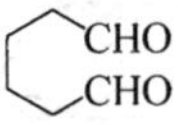 retro-ozonation transform	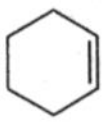	$O_3/MeS/CH_2Cl_2$, -78℃
逆向重排	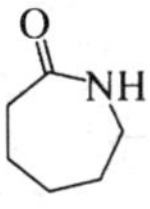 retro-Beckmann transform	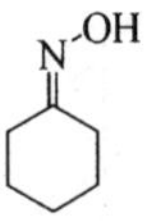	H_2SO_4,△

（3）周环反应合成子：在周环反应中形成碳-碳键所需的合成子，是实际存在的中性分子，以 e-合成子表示，如在 Diels-Alder 反应中二烯和亲二烯试剂均为 e-合成子（见表 23-2）。

5. 合成子的极性转换 举例如下：

$$R-X \rightleftharpoons R^+ + X^-$$

$$\text{Mg} \mid \text{醚}$$

$$\xrightarrow{Nu^-} R-Nu \quad \text{亲电性}$$

$$R-MgX \rightleftharpoons R^- + Mg^+X$$

$$\xrightarrow{E^+} R-E \quad \text{亲核性}$$

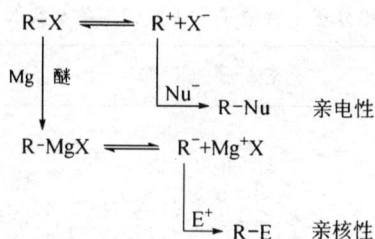

当卤烃分解成 R^+ 与 X^- 时，烷基是正离子；但当它由 RMgX 分解时，则烷基为负离子，这就称极性转换。有了这个技术，同一基团既可为正离子也可为负离子，无疑扩大了合成的范围。

6. 逆向切断、逆向连接和逆向重排 均为靶分子变换中改变其碳架的重要方法，在逆合成分析法中广泛应用。

（1）逆向切断：用切断化学键的方法把靶分子骨架剖析成不同性质的合成子，称为逆向切断（antithetical disconnection，简称 dis）。在被切断的位置上画一条曲线表示，并在二端碳原子上标志上合成子的性质（a、d、r 或 e）。

（2）逆向连接与逆向重排：将靶分子中两个适当碳原子用新的化学键连接起来，称为逆向连接（antithetical connection，简称 con）；把靶分子骨架拆开和重新组装，则称为逆向重排（antithetical rearrangement，简称 rearr）。这两种变换均为实际合成中氧化断裂反应或重排反应的逆向过程。

7. 逆向官能团互换 在不改变靶分子基本骨架的前提下变换官能团的性质或所处位置的方法，称为逆向官能团互换（antithetical functional group interconversion，简称 FGI）、逆向官能团添加（antithetical functional group addition，简称 FGA）和逆向官能团除去（antithetical functional group removal，简称 FGR）。见表 23-3。

表 23-3 逆向官能团互换

变换类型	靶分子	试剂或反应条件
逆向官能团互换（FGI）	（见结构式）	1）$CrO_3/H_2SO_4/$丙酮 2）$HgCl_2/CH_3CN$ 3）$HgCl_2/aq.\ H_2SO_4$
逆向官能团添加（FGA）	（见结构式）	1）$H^+/\triangle$ 2）$H_2/Pd\text{-}C/EtOH$
逆向官能团除去（FGR）	（见结构式）	1）LDA（THE）/$-25℃$ 2）$O_2/-25℃$ 3）I^-/H_2O

在合成设计中应用上述变换的主要目的为：

（1）将靶分子变换成在合成上比母体化合物更容易制备的前体化合物。这个前体结构成了新的靶分子，又可称为"变换靶分子"（alterative target molecule）。

（2）为了作逆向切断、连接、重排等变换，必须将靶分子上原来不适合的官能团变换成所需要的形式，或暂时添加某些必要的官能团。

（3）添加某些活化基、保护基、阻断基或诱导基，以提高化学、区域和立体选择性。

二、合成路线设计的评价标准

合成路线的评价标准实际上与合成目的紧密相关，无论是实验室的还是工业生产所设计的路线，能以最少的人力、物力和时间，方便而安全地制备目标分子的多步反应，将是理想或者较为理想的。效率和安全无疑是评价合成线路的基本标准。

1. 反应步数和总收率　对合成路线中反应步数和反应总收率的计算是衡量各条合成线路效率的最直接方法。这里，反应步数指从所有原料、试剂到达靶分子所需要的反应步数之和，反应总收率用所有各步反应平均收率之和表示（假设各步反应机理是合适的）。要想总收率高，即必须每一步反应的收率高，且同时无异构体生成，还要求路线尽可能短；合成步骤越多，总收率下降越快。

表 23-4　　　　　　　　　　　总收率与反应步骤之间的关系

假设每步平均收率/%	总收率/%		
	5 步	10 步	15 步
50	3.1	0.1	0.03
70	16.8	2.8	0.5
90	59.2	35.4	21.1

另外反应的排列方式也影响总收率，一般会聚的合成路线要比连接的效果要好。如由A、B、C、D、E、F连接成化合物 ABCDEF，如用连接的方法，至少需要五步。

不同设计方案对最终收率的影响：

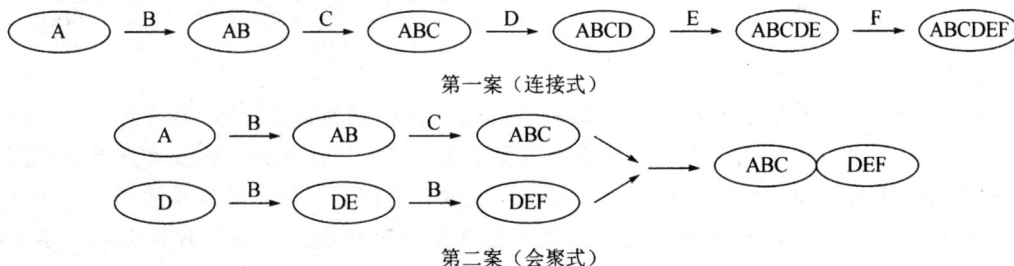

第一案（连接式）

第二案（会聚式）

第一方案收率 90%，总收率（90%）^{5}×100＝59%；第二方案只有三步连续，总收率为（90%）^{3}×100＝73%。因此第二方案明显优于第一方案。同时还需考虑：

（1）**注意灵活性**：合成线路设定后，在执行过程中，还会遇到许多未曾预料的问题，有时甚至是难以克服的问题，因此在设计合成路线时，应考虑灵活性问题。所谓的灵活性包括：①用不同的试剂和条件得到同一目标分子；②改变反应顺序的可能性；③通过不同的途径制备关键中间体。

（2）多路线满足不同要求：由于合成技巧和有机反应的多样化，导致要合成一个分子，特别是结构复杂的分子，具有不止一条的合成路线。要对不同路线进行试探研究，找出比较合适的路线，并对合适路线进行分析比较，找出其利弊。同时，多条路线也可以做到旁路多通，留有回旋和重新选择的余地。

如克霉唑（clotrimazole）的合成路线设计：

路线一：

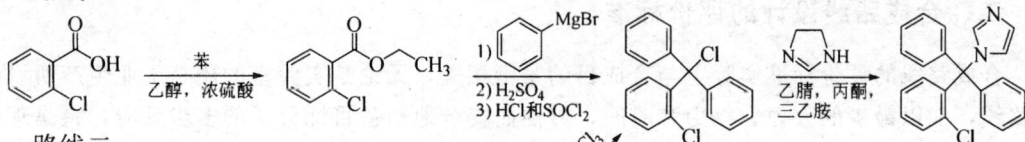

路线二：

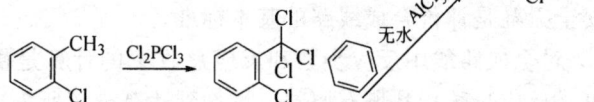

路线二的基本原料为邻氯甲苯，经氯化和付氏反应后，再缩合得产品，该法成本较低，安全性较高但总收率略低。因此可根据不同的情况和要求，选取不同的路线。

又如合成植物激素 strgol 时的一个中间体的合成有以下两条途径。路线一以柠檬醛为原料，总产率 20% 左右，后处理困难。路线二以 α-紫罗兰酮为原料，产率有所提高（40% 左右），但是双键氧化时投料 25g，需水 5L，叔丁醇 2.5L，$NaIO_4$ 323g，操作不便；如果用臭氧（O_3）氧化，产率较高，操作简便。strgol 中间体的合成路线：

路线一：

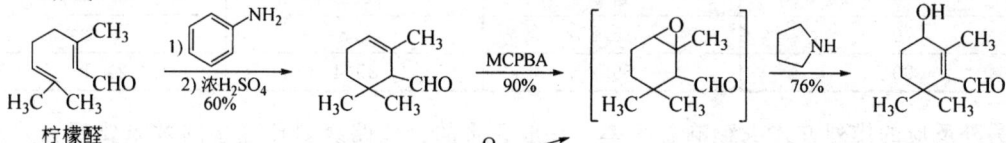

路线二：

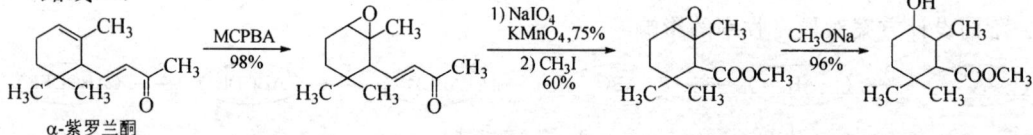

（3）考虑单元反应的前后顺序：从氯苯开始经三步反应制备苦味酸（picricacid），从收率角度看下述两个方案是相同的，但从成本核算考虑，第一方案较好，因此在选择合成路线时尽可能将收率低的单元反应放在前面，收率高的放在后面。另外，若安排适当，各步反应可以起协调作用，氯苯不易水解，硝化后很容易水解，氯变换为羟基后有利于进一步的硝化，硝基的存在还可以防止苯酚被氧化。

第一方案：

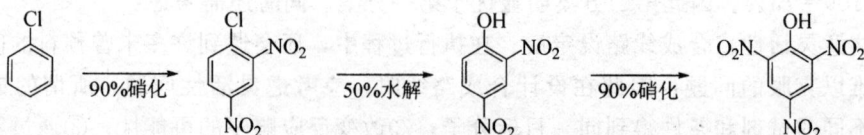

第二方案：

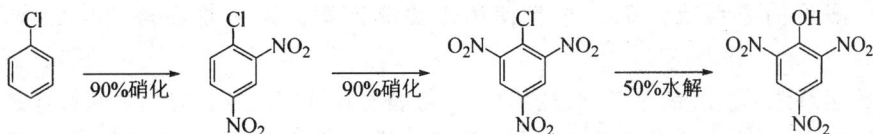

一般情况下，多步反应中产率较低的、难度较大的反应尽可能安排在合成路线的早期阶段，即先难后易。

此外，灵活性还体现在首先打通阻力最小的合成路线以得到目标分子，合成路线尽可能短，效率尽可能高，并且在过程中具有一定的特色。即使目标分子的合成路线完全不同，也希望能够在化学及其他方面有所发现，尽量做到有付出就有所收获。

2. 减少官能团转化反应，采用自动连贯式过程 虽然在合成过程中保护基、导向基等是经常用到的，但是由于它们需要增加官能团转化的操作（引入和脱去），影响反应的总收率，为此在能够达到选择目的的基础上尽可能避免使用保护基、导向基，或使所引入的保护基在以后的反应中能自动除去而不需要增加脱保护的操作。

如果选用的原料分子含有靶分子上有的官能团，或在设计过程中，预先通过官能团转化反应引入所需要的官能团，在第一次反应后形成的官能团又是第二次建架所需的，这样依次类推下去，最后一个建架反应余下的官能团恰恰是靶分子所需要的官能团。这种自动连贯式过程（self-consistent sequence）可以尽量避免不必要的官能团转化反应。

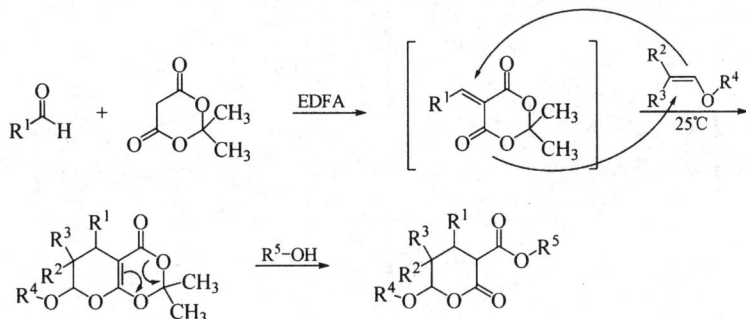

这种类似于"一锅煮"的反应，实际上第一个反应产物已经建立第二个反应所必需的功能骨架，然后不经分离和第三个反应物进行预期的反应。

另外，在原料选择方面应该尽可能选择分子量较大的分子，为了减少官能团转化对反应总效率的影响，应该尽可能早地完成必要官能团的转化反应。

3. 从操作和安全等方面考虑 设计的成功与否，最终还要经过实际合成工作的检验。一个合成路线，无论长短都是由一系列的化学反应所组成。虽然反应可以千变万化，对于一个合格的合成路线反应操作的难易、安全和污染程度都必须加以考虑。

（1）准备阶段：一般遵循方便、价廉、安全、广泛等原则，从原料、试剂和中间体角度考虑，尽可能选择在保存、转移和使用过程中较为安全（毒性小、化学稳定性高、非易燃易爆）的化学物质。

（2）反应阶段：主要考虑反应条件，如反应物比例、溶剂、催化剂、温度等。

①考虑底物与反应试剂的比例以及浓度，一般为使反应进行完全，反应试剂比底物多20％左右，廉价的原料或试剂常过量使用以提高产率。反应物在溶剂中的浓度一般为2％～10％。

②在反应条件下，溶剂应该是稳定的，不与底物和试剂反应，它们之间最好是能够互溶的（形成均相）。无溶剂的固相反应和在水溶液中进行的反应也许更利于分离和提纯，因此越来越受到人们的关注。

③反应温度挑选非常重要，对新的反应来说可先从室温开始，用 TLC 跟踪反应，无反应发生可逐步升温。反应过快的可降温（利用冰盐浴、干冰丙酮浴以及相应的低温反应仪）。

④在选择合成路线时，要考虑反应是否要求严格无水、无氧或高度稀释等特殊条件。所用的溶剂、微量的杂质是否会给要合成的药物带来影响，对于可能产生毒副产物又无法完全处理的反应最好不用。

（3）后处理阶段：要考虑后处理方法是否方便有效，一般情况下产物占 70％以上时，产物较易分离。要尽可能挑选副反应少的合成路线，以简化分离操作。

另外，应该注意实验室和工厂的操作要求不同，有时操作上的因素反而成为决定反应路线的主要因素。如下述化合物在实验室用臭氧氧化和甲基锂加成的两步反应，产率较高，处理也简单。但工业生产时，大量使用臭氧和甲基锂是不可能的，于是改用高锰酸钾氧化、过碘酸氧化断裂、格氏反应和铬酸氧化等步骤。

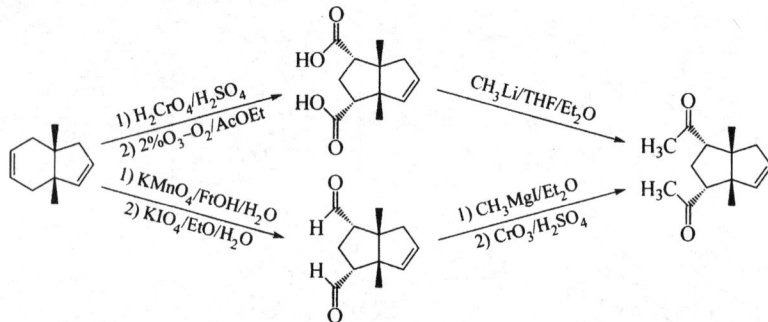

总之，在工业生产中，应该尽可能考虑选择条件温和、污染较少、操作简便安全的反应。

4. 绿色合成　绿色化学（green chemistry）又称环境无害化学（environmentally benign chemistry），主要是通过设计没有或者只有极小的环境副作用并且在技术和经济上可行的化学品和化学过程，在制造和应用化学品时应有效地利用（最好可再生）原料，消除废物及避免使用有毒的和（或）危险的试剂和溶液。是一门从源头上阻止污染的化学合成。实际上，有效地利用原料及尽量减少有害试剂和溶液的使用，也正是复杂目标分子合成设计优先考虑的问题，是评价合成工作优劣的一个重要方面。

三、合成设计注意事项

1. 注意应用文献方法　对于简单分子或某些已知结构的衍生物的合成设计来说，常通过查阅有关专著、综述或化学文摘，可以找到若干模拟方法。在比较后选用一条实用的路线；必要时还可以对其中某些反应条件作改进，以简化操作或提高收率等。这种方法是经典合成方法的继续，其中对选定合成路线起主导作用的是化学文献方法和理论。在小分子的化学药物的合成设计中常常应用上述方法。例如，由适当芳烃作起始原料、经 Friedel-Crafts 酰化、羰基 α-溴化、氨化和还原反应的路线，已经成为 1-芳基-2-氨基-乙醇类的工业制备方法。

对于较复杂的有机分子而言，化学家常常不满足于停留在单纯的模仿文献方法上，而希望有所发现和有所创新。他们在实践中对某些"意外"结果进行分析，有时会发现新反应，并有效地用于复杂分子的合成。

对于杂环化合物的合成，应用熟知的人名反应得到杂环母体结构，也属于文献方法。例如喜树碱（camptothecin）的中间体中喹啉环可通过 Friedlander 反应而建立。

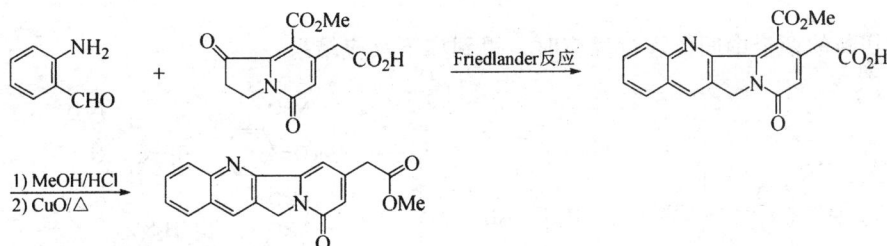

2. 考虑问题要全面

（1）从目标分子结构和反应性考虑：①对称部分先拆分；②不稳定的部分先拆分，拆分处尽可能地选择在杂原子附近；③影响分子反应性和选择性的基团先拆分。

（2）从合成角度考虑：①先拆分 C—X 键；②C—C 键拆分时优先考虑分子的中部、分子的交叉点、分子中环键结合点；③把反应产率高的转化，或反应成功把握较大的转化先安排。

3. 多步骤合成要注意的问题 进行复杂化合物的多步合成路线设计时，必然会遇到许多需要选择性解决的问题。需要利用前面所学的合成知识，进行逻辑推理分析，找出合成中关键的问题并加以解决，设计出既巧妙又简捷易行的合成路线。

设计高效低毒的抗菌增效剂，2,4-二氨基-5-($3'$,$4'$,$5'$-三甲氧基)-苄基嘧啶（TMP）的合成路线。

分析：TMP 的结构式如下：

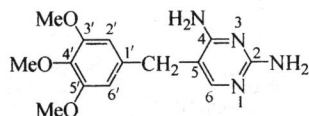

从结构式可知：TMP 是嘧啶衍生物，由于嘧啶天然来源较少，嘧啶环的合成是整个合成路线的关键。常见的嘧啶环合成方法有以下三种类型：

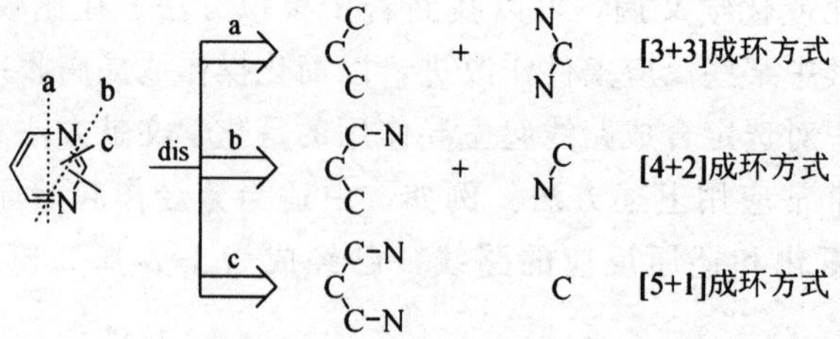

最常用的合成方法为〔3+3〕成环方式，即由含三个碳原子的化合物与一个具有脲型结构的化合物环合成嘧啶环。TMP 的逆合成分析如下：

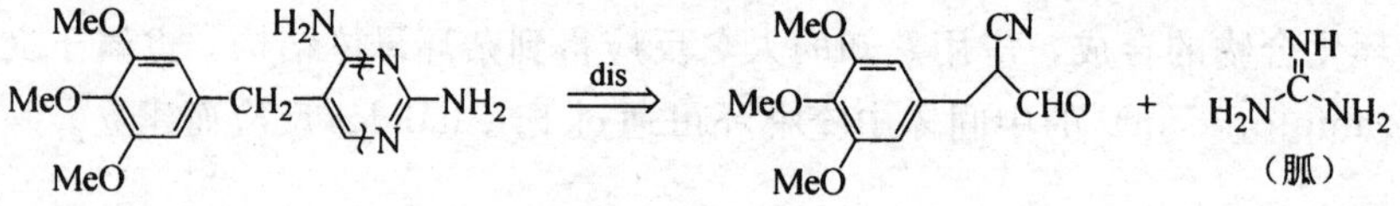

由此切断的两个中间体进行反应时，得到如下反应结果：

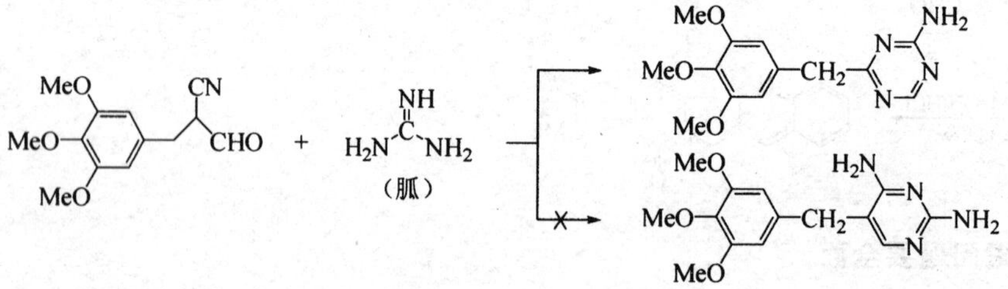

没有得到 TMP，因此，反应不能直接应用。经实验证明，TMP 切断的中间体，除胍外，另一个为 2-(3,4,5-三甲氧基)-3-甲氧基丙烯腈（又一关键合成问题）。其逆合成分析如下：

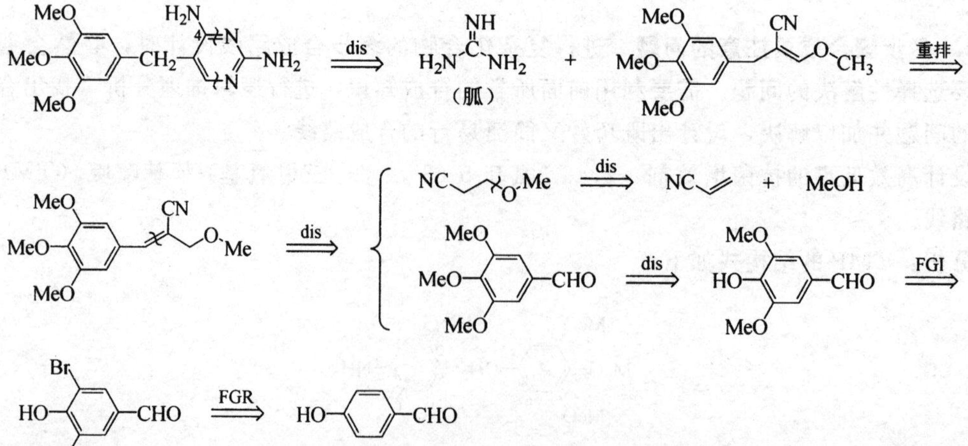

合成 3,4,5-三甲氧基苯甲醛有以下三种方法。

（1）硝基甲苯法：

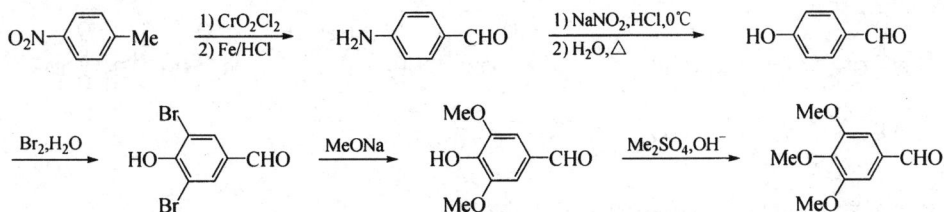

（2）苯酚法：

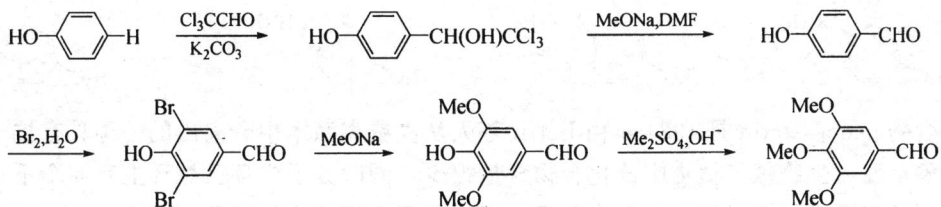

（3）香兰醛法：

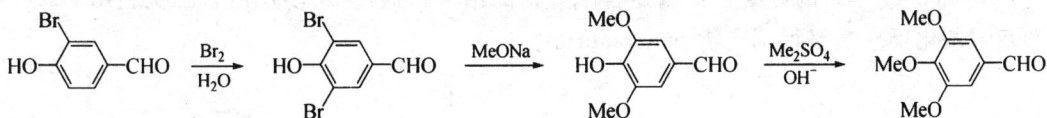

TMP 的全合成如下：

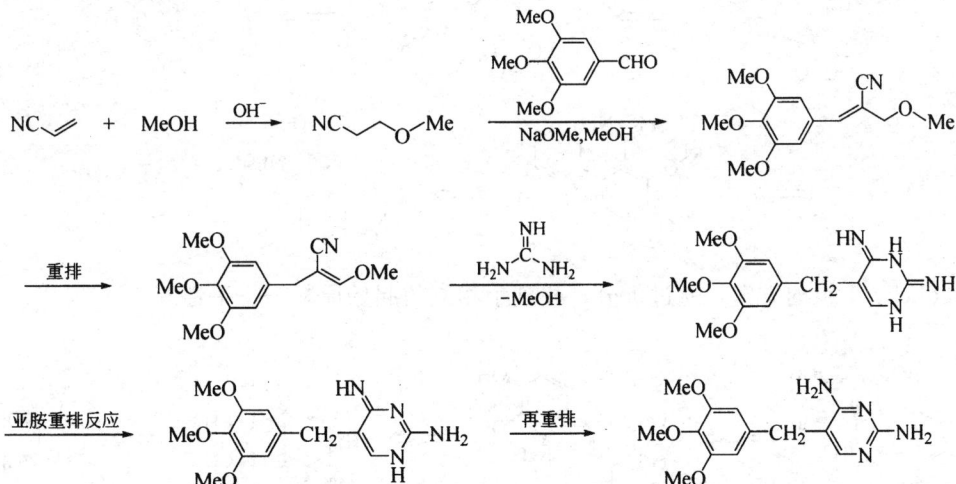

4. 注意某些反应的非常规使用 要想成功地进行合成，反应一般是按常规方法进行的。但有时非常规应用，却能达到出奇制胜的目的。芳香氨基的水解一般是稳定的，但是在芳香氨基的苯环对位有吸电子基存在时，利用强碱在温和条件下就可将芳香环上的氨基水解。如哌嗪的制备最早是由二溴乙烯与氨水在密闭管里进行，反应条件苛刻，副反应较多，产率较低；使用下述方法制备，产率提高，反应条件温和。

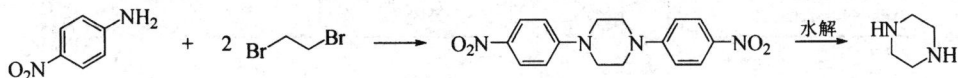

又如，麦克费戴-史帝文斯（麦-史）反应是将羧基转化为醛。

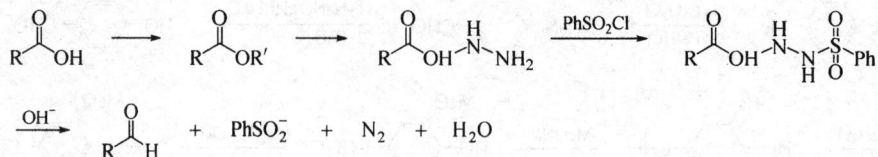

$$R\text{—}COOH \longrightarrow R\text{—}COOR' \longrightarrow R\text{—}CO\text{—}NHNH_2 \xrightarrow{PhSO_2Cl} R\text{—}CO\text{—}NHNHSO_2Ph$$

$$\xrightarrow{OH^-} R\text{—}CHO + PhSO_2^- + N_2 + H_2O$$

但是下列的麦-史反应与原来的意思大小相同。

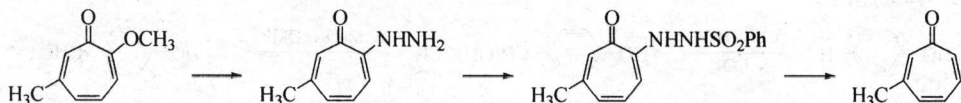

化合物 pancrastatin 是 1984 年由 Pettit 等人从夏威夷灌木中分离出的一种具有抗子宫癌和胰腺癌活性的生物碱，植物中该化合物含量很少，同时分子中环己烷环上有 6 个不对称中心。不同的课题组提出了许多逆合成分析方案，下面介绍其中的两种方案。

Danishefsky 小组的方案：根据逆合成分析的结果，通过 27 步反应，三次利用 OsO_4 催化的双羟基化反应最终得到产物 pancrastatin。

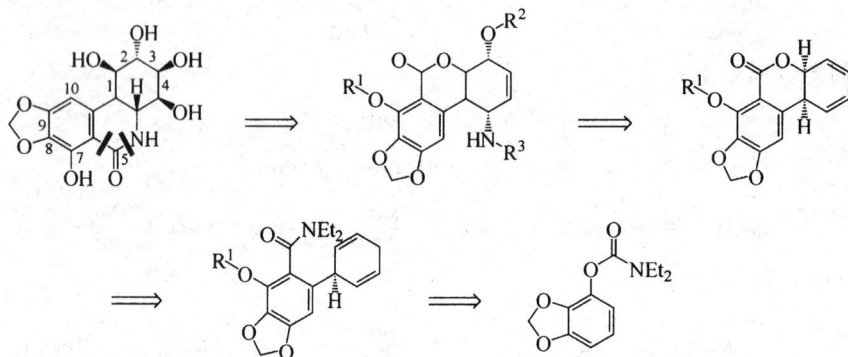

Hudlicky 小组的方案：通过拆分，找到了相应的起始原料——手性醇。

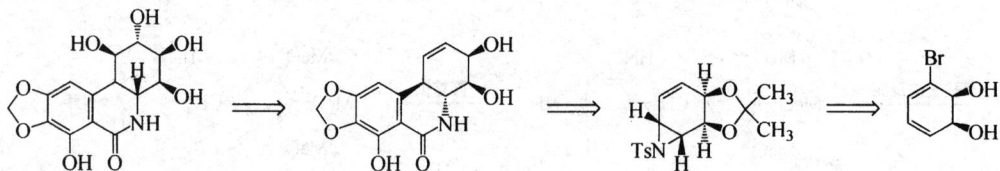

以手性醇作为起始原料使合成线路大为简单。

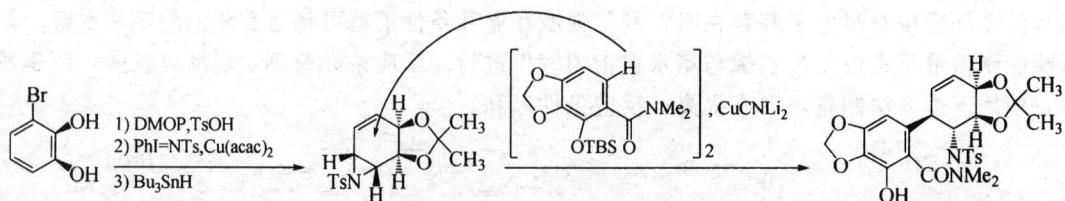

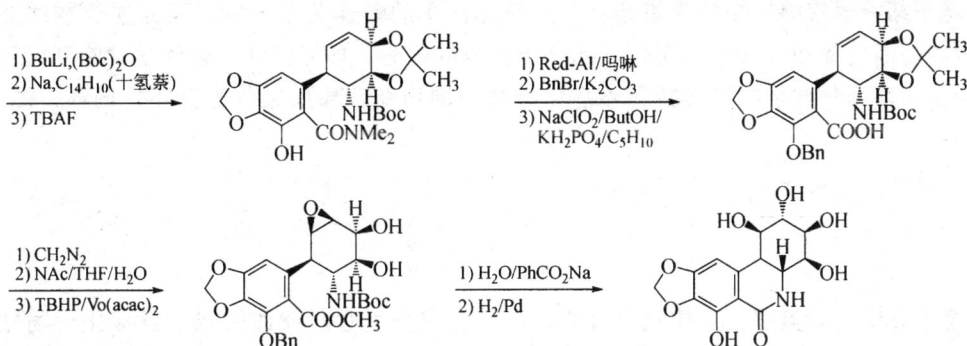

整个反应只用了 15 步，效率大大提高。

四、合成设计策略

为了实现合成的目的，因出发点或条件之异而产生的不同合成策略，常常在不同的合成设计方法中得到综合利用。有机合成设计一般有五大策略。

1. 基于转换方式的策略 常用于合成反应的转换方式有三类：

（1）分子骨架的连接或重排。如：

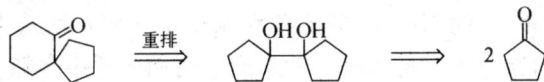

（2）官能团的转换（FGI）。如：

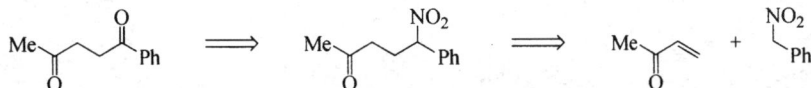

（3）立体中心的转换。如：

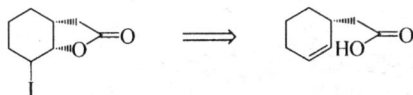

2. 基于靶结构的策略 由靶分子而定的策略，即用逆向思维的合成策略，是在逆向合成分析中常用的方法。

近年来，随着组合化学和高通量筛选的发展，为适应新药开发速度的需要，又发展了另一种与逆合成分析思维相反的合成策略，即多样性而定的合成（diversity-oriented synthesis），这是一类正向反应的分析方法，目的是由适当的简单合成砌块作原料，以供高通量筛选。这两种方法的差别在于：①由靶分子而定的合成⇒逆合成分析，由复杂靶分子或靶分子库开始，以简单合成砌块，或起始原料而结束；②由多样性而定的合成→正向合成分析，由简单合成砌块开始，以大量的结构复杂和多样性化合物库而结束。

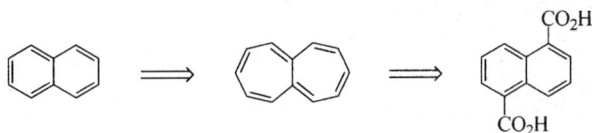

3. 基于拓扑学策略 拓扑学策略就是从目标分子的键连关系出发，探究逆合成线路分析中，键的切断位置和方式，以简化目标分子合成的策略，即寻找和选择化学键断开位置的策略。包括非环系化合物的键切断和环系化合物的键切断。环系又分为孤环、稠环、螺环、桥环的体系。

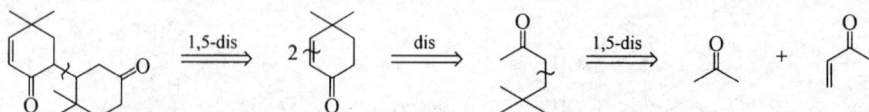

4. 基于立体化学策略 立体化学策略是在反合成分析时研究如何减小目标化合物立体结构的复杂度，即通过反合成逐渐减少立体中心（seterocenter，包括手性中心、双键 Z/E 构型、环己烷的构象等）的目标和密集，并将其进行选择性除去以简化合成路线的策略。为此，必须探讨立体简化转换（seterosimplifying transform）的选择、所需合成子的建立、前体物（或反应底物）所有的空间环境等。下面就是底物控制的立体化学策略。

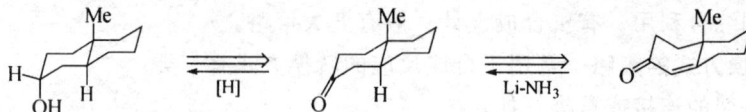

5. 基于官能团的策略 目标分子中的各种官能团及其相互联系为逆合成分析提供了丰富的线索。基于官能团的逆合成分析策略，就是通过利用分子中官能团排列之间的互相联系或通过对官能团的删减、添加等方法对目标分子进行简化的策略。

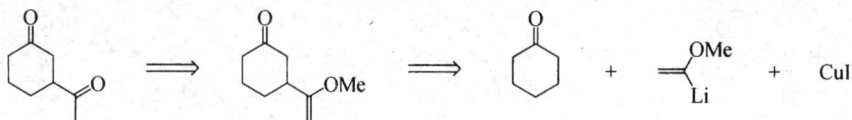

第二十四章
逆 合 成 法

　　"逆合成法"（retrosynthetic approach）主要来源于英文 retrosynthesis 一词，其前缀 "retro" 原意为"逆反"之义。全词的含义为"与合成路线方向相反的方法"，或称为"倒推的合成方法"，也称为"反向合成"（antithetic synthesis）。

　　所谓的"合成"，一般是指从起始原料（starting material，SM）出发，经过一定顺序的系列化学反应，最终合成指定结构的产物（或靶分子，target molecular，TM）的过程。

　　而逆合成法是从产物结构靶分子分析开始，反向切断推出合成目标分子所需要的中间体、合成子等效试剂，直至推出价廉、易得的起始原料为止。这一过程正好与合成的方向相反。

　　逆合成法运用"拆分"（disconnection，简写 dis）或"切断"靶分子的手段，进行合成设计的推理，并用波纹线"～"或"dis"表示切断的部位。

一、分子切断的一般规律

　　1. 优先考虑骨架的形成　复杂分子合成路线的设计是有机合成化学中最难的问题之一。不论是结构非常复杂的天然产物，还是结构不太复杂的有机分子，在合成过程中总存在骨架和官能团的变化。这就遇到了一个问题：在处理分子骨架和官能团同时变化的合成问题时，应该先考虑哪个？虽说官能团决定着有机化合物的性质，但在解决合成问题时，要优先考虑分子骨架的形成，因为骨架是官能团的载体，只有先建立骨架，官能团才有归宿。

　　研究骨架的形成，要考虑目标分子的骨架是由哪种较小的片段（ragment）键合而成的；这些片段又是由哪种更小的片段键合而成的……直至找到最小片段的骨架，即为原料的骨架。在考虑骨架的同时，绝对不能忽视官能团的存在，由于形成新骨架的反应总是发生在官能团上，或受官能团的影响而产生新的活性部位（如羰基或双键的 α-H 的取代），因此，考虑骨架形成的同时，就要联想到官能团的存在与变化。

　　例 1　α-羟基醛的切断。

$$R-CH_2-\underset{\underset{OH}{|}}{\overset{\overset{R}{|}}{C}}-CHO \xrightarrow{\text{羟醛缩合}} RCH_2CHO + \underset{H}{\overset{H}{H-\underset{R}{C}-CHO}}$$

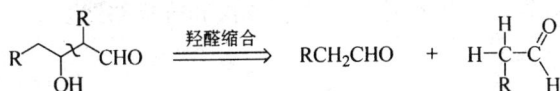

　　例 2　叔醇的切断。有以下三种方式：

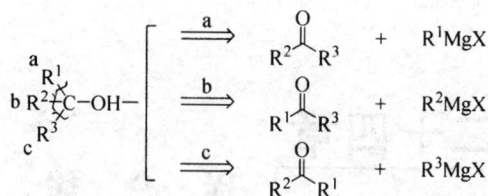

2. 在逆合成的适当阶段将分子切断 有的目标分子并不是直接由片段构成,只是它的前体。这个前体在形成后,又经历了包括分子骨架增大的各种变化才能成为目标分子。为此,在回推时应先将目标分子变回到它的前体后,再进行分子的切断。例如,在注意到频哪醇重排前后结构的变化就可以解决下面两个化合物的合成问题:

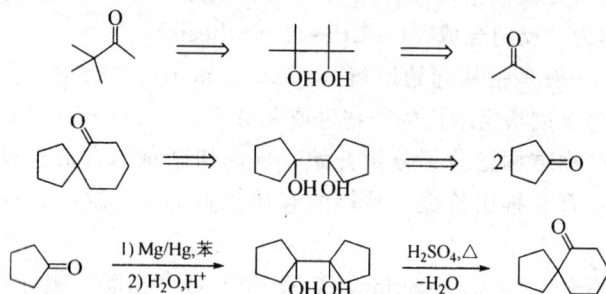

3. 尝试在不同部位的切断 在对目标分子进行逆合成分析时,常常遇到分子的切断部位比较多的问题,但经认真比较、分析,就会发现从其中某一部位切断更加优越。因此,必须尝试在不同部位将分子切断,以便从中找出更加合理的合成路线。

例1 试设计二甲基环己甲醇的合成路线。

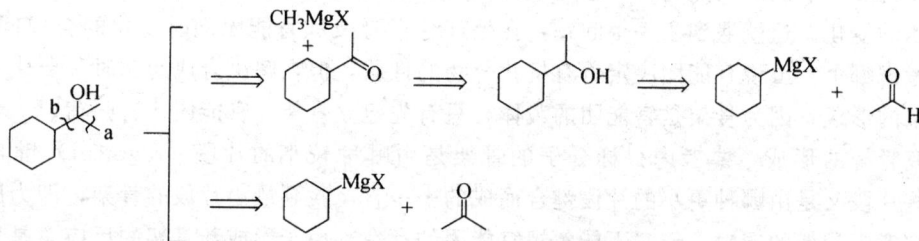

很显然,路线 b 较路线 a 短,且更合理。

用逆合成法设计合理的合成路线要求每步具有合理的反应机理和合成方法;整条合成路线达到最大程度的简化,切断最终演变为价廉、易得的起始原料。

例2 由甲苯合成对氨基苯甲酸乙酯的逆合成法和合成路线。

逆合成分析:

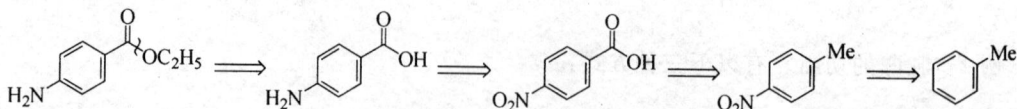

合成：

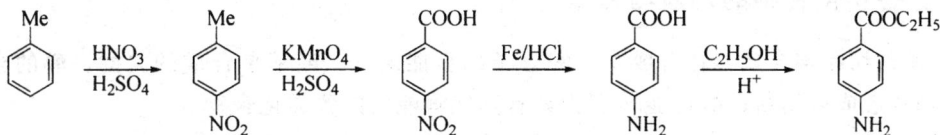

例3 试设计 3,4-甲二氧苯基苄基甲酮的合成路线。

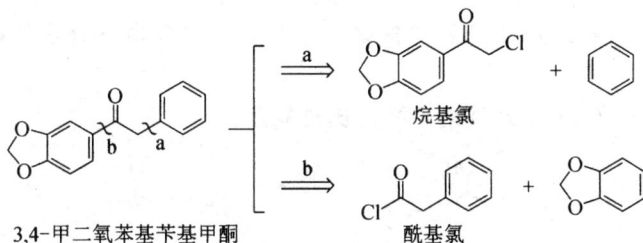

酰基氯比烷基氯活泼，故路线 b 较路线 a 更合理。

4. 考虑问题要全面 在判断分子的切断部位时，无论是目标分子或中间体，都要从整体和全局出发，考虑问题要全面，尽可能减少或避免副反应的发生。目标分子的切断部位就是合成时要连接的部位，也就是说，切断了以后要用较好的反应将其连接起来。例如：异丙基正丁基醚的合成，有以下两种切断的方式：

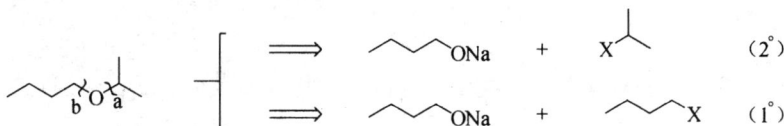

在醇钠（碱性试剂）存在下，卤代烷会发生消去卤化氢反应，因此，宜选择在 b 处切断。

5. 加入官能团帮助切断（探索多种拆法） 对于较复杂的大分子，应探索多种的切断方法以求择优选用。有时在切断中遇到困难，就设想在分子某一部位加入一个合适的官能团，可能使切断更加有利。

例 试设计以苯为原料合成 1,2,3,4-四氢萘的合成路线。

分析：

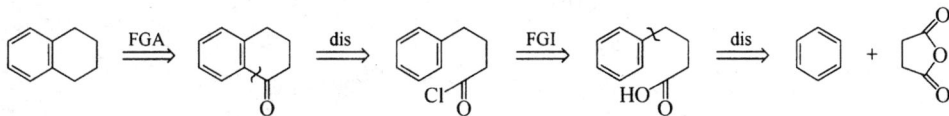

合成：

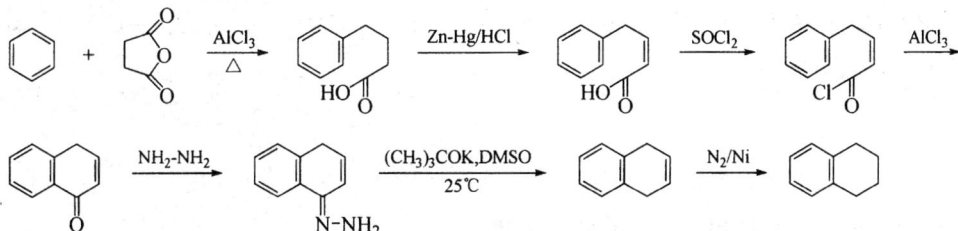

二、各类化合物的切断与合成

1. 醇的切断与合成 在合成中，醇分子的官能团——羟基是合成的关键。醇的合成可围绕羟基的形成来切断；醇也能转变为具有其他官能团的各类化合物。

例 试设计 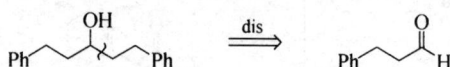 的合成路线。

分析：该化合物为仲醇，且具有对称结构，对这类化合物有分步切断法和一步切断法两种。

①分步切断法——Grignard 试剂＋醛：比较复杂。

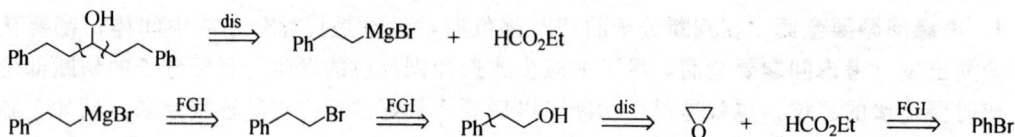

②一步切断法——Grignard 试剂＋甲酸酯：比较简单。

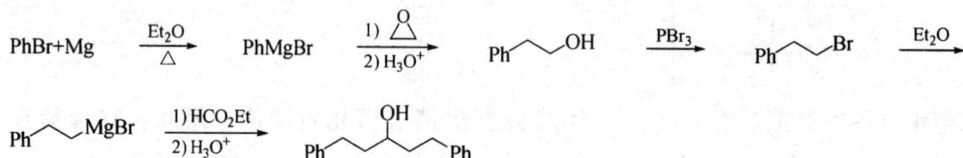

合成：

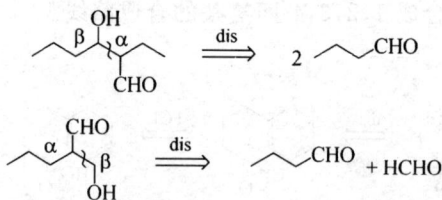

2. β-羟基羰基化合物和 α,β-不饱和羰基化合物的切断与合成

（1）β-羟基羰基化合物：切断的关键是从羰基开始，将 α-C—β-C 键打开。例如下列两个化合物的切断：

在羟醛缩合反应中，其中一分子提供羰基，另一分子提供活泼的 α-H。能使 α-H 活化的基团除醛酮的羰基外，其他强吸电子基团有—NO_2、—CN、—CO_2H、—CO_2R，卤原子和不饱和键也有致活作用。

合成：

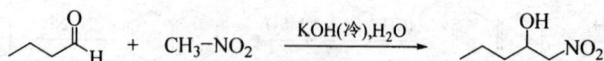

例 1 试设计 α-(1-羟基)环戊酮的合成路线。

分析：

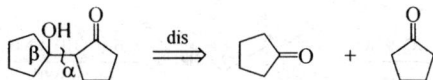

合成：

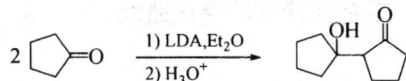

例 2 试设计 2-（α-环己酮基）-2-羟基二苯乙酮的合成路线。

分析：

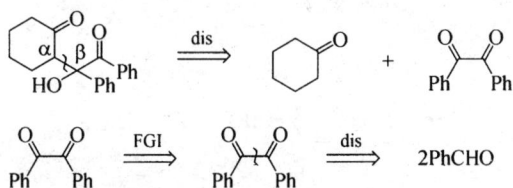

合成：

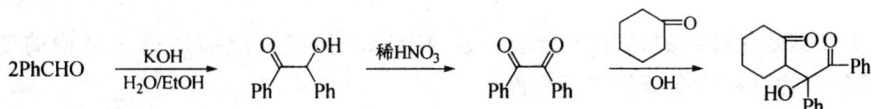

（2）α,β-不饱和醛、酮：可先进行官能团的添加，变成 α,β-不饱和醛、酮，再在双键处切断。

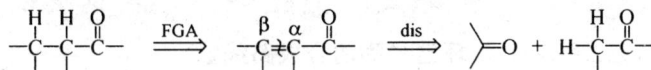

例 1 试设计 2-呋喃丙烯酸的合成路线。

分析：

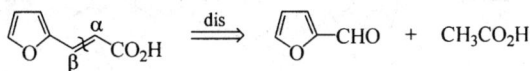

合成：

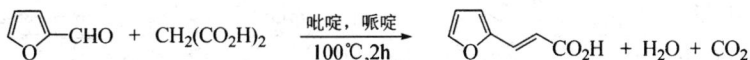

例 2 试设计 4,4-二甲基-5,6-戊烯-2-内酯的合成路线。

分析：

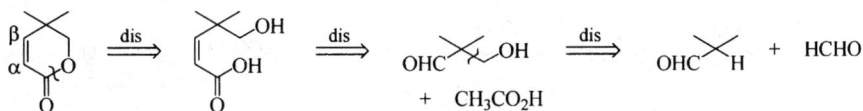

合成：

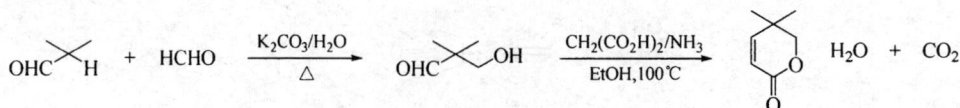

例3 试设计 2-苯氧基-4′-羟基肉桂酸的合成路线。

分析：

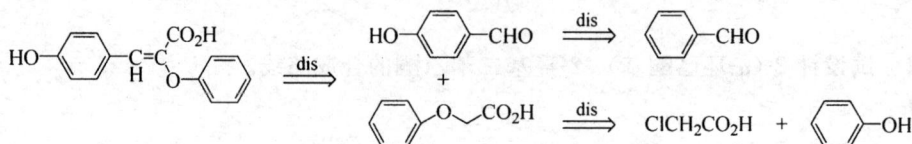

合成：

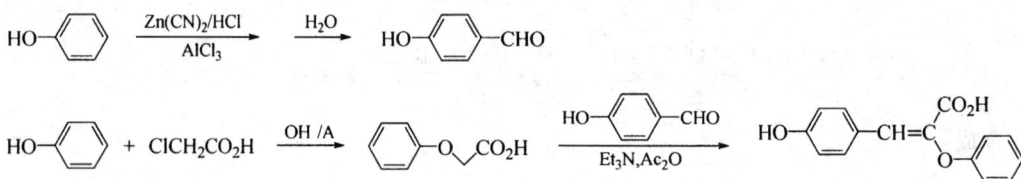

3. 1,5-二羰基化合物的切断与合成 从 Michael 加成反应前后分子结构的变化可知，1,5-二羰基化合物可在两个部位进行切断。

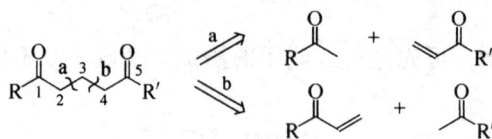

例1 试设计 5,5-二甲基-1,3-环己二酮的合成路线。

分析：

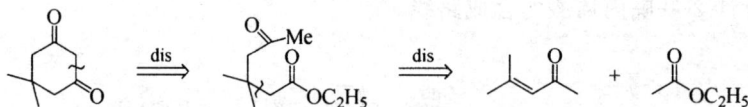

合成：

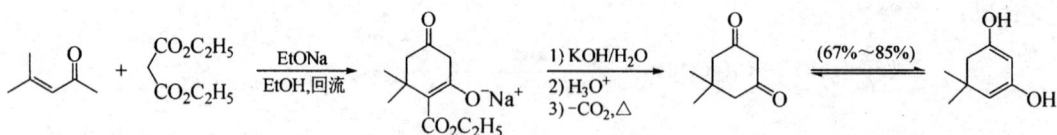

例2 试设计 5-氧化-$\Delta^{4,9}$-六氢茚-8-羧酸乙酯的合成路线。

分析：

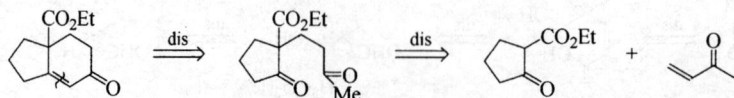

合成：

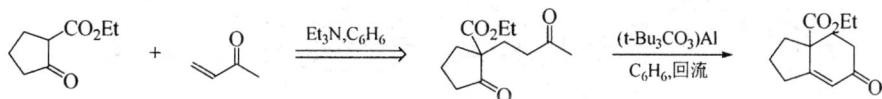

4. 1,3-二羰基化合物的切断与合成

例 1 试设计天然产物白屈菜酸的合成路线。

分析：

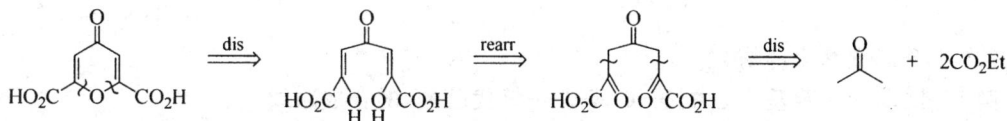

合成：

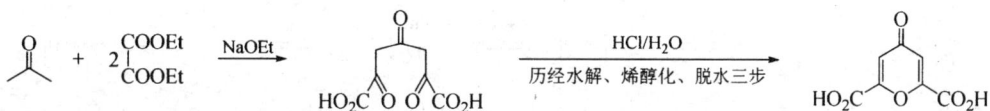

例 2 试设计 2-苯基色酮的合成路线。

分析：

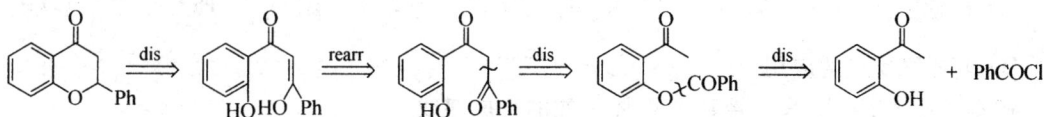

合成：

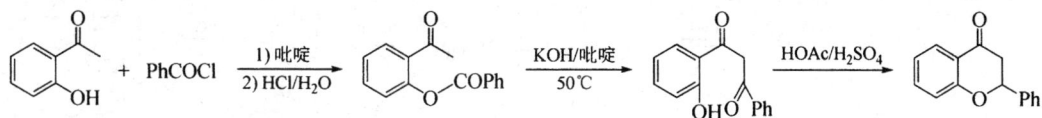

5. 1,4-和 1,6-二羰基化合物的切断与合成

（1）1,4-二羰基化合物

例 1 试设计 3-甲基-2-乙酰基-4-氧代戊酸乙酯的合成路线。

分析：

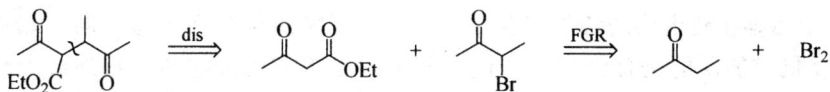

合成：

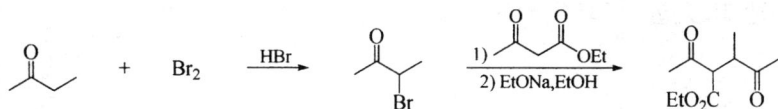

例 2 试设计 =O 的合成路线。

分析：

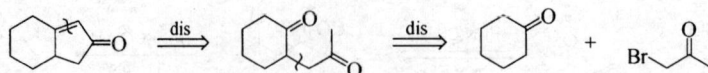

合成：

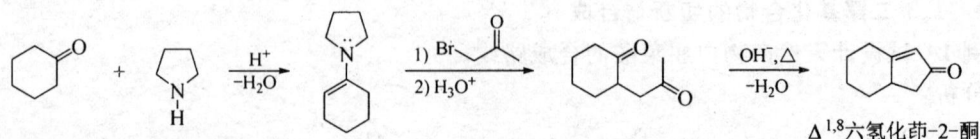

$\Delta^{1,8}$六氢化茚-2-酮

(2) 1,6-二羰基化合物

例1 试设计 6-苯基-6-己酮酸(6-苯基-6-氧代己酸)的合成路线。

分析：

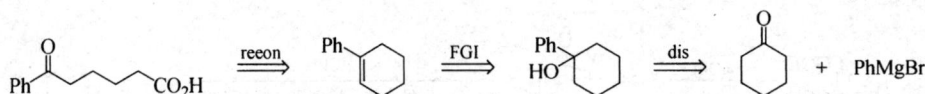

合成：

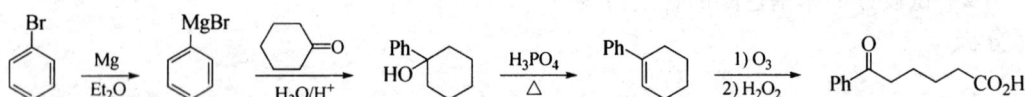

Birch 还原反应的应用。

例2 试设计 4-甲基-6-羟基-3-己烯甲酸的合成路线。

分析：

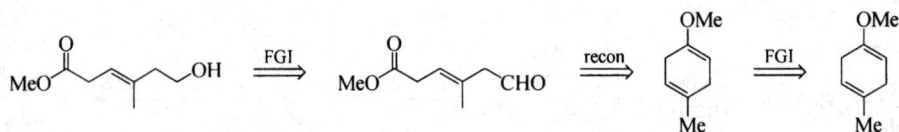

合成：

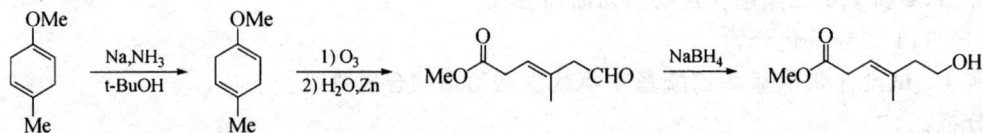

6. 1,1-双官能团化合物的切断与合成 1,1-双官能团化合物是指在同一碳原子上连有两个相同或不同官能团的化合物。此类化合物主要由羰基化合物的亲核加成或羰基保护形成，因此，其切断也比较特别。

例1 用于扩环反应——环庚酮的合成。

分析：

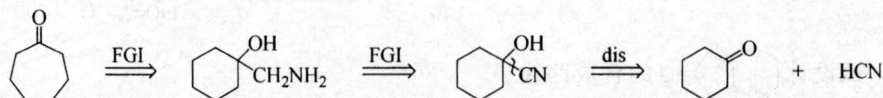

合成：

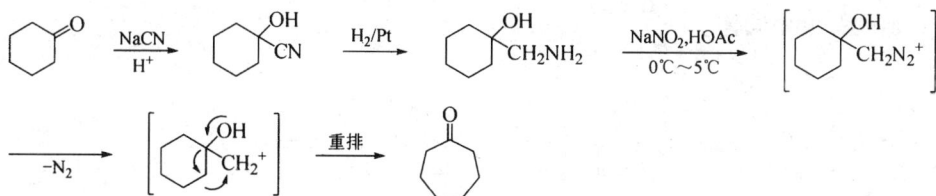

例 2　用于 α-氨基酸的 Strecker 合成法。

分析：

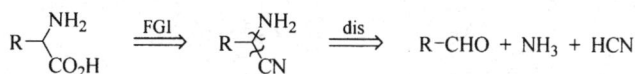

合成：

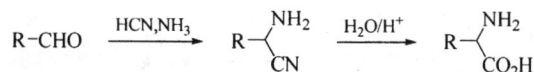

7.　环形化合物切断与合成

（1）三元环：大多数三元环系可用插入反应制得，环的切断有两种方法。

单键切断：

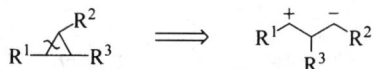

两键切断：

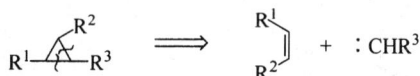

如化合物 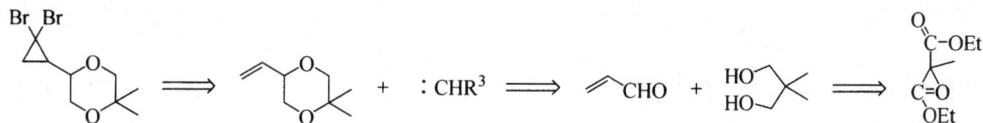 的合成。

合成：

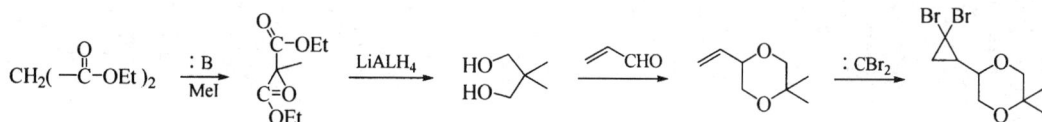

（2）四元环：四元环的天然产物不多，合成较困难，一般采用光化聚合的方法得到。相当于烯烃的［2＋2］环加成反应。

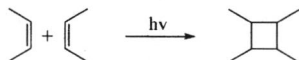

四元环的切断方法，多根据原料而定。

如：前列腺素中间体 的切断。

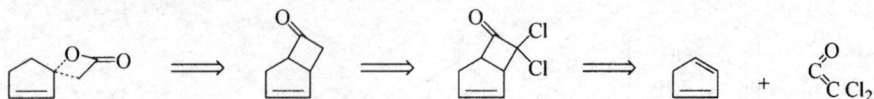

（3）五元环：可通过羰基化合物制得。

如：3-苯基-2-环戊烯-1-酮的合成。

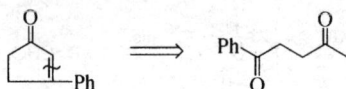

合成：

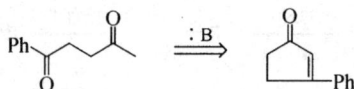

（4）六元环：制备六元环有几种重要的方法，如 Diels-Alder 反应和 Robinson 成环反应等。切断的方法也有几种。

如：2-氰基-2-氯-二环[2.2.1]-庚烯 的合成。

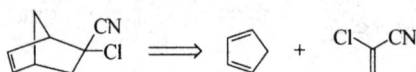

合成：

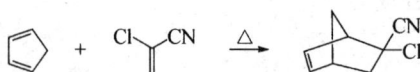

又如：化合物 的合成。

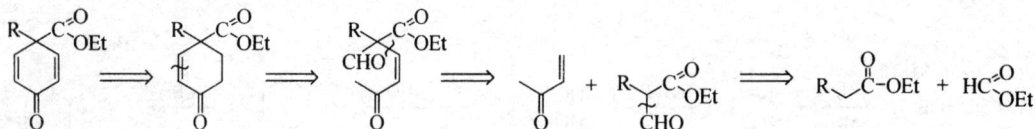

合成：

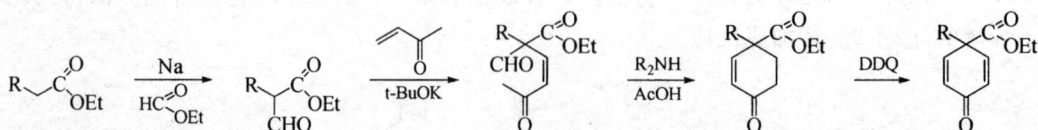

（5）杂环化合物：杂环是许多化学药物，天然药物中常见的母体结构，在合成设计中主要考虑以下两方面的问题。

①以杂环分子作为原料：将靶分子变换成易得的杂环分子，省去杂环母核的合成步骤，提高效率。

②杂环的合成：当没有合适的杂环原料时，应考虑如何合成杂环骨架，包括形成 C—Z 键和 C—C 键的问题。如抗心绞痛药的逆向合成。

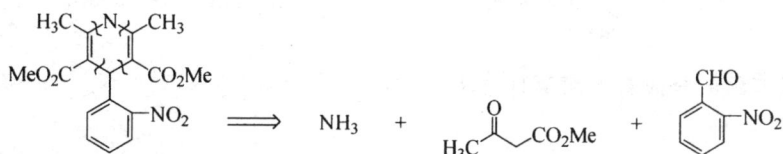

三、合成路线的简化

合成一个目标分子有不同的合成路线，具有经济、快速特点的合成路线就是良好的路线。也可以说，简单的路线是良好的路线。简化合成路线的方法有：利用分子对称性，利用分子重排反应，利用天然化合物或其他化合物部分结构实现半合成和采用类似化合物的模拟合成方法等。

1. 利用实在分子对称性简化合成路线 分子的对称性可以表现在目标分子中，也可以是目标分子不对称，但经过适当的拆开后，可得到对称的中间体。Corey 将前者称为"实在分子对称"（actual molecular symmetry），把后者称为"潜在分子对称"（potential molecular symmetry）。这两者都能用来简化合成。

例 1 己烷雌酚的合成路线（己烷雌酚是一种女性激素代用物，治疗女性内分泌机能不全等症）以内消旋体的效力为最强。

分析：

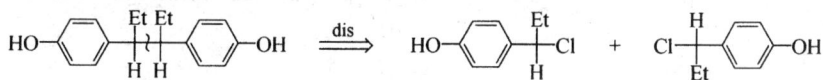

合成：

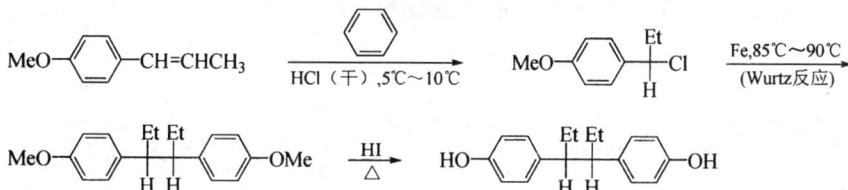

例 2 试设计 4,4′-双(3-苯基-1,3-二磺酸丙基胺)二苯砜的四钠盐（氯苯砜是治疗麻风病疗效较好的药物）。

分析：

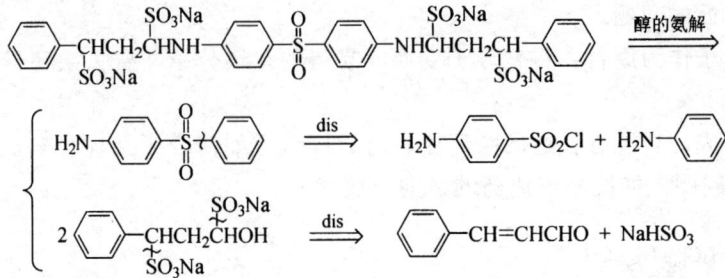

合成：氯苯砜的合成有下面两种方法。

方法一：

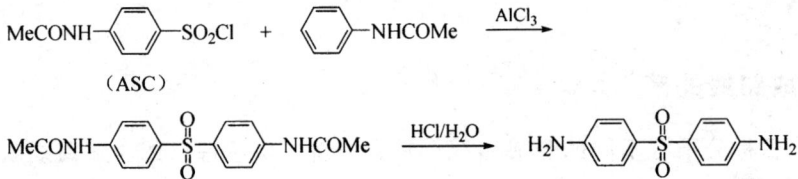

（ASC）

特点：步骤简单，成本较高。

方法二：

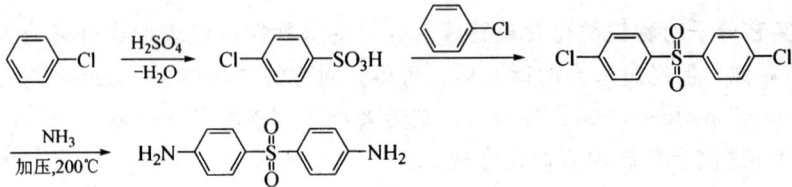

特点：步骤简单，收率较高，成本较低，但需加压设备。

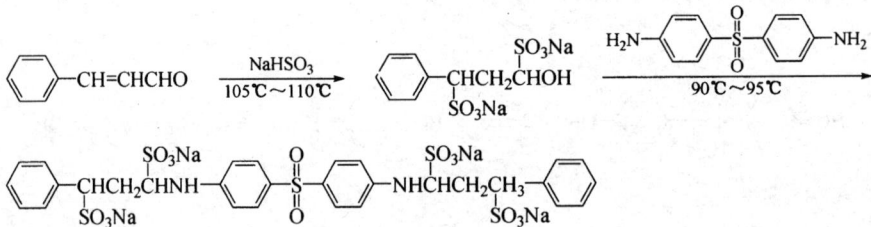

例3 试设计 3,3'-二氨基二苯甲烷的合成路线。

分析：

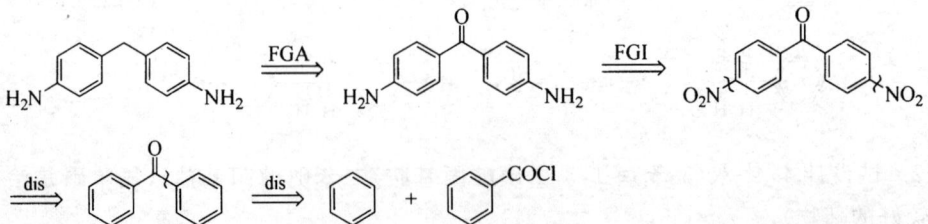

合成：

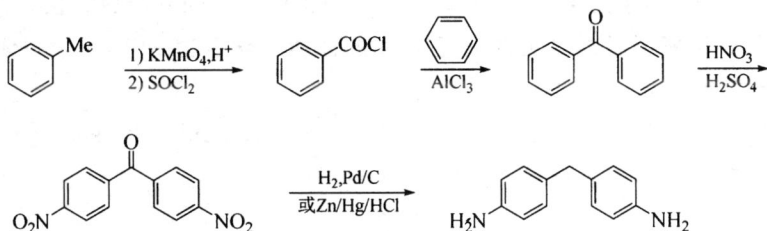

2. 利用分子的潜在对称性简化合成路线 某些有机化合物具有潜在的对称性，只有通过一定的转化，才能变为实在对称性分子，再进行合成。

例1

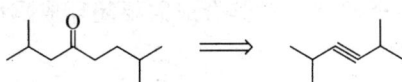

异丁基-异戊基甲酮

合成：

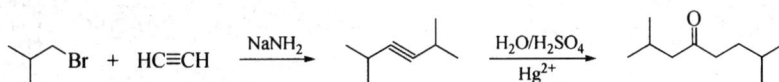

例2 试设计 2,4-二苯基-3 氧代丁酸乙酯的合成路线。

分析：从结构看，目标分子不是实在对称分子，有两个拆开部位，都可以得到实在对称分子。其拆开方法如下：

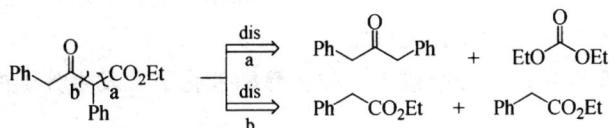

b 方式拆开，对称性强，原料易得。

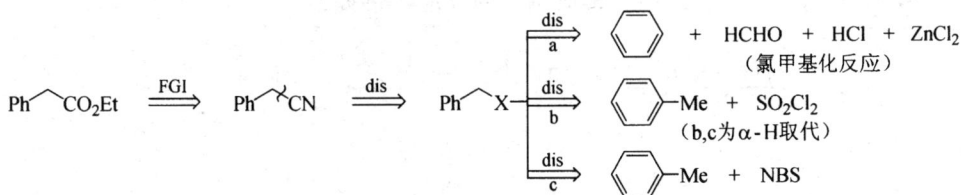

合成：

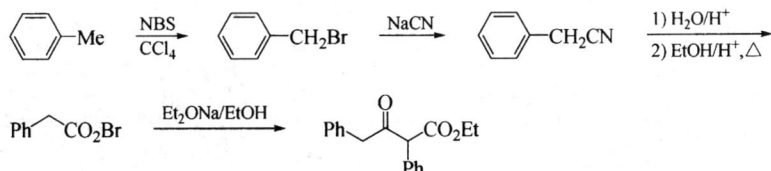

3. 利用模型化合物简化合成路线 在合成路线设计时，要确定某个中间体 A 能否转变

为预期的目标化合物，以及经过何种途径才能更好地达到此目的，往往要选择一个化合物 M 作为参照。该化合物应具备：其结构与 A 尽可能相似；已知其合成方法；能够制备一定数量的化合物 A；由 M 的性质可类推中间体 A 的性质，化合物 M 即为中间体 A 的模型化合物（model compound）。

我们可根据模型化合物 M 的制法，采用类比推理（reasoning by analogy）的方法设计中间体 A 及其目标分子的合成路线。

例 1　试设计螺[4.4]-壬烷-1,6-二酮（ ）的合成路线。

分析：目标产物是个螺环化合物，且含有两个羰基，对其合成需要闭环成酮反应。闭环成酮反应有五种反应模型。

（1）偶姻缩合（acyloin condensation）：酯与金属在惰性溶剂（如苯或乙醚）中反应生成羟基酮的反应。例如：

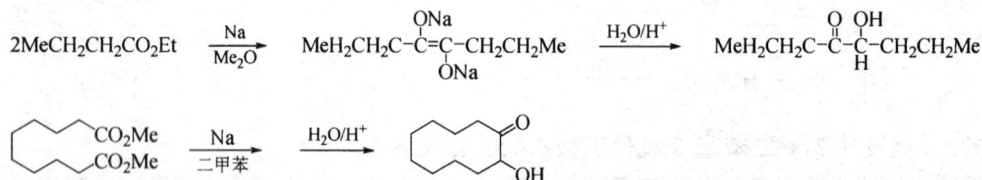

从上述反应式可知：若原料为二元酸酯，则发生分子内反应生成环状 α-羟基酮；反应最后一步发生的烯醇式重排可从两边进行，当二元酸酯不对称时就得到两种产物；若用于螺环化合物的合成，原料必须是同碳四元酸酯。

（2）Dieckmann 反应：己二酸酯或庚二酸在醇钠催化下，发生分子内缩合，生成环戊酮酯或环己酮酯的反应。

（3）Thorpe 反应：含有 α-H 的腈在具有较高位阻碱的催化下脱去 α-H，在氰基上发生亲核加成反应，生成的亚氨（胺）腈水解成酮腈的反应。例如：

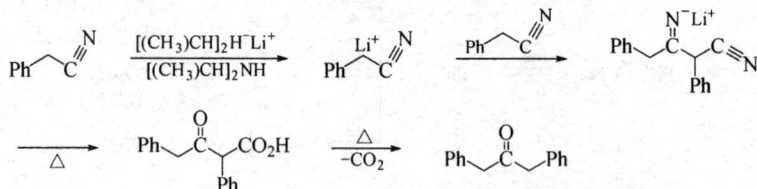

Ziegler 在 Thorpe 反应的基础上，利用脂肪族二腈进行 Thorpe 反应，即发生分子内缩合，得到环酮。例如：

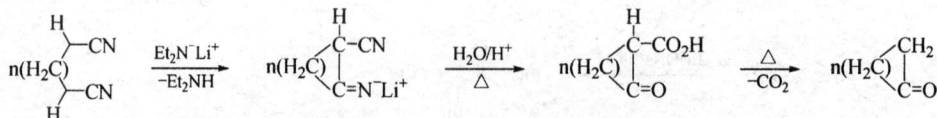

（4）1,6-二元羧酸和 1,7-二元羧酸受热脱水、脱羧的成环酮反应。

$$HO_2C-(CH_2)_4-CO_2H \xrightarrow[\triangle]{(AcO)_2O} \text{（七元环酸酐）} \xrightarrow[-CO_2]{300℃} \text{（环戊酮）}$$

$$HO_2C-(CH_2)_5-CO_2H \xrightarrow[\triangle]{(AcO)_2O} \text{（八元环酸酐）} \xrightarrow[-CO_2]{300℃} \text{（环己酮）}$$

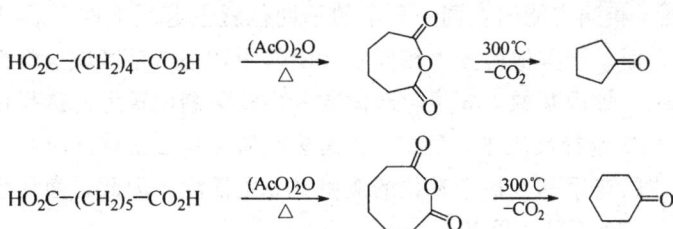

（5）羧酸盐的热裂解生成环酮的反应，通式如下：

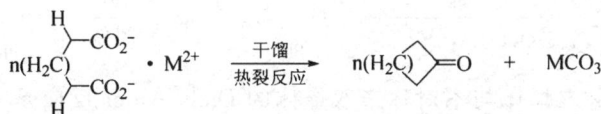

$$n(H_2C) \begin{matrix} H \\ CO_2^- \\ \\ CO_2^- \\ H \end{matrix} \cdot M^{2+} \xrightarrow[\text{热裂反应}]{\text{干馏}} n(H_2C) \text{（环酮）}O + MCO_3$$

应注意：此法可从二元酸的钡盐或钙盐比较顺利地得到五元或六元环酮，要得到更大的环酮，则用二元酸的钍盐为宜。

对上述五种合成环酮的方法用于目标产物的合成进行对比，有以下结论：

①偶姻缩合：反应物有多种异构体，且制备环戊酮的产率不高，不能应用。

②用 Dieckmann 反应的逆合成路线分析为：

$$\text{（螺环二酮）} \overset{FGA}{\Longrightarrow} \text{（含CO_2Et螺环）} \xrightarrow{1,3\text{-dis}} EtO_2C(H_2C)_3-\overset{CO_2Et}{\underset{CO_2Et}{C}}-(CH_2)_3CO_2Et$$

（四元羟酸的乙酯）

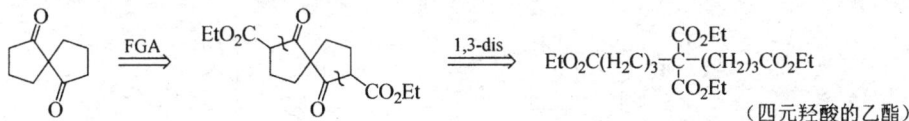

③Thorpe 反应的利用：

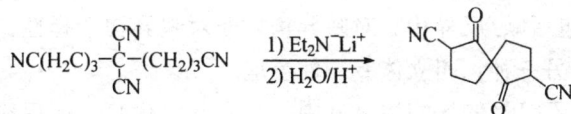

$$NC(H_2C)_3-\overset{CN}{\underset{CN}{C}}-(CH_2)_3CN \xrightarrow[2) H_2O/H^+]{1) Et_2N^-Li^+} \text{（含CN螺环二酮）}$$

四、合成反应的选择性与控制

（一）反应的选择性

在进行药物合成时，要特别关注反应的选择性。反应选择性是指一个反应可能在底物的不同部位和方向进行，从而形成几种产物时的难易程度。尤其在复杂分子的合成中，反应选择性是个关键的问题。选择性好的反应以产生唯一的目标分子为最佳结果。反应的选择性包括化学选择性、区域选择性和立体选择性。

1. 化学选择性 是指不使用保护或活化等策略，反应试剂对不同的官能团或处于不同化学环境的相同官能团进行选择性反应，或一个官能团在同一反应体系中可能生成不同官能团产物的控制情况。例如：硼氢化钠对下列化合物的羰基进行选择性还原时，只对酮起作用、而不对酯基起作用；氢化锂铝则对羰基和酯同时起还原作用。

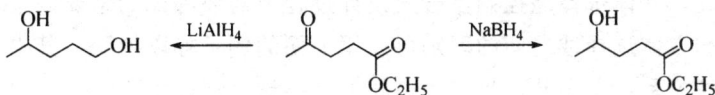

2. 区域选择性 相同官能团在同一分子的不同位置上起反应时，若试剂只能与分子的某一特定位置作用，而不与其他位置上相同官能团作用，这就是区域选择性。这些选择性通常涉及羰基两个 α 位、烯丙基的 1,3 位、双键或者环氧两侧位置上的选择性以及 α,β-不饱和体系的 1,2-和 1,4-加成选择反应等。例如，β-酮酸乙酯与苯乙基溴反应时，由于两个吸电子基的作用使其中间体的亚甲基 b 比苄基位的亚甲基 a 更活泼。因此，卤代烃的亲核取代反应因此发生在亚甲基 b，而不是亚甲基 a。

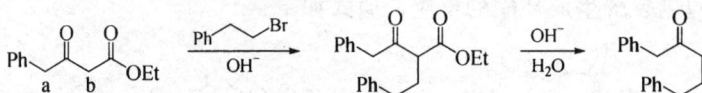

另一例子是不对称二烯体与不对称亲双烯体的 Diels-Alder 反应是"邻、对位"定位效应，而不是间位。

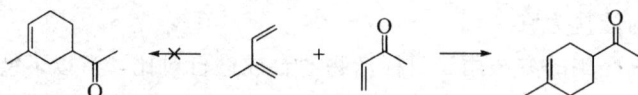

还有甾体化合物有多个羟基，当用活性二氧化锰氧化时，只作用于烯丙位羟基，对其他位羟基无影响：

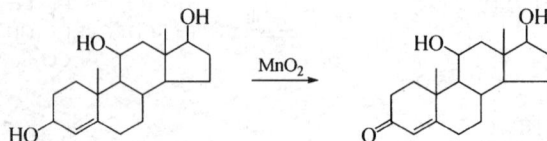

3. 立体选择性 包括顺/反异构、对映异构、非对映异构选择性。如果某个反应只生成某一种异构体，而没有另一种，叫立体专一性反应。

如果生成两种以上不等量的异构体，其中一种占绝对优势，该反应称立体选择性反应。

在有机合成中，常常要涉及上述三种选择性问题。反应物一般含有多官能团，而目标化合物又具有特定构型。要实现选择性的反应，首先取决于反应物的结构情况。因此，采取的最好办法就是开发和使用高选择的反应，并通过试剂和反应条件的选择实现选择性的控制，这是现代有机合成方法学研究的重要课题。例如：反式-丁烯二酸水合物(S)-(—)-苹果酸的专一性反应。

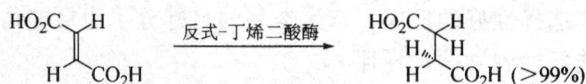

实现一个理想的立体选择性合成较为困难。当目标分子有多个双键、环连接点或手性中心时，立体化学的控制显得特别重要。如果立体中心数为 n，可能的立体异构体数为 2^n。在合成含多个立体中心的化合物时，不能有效地控制，将导致立体异构体的数目增多，目标物的产量下降。因此，立体选择性控制是合成设计过程中需要考虑的重要因素之一。

区域选择性和立体选择性之间的区别可以用下面的例子加以说明，其中 I 和 III、II 和 IV 之间为区域选择性关系，I 和 II、III 和 IV 之间为立体选择性关系。

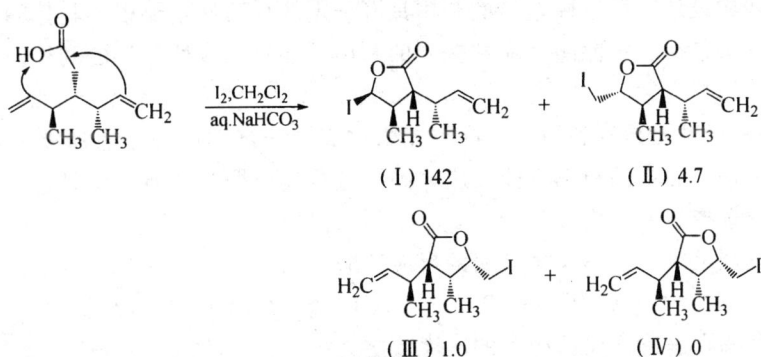

（Ⅰ）142 （Ⅱ）4.7

（Ⅲ）1.0 （Ⅳ）0

一个结构复杂的药物分子的合成，总是要涉及上述选择性的。对于特定结构的复杂分子，寻找高选择性的反应是最理想的解决方法，但实际上真正有效的选择性反应较少，不得不采用保护基团、潜在官能团等迂回的方法。

（二）控制因素

为了使反应有控制地进行，通常先在分子中引进某些特定性结构，它们能够使反应专一的或有选择性的进行，称控制因素（control elements）。控制因素可以是一个原子或一组原子，目的是保证把原料有效地转变为产物。控制因素包括以下几方面：

1. 区域专一性控制 在分子中只引进某一个原子（或基团）且必须引入到所需的位置上称为区域专一性；如果分子中存在一个以上的可以反应的位置，某种结构特征可使反应局限在特定的位置上，这种结构特征就被称为区域专一性控制因素。例如单甘油酯的合成，先将甘油与丙酮反应生成缩酮，然后再酯化，这里缩酮基团构成了区域专一性控制因素。

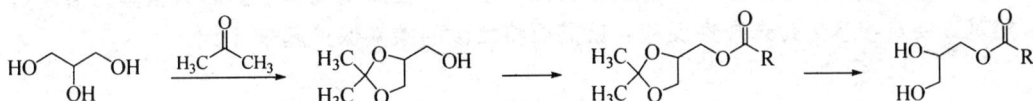

创造条件，可人为地造就相应的区域专一性控制因素，则相应的控制条件为区域（或位置）专一性控制（regio-specific control）。

2. 立体专一性控制 如果要求得到的化合物是旋光性纯异构体，就需要进一步控制，即立体专一性控制（stereo-specific control）。分子的结构特征能使反应基团在三维空间的排布采取特定的构型，于是就构成了立体专一性的控制因素，如下例中 β 位上的乙基迫使还原剂只能从 a 面进攻，形成不对称中心。

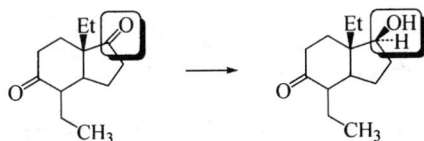

实际上一个选择性反应能否成功，首先取决于反应底物的结构，根据底物结构性质的差异，采取不同的方法。

（三）反应性差异的利用

利用矛盾是一种巧妙的艺术，差异属于矛盾。利用反应物和试剂的反应性等方面的差异可进行选择性合成设计。反应性差异的利用具有一定的技巧性，要根据具体的情况决定具体的方法，主要方法包括：官能团反应性差异的利用；部位反应性差异的利用；选择性试剂的应用等。

1. 官能团反应性差异的利用　不同官能团对于同一试剂的活性有所差别，有的反应性强，有的反应性差，而有的根本不能反应，因此就可以根据其性质的差异，寻找合适的时机和反应条件进行选择性的反应。

如与格氏试剂反应时，不同官能团的反应性顺序如下：

活泼氢（—OH）＞＞—CHO＞酮基＞＞—COCl＞—COOR＞—CH$_2$X

如下述化合物在进行格氏反应时的次序依次为：

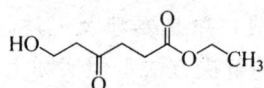

首先反应　　其次　　　最后

烯烃和炔烃都可以进行亲电加成，但是炔烃的反应性远远小于烯烃，有时可进行选择性加成，但是若是亲核加成或者双键和三键互为共轭时则情况正好相反。

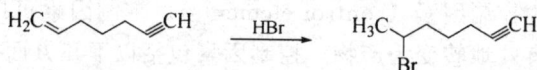

不同的酰化剂在进行付氏反应时活性也有很大差别，其活性顺序依次为：

RCOCl、RCH＝C＝O＞酸酐＞RCOOAr＞RCOOR′＞＞RCOOH＞RCONRR′

如果被选择的基团在性质上存在质的差异，很容易选择合适的时机和反应条件进行反应。下列反应中，对羰基的选择性反应不会因羧基的存在而受到影响，因为羰基的活性远远大于羧基，要对羧基进行选择性反应，就需要将活泼的羰基保护起来才行。

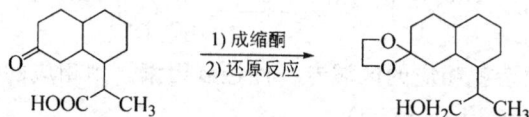

利胆酚（osalmide）是一个取代酰胺，酰胺一般是由酰化剂和胺反应得到。它的氨基和羟基都可以被酰化，但反应活性不同，氨基强于羟基。控制反应条件，可使氨基反应，而羟基不反应。

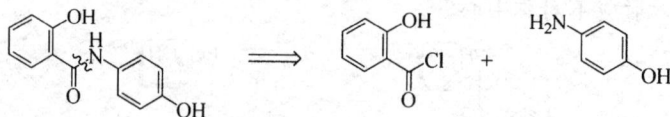

合成可用酰氯一步反应，也可用酯交换分两步进行，后者产率较高，副反应较少。

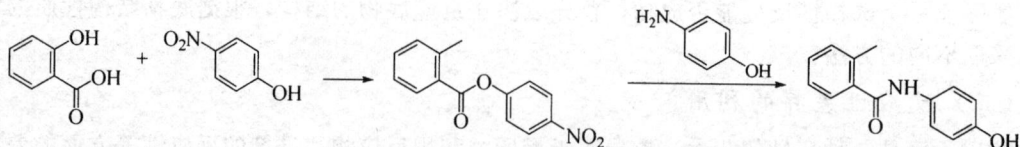

如果底物结构、性质导致不同反应的选择性差异很小，就很难找到满意的选择性反应，只有采取分离手段或者改变反应路线。

如果底物分子中存在一定的对称性，其选择性的两方面完全相同，可以选择合适的反应条件和试剂量，或者利用反应后的中间产物导致反应活性下降，从而达到单边反应的效果。有时也可以利用不同反应中间产物的动力学差异，获得高度立体选择性的效果。

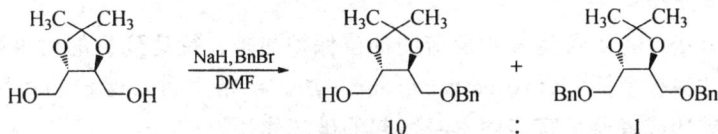

2. 部位反应性差异的利用 相同的基团在分子的不同部位时，由于化学环境不同，所产生的反应性也是有差异的。

当饱和羧酸与溴作用时，只有 α 位上的氢被取代：

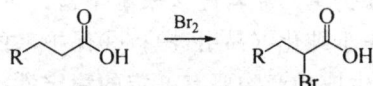

反应试剂和反应条件（温度、浓度、催化剂等）有时也影响反应，氯的反应性强于溴，α 位和 β 位都有可能被取代。

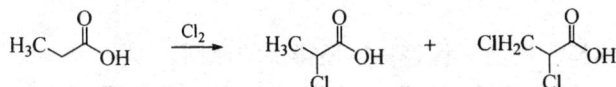

一般情况下，伯羟基的活性强于仲羟基：

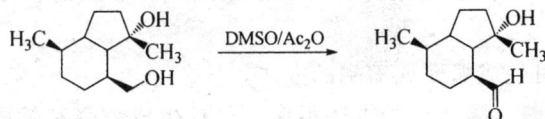

以 3-环己基-2-溴丙烯的合成为例，考察环境条件对相同基团活性的影响。对目标物的分拆：

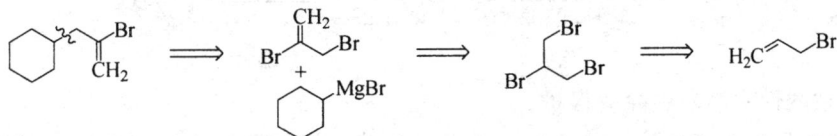

合成：脱溴化氢形成双键过程中，1,2,3-三溴丙烷的三个溴的活性不同，脱去一个溴形成双键以后，烯丙位上的溴活性最强，可与相应的格氏试剂反应而对与双键相连的溴不会产生影响。

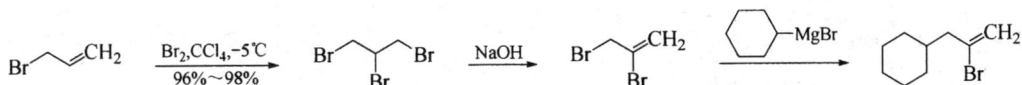

3. 选择性试剂的应用 选用合适的试剂，也可使相同官能团中的一个反应，而不影响另一个官能团。如硫化物、氯化亚锡等都可以被用来还原硝基，但是不同的试剂反应性有

差别。

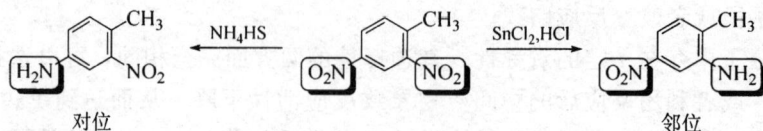

对位   邻位

（四）保护基的使用

采用合适的方法，将不希望发生反应的部位保护起来，待达到目的后再恢复为原来的官能团的方法称为"保护基团"（protective group）法。严格来讲，保护的作用不外乎在于避免官能团本身被破坏或者避免官能团本身所起的破坏作用。

不是任何时候都需要利用保护基团的，只有在保护一些官能团后能控制反应的区域选择性；能提高反应的立体选择性；能够有利于产物的分离；或者在保护一些基团后，使反应更易进行，产率更高，副产物更少，更经济。

选择保护基时要注意：①保护基的原料应该来源丰富，价格低廉（易得）；②保护基应该容易引起，制备反应简单，易于纯化（易引进）；③保护基的引入尽可能不对化合物的结构论证增加困难（易鉴定）；④生成的产物要有一定的稳定性，不因后处理和以后的反应而失去保护作用（保护效率高）；⑤保护基应该能够在不损及分子其余部分的条件下高度专一性、选择性、高效率地除去（易脱去）；⑥整个反应过程（包括去保护过程）的副产物和产物易于分离。

总之，保护基的选择应遵循借得容易、还得快的原则。

1. 羟基的保护　主要包括转变为醚、缩醛（缩酮）、酯等形式。

采用这些保护方法，可在酸性条件、非水溶液条件、非酸性水溶液或氨解等方法脱去保护。

二元醇的保护，也可生成缩醛或缩酮的方法。

2. 醛和酮的保护　醛、酮的保护方法很多，包括生成缩醛和缩酮、烯醇或烯胺、缩胺脲、肟及腙等，最重要的是生成缩醛和缩酮。

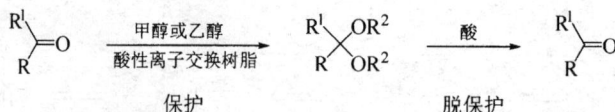

保护   脱保护

一般可在酸性水溶液中除去保护。

3. 羧基的保护　酯化是保护羧基最常用的方法，生成甲酯或乙酯作为保护基最方便和适用。甲酯的制备和水解比乙酯容易，且甲酯为固体。

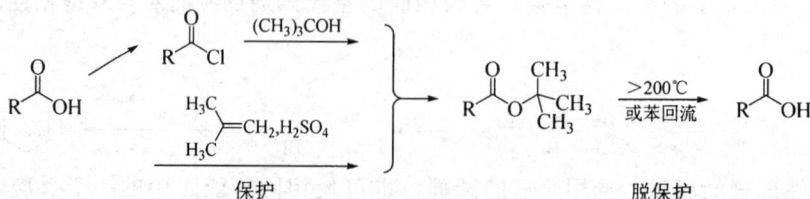

保护   脱保护

在肽类化合物的合成中，羟基的保护和活化非常重要。

一般可用水解的方法脱去保护。

4. 氨基的保护 在天然含氮化合物以及肽类的合成中，氨基的保护具有重要的意义。主要包括质子化、烃基衍生物、酰基化、N-磺酰衍生物。

脱保护的方法包括肼解法、酸性水溶液中水解、$NaBH_4$-异丙醇-水和甲胺-乙醇分解法等。

5. 双键的保护 一般先生成环氧化合物，用 Zn/NaI/HAc 脱去；也可用生成卤化物方法，用 Zn/HAc 脱保护等。

第二十五章 生物催化合成

　　酶及其他生物催化剂不仅在生物体内可以催化天然有机物质的生物转化，也能在生物体外促进天然的或人工合成的有机化合物的各种转化反应，并且显示出优良的化学选择性和反应的高效性，将生物催化剂应用于有机合成是目前最吸引人的研究领域。有机化合物的生物合成和生物转化是一门以有机合成化学为主，且与生物学密切联系的交叉学科，它也是当今药物合成化学的研究热点和重要发展方向。

　　生物催化（bio-catalysis）是指利用酶或者有机体（细胞、细胞器等）作为催化剂实现化学转化的过程，又称生物转化（bio-catalysis）。生物催化具有高度的化学选择性、区域选择性和立体选择性，特别适用于医药、食品和农药等精细化工产品的制备。

一、生物催化剂

　　生物催化剂有很多种类型，如酶、微生物等，其中酶的应用最为广泛。自然界的酶分为6 大类，在生物催化合成中最常用的是水解酶和氧化还原酶等。如：

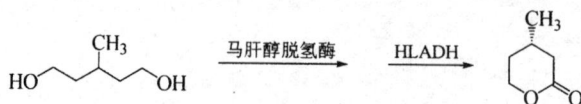

　　1. 微生物生物转化　微生物转化法是利用微生物中特定的酶将人工合成的非天然化合物进行生物转化，转化液经分离纯化得到所需产品。生物转化法和直接发酵法本质相同，均属于酶催化反应，但是前者是单酶或者少数的几种酶的高密度转化，后者是多种酶的低密度转化。相比之下，生物转化法工艺简单，产物浓度高，转化率及生产效率高，副产物少。

　　微生物可提供廉价的酶，或者以完整细胞直接进行生物催化（微生物生物转化），优点是不需要酶的人分离转化和辅酶的再生，缺点是副产物多、产物的分离纯化较麻烦。微生物转化可以用游离的细胞也可以使用固定化的细胞。

　　2. 产物的检测和分离纯化　生物催化反应中底物的减少或者产物的增加可利用 TLC 或者 HPLC、GC 等进行跟踪分析，以便建立反应的最佳条件。

　　产物的分离纯化一般是先利用离心或抽滤的方法将微生物细胞与转化液相分离，然后利用有机溶剂萃取转化产物，若产物为非中性的则应调节溶液的 pH。萃取粗品须进一步纯化，常用的方法包括重结晶、柱色谱等方法，以除去副产物、细胞组分和微生物内毒素等微量杂质。

二、生物催化反应的反应条件

一般的有机合成，生物催化反应需要在一定条件下进行，许多情况下都是与生物催化剂的基本性质密切相关的。主要包括反应温度、介质（溶剂、溶液的 pH 等）、催化剂的纯度、共存的其他反应物等。就酶催化反应而言，反应温度一般在 37℃左右，个别酶的反应温度可以改变；另外，盐的浓度和表面活性剂等都可能影响酶的活性。酶的其他影响因素可参考相关生物化学书籍。

为了维持酶分子的构象和酶的催化活性，酶分子的周围必须存在一个水化层，任何影响该水化层的因素都有可能破坏酶的构象，使酶丧失催化活性。

酶体系中存在的水分子可以分为两类：一类是与酶紧密结合的"结合水"；另一类是与酶松散结合起溶剂作用的"大量水"。

水是酶促反应最常用的反应介质，但是，对于大多数有机化合物来说，水并不是一种适宜的溶剂，许多有机化合物在水介质中难溶或不溶，同时由于水的存在，往往导致水解、消旋化、聚合和分解等副反应的发生，因此研究合适的生物催化反应溶剂体系非常重要。常用的包括水-有机溶剂两相体系、反相胶束体系、单相水不互溶有机溶剂体系、水互溶有机溶剂单相体系等。

在水互溶的有机溶剂-水单相体系中，二者形成均匀的单相溶液，酶、底物和产物都能溶解，这是最理想的反应体系。

用某些有机溶剂代替一部分水组成的分相反应体系，如水-有机溶剂两相体系也经常被用到。在这种体系中，酶溶解于水相中，底物和产物溶解于有机相中，有机相为亲脂性的溶剂，此时许多酶仍然能够保持其催化活性，并显示其重要特性。

如果酶反应必须尽可能避免水的存在时（如水的存在带来副反应或使反应不能进行），可采用非极性有机溶剂-酶悬浮体系。这里用非极性有机溶剂取代体系中大量的水，使固体酶悬浮在有机相中。但此时酶分子周围仍然含有必需的结合水（含水量一般小于 2%），以保持酶的催化活性。酶的状态可以是结晶态、冻干状态、沉淀状态，或者吸附在固体载体表面上。

目前非水相研究所涉及的酶类主要有脂肪酶、过氧化物酶、漆酶、酯酶、脱氢酶、蛋白水解酶（胰凝乳蛋白酶、木瓜蛋白酶）等，并迅速产生了一个全新的分支——非水酶学。非水酶学方法在多肽合成、聚合物合成、药物合成以及立体异构体拆分等方面显示出广阔的应用前景。

三、生物催化反应的应用

1984 年 A. Zaks 和 A. M. Klibanov 首次发表了关于非水相介质中脂肪酶的催化行为及热稳定性的研究报道，引起了广泛的关注。传统的酶学领域迅速产生一个新的分支——非水酶学。现在非水酶学方法在多肽合成、聚合物合成、药物合成以及立体异构体拆分等方面显示出广阔的应用前景。

1. 位置选择性酯化反应　有很多脂肪酶催化选择性酯化的例证，如葡萄糖苷-6-O-酰基衍生物是一种可生物降解的非离子表面活性剂，它可以用脂肪酸和葡萄糖苷在脂肪酶催化下进行选择性酯化得到。又如紫杉醇衍生物的改造，分别用不同的酶催化酯化和水解脱酯：

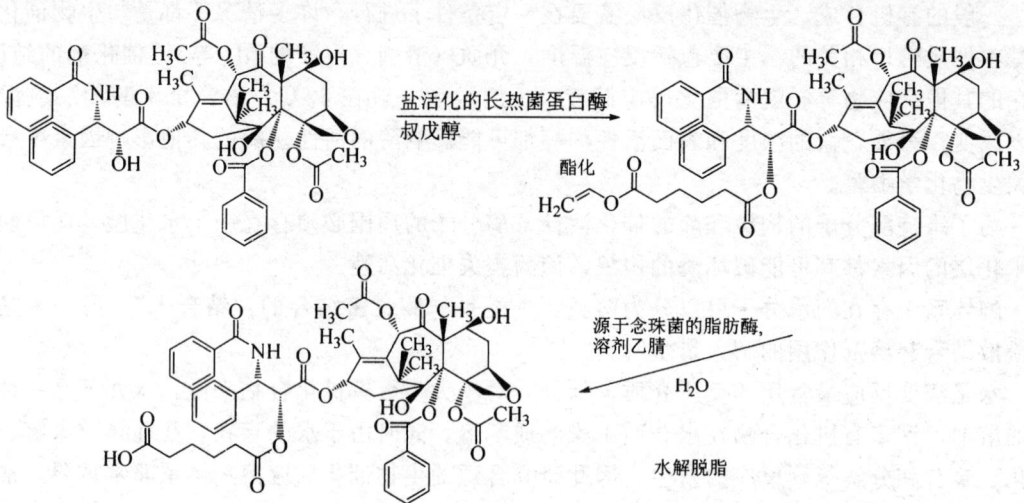

2. 消旋化合物选择性酯化　以 2-取代-1,3-丙二醇和脂肪酸为原料，在有机溶剂介质中用脂肪酶（CCL）或猪肝酯酶（PLE）催化酯化反应，可分别得到较高光学纯度的 R-酯或 S-酯。

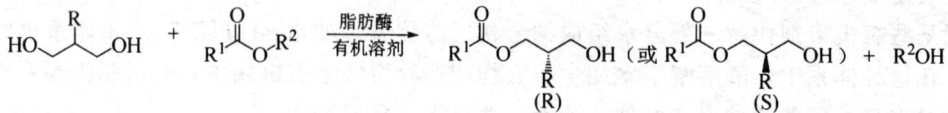

3. 内酯合成反应　ω-羟基酸或它的酯在脂肪酶催化下，发生分子内环化得到内酯化合物。内酯可继续反应形成开链寡聚物。内酯化产物形式除主要取决于羟基酸的长度外，也取决于脂肪酶的类型、溶剂及温度等。

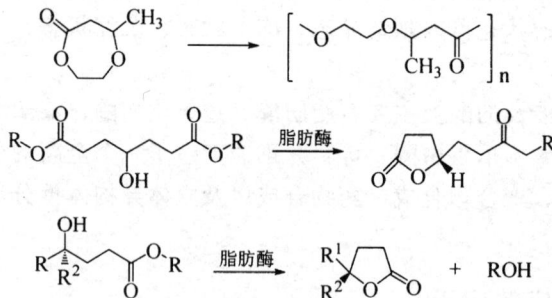

4. 酰胺键形成反应　酯的酶催化氨解反应可以生成酰胺，这个反应具有良好的立体选择性。

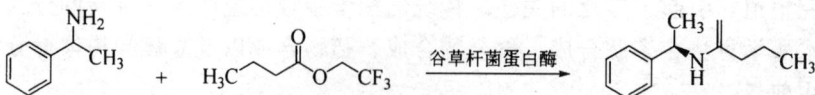

又如，头孢类抗生素的合成中使用酶催化酰胺化：

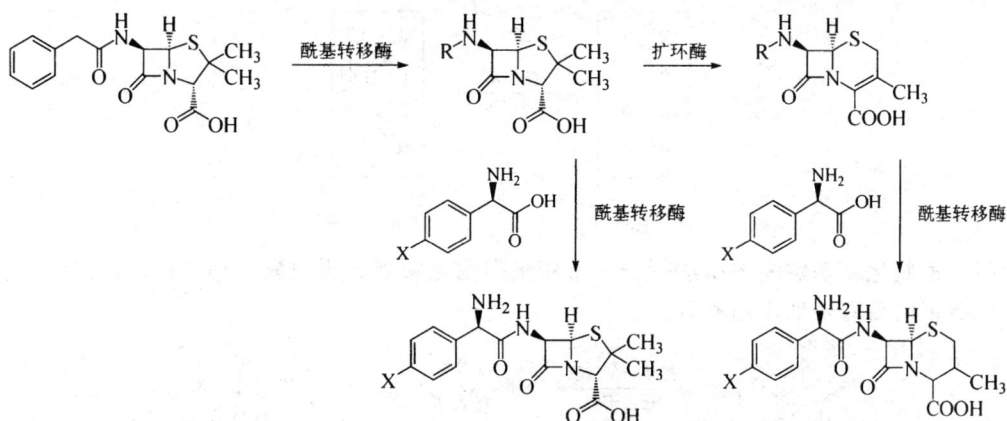

5. 肽的合成　利用酶催化反应进行小肽的合成比常规方法简单得多。有机溶剂中利用蛋白酶催化的多肽水解逆反应、肽转移反应或氨解（氨基酸酯的氨解）反应等都可用于酶催化的多肽合成。

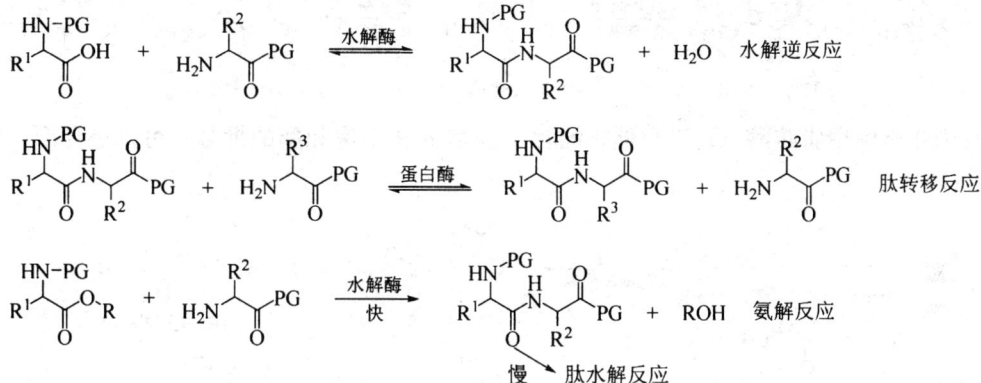

除了蛋白酶以外，其他的水解酶（主要是脂肪酶和酯酶等）也能催化这类反应。

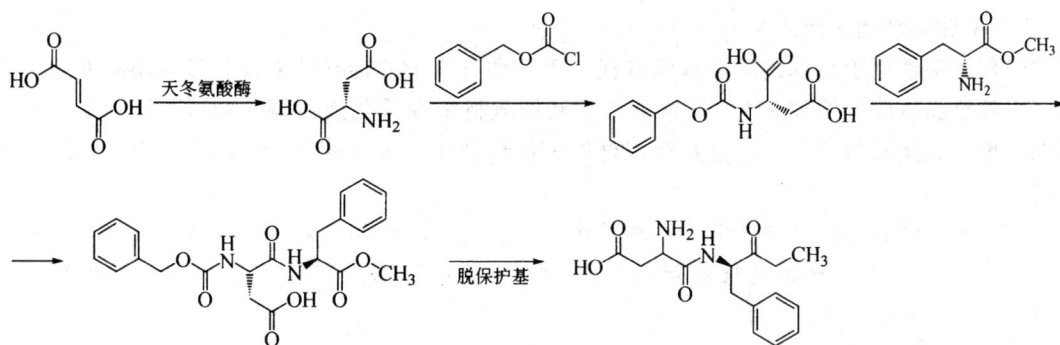

6. 手性化合物的拆分　当酶水解消旋化的底物时，由于酶活性中心的手性选择性，消旋化底物中的一个对映体以较高的速率被酶催化水解，这种现象被称为酶的动力学分辨力。

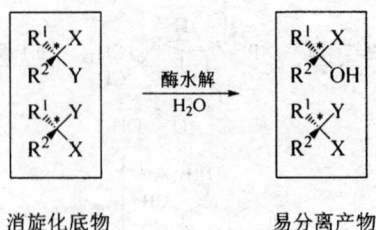

消旋化底物　　　　　　　易分离产物

（1）消旋化氨基酸酯的酶法拆分：常用蛋白酶是胰凝乳蛋白酶、枯草杆菌蛋白酶、胰蛋白酶、胃蛋白酶和木瓜蛋白酶等。

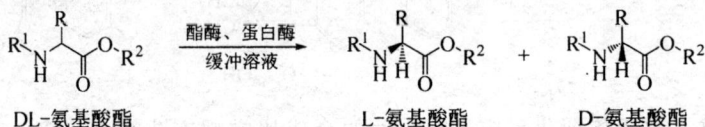

DL-氨基酸酯　　　　　　　L-氨基酸酯　　　　　　D-氨基酸酯

（2）消旋化羧酸酯的酶法拆分：α-芳基或芳氧基的羧酸酯用羧酸酯酶催化水解，可得到高光学纯产物。

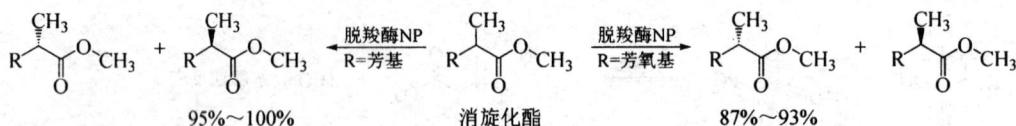

95%~100%　　　　　消旋化酯　　　　　87%~93%

有机介质中用脂肪酶（PSL）催化酯化 γ-羟基-α,β-不饱和酯的拆分，可以避免副反应的发生。

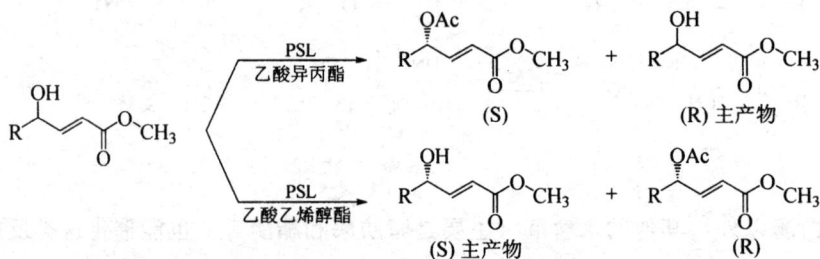

（S）　　　　　　（R）主产物

（S）主产物　　　　　　（R）

7. 手性化合物的合成

（1）潜手性原子或基团的选择性取代：潜手性氢原子的选择性取代是最常用的方法。例如：甲烷单加氧酶（简称 MMO）能够直接利用氧将甲烷氧化成甲醇。MMO 除了能氧化甲醇外，也能氧化其他烷烃，并且具有很好的手性选择性，可以获得光学纯度接近 100% 的手性纯产物。

（2）潜手性面的选择性加成：在酶催化下，含有活泼双键的烯烃和酮能够发生不对称加成，生成手性产物。例如兔肌醛缩酶（RAMA）催化的缩合反应，能够得到手性纯的多元醇：

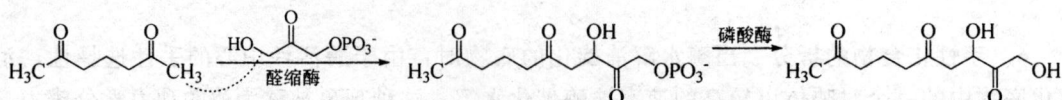

8. 高聚物的合成

（1）辣根过氧化物酶在水相中能够催化酚及芳胺类化合物的聚合。

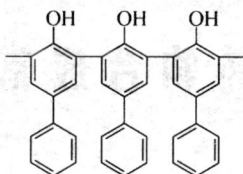

（2）在脂肪酶催化下，己二酸（或癸二酸）与蔗糖在己烷溶液中进行酯化反应，能够生成聚糖酯高聚物。

生物催化用于不对称合成，具有光学纯度高、环境污染少、成本低等优点，广泛用于药物合成中。所涉及的氧化还原酶、转移酶、裂合酶等在制药工业中应用较多，具体可参考相关书籍和综述文献。

附 录
药物合成常用缩略语

Ac	acetyl（e. g. AcOH＝acetic acid）	乙酰基（如 AcOH＝乙酸）
Acac	acetylacetonate	乙酰丙酮酸酯
addn	addition	加入
AIBN	α,α'-azobisisobutyronitrile	α,α'-偶氮双异丁腈
Am	amyl＝pentyl	戊基
anh	anhydrous	无水的
aq	aqueous	水性的/含水的
Ar	aryl，heteroaryl	芳基，杂芳基
az dist	azeotropic distillation	共沸蒸馏
9-BBN	9-borobicyclo[3. 3. 1]nonane	9-硼双环[3. 3. 1]壬烷
BINAP	(R)-(＋)-2,2'-bis(diphenylphosphino)-1,1'-binaphthyl	(R)-(＋)-2,2'-二(二苯基膦)-1,1'-二萘
Boc	t-butoxycarbonyl	叔丁氧羰基
Bu	butyl	丁基
t-Bu	t-butyl	叔丁基
t-BuOOH	tert-butyl hydroperoxide	叔丁基过氧醇
n-BuOTs	n-butyl tosylate	对甲苯磺酸正丁酯
Bz	benzoyl	苯甲酰基
Bzl	benzyl	苄基
Bz_2O_2	dibenzoyl peroxide	过氧化苯甲酰
CAN	cerium ammonium nitrate	硝酸铈铵
Cat	catalyst	催化剂
Cb，Cbz	benzoxycarbonyl	苄氧羰基
CDI	N,N'-carbonyldiimidazole	N,N'-碳酰（羰基）二咪唑
Cet	cetyl＝hexadecyl	十六烷基
Ch	cyclohexyl	环己烷基
CHPCA	cyclohexaneperoxycarboxylic acid	环己基过氧酸
conc	concentrated	浓的
Cp	cyclopentyl，cyclopentadienyl	环戊基，环戊二烯基
CTEAB	cetyltriethylammonium bromide	溴代十六烷基三乙基铵
CTMAB	cetyltrimethylammonium bromide	溴代十六烷基三甲基铵
d	dextrorotatory	右旋的
	electron-pair donor site	电子对-供体位置

△	reflux, heat	回流/加热
DABCO	1,4-diazabicyclo[2.2.2]octane	1,4-二氮杂二环[2.2.2]辛烷
DBN	1,5-diazabicyclo[4.3.0]non-5-ene	1,5-二氮杂二环[4.3.0]壬烯-5
DBPO	dibenzoyl peroxide	过氧化二苯甲酰
DBU	1,5-diazabicyclo[5.4.0]undecen-5-ene	1,5-二氮杂二环[5.4.0]十一烯-5
o-DCB	ortho dichlorobenzene	邻二氯苯
DCC	dicyclohexyl carbodiimide	二环己基碳二亚胺
DCE	1,2-dichloroethane	1,2-二氯乙烷
DCU	1,3-dicyclohexylurea	1,3-二环己基脲
DDQ	2,3-dichloro-5,5-dicyano-1,4-benzoquinone	2,3-二氯-5,6-二氰基对苯醌
DEAD	diethyl azodicarboxylate	偶氮二羧酸乙酯
Dec	decyl	癸基，十碳烷基
DEG	diethylene glycol＝3-oxapentane-1,5-diol	二甘醇
DEPC	diethyl phosphoryl cyanide	氰代磷酸二乙酯
deriv	derivative	衍生物
DET	diethyl tartrate	酒石酸二乙酯
DHP	3,4-dihydro-2H-pyran	3,4-二氢-2H-吡喃
DHQ	dihydroquinine	二氢奎宁
DHQD	dihydroquinidine	二氢奎尼定
DIBAH，DIBAL	diisobutylaluminum hydride＝hydrobis-(2-methylpropyl)aluminum	氢化二异丁基铝
diglyme	ditthylene glycol dimethyl ether	二甘醇二甲醚
dil	dilute	稀(释)的
diln	dilution	稀释
Diox	dioxane	二噁烷/二氧六环
DIPT	diisopropyl tartrate	酒石酸二异丙酯
DISIAB	disiamylborane＝di-sec-isoamylborane	二仲异戊基硼烷
Dist	distillation	蒸馏
DMA	N,N-dimethylacetamide	N,N-二甲基乙酰胺
	N,N-dimethylaniline	N,N-二甲基苯胺
DMAP	4-dimethylaminopyridine	4-二甲基氨基吡啶
DMAPO	4-dimethylaminopyridine oxide	4-二甲胺基吡啶氧化物
DME	1,2-dimethoxyethane＝glyme	甘醇二甲醚
DMF	N,N-dimethylformamide	N,N-二甲基甲酰胺
DMSO	dimethyl sulfoxide	二甲亚砜
Dmso	anion of DMSO,"dimsyl" anion	二甲亚砜的碳负离子
Dod	dodecyl	十二烷基
DPPA	diphenylphosphoryl azide	叠氮化磷酸二苯酯
DTEAB	decyltriethylammonium bromide	溴代癸基三乙基铵
EDA	ethylene diamine	1,2-乙二胺
EDTA	ethylene diamine-N,N,N′,N′-tetracetate	乙二胺四乙酸

e. e. (ee)	enantiomeric excess: 0%ee＝racemization, 100%ee＝stereospecific reaction	对映体过量
EG	ethylene glycol＝1,2-ethanediol	1,2-亚乙基乙醇，乙二醇
E. I.	electrochem induced	电化学诱导的
Et	ethyl (e. g. EtOH, EtOAc)	乙基
Fmoc	9-fluorenylmethoxycarbonyl	9-芴甲氧羰基
Gas, g	gaseous	气体的，气相
Gly	glycine	甘氨酸
Glyme	1,2-dimethoxyethane (＝DME)	甘醇二甲醚
h	hour	小时
Hal	halo, halide	卤素，卤化物
Hep	heptyl	庚基
Hex	hexyl	己基
HCA	hexachloroacetone	六氯丙酮
HMDS	hexamethyl disilazane＝bis(trimethylsilyl)amine	双（三甲硅基）胺
HMPA, HMPTA	N,N,N',N',N'',N''-hexamethylphosphoramide ＝hexamethylphosphotriamide ＝tris (dimethylamino) phosphinoxide	六甲基磷酰胺
HOMO	highest occupied molecular orbital	最高已占分子轨道
HTEAB	hexyltriethylammonium bromide	溴代己基三乙基铵
Hunig base	1- (dimethylamino) naphthalene	1-二甲基氨基萘
i-	iso- (e. g. i-Bu＝isobutyl)	异-（如 i-Bu＝异丁基）
inh	inhibitor	抑制剂
IPC	isopinocamphenyl	异莰烯基
L	ligand	配（位）体
l	levorotatory	左旋的
LAH	lithium aluminum hydride	氢化铝锂
LDA	lithium diisopropylamide	二异丙基（酰）胺锂
Leu	leucine	亮氨酸
LHMDS	Li hexamethyldisilazide	六甲基二硅烷重氮锂
Liq, l	liquid	液体，液相
Ln	lanthanide	稀土金属
LTA	lead tetraacetate	四乙酸铅
LTEAB	lauryltriethylammonium bromide (dodecyltriethylammonium bromide)	溴代十二烷基三乙基铵
LUMO	lowest unoccupied molecular orbital	最低空分子轨道
M	metal	金属
	transition metal comeplex	过渡金属配位化合物
MBK	methyl isobutyl ketone	甲基异丁基酮
MCPBA	m-chloroperoxybenzoic acid	间氯过氧苯甲酸
Me	methyl (e. g. MeOH, MeCN)	甲基

MEM	methoxyethoxymethyl	甲氧乙氧甲基
Mes，Ms	mesyl＝methanesulfonyl	甲磺酰基
min	minute	分钟
mol	mole	摩尔（量）
MOM	methoxymethyl	甲氧甲基
n-	normal	正-
NBA	N-bromo-acetamide	N-溴乙酰胺
NBP	N-bromo-phthalimide	N-溴酞酰亚胺
NBS	N-bromo-succinimiee	N-溴丁二酰亚胺
NCS	N-chloro-succinimide	N-氯丁二酰亚胺
NIS	N-iodo-succinimide	N-碘丁二酰亚胺
NMO	N-methylmorpholine N-oxide	N-甲基吗啉-N-氧化物
Non	nonyl	壬基
Nu	nucleophile	亲核试剂
Oct	octyl	辛基
o. p.	optical purity：0％o. p.＝racemate， 100％o. p.＝pure enantiomer	光学纯度
OTEAB	octyltriethylammonium bromide	溴代辛基三乙基铵
p	pressure	压力
PCC	pyridinium chlorochromate	氯铬酸吡啶鎓盐
PDC	pyridinium dichromate	重铬酸吡啶鎓盐
PE	petrol ether＝light petroleum	石油醚
PFC	pyridinium fluorochromate	氟铬酸吡啶鎓盐
Pen	pentyl	戊基
Ph	phenyl（e. g. PhH＝benzene，PhOH＝phenol)	苯基（PhH＝苯，PhOH＝苯酚）
Phth	phthaloyl＝1,2-phenylenedicarbonyl	邻苯二甲酰基
Pin	3-pinanyl	3-蒎烷基
Polym	polymeric	聚合的
PPA	polyphosphoric acid	多聚磷酸
PPE	polyphosphoric ester	多聚磷酸酯
PPSE	polyphosphoric acid trimethylsilyl ester	多聚磷酸三甲硅酯
PPTS	pyridinium p-toluenesulfonate	对甲苯磺酸吡啶盐
Pr	propyl	丙基
Prot	protecting group	保护基
Py	pyridine	吡啶
R	alkyl，etc	烷基等
rac	racemic	外消旋的
r. t.	room temperature＝20℃～25℃	室温＝20℃～25℃
s-	sec-	仲
satd	saturated	饱和的
sens	sensitizer	敏化剂，增感剂

sepn	separation	分离
sia	sec-isoamyl＝1,2-dimethylpropyl	仲异戊基＝1,2-二甲基丙基
sol	solid	固体
soln	solution	溶液
t-	tert-	叔-
T	thymine	胸腺嘧啶
TBA	tribenzylammonium	三苄基胺
TBAB	tetrabutylammonium bromide	溴代四丁基铵
TBAHS	tetrabutylammonium hydrogensulfate	四丁基硫酸氢铵
TBAI	tetrabutylammonium iodide	碘代四丁基铵
TBAC	tetrabutylammonium chloride	氯代四丁基铵
TBATFA	tetrabutylammonium trifluoroacetate	四丁胺三氟醋酸盐
TBDMS	tert-butyldimethylsilyl	叔丁基二甲基硅烷基
TCC	trichlorocyanuric acid	三氯氰尿酸
TCQ	tetrachlorobenzoquinone	四氯苯醌
TEA	triethylamine	三乙（基）胺
TEBA	triethylbenzylammonium salt	三乙基苄基胺盐
TEBAB	triethylbenzylammonium bromide	溴代三乙基苄基铵
TEBAC	triethylbenzylammonium chloride	氯代三乙基苄基铵
TEG	triethylene-glycol	三甘醇，二缩三（乙二醇）
Tf	trifluoromethanesulfonyl＝triflyl	三氟甲磺酰基
TFA	trifluoroacetic acid	三氟醋酸
TFMeS	trifluoromethanesulfonyl＝triflyl	三氟甲磺酰基
TFSA	trifluoromethanesulfonic acid	三氟甲磺酸
THF	tetrahydrofuran	四氢呋喃
THP	tetrahydropyranyl	四氢呋喃基
TMAB	tetramethylammonium bromide	溴代四甲基铵
TMEDA	N,N,N′,N′-tetramethyl-ethlenediamine [1,2-bis(dimethylamino)ethane]	N,N,N′,N′-四甲基乙二胺
TMS	trimethylsiyl	三甲硅烷基
TMSCl	trimethylchlorosilane＝Tms chloride	氯代三甲硅烷
TMSI	trimethylsilyl iodide	碘代三甲硅烷
TOMAC	trioctadecylmethylammonium chloride	氯代三（十八烷基）甲基铵
p-T-Oac	3-O-acetyl thymidylic acid	3-O-乙酰基胸苷酸
Tol	toluene	甲苯
TOMACl	trioctylmonomethylammonium chloride	氯代三辛基甲基铵
TPAB	tetrapropylammonium bromide	溴代四丙基铵
TPAP	tetrapropylammonium perruthenate	四丙基铵过钌酸盐
TPS	2,4,6-Triisopropylbenzenesulfonyl chloride	2,4,6-三异丙基苯磺酰氯
Tr	trityl	三苯甲基
triglyme	triethylene glycoldimethyl ether	三甘醇二甲醚

Ts	tosyl＝4-toluenesulfonyl	对甲苯磺酰基
TsCl	tosyl chloride（p-toluenesulfonyl chloride）	对甲苯磺酰氯
TsH	4-toluenesulfinic acid	对甲苯亚磺酸
TsOH	4-toluenesulfonic acid	对甲苯磺酸
TsOMe	methyl p-toluenesulfonate	对甲苯磺酸甲酯
TTFA	thalium（3+）trifluoroacetate	三氟乙酸铊（3+）
TTN	thalium（3+）trinitrate	三硝酸铊（3+）
Und	undecyl	十一烷基
X，Y	mostly halogen，sulfonate，etc（leaving group in substitutions or eliminations）	大多数指卤素，磺酸酯基等（在取代或消除反应中的离去基团）
Xyl	xylene	二甲苯
Z	mostly electron-withdrawing group，e. g. CHO，COR，COOR，CN，NO	大多数指吸电子基，如 CHO，COR，COOR，CN，NO

教材与教学配套用书

新世纪全国高等中医药院校规划教材

注：凡标○号者为"普通高等教育'十五'国家级规划教材"；凡标★号者为"普通高等
教育'十一五'国家级规划教材"

（一）中医学类专业

1　中国医学史（常存库主编）○★
2　医古文（段逸山主编）○★
3　中医各家学说（严世芸主编）○★
4　中医基础理论（孙广仁主编）○★
5　中医诊断学（朱文锋主编）○★
6　内经选读（王庆其主编）○★
7　伤寒学（熊曼琪主编）○★
8　金匮要略（范永升主编）★
9　温病学（林培政主编）○★
10　中药学（高学敏主编）○★
11　方剂学（邓中甲主编）○★
12　中医内科学（周仲瑛主编）★
13　中医外科学（李曰庆主编）★
14　中医妇科学（张玉珍主编）○★
15　中医儿科学（汪受传主编）○★
16　中医骨伤科学（王和鸣主编）○★
17　中医耳鼻咽喉科学（王士贞主编）○★
18　中医眼科学（曾庆华主编）○★
19　中医急诊学（姜良铎主编）○★
20　针灸学（石学敏主编）○★
21　推拿学（严隽陶主编）○★
22　正常人体解剖学（严振国　杨茂有主编）★
23　组织学与胚胎学（蔡玉文主编）○★
24　生理学（施雪筠主编）○★
　　生理学实验指导（施雪筠主编）
25　病理学（黄玉芳主编）○★
　　病理学实验指导（黄玉芳主编）
26　药理学（吕圭源主编）
27　生物化学（王继峰主编）○★
28　免疫学基础与病原生物学（杨黎青主编）○★
　　免疫学基础与病原生物学实验指导（杨黎青主编）
29　诊断学基础（戴万亨主编）★
　　诊断学基础实习指导（戴万亨主编）
30　西医外科学（李乃卿主编）○
31　内科学（徐蓉娟主编）○

（二）针灸推拿学专业（与中医学专业相同的课程未列）

1　经络腧穴学（沈雪勇主编）○★
2　刺法灸法学（陆寿康主编）★
3　针灸治疗学（王启才主编）
4　实验针灸学（李忠仁主编）○★
5　推拿手法学（王国才主编）○★
6　针灸医籍选读（吴富东主编）★
7　推拿治疗学（王国才）

（三）中药学类专业

1　药用植物学（姚振生主编）○★
　　药用植物学实验指导（姚振生主编）
2　中医学基础（张登本主编）
3　中药药理学（侯家玉　方泰惠主编）○★
4　中药化学（匡海学主编）○★
5　中药炮制学（龚千锋主编）○★
　　中药炮制学实验（龚千锋主编）
6　中药鉴定学（康廷国主编）★
　　中药鉴定学实验指导（吴德康主编）
7　中药药剂学（张兆旺主编）○★
　　中药药剂学实验
8　中药制剂分析（梁生旺主编）○

9 中药制药工程原理与设备（刘落宪主编）★ 　　14 有机化学（洪筱坤主编）★

10 高等数学（周　喆主编）　　　　　　　　　有机化学实验（彭松　林辉主编）

11 中医药统计学（周仁郁主编）　　　　　15 物理化学（刘幸平主编）

12 物理学（余国建主编）　　　　　　　　16 分析化学（黄世德　梁生旺主编）

13 无机化学（铁步荣　贾桂芝主编）★　　　　分析化学实验（黄世德　梁生旺主编）

　　无机化学实验（铁步荣　贾桂芝主编）　17 医用物理学（余国建主编）

（四）中西医结合专业

1 中外医学史（张大庆　和中浚主编）　　18 中医诊断学（陈家旭主编）

2 中西医结合医学导论（陈士奎主编）★　　19 局部解剖学（聂绪发主编）

3 中西医结合内科学（蔡光先　赵玉庸主编）★ 20 诊断学（戴万亨主编）

4 中西医结合外科学（李乃卿主编）★　　21 组织学与胚胎学（刘黎青主编）

5 中西医结合儿科学（王雪峰主编）★　　22 病理生理学（张立克主编）

6 中西医结合耳鼻咽喉科学（田道法主编）★ 23 系统解剖学（杨茂有主编）

7 中西医结合口腔科学（李元聪主编）★　　24 生物化学（温进坤主编）

8 中西医结合眼科学（段俊国主编）★　　25 病理学（唐建武主编）

9 中西医结合传染病学（刘金星主编）　　26 医学生物学（王望九主编）

10 中西医结合肿瘤病学（刘亚娴主编）　　27 药理学（苏云明主编）

11 中西医结合皮肤性病学（陈德宇主编）　28 中医基础理论（王键主编）

12 中西医结合精神病学（张宏耕主编）★　29 中药学（陈蔚文主编）

13 中西医结合妇科学（尤昭玲主编）★　　30 方剂学（谢鸣主编）

14 中西医结合骨伤科学（石印玉主编）★　31 针灸推拿学（梁繁荣主编）

15 中西医结合危重病学（熊旭东主编）★　32 中医经典选读（周安方主编）

16 中西医结合肛肠病学（陆金根主编）★　33 生理学（张志雄主编）

17 免疫学与病原生物学（刘燕明主编）　　34 中西医结合思路与方法(何清湖主编)(改革教材)

（五）药学类专业

1 分子生物学（唐炳华主编）　　　　　　8 药物分析（甄汉深　贾济宇主编）

2 工业药剂学（胡容峰主编）　　　　　　9 药物合成（吉卯祉主编）

3 生物药剂学与药物动力学（林宁主编）　10 药学文献检索（章新友主编）

4 生药学（王喜军主编）　　　　　　　　11 药学专业英语（都晓伟主编）

5 天然药物化学（董小萍主编）　　　　　12 制药工艺学（王沛主编）

6 物理药剂学（王玉蓉主编）　　　　　　13 中成药学（张的凤主编）

7 药剂学（李范珠主编）

（六）管理专业

1 医院管理学（黄明安　袁红霞主编）　　8 卫生经济学（黎东生主编）

2 医药企业管理学（朱文涛主编）　　　　9 卫生法学（佟子林主编）

3 卫生统计学（崔相学主编）　　　　　　10 公共关系学（关晓光主编）

4 卫生管理学（景琳主编）★　　　　　　11 医药人力资源管理学（王悦主编）

5 药事管理学（孟锐主编）　　　　　　　12 管理学基础（段利忠主编）

6 卫生信息管理（王宇主编）　　　　　　13 管理心理学（刘鲁蓉主编）

7 医院财务管理（程薇主编）　　　　　　14 医院管理案例（赵丽娟主编）

（七）护理专业

1 护理学导论（韩丽沙　吴　瑛主编）★
2 护理学基础（吕淑琴　尚少梅主编）★
3 中医护理学基础（刘　虹主编）★
4 健康评估（吕探云　王　琦主编）★
5 护理科研（肖顺贞　申杰主编）
6 护理心理学（胡永年　刘晓虹主编）
7 护理管理学（关永杰　宫玉花主编）
8 护理教育（孙宏玉　简福爱主编）
9 护理美学（林俊华　刘　宇主编）★
10 内科护理学（徐桂华主编）上册★
11 内科护理学（姚景鹏主编）下册★

12 外科护理学（张燕生　路　潜主编）
13 妇产科护理学（郑修霞　李京枝主编）
14 儿科护理学（汪受传　洪黛玲主编）★
15 骨伤科护理学（陆静波主编）
16 五官科护理学（丁淑华　席淑新主编）★
17 急救护理学（牛德群主编）
18 养生康复学（马烈光　李英华主编）★
19 社区护理学（冯正仪　王　珏主编）
20 营养与食疗学（吴翠珍主编）★
21 护理专业英语（黄嘉陵主编）
22 护理伦理学（马家忠　张晨主编）★

（八）七年制

1 中医儿科学（汪受传主编）★
2 临床中药学（张廷模主编）○★
3 中医诊断学（王忆勤主编）○★
4 内经学（王洪图主编）○★
5 中医妇科学（马宝璋主编）★
6 温病学（杨　进主编）★
7 金匮要略（张家礼主编）○★
8 中医基础理论（曹洪欣主编）○★
9 伤寒论（姜建国主编）★

10 中医养生康复学（王旭东主编）★
11 中医哲学基础（张其成主编）★
12 中医古汉语基础（邵冠勇主编）★
13 针灸学（梁繁荣主编）○★
14 中医骨伤科学（施　杞主编）○★
15 中医医家学说及学术思想史（严世芸主编）○★
16 中医外科学（陈红风主编）○★
17 中医内科学（田德禄主编）○★
18 方剂学（李　冀主编）○★

（九）中医临床技能实训教材（丛书总主编　张伯礼）

1 诊断学基础（蒋梅先主编）★
2 中医诊断学（含病例书写）（陆小左主编）★
3 中医推拿学（金宏柱主编）★
4 中医骨伤科学（褚立希主编）★
5 针灸学（面向中医学专业）（周桂桐主编）★

6 经络腧穴学（面向针灸学专业）（路玫主编）★
7 刺法灸法学（面向针灸学专业）（冯淑兰主编）★
8 临床中药学（于虹主编）★

（十）计算机教材

1 SAS统计软件（周仁郁主编）
2 医院信息系统教程（施诚主编）
3 多媒体技术与应用（蔡逸仪主编）
4 计算机基础教程（陈素主编）
5 网页制作（李书珍主编）
6 SPSS统计软件（刘仁权主编）

7 计算机技术在医疗仪器中的应用（潘礼庆主编）
8 计算机网络基础与应用（鲍剑洋主编）
9 计算机医学信息检索（李永强主编）
10 计算机应用教程（李玲娟主编）
11 医学数据仓库与数据挖掘（张承江主编）
12 医学图形图像处理（章新友主编）

（十一）中医、中西医结合执业医师、专业资格考试相关教材

1 医学心理学（邱鸿钟主编）
2 传染病学（陈盛铎主编）

3 卫生法规（田侃主编）
4 医学伦理学（樊民胜　张金钟主编）

新世纪全国高等中医药院校创新（教改）教材

1　病原生物学（伍参荣主编）
2　病原生物学实验指导（伍参荣主编）
3　杵针学（钟枢才主编）
4　茶学概论（周巨根主编）
5　大学生职业生涯规划与就业指导（王宇主编）
6　方剂学（顿宝生主编）
7　分子生药学（黄璐琦　肖培根主编）
8　妇产科实验动物学（尤昭玲主编）
9　国际传统药和天然药物（贾梅如主编）
10　公共营养学（蔡美琴主编）
11　各家针灸学说（魏稼　高希言主编）
12　解剖生理学（严振国　施雪筠主编）
13　局部解剖学（严振国主编）
14　经络美容学（傅杰英主编）
15　金匮辩证法与临床（张家礼主编）
16　临床技能学（蔡建辉　王柳行主编）
17　临床中药炮制学（张振凌主编）
18　临床免疫学（罗晶　袁嘉丽主编）
19　临床医学概论（潘涛、张永涛主编）
20　美容应用技术（丁慧主编）
21　美容皮肤科学（王海棠主编）
22　人体形态学（李伊为主编）
23　人体形态学实验指导（曾鼎昌主编）
24　人体机能学（张克纯主编）
25　人体机能学实验指导（李斌主编）
26　神经解剖学（白丽敏主编）
27　神经系统疾病定位诊断学（五年制、七年制用）（高玲主编）
28　生命科学基础（王蔓莹主编）
29　生命科学基础实验指导（洪振丰主编）
30　伤寒论思维与辨析（张国俊主编）
31　伤寒论学用指要（翟慕东主编）
32　实用美容技术（王海棠主编）
33　实用免疫接种培训教程（王鸣主编）
34　实验中医学（郑小伟、刘涛主编）
35　实验针灸学（郭义主编）
36　推拿学（吕明主编）
37　卫生法学概论（郭进玉主编）
38　卫生管理学（景琳主编）★
39　瘟疫学新编（张之文主编）
40　外感病误治分析（张国骏主编）
41　细胞生物学（赵宗江主编）★

42　组织细胞分子学实验原理与方法（赵宗江主编）
43　西医诊疗学基础（凌锡森主编）
44　线性代数（周仁郁主编）
45　现代中医心理学（王米渠主编）
46　现代临床医学概论（张明雪主编）
47　性医学（毕焕洲主编）
48　医学免疫学与微生物学（顾立刚主编）
49　医用日语阅读与翻译（刘群主编）
50　药事管理学（江海燕主编）
51　药理实验教程（洪缨　张恩户主编）
52　应用药理学（田育望主编）
53　医学分子生物学（唐炳华　王继峰主编）★
54　药用植物生态学（王德群主编）
55　药用植物学野外实习纲要（万德光主编）
56　药用植物组织培养（钱子刚主编）
57　医学遗传学（王望九主编）
58　医学英语（魏凯峰主编）
59　药用植物栽培学（徐良）
60　医学免疫学（刘文泰主编）
61　医学美学教程（李红阳主编）
62　药用辅料学（傅超美）
63　中药炮制学（蔡宝昌主编）★
64　中医基础学科实验教程（谭德福主编）
65　中医医院管理学（赵丽娟主编）（北京市精品教材）
66　中医药膳学（谭兴贵主编）
67　中医文献学（严季澜　顾植山主编）★
68　中医内科急症学（周仲瑛　金妙文主编）★
69　中医统计诊断（张启明　李可建主编）★
70　中医临床护理学（谢华民　杨少雄主编）
71　中医食疗学（倪世美　金国梁主编）
72　中药药效质量学（张秋菊主编）
73　中西医结合康复医学（高根德主编）
74　中药调剂与养护学（杨梓懿主编）
75　中药材鉴定学（李成义）
76　中药材加工学（龙全江主编）★
77　中药成分分析（郭玫主编）
78　中药养护学（张西玲主编）
79　中药拉丁语（刘春生主编）
80　中医临床概论（金国梁主编）
81　中医美容学（王海棠主编）

新世纪全国高等中医药院校规划教材配套教学用书

（一）习题集

（二）易学助考口袋丛书

中医执业医师资格考试用书